TRAITÉ
DE
DENTISTERIE
OPÉRATOIRE

PAR

E. ANDRIEU

Docteur en médecine de la Faculté de Paris;
Président de l'Institut odontotechnique de France;
Président honoraire de la Société ondontologique;
Professeur de clinique à l'École dentaire de France;
Dentiste des Hôpitaux.

Avec 409 figures intercalées dans le texte.

PARIS
OCTAVE DOIN, ÉDITEUR
8, Place de l'Odéon, 8

1889

ENSEIGNEMENT PROFESSIONNEL LIBRE

INSTITUT ODONTOTECHNIQUE DE FRANCE

ASSOCIATION SCIENTIFIQUE ET PHILANTHROPIQUE

3, RUE DE L'ABBAYE, PARIS

CONSEIL D'ADMINISTRATION, 1888

MM. **Andrieu**, *Président*. Docteur en médecine de la Faculté de Paris..............
Gaillard (G.), *Vice-Président*. Docteur en médecine de la Faculté de Paris..
Hadryan-Bermond, *Secrétaire-Trésorier*, membre de la Société odontologique de France..........
Amyot, médecin de la Faculté de Paris..........
Brasseur (E.), médecin de la Faculté de Paris. Directeur de l'Ecole Dentaire de France, Président de la Société odontologique..........
Damain, sous-directeur de l'Ecole dentaire de France..........
Ducournau, membre de la Société odontologique de France..........
Saussine, médecin de la Faculté de Paris, Vice-Président de la Société odontologique de France..........
} Dentistes

Dubrac, ancien secrétaire général de la Société odontologique de France..........
Pourchet, secrétaire de la Société odontologique de France, médecin de la Faculté de Paris..........
} *Commissaires de surveillance*

ÉCOLE ET CLINIQUE DENTAIRES

DIRECTEUR : **E. BRASSEUR**. — SOUS-DIRECTEURS : **Dr GAILLARD** ET **DAMAIN**

CONSEIL SCIENTIFIQUE

MM. **RICHET**, *C.* ✻, membre de l'Académie des Sciences ; — **GAVARRET**, *C.* ✻, inspecteur général de la médecine ; — **BROUARDEL**, *C.* ✻, doyen de la Faculté de médecine ; — **SAPPEY**, *O.* ✻, membre de l'Académie des Sciences ; — **TRELAT**, *O.* ✻ — **LEFORT**, *O.* ✻ ; — **GUYON**, *O.* ✻ ; — **DUPLAY**, *O.* ✻ ; — **FOURNIER** (Alf.), *O.* ✻ ; — **A. PROUST**, *O.* ✻, inspecteur général des services sanitaires (membres de l'Académie de médecine et professeurs à la Faculté de médecine).

CORPS ENSEIGNANT

COURS PRATIQUES DU MATIN

Clinique de 8 à 10 heures

PROFESSEURS DE CLINIQUE MM.	CHEFS DE CLINIQUE MM
Lundi. **Gaillard**, docteur en médecine..........	**Frélezeau**, D.E.D.F.
Mardi. **Aguilhon de Sarran**, Dr en médecine.	**Insall.**
Mercredi. **Saussine**, méd. de la Faculté de Paris..... **Brasseur**, méd. de la Faculté de Paris.....	**W. H. Lawrence**, D.E.D.F.
Jeudi **Ducournau**, chirur.-den. de la Faculté de Lima.....	**Ferdinand**, (Salomon)
Vendredi. **Andrieu**, Dr en médecine..........	**Hivert**, D. E, D. F.
Samedi, **Marchand**, Dr en médecine..........	**Anjubault**, professeur suppléant

(Chefs de clinique : Chirurgiens-Dentistes)

OBTURATIONS ET DENTISTERIE OPÉRATOIRE : M. **Michaels**, professeur.
DÉMONSTRATEUR : M. **Brigiotti**.
PROFESSEURS SUPPLÉANTS DE DENTISTERIE OPÉRATOIRE : MM. **Deane** et **Hadryan-Bermond**.
CHEF DU LABORATOIRE DE PROTHÈSE DENTAIRE : **M. C. Le Gall**.

COURS THÉORIQUES DU SOIR

de 8 à 10 heures

Lundi à 8 h. PATHOLOGIE ET THÉRAPEUTIQUE GÉNÉRALES. (Eléments de), par M. le Dr **Ramonat**, ex interne des hôpitaux.

Lundi à 9 h. ANATOMIE ET PHYSIOLOGIE DENTAIRES HUMAINES ET COMPARÉES, par M. le Dr **Demontporcelet**.

Mercredi à 8 h. SCIENCES ACCESSOIRES, Physique, histoire naturelle, pharmacologie, par M. le Dr **Viron**, pharmacien en chef de la Salpêtrière, préparateur à l'Ecole supérieure de pharmacie.

Mercredi à 9 h. MÉCANIQUE ET PROTHÈSE DENTAIRES, par M. **Saussine**, médecin de la Faculté de Paris, chirurgien-dentiste.

Jeudi à 8 h. PATHOLOGIE ET THÉRAPEUTIQUE BUCCALES, par le Dr **Ramonat**.

Vendredi à 8 h. ANATOMIE ET PHYSIOLOGIE ÉLÉMENTAIRES, par M. le Dr **Pourchet**, médecin de la Faculté de Paris.

DISSECTION sous la surveillance du Dr **Demontporcelet**.

MANIPULATIONS CHIMIQUES sous la surveillance du Dr **Viron**.

Micrographie, M. le Dr **Demontporcelet** ; Préparateurs : MM. **Lawrence** et **Bourg**.
Bibliothécaires et Conservateurs du Musée : MM. **Crignier** et **Vizioz**, chirurgiens-dentistes.

SOCIÉTÉ ODONTOLOGIQUE

MEMBRES DU BUREAU POUR L'ANNÉE 1888

Dr **Andrieu**, président honoraire. — **Brasseur**, président. — **Saussine**, vice-président. — Dr **Marchandé**, secrétaire général. — **Pourchet**, secrétaire annuel. — **Du Bouchet**, secrétaire étranger.

SÉANCES : Le premier mardi de chaque mois, à 8 h. du soir.

TRAITÉ

DE

DENTISTERIE

OPÉRATOIRE

DU MÊME AUTEUR

Du traitement de la diarrhée des enfants pendant la première dentition, par le régime lacté et spécialement par la pulpe de viande crue. Thèse in-4°; 1859.

Sur un nouveau système de dentiers à base amovible et plastique. Mém. à l'Académie de médecine, en collaboration avec le Dr DELABARRE; 1863.

Conseils aux parents sur la manière de diriger la seconde dentition de leurs enfants. 2e édition. In-8°; 1866.

Quelques vérités sur la manière actuelle de remplacer les dents. In-8°; 1866.

Le bon sens et la prothèse dentaire. 2e édition. In-8°; 1866.

Sur l'emploi raisonné du caoutchouc vulcanisé ou vulcanite comme monture des dents artificielles. In-8°; 1867.

Traité complet de Stomatologie, comprenant l'anatomie, la physiologie la pathologie, la thérapeutique, l'hygiène et la prothèse de *la bouche*, divisé en quatre parties. In-8°; 1868. *En vente la première partie.*

Traité théorique et pratique de l'art du dentiste, par CHAPIN-A. HARRIS, Président du Collège des dentistes de Baltimore, PH.- H. AUSTEN, Professeur au même Collège, et E. ANDRIEU, Président de l'Institut odontotechnique de France, Président honoraire de la Société odontologique de France, Professeur de clinique à l'École dentaire de France, Dentiste des hôpitaux. 2e édition, annotée et considérablement augmentée. 1 vol. in-8° de 1100 pages, avec 572 fig. intercalées dans le texte; 1884.

Leçons cliniques sur les maladies des dents faites à l'École dentaire de France pendant l'année scolaire 1884-85. In-8°; 1885.

Monographie de la dent de six ans, lue au Congrès médical international de Washington; 1887.

Traité de prothèse buccale et de mécanique dentaire, 1 vol. in-8° de 600 pages, orné de 358 figures dans le texte; 1887.

Mémorial thérapeutique et **Formulaire du Médecin-Dentiste** contenus dans l'*Annuaire général des Dentistes;* 1888-89.

TRAITÉ

DE

DENTISTERIE

OPÉRATOIRE

PAR

E. ANDRIEU

Docteur en médecine de la Faculté de Paris;
Président de l'Institut odontotechnique de France;
Président honoraire de la Société ondontologique;
Professeur de clinique à l'École dentaire de France;
Dentiste des Hôpitaux.

Avec 409 figures intercalées dans le texte.

PARIS
OCTAVE DOIN, ÉDITEUR
8, Place de l'Odéon, 8

1889

PRÉFACE

Il y a deux ans, dans la préface de notre *Traité de Prothèse buccale et de Mécanique dentaire* [1], nous disions :

« Depuis la publication de la partie mécanique de l'art du chirurgien-dentiste par le Dr C.-F. Delabarre en 1820, il n'a paru en France aucun ouvrage spécial important sur ce sujet. Le Manuel d'Oakley Coles traduit de l'anglais par le Dr G. Darin (1874) et le Traité américain d'Harris et Austen traduit par nous-même et qui a eu deux éditions successives (1874-1884), traité dans lequel la prothèse dentaire occupe presque la moitié du volume, ont bien en partie comblé cette lacune, mais, en réalité, depuis 1820, aucun livre didactique complet, traitant spécialement de la prothèse buccale et de la mécanique dentaire, n'est sorti de la plume d'un dentiste français. »

Eh bien ! ce que nous disions alors à propos de la prothèse, nous pourrions aujourd'hui le reproduire, à peu

[1] *Traité de Prothèse buccale et de Mécanique dentaire*, par E. Andrieu. Paris, 1887.

de chose près, à propos de la dentisterie opératoire. Depuis la publication du *Traité de l'art* du dentiste de Lefoulon et de la 3e édition de celui de Maury (1841), il n'a paru en France qu'un ouvrage spécial important sur la chirurgie dentaire, celui de M. Brasseur : *Chirurgie des Dents et de leurs Annexes ;* et encore ce travail, fort bien fait du reste, n'a-t-il pu avoir que les développements que lui permettait le peu d'espace qui lui était réservé dans l'Encyclopédie Internationale de Chirurgie [1].

C'est avec intention que nous omettons notre traduction d'Harris et Austen, dont la première moitié est consacrée à la chirurgie dentaire [2], et l'excellente traduction par le Dr Darin du *Manuel de Chirurgie et de Pathologie dentaires* de Coleman [3], parce que ce sont des ouvrages étrangers ; et, bien que dans notre traduction d'Harris et Austen nous ayons ajouté un bon quart de texte nouveau, nous ne pouvons cependant pas considérer ce livre comme une œuvre française.

Il y avait donc, à propos de la dentisterie opératoire comme à propos de la prothèse dentaire, une lacune à combler dans notre littérature spéciale, lacune d'autant plus large que la chirurgie dentaire a continué dans ces derniers temps la marche ascendante qu'elle avait suivie depuis une quarantaine d'années ; aussi, est-ce dans l'intention de la combler que nous publions ce *Traité de Den-*

[1] *Encyclopédie Internationale de chirurgie*, publiée sous la direction du Dr John Ashhurst. Paris, 1885.

[2] *Traité théorique et pratique de l'art du Dentiste*, par Chapin A. Harris, Ph. H. Austen et E. Andrieu. Paris, 1884. 2e édition.

[3] *Manuel de Chirurgie et de Pathologie dentaires*, par A. Coleman. Traduit de l'anglais par le Docteur Darin. Paris, 1882.

tisterie opératoire. Puisse-t-il avoir le même succès que notre *Traité de Prothèse!*

Nous n'avons, du reste, rien négligé pour atteindre ce but. Nous avons puisé les éléments de notre travail, non seulement dans notre longue pratique, mais encore dans toutes les publications françaises et étrangères que nous avons pu mettre à contribution, et nous avons facilité l'intelligence de notre texte par un nombre considérable de figures.

Parmi ces figures, les unes sont originales; d'autres ont été empruntées aux travaux de plusieurs de nos excellents confrères, parmi lesquels nous citerons MM. Brasseur, Gaillard, Saussine; d'autres enfin sont dues à plusieurs de nos fabricants d'instruments de chirurgie tels que MM. Ash et fils et M. James W. White, qui ont été assez obligeants pour mettre leurs clichés à notre disposition.

Nous leur en témoignons ici notre reconnaissance, et nous sommes heureux d'attester, aujourd'hui encore, que chaque fois que l'occasion s'en est présentée, nous les avons toujours vus empressés à concourir, dans la mesure de leurs moyens, à tout ce qui peut contribuer au progrès de l'Art dentaire.

Dr E. Andrieu.

Janvier 1889.

AVANT-PROPOS

Conserver les dents malades de telle sorte qu'elles puissent remplir leurs fonctions, puis, comme ressource ultime, lorsqu'il n'y a plus d'espoir de les conserver sans qu'elles soient nuisibles à la santé, les extraire, tel est le double but de la Dentisterie opératoire.

Débarrasser les dents de leurs parties cariées, les soigner et les préserver du retour de la maladie par des moyens chirurgicaux appropriés, et enfin appliquer les procédés les plus parfaits d'extraction, tel est son double objet.

C'est là, on en conviendra, pour un ouvrage spécial, un cadre fort vaste et qui ne manque pas d'intérêt, mais qui nous a toujours semblé fort difficile à remplir, en ce sens que, depuis près d'un demi-siècle, la Dentisterie opératoire s'est enrichie de tant de procédés nouveaux et a pris une si grande extension, qu'il est absolument impossible de l'exercer aujourd'hui, convenablement et avec conscience, sans avoir préalablement acquis une somme de connaissances théoriques et pratiques telle que les personnes étrangères à la profession ne peuvent s'en faire une idée.

Aussi, n'est-ce qu'après un exercice de plus de vingt-cinq ans que nous avons cru pouvoir nous livrer à ce travail et espérer de l'accomplir avec une compétence suffisante pour le rendre vraiment profitable à ceux qui nous suivront dans la carrière.

Et pourtant, nous nous hâtons de le reconnaître, ce n'est pas notre expérience seule qui nous a initié à tous les détails que l'on trouvera consignés dans ce livre. C'est, tout aussi bien et plus encore, à l'étude suivie des travaux publiés en France et à l'étranger, surtout en Amérique, en Angleterre et en Allemagne, aux comptes rendus des Sociétés odontologiques de France, d'Amérique et de la Grande-Bretagne, aux publications de la *Revue odontologique*, du *Progrès dentaire*, de l'*Art dentaire*, du *Dental Cosmos*, du *Dental Record*, etc., que nous devons d'avoir pu mettre à point cet ouvrage, c'est-à-dire de l'avoir amené au niveau actuel de la science.

Il est divisé en SEPT PARTIES auxquelles nous avons cru devoir ajouter une INTRODUCTION consacrée à diverses considérations anatomiques et pathologiques indispensables pour l'intelligence du texte.

La première partie a trait à la description du CABINET d'OPÉRATIONS et de son MATÉRIEL ;

La deuxième aux OPÉRATIONS PRÉPARATOIRES ;

La troisième à la RÉSECTION DENTAIRE ;

La quatrième à l'OBTURATION DENTAIRE ;

La cinquième aux OPÉRATIONS relatives au TRAITEMENT des COMPLICATIONS INTRA ET EXTRA-DENTAIRES DE LA CARIE ;

La sixième à l'Extraction des dents ;

La septième, enfin, à Diverses opérations qui ne pouvaient pas entrer dans le cadre des précédentes.

Cet ensemble suffit largement, à notre avis, pour justifier le titre de **TRAITÉ DE DENTISTERIE OPÉRATOIRE** que nous avons adopté, titre qui, bien qu'existant depuis longtemps déjà à l'étranger[1], n'a pas encore été employé chez nous, mais que nous n'avons pas hésité à nous approprier, parce qu'il exprime bien ce qu'il signifie et qu'il n'avait pas son équivalent dans la langue française.

[1] J. Taft's *Practical treatise on opérative Dentistry*, 4e édition. Philadelphie, 1883.

BIBLIOGRAPHIE

ABEILLE (L'). — Journal des Dentistes ; Orléans, 1862-1867.

AMERICAN SYSTEM OF DENTISTRY (The). — Edited by Wilbur F. Litch ; Philadelphie, 1886.

ANDRIEU (E.). — Leçons cliniques sur les maladies des dents faites à l'école dentaire de France ; Paris, 1884-85, in-8°.

— Traité de Prothèse buccale et de Mécanique dentaire ; Paris, 1887, in-8°.

— Monographie de la Dent de six ans ; Paris, 1887, in-8°.

— Mémorial thérapeutique du Médecin-Dentiste et Formulaire ; Paris, 1887, in-12.

ART DENTAIRE (L'). — Revue de Chirurgie et Prothèse dentaires, (A. Preterre) ; Paris, 1856-1888.

ARTHUR (Robert). — Treatment of dental caries, complicated with disorders of the pulp ; Philadelphie, 1853, in-8°.

— A treatise on the use of adhesive gold foil ; Philadelphie, 1857, in-8°

— Treatment and Prevention of decay of the teeth ; 2e édition, Philadelphie, 1879, in-18.

BARRETT (Ashley-W.). — Dental Surgery for practitioners and students ; Philadelphie, 1885, in-8°.

BERMONDY (T.). — Considérations sur les Abcès dentaires ; Paris, 1879, in-8°.

Brasseur (E.). — Etudes de Chirurgie dentaire ; applications du Polyscope et de la Galvanocaustie aux affections de l'appareil dentaire et à la clinique générale ; Paris, 1879, in-8°.

— Chirurgie des dents et de leurs annexes, dans l'Encyclopédie chirurgicale internationale ; 1885.

— Communication à la Société odontologique de France sur la Transplantation des dents ; 1886.

— Communication au Congrès de Washington sur l'Emploi de l'air en thérapeutique dentaire ; 1888.

British journal of dental science (The). — Londres.

Coleman (Alfred). — Manuel de Chirurgie et de Pathologie dentaires ; traduit de l'anglais par le Dr Darin ; Paris, 1882, in-8°.

Combe (A.). — De l'Acide arsénieux dans ses applications à la thérapeutique de la carie dentaire ; Paris, 1879, in-4°.

Cruet (L.). — Des Caries dentaires compliquées, considérées principalement au point de vue de leur traitement ; Paris, 1879, in-8°.

— Précis des Opérations dentaires usuelles ; Paris, 1883, in-12.

Damain (Ed.). — Le Caoutchouc et la Gutta-percha ; Paris, 1888, in-8°.

Darin (G.). — Sur les Anesthésiques ; Paris, 1880, in-8°.

David (Th.). — Etude sur la Greffe dentaire ; Paris, 1877, in-8°.

Davis (H.). — Guide to the administration of Anœsthetics ; Londres, 1887, in-8°.

Delapierre (Maurice). — De l'Extraction des dents suivant la méthode américaine ; Bruxelles, 1862.

Delestre (G.). — Des accidents causés par l'Extraction des dents ; Paris, 1870, in-8°.

Demontporcelet (C.) et Decaudin (E.). Manuel d'Anatomie dentaire humaine et comparée ; Paris, 1887, in-12.

Dental cosmos. — A monthly record of dental science ; James W. White, Philadelphie, 1859-1888.

Dental record. — A monthly journal of dental science, art and litterature ; Thomas Gaddes, Londres, 1881-1888.

Desirabode. — Nouveaux éléments de la science et de l'art du Dentiste ; Paris, 1843-45, in-8°.

Dop (G.). Des Abcès du sinus maxillaire provoqués par la carie dentaire ; Toulouse, 1875, in-8°.

Dubois (P.), Aubeau (A.) et Thomas (L.). — Aide-mémoire du Chirurgien-Dentiste ; Paris, 1885, in-12°.

Dwinelle (W.-H.) — A treatise on the use of A.-J. Watts's crystal gold ; Utica, 1885, in-8°.

Elliott (W. St. George). — Opérative dental surgery ; Londres, 1887, in-8°.

Essig (Chas.-J.). —. Dental Metallurgy ; Philadelphie, 1882, in-12.

Flagg (J.-Foster). — Course of dental Pathology and Therapeutics ; Philadelphie, 1882.

— Plastics and plastic Filling ; 2e édition, Philadelphie, 1883, in-8°.

Fletcher (Thomas). — Dental Metallurgy ; Warrington, 1881.

Follin et Duplay — Traité élémentaire de Pathologie externe ; 4e volume, maladies des régions, Paris, 1875.

Foulks (W.-C.). — Course of dental Pathology and Therapeutics ; 3e édition, Philadelphie, in-8°.

Gaillard (G.). — Des déviations des arcades dentaires et de leur traitement ; Paris, 1881, in-8°.

Garretson (James.-E.) — A system of oral Surgery ; Philadelphie, 1881.

Gazette odontologique. — Journal de la Société odontologique de France, 1879-1881.

Gœury. — Tumeurs solides du bord alvéolaire ; Paris, 1880, in-4°.

Gorham (J.). — Tooth Extraction : a manual on the proper mode of Extracting teeth ; 2e édition, Londres, 1887, in-12.

Grout (P.). — De la Migraine dentaire. — Névralgie du trifacial. — Névrotomie auriculo-temporale. — Section et cautérisation simultanées de l'hélix ; Rouen, 1887, in-8°.

Guénard (G.). — Des Hémorrhagies alvéolaires à la suite d'extraction des dents; leur traitement; Bordeaux, 1887, in-8°.

Harris (Chapin-A.), Austen (Ph.-H.) et Andrieu (E.). — Traité théorique et pratique de l'Art du Dentiste; 2e édition, Paris, 1884, in-8°.

Harris (Chapin. A.) and Gorgas (Ferd.). — The principles and practice of Dentistry; 11e édition, Londres, 1885.

Herbst (Wilhelm). — Das füllen der Zahn mit gold, etc., nach deutscher méthode; Berlin, 1885.

Hunter (John). — Traité des Dents humaines, traduit de l'anglais par G. Richelot; Paris, 1845, in-8°.

Ingersoll (Lumon-C.). — Dental science: questions and answers, etc.; 1886, in-8°.

Jourdain. — Traité des Maladies et des opérations chirurgicales de la bouche; Paris, 1878, in-8°.

Koecker (Léonard). — Principles of dental Surgery; Baltimore, 1842, in-8°.

— On the Treatment of denuded nerves of teeth; Philadelphie, 1821, in-8°.

Laforgue (L.). — Théorie et Pratique de l'Art du dentiste; Paris, 1810, in-8°.

Leber (Th.) et Rottenstein (J.-B.). — Recherches sur la Carie dentaire; Paris, 1868, in-8°.

Lemaire (Jos). — Traité sur les Dents; Paris, 1822-24, in-8°.

Lefoulon (J.). — Nouveau Traité théorique et pratique sur l'Art du dentiste; Paris, 1841, in-8°.

Magitot (E.). — Traité de la Carie dentaire; Paris, 1867, in-8°.

— Mémoire sur l'Ostéo-périostite alveolo-dentaire; Paris, 1867, in-8°.

— Du Drainage chirurgical dans ses applications à la thérapeutique de la Carie dentaire; Paris, 1867, in-8°.

— Recherches sur la Carie des dents; Paris, 1871, in-8°.

— De la Greffe chirurgicale dans ses applications à la thérapeutique des lésions de l'appareil dentaire. — Des Greffes par restitution ; Paris, 1879, in-8°.

— Etudes de Statistique thérapeutique sur la curabilité de la Carie dentaire ; Paris, 1880, in-8°.

MAUREL (E.). — De l'Inflammation aiguë et chronique de la pulpe dentaire ; Paris, 1873, in-4°.

— Des Fractures des dents ; Paris, 1875, in-8°.

MARCHANDÉ. — De l'importance de la forme et de la disposition naturelle des Arcades dentaires de l'homme avec considérations sur les altérations qui peuvent résulter du Limage ou de l'Extraction des dents, traduit de l'anglais ; mémoire de J.-B. Davenport ; Paris, 1888, in-8°.

MARMONT (Ch.). La Diastolie ou méthode pour conserver les dents sans employer la lime ; Paris, 1844, in-12.

MAURY (F.). — Traité complet de l'Art du Dentiste ; Paris, 1841, in-8°.

MOREAU-MARMONT. — Mémoire sur l'Hémorrhagie consécutive à l'Extraction des dents ; Paris, 1884, in-8°.

MOREAU. — Observation de deux cas d'Hyperesthésie de la pulpe dentaire guéris par trépanation et cautérisation ; Paris, 1866, in-8°.

ODONTOLOGIE (L'). — Organe de l'association générale des dentistes de France.

PAQUELIN. — Théorie et mode d'emploi du Thermo-cautère Paquelin ; Paris, 1878, in-8°.

PARMLY (Eleaser). — An essay on the disorders and treatment of the Teeth ; 3e édition, Londres, 1822, in-12.

PIETKIEWICZ (V.). — De la Périostite alvéolo-dentaire ; Paris, 1876, in-8°.

PIGGOTT (A.-Snowden). — Chemistry and Metallurgy as applied to the study and practice of dental Surgery ; Philadelphie, 1854, in-8°.

PRETERRE (A.). — Extraction des dents et Opérations dentaires sans souffrance par le Protoxyde d'azote ; Paris 1868, in-8°.

Preterre (A.). — Les Dents. Traité pratique des maladies de ces organes; 15e édition, Paris, 1885, in-18.

— La Cocaïne en Chirurgie dentaire; Paris, 1888, in-8°.

Progrès dentaire (Le). — Journal spécial de Chirurgie et de Prothèse dentaires; Ash et fils, Paris, 1874-1888.

Quinby (H.-C.). — Notes on dental Practice; Londres, 1884, in-8°.

Rattier (G.). — Contribution à l'étude de l'Erosion dentaire; Paris, 1879, in-4°.

Redier (J.). — Greffes dentaires par transplantation; Paris, 1879, in-8°

— De l'Anesthésie chirurgicale et de son emploi dans les opérations qui se pratiquent dans la bouche; Paris, 1879, in-8°.

Regnart (L.). — Mémoire sur un nouveau moyen d'Obturation des dents, etc.; Paris, 1818, in-8°.

Robertson (Abraham). — A manual on Extracting teeth; 2e édition, Philadelphie, 1868, in-12.

Revue dentaire. — 1886-87.

Revue odontologique. — Organe de l'Institut odontotechnique de France; 1879-1888.

Revue odontologique. — De Belgique.

Salter (S.-James). — Dental Pathology and Surgery; New-York, 1875, in-8°

Samuel sheldon fitch. — A system of Dental Surgery; New-York, 1829, in-8°.

Samuel C. harbert. — Treatise on the operations of surgical and mechanical Dentistry; Philadelphie, 1847, in-8°.

Saurel (L.). — Mémoire sur les tumeurs des gencives connues sous le nom d'Epulies; Paris, 1858, in-8°.

Sewill (Henri). — Dental Caries and its Prevention; 2e édition, Londres, 1887.

Stimson (Lewis.-A.). — Manual on Operative Surgery; Philadelphie, 1885, in-8°.

Taft (J.). — A practical treatise on Operative Dentistry; 4e édition, Philadelphie, 1883, in-8°.

Talma. — Notice sur quelques erreurs relatives à l'Art du Dentiste et sur l'emploi de la lime et de la cautérisation dans la Carie superficielle; Bruxelles, 1825, in-8°.

— Mémoire sur la Conservation des dents; Bruxelles, 1825.

Taveau (O.). — Notice sur un Ciment oblitérique pour arrêter et guérir la Carie des dents; Paris, 1837, in-8°.

Thompson (W.-Finley). — Operative dental Surgery; Londres, 1881, in-8°.

Tomes (Ch.). — Traité d'Anatomie dentaire humaine et comparée, traduit de l'anglais et annoté par L. Cruet; Paris, 1880, in-8°.

Tomes (John et Charles). — Traité de Chirurgie dentaire, traduit de l'anglais par G. Darin; 1873, in-8°.

Transactions of New-York odontological society. — 1874-1888, in-8°.

Underwood (Arthur). — Notes on Anœsthetics; Londres, 1885, in-8°.

Webb (Marshall). — Notes on Operative Dentistry; Philadelphie, 1883, in-8°.

Weber (L.-R.). — De l'Obturation dentaire; Genève, 1883, in-8°.

Vergne (Alf.). — Du Tartre dentaire; Paris, 1869, in-8°.

Witzel (A.). — Compendium der Pathologie und Therapie der pulpakrankheiten des zahnes; 1886.

Wood (John). — The Teeth and associate parts; Edimbourg, 1886, in-8°.

Wood (B.). — Plastic metallic Filling; New-York, 1864, in-8°.

ABRÉVIATIONS

RELATIVES AUX NOMS DES AUTEURS D'UNE PARTIE DES FIGURES INTERCALÉES DANS LE TEXTE

(A. et F.) . . . . . . Ash et fils. (*Catalogue dentaire.*)

(A. R.) . . . . Arthur (Robert).

(A. S. D.). . . . . . *American system of Dentistry*

(E. B.) . . . . E. Brasseur

(D. C.) . . . . *Dental Cosmos.*

(G. G.) . . . . G. Gaillard.

(H. et G.). . . . . . Harris et Gorgas.

(A. P.) . . . . A. Préterre.

(S. S. W.). . . . . . S. S. White. (*Catalogue dentaire.*)

(T. N. Y. O. S.). . . *Transactions of New-York Odontological society.*

INTRODUCTION

Avant d'aborder l'étude des diverses opérations qui font l'objet de ce traité, il nous semble indispensable, pour éviter des confusions regrettables et pour la clarté de la description des traitements chirurgicaux que nous y exposerons, d'insister sur quelques dénominations, encore peu usitées en France, des diverses parties de la dent, puis de rappeler sommairement un certain nombre de notions d'anatomie et de pathologie dentaires fort utiles pour le succès de ces opérations.

Tel est l'objet des considérations anatomiques et pathologiques contenues dans cette introduction.

A chaque instant l'on est obligé de chercher une périphrase pour indiquer ce que les étrangers, les Anglais, par exemple, désignent par un seul mot. Ainsi les mots *proximate*, *approximal*, qui, en anglais, s'appliquent à tout ce qui se rapporte aux faces contiguës des dents : *cavité approximale, carie approximale*, *obturation approximale*, etc., n'ont pas d'équivalents dans notre langue, et l'on est forcé pour les traduire d'avoir recours à une périphrase : *carie des faces contiguës, obturation des faces contiguës*, etc., le mot contigu n'ayant pas en français une signification aussi générale que les mots proximate ou approximal en anglais et signifiant bien plutôt la contiguïté d'une chose à une autre de même espèce : *carie contiguë à une autre carie, cavité contiguë à une autre cavité,* etc.

Il y a là une difficulté qui amène forcément des redites, des longueurs, et qu'il est bien aisé d'éviter en francisant certains mots usités dans une autre langue.

Déjà les Drs Demontporcelet et Decaudin, dans leur *Manuel d'Anatomie dentaire humaine et comparée* [1], se sont vus obligés de traduire de la langue anglaise certains mots manquants dans la nôtre, et ils ont dit, en parlant de la face latérale externe des dents antérieures : *face distante;* et en parlant de la face latérale interne : *face médiane.* Ils ont traduit par les deux expressions françaises qui s'en rapprochaient le plus, les mots anglais *distal* et *mésial*, sans songer que ces deux mots, dans cette langue, ont une acception spéciale, ne se rapportant qu'aux dents. Nous pensons, nous, qu'ils auraient mieux fait de les franciser tout simplement, et d'en faire deux mots nouveaux dans notre langue, ayant la même acception spéciale bien nette et bien franche. Cela n'était-il pas tout indiqué ?

L'Art dentaire a fait tant de progrès depuis un demi-siècle, il s'est enrichi de tant de théories nouvelles, de tant d'opérations jusqu'alors inconnues, de tant d'instruments dont on ne soupçonnait même pas la nécessité et qui nous sont actuellement indispensables, que nous ne voyons pas pourquoi l'on hésiterait à créer certains mots absolument nécessaires à la clarté du sujet, ou à franciser ceux qui ont déjà cours dans d'autres langues. C'est, du reste, ce que nous avons fait ; et nous ne croyons certes pas avoir démérité en agissant ainsi ; car nous y avons à coup sûr gagné de la précision et de la clarté, deux choses qui ne sont pas à dédaigner.

[1] C. Demontporcelet et E. Decaudin. *Manuel d'Anatomie dentaire humaine et comparée.* Paris, 1887.

CONSIDÉRATIONS ANATOMIQUES

Nous divisons les dents en **Dents supérieures** et **Dents inférieures**, suivant la mâchoire à laquelle elles appartiennent.

A chaque mâchoire, les dents rangées symétriquement forment une *Arcade dentaire*, et la série des alvéoles contigus forme le *Procès alvéolaire*, le *Rebord alvéolaire*.

Nous divisons encore les dents en **Dents antérieures** : incisives (centrales et latérales) et cuspidées, et **Dents postérieures** : bicuspidées (première et seconde) et multicuspidées (première, deuxième et troisième).

Enfin il y a deux dentitions : la première ou **Dents temporaires** (ou caduques), au nombre de vingt, la seconde ou **Dents permanentes**, au nombre de trente-deux.

Chaque dent se compose d'une *Couronne* et d'une *Racine* simple ou multiple, toutes deux séparées par une partie intermédiaire ou *cervicale*, le *Collet*.

Le **Collet** dépasse le niveau du rebord alvéolaire, et la portion de la racine qui est située entre ce rebord et le collet est recouverte par le périoste alvéolo-dentaire et la gencive.

La **Couronne** a une face **buccale**, une face **linguale**, deux faces **approximales** (une **mésiale** et l'autre **distale**), une face **coronale** pour les dents postérieures; remplacée dans les dents antérieures par un bord **incisif** (incisives) ou une **pointe** ou **cuspide** (cuspidées).

La face **buccale** est en rapport avec le vestibule de la bouche ; on la nomme aussi *labiale* pour les dents antérieures et *génale* pour les dents postérieures.

La face **linguale** est en rapport avec la langue ; on la nomme aussi *palatine* pour les dents supérieures.

La face **mésiale** est celle des deux faces contiguës ou *approximales* qui se rapproche le plus d'une ligne médiane fictive qui diviserait la parabole des arcades dentaires en deux parties égales ; la face **distale** est celle qui s'en éloigne le plus.

Quant à la face **coronale**, c'est la face triturante des dents postérieures. Elle est remplacée dans les incisives par un bord **incisif** ou tranchant et dans les cuspidées par une **cuspide** ou pointe [1].

Dans les *Dents antérieures*, les faces buccale et linguale se terminent chacune à la gencive par une ligne courbe à concavité tournée du côté du bord incisif, et la réunion de ces lignes s'opère sur les faces approximales pour y former une espèce de bourrelet en V à sommet dirigé vers le bord incisif. Nous verrons plus loin que ce bourrelet, recouvert par la pointe de gencive, a une certaine importance au point de vue de quelques opérations, par exemple, la séparation permanente des dents.

Dans les *Dents postérieures*, la face linguale convexe est plus étroite que la face buccale, un peu aplatie ; la face buccale des multicuspidées inférieures permanentes est souvent creusée à sa partie moyenne d'une petite anfractuosité qui devient un siège fréquent de carie. La face coronale présente, entre les cuspides, des sillons et parfois même des fissures dont le

[1] On a donné à ces faces d'autres noms, suivant la place que les dents occupent dans la bouche. Ainsi les dents antérieures, aussi nommées dents de bouche (incisives, canines) ont une face antérieure (labiale) et une face postérieure (linguale), une face latérale interne ou plane (mésiale) et une face latérale externe (distale). Les dents postérieures, prémolaires ou petites molaires et molaires ou grosses molaires ont une face externe (génale) et une face interne (linguale), une face contiguë antérieure (mésiale) et une face contiguë postérieure (distale). Mais, avec ces diverses dénominations, ce qui est externe et interne pour une dent de bouche devient antérieur et postérieur pour une dent du fond, et de même, ce qui est antérieur et postérieur pour une dent de bouche, devient externe et interne pour une dent du fond. Il y a donc là une cause d'erreur et de complications qu'il convient d'éviter ; ce qui, d'ailleurs, est facile, en adoptant les dénominations que nous avons indiquées.

nombre et la direction varient avec le nombre des cuspides ; ces sillons ou fissures donnent souvent, eux aussi, accès à la carie. Les faces approximales sont à peu près planes et en contact avec les faces qui leur sont contiguës dans une plus ou moins grande partie de leur hauteur. Les unes ne se touchent que près de la face coronale, d'autres depuis cet endroit jusqu'au voisinage de collet, d'autres enfin dans une portion intermédiaire. Et c'est là un point qu'il ne faut pas perdre de vue, parce qu'il sert d'indication, dans bien des cas, pour la préservation des dents.

Les *Dents antérieures* ont une **Racine unique** ; les *Dents postérieures* en ont une **simple** ou **multiple**. Celle des *bicuspidées* inférieures est simple. Celle des *bicuspidées* supérieures est *unique* ou *bifide* au sommet, quelquefois même *double* dans toute sa longueur. Celle des *multicuspidées* a plusieurs branches : *trois pour les supérieures* dont **deux buccales** et **une palatine** ou **linguale** et *deux pour les inférieures*, l'une **mésiale** et l'autre **distale**. Des deux branches buccales des supérieures l'une est **mésiale** et l'autre **distale** ; la première est plus volumineuse que la seconde ; la **palatine** est plus considérable que les deux autres et divergente. Des deux branches des inférieures l'une est **mésiale** et l'autre **distale** ; toutes deux sont plus ou moins recourbées en arrière ; mais chacune d'elles est creusée d'un sillon qui semble indiquer la présence de quatre radicules juxtaposées deux à deux.

Au centre de la couronne de toutes les dents se trouve la **Chambre pulpaire**, dont la forme est à peu près celle de la couronne. Elle communique avec le canal de la racine ou **Canal radiculaire**, simple ou multiple suivant le nombre des branches de la racine, que l'on nomme aussi **Canal pulpaire**.

La **Chambre pulpaire** n'est, en définitive, qu'une dilatation du canal ou des canaux pulpaires.

Le **Canal radiculaire** près de l'*apex* (sommet de la racine), se rétrécit subitement de manière à former une espèce d'épaulement à travers lequel, par un trou rétréci ou **foramen**, il communique avec l'alvéole. Cet épaulement a une grande importance, car c'est lui qui, lors du sondage du canal radiculaire ou de l'extirpation de la pulpe, nous avertit que nous sommes à l'extrémité de la racine et que nous ne devons pas essayer de pénétrer plus loin.

Les dimensions des cavités pulpaires changent à mesure que l'on avance en âge, par suite de la dentification de la périphérie de la pulpe et, par conséquent, diminuent de plus en plus.

Dans les dents antérieures de même que dans les bicuspidées inférieures, la chambre pulpaire et le canal radiculaire se continuent pour ainsi dire, sans ligne bien tranchée de démarcation ; aussi le canal est-il aisé à atteindre et l'extirpation de la pulpe relativement facile à opérer, une fois que la chambre a été convenablement ouverte ; mais dans les bicuspidées supérieures, il y a presque toujours deux canalicules dentaires dont le palatin est plus considérable que le buccal.

La cavité pulpaire de ces dents, principalement de la seconde, présente deux prolongements qui sont en rapport avec les cuspides et dont le plus accentué se trouve du côté de la cuspide buccale. Ces prolongements logent ce que l'on appelle les **Cornes de la pulpe**, cornes qu'il est si facile de mettre à nu pendant la préparation des cavités cariées de ces dents. Vers le collet, la cavité pulpaire s'aplatit considérablement dans le sens des racines, se réduit même parfois à une mince fissure étranglée au milieu, élargie à ses extrémités [1]. D'où la difficulté d'obturation de la cavité de la pulpe d'une bicuspidée supérieure.

La chambre pulpaire des multicuspidées supérieures a aussi des *prolongements auxquels il faut prendre garde*. Le canal

[1] TOMES. *Traité d'Anatomie dentaire humaine et comparée*. Traduction du Dr Cruot, p. 16.

palatin divergent est relativement volumineux et facile à explorer. Des deux canaux buccaux le mésial a des dimensions quelquefois suffisantes pour permettre à une broche de petit calibre de le parcourir, mais le distal est presque toujours tellement étroit que l'on ne peut y pénétrer même avec la sonde la plus fine de Donaldson.

Quant aux multicuspidées inférieures, leur chambre a, comme celle des supérieures, des prolongements répondant aux cornes de la pulpe ; mais elles ont le plus souvent quatre canaux radiculaires parfois si étroits et si tortueux à mesure qu'on avance vers l'apex, qu'ils sont inaccessibles dans la plus grande partie de leur étendue.

Au point de vue de leur *structure*, les dents se composent de parties dures et de parties molles. Les *parties dures* sont : l'*Email*, la *Dentine* et le *Cément*.

L'Email, revêtement protecteur de la dentine, a une épaisseur variable suivant les endroits. Plus épaisse aux cuspides, la couche va en diminuant jusqu'au collet où elle se termine sous le cément qui la recouvre un peu. Au niveau des cuspides, l'épaisseur est de un millième à un millième et demi ; au collet elle est presque nulle [1]. L'émail, le tissu le plus dur de l'économie, est très facilement attaqué par les acides, mais la cuticule qui l'enveloppe, ou membrane de Naysmith, est inattaquable ; de sorte que, tant que celle-ci est intacte, l'émail reste indemne. Malheureusement elle se fendille si facilement, elle se craquèle sous des influences thermiques si peu considérables, elle s'use si rapidement par l'effet du frottement ou de toute autre cause mécanique que sa protection devient bientôt inefficace et que l'émail, n'étant plus à l'abri des agents chimiques, s'altère rapidement.

Envisagées d'une manière générale, les *Fibres* (ou *Prismes*) de l'émail partent de la périphérie de la dentine, se dressent ver-

[1] Demontporcelet et Decaudin. *Loc. cit.*, p. 67.

ticalement vers l'extérieur, puis s'incurvent et offrent, par suite, un trajet ondulé, variable avec les sinuosités de la couronne. L'émail se clive, comme les cristaux, suivant des lignes définies, et c'est là un point qu'il ne faut jamais oublier, lors de la préparation des bords des cavités à obturer.

De couleur diaphane, opaline, l'émail est assez transparent pour permettre de juger de l'étendue en surface des ravages que la carie a faits dans la dentine au-dessous de lui. Dans ces cas, en effet, il semble devenir blanc, opaque ; mais cette opacité n'est que l'aspect de la dentine altérée, vue à travers l'émail. L'émail est absolument dénué de sensibilité.

La **Dentine** constitue la masse principale de la dent. C'est un tissu homogène et compacte. A sa périphérie, cependant, au-dessous de l'émail elle est bien moins compacte que dans ses autres parties ; elle y forme des lacunes qui enveloppent d'une couche poreuse la masse dentinaire. C'est à cette couche (couche granuleuse ou anastomotique de Tomes) qu'aboutissent les canalicules et les fibrilles dentinaires.

Les *Fibrilles dentinaires* ne sont que les prolongements des cellules ou *Odontoblastes* rangées à la périphérie de la pulpe ; elles se subdivisent et s'anastomosent comme les canalicules qui les contiennent, pour aboutir à la couche anastomotique. Ce sont, d'après Tomes, des agents de sensibilité spéciale et générale, impressionnables par le chaud, le froid, les acides, le sucre, le contact, etc., qui transmettent ces impressions à la pulpe. Et la preuve évidente de cette fonction des fibrilles réside dans ce fait que, si l'on détruit la pulpe, la dentine devient immédiatement insensible, et que, si l'on attaque une portion de dentine dénudée avec le cautère actuel, ces fibrilles étant détruites sur place, la sensibilité périphérique est éteinte, sans que la pulpe cesse d'être sensible. Il en est d'ailleurs de même chez les vieillards lorsque, les fibrilles s'atrophiant ou étant envahies par la calcification, la dent devient insensible.

Le **Cément**, qui se rapproche beaucoup du tissu osseux par sa structure, sert de revêtement à la racine. Au collet il empiète un peu sur l'émail, et la couche qu'il forme, très mince d'abord, s'épaissit à mesure qu'elle se rapproche du sommet de la racine où elle est très épaisse et où ses vaisseaux sont en communication avec ceux du périoste alvéolo-dentaire.

Les *parties molles* sont : la *pulpe* et le *périoste alvéolo-dentaire*.

La **Pulpe** est composée d'une trame organique parcourue par des vaisseaux et des nerfs. C'est un organe fibreux fort difficile à dilacérer. Sa couleur est d'un gris rougeâtre. Elle est imprégnée d'un liquide alcalin contenant en dissolution une substance albuminoïde qui diffère de celle du sang.

Le **Périoste alvéolo-dentaire** est le moyen d'union entre la dent et l'alvéole. C'est, d'après les recherches les plus récentes des Drs Malassez et Aguilhon de Sarran, un simple ligament articulaire dont les trousseaux fibreux se portent obliquement de l'alvéole au cément et dont l'élasticité atténue l'effet des chocs ou mouvements auxquels la dent est exposée. Et ce qui donne créance à cette manière de voir, c'est l'influence non douteuse qu'a la diathèse rhumatismale sur son tissu.

Au collet il se confond avec la gencive ; de là, il se continue jusqu'au sommet de la racine où il semble se confondre avec le tissu cellulaire qui accompagne les vaisseaux et les nerfs qui pénètrent dans le canal radiculaire. Il est lui-même très riche en vaisseaux et en nerfs. Au point de vue physiologique, il devient, grâce à cette richesse vasculaire, dans le cas de suppression accidentelle ou pathologique de la pulpe, le centre d'une suractivité circulatoire qui permet à la dent de vivre encore par le fait d'une circulation collatérale ou supplémentaire [1].

La **Gencive**, qui n'est que la continuation de la membrane muqueuse de la bouche, en diffère cependant par sa densité

[1] L. Cruet. *Des caries dentaires compliquées*. Paris, 1879.

et sa résistance. Et c'est même là une condition qui rend si difficile le véritable succès des injections anesthésiques sous-muqueuses de cocaïne, lorsqu'il s'agit d'extraire des dents. Au collet, elle ne fait qu'un avec le périoste alvéolo-dentaire avec lequel elle se confond. Elle est extrêmement vasculaire, mais presque dépourvue de nerfs, d'où son peu de sensibilité relative dans les affections inflammatoires, même aiguës, auxquelles elle est sujette.

CONSIDÉRATIONS PATHOLOGIQUES

Telles sont les considérations anatomiques essentiellement pratiques auxquelles nous sommes obligé de nous borner pour ne pas empiéter sur l'espace que nous tenons à consacrer à la pathologie dentaire, du moins en ce qui concerne les affections qu'il est indispensable que nous passions en revue, comme justiciables du traitement chirurgical, c'est-à-dire l'*accumulation du tartre*, l'*érosion*, l'*abrasion*, l'*exostose*, la *carie dentaire* et ses complications [1].

L'Accumulation du tartre sur les dents n'est pas, à proprement parler, une maladie, mais c'est une cause puissante de maladies de la bouche (périostite alvéolo-dentaire, gingivite, etc.), qu'il faut avant tout détruire si l'on veut arriver à guérir ces maladies.

L'enlèvement du tartre est la condition préalable *sine qua non* de tout traitement des affections des dents et des gencives.

Le tartre est cet enduit limoneux qui s'amasse au collet des dents, s'y durcit et y forme une concrétion phosphato-calcaire qui, chez les personnes qui y sont prédisposées, finirait par en couvrir toute la surface si l'on n'y mettait obstacle.

[1] C'est à dessein que nous laissons de côté le redressement des dents qui est une branche spéciale de l'art dentaire et que nous nous proposons de traiter dans un autre travail.

Le tartre varie de couleur. Tantôt blanc, tantôt jaune, tantôt brun, il peut réunir deux de ces couleurs ou même les trois à la fois. Il varie aussi de consistance. Parfois extrêmement dur, il est d'autres fois d'une consistance assez molle pour que l'on puisse l'enlever avec l'ongle.

Sa solubilité dans les acides dépend de sa dureté ; c'est-à-dire que plus il est dur, plus il est soluble et inversement ; tandis qu'il est d'autant plus soluble dans les alcalis qu'il est plus mou, cette solubilité s'arrêtant cependant à celui de consistance moyenne.

Plus le tartre est dur, plus il adhère fortement aux dents, surtout si leur surface est rugueuse.

Tout le monde y est plus ou moins sujet ; mais il est des personnes sur les dents desquelles il s'amasse en quantité considérable. Nous avons vu des dépôts, d'une épaisseur de deux et même trois centimètres, simulant, par exemple, derrière les dents antérieures de la mâchoire inférieure, des accumulations que des médecins ont prises pour des tumeurs du plancher de la bouche.

Les endroits où il s'amasse en plus grande quantité sont :

1° Au voisinage de l'orifice des conduits des glandes salivaires, là où la salive arrive tout d'abord en contact avec les dents ;

2° Sur la face linguale des dents antérieures et inférieures ;

3° Sur la face buccale des multicuspidées supérieures ;

4° Au collet des dents, là où la salive séjourne longtemps sans se renouveler.

Dès qu'il s'en est formé un petit noyau, ce noyau devient le siège d'un dépôt qui ne s'arrête que si l'on s'y oppose par des moyens appropriés.

Le tartre n'a pas par lui-même d'action dangereuse sur le tissu dentaire ; il tendrait plutôt à préserver les surfaces qu'il recouvre ; mais il n'en est pas de même des effets consécutifs de son accumulation. Ces effets sont l'inflammation, la tuméfaction et la suppuration des gencives, la périostite alvéolo-odentaire, la pyorrhée alvéolaire, la destruction des alvéoles, la chute des dents avec accompagnement de fétidité insupportable de l'haleine et de dérangement des fonctions digestives.

Le tartre est un composé de phosphate et de carbonate de chaux, de substances animales, de fibrine, de graisse et de débris d'infusoires et de parasites végétaux; mais les proportions de ces diverses substances varient avec l'espèce du dépôt.

Les sels calcaires qui sont en dissolution dans la salive sont précipités de ce liquide, dès qu'il arrive dans la bouche, sous l'influence non seulement de l'oxygène qu'il absorbe, du mucus et des matières étrangères qu'il rencontre dans cette cavité, mais encore du changement de température qu'il subit et qui diminue son pouvoir dissolvant. Et c'est ainsi que le tartre se forme et s'accumule chez les personnes prédisposées qui ne prennent pas de leur bouche les soins de propreté nécessaires pour empêcher sa formation.

A côté du tartre ou *Calculs salivaires*, il existe une autre espèce de dépôt que l'on a nommé à tort *Tartre vert* et qui n'a rien de commun avec le précédent. C'est un dépôt de nature muqueuse que l'on trouve plus particulièrement sur les dents des enfants et dont la couleur varie du brun clair au vert foncé. Son siège est sur la face buccale des dents antérieures, des supérieures surtout, dans les endroits où ne peut s'exercer ni le frottement des aliments, ni celui de la langue pour entretenir la propreté des surfaces. Il provient du mucus sécrété en grande abondance (comme cela s'observe dans certaines bouches) et plus acide qu'à l'état normal. Par suite de cette acidité même, il attaque l'émail, y produit une espèce d'érosion, s'y fixe de plus en plus intimement, le détruit et devient une cause active de carie.

Ce dépôt est bien plus difficile à enlever que le tartre véritable, parce qu'il s'incruste dans la substance même de la dent. Lorsque la couche en est mince, il suffit, pour l'enlever et remédier à ses inconvénients, de polir la surface de la dent avec de la pierre ponce pulvérisée sur une tige de bois taillée dans ce but et humectée de glycérine, ou bien avec des pointes de caoutchouc ou de bois montées sur le tour dentaire et garnies de silex en poudre très fine; mais lorsque l'altération est plus profonde, ces moyens ne suffisent plus, et il faut leur adjoindre l'emploi des disques et pointes de corindon tel que nous le décrirons plus loin.

L'**Érosion** n'est pas non plus une maladie au sens propre du mot, c'est une altération congénitale de tissu qui porte sur la couronne des dents et la fait paraître comme usée, rongée sur une certaine partie de sa hauteur. C'est un arrêt de développement ou mieux un trouble temporaire survenu dans la formation des parties de l'organe, à une époque qui varie avec chaque espèce de dents. Par suite, l'érosion affecte forcément, dans les mêmes points et à un égal degré, les dents homologues de l'une ou des deux mâchoires. Rare sur les dents temporaires, elle est au contraire assez fréquente sur les dents permanentes. Par ordre de fréquence, elle frappe les premières multicuspidées, les incisives, les cuspidées et les bicuspidées.

Il y a plusieurs variétés d'érosion qui tirent chacune leur nom de la forme même de l'altération :

L'érosion en *échancrure* ou en coups d'ongle, du bord libre des incisives;

L'érosion en *sillon* simple ou pointillé, unique ou multiple;

L'érosion en *étages* ou escaliers (Tomes);

L'érosion *mamelonnée* (Magitot) ou cuspidienne (Parrot) de la face coronale ou triturante des bicuspidées ou des multicuspidées;

Enfin l'érosion en *nappe* ou *gâteau de miel* (Tomes), portant sur une large étendue ou même sur la totalité de la couronne de la dent.

Dans toutes ces variétés, l'émail est absent dans une plus ou moins grande étendue, laissant la dentine à nu plus ou moins altérée, avec saillies mamelonnées et dépressions cupuliformes, surtout dans la variété en gâteau de miel. Parfois, sur les limites de l'altération, l'émail forme un bourrelet plus ou moins saillant très caractéristique.

L'identité de nature des diverses variétés d'érosion ne saurait être mise en doute; mais ce qui est loin d'être aussi précis, c'est la connaissance de la cause de la lésion elle-même. Il y a plusieurs opinions sur ce point, opinions que l'on peut grouper sous trois chefs. Elle peut être produite :

1° Par toutes les affections graves de l'enfance;

2° Par la syphilis héréditaire;

3° Par l'éclampsie infantile.

La première opinion rallie en sa faveur la majorité des médecins et, en ce qui nous concerne personnellement, nous croyons que c'est elle qui concorde le mieux avec les faits;

La deuxième, due à Hutchinson, a été défendue par Parrot [1];

La troisième est celle du Dr Magitot.

Ce n'est point ici le lieu de discuter ces diverses opinions qui toutes ont certainement leur raison d'être, mais nous insistons sur ce fait de notoriété générale que les affections graves de l'enfance quelles qu'elles soient, par cela même qu'au moment de la formation des tissus de la dent elles peuvent apporter un trouble profond dans l'organisme, peuvent et doivent se manifester sur des organes qui, une fois malformés de cette manière, en garderont les traces indélébiles. C'est d'ailleurs ce qui ressort clairement de toutes les observations ou renseignements que nous avons pris, pendant une longue période d'années, auprès des parents qui nous ont amené leurs enfants atteints d'érosion dentaire.

[1] HUTCHINSON. *A clinical memoir on certain diseases of the eye aed ear conséquent on inherited syphilis*, 1863. — PARROT. *De la syphilis dentaire des Enfants*, 1886.

Il est évident que ce genre d'altération, l'émail étant toujours plus ou moins absent, produit des anfractuosités à fond moins résistant que les parties revêtues d'émail, où les aliments séjournent et s'acidifient et qui deviennent tôt ou tard le siège de la carie.

Il y a donc lieu, lorsque l'altération est profonde, d'intervenir par une obturation protectrice, ou, lorsqu'elle n'est que plus ou moins superficielle, par une résection des parties proéminentes, un nivellement des surfaces et un polissage parfait qui en permette le nettoyage facile et constant.

Quant à la sensibilité qui peut être la conséquence de cette opération, des applications, légères mais répétées, du cautère actuel peuvent seules la faire disparaître sans danger pour le reste de la dent.

L'**Abrasion** consiste dans la destruction progressive de l'émail d'abord, puis de la dentine, soit sur la face buccale des dents, soit sur leur bord tranchant.

L'abrasion est chimique ou mécanique.

Chimique, elle commence généralement par les incisives centrales, gagne les latérales, puis les cuspidées, les bicuspidées et enfin, quoique bien rarement, les multicuspidées.

Lorsqu'elle attaque la face buccale des dents (dénudation de Hunter [1]), il en résulte une sorte de gouttière horizontale ou sillon plus ou moins profond que l'on dirait avoir été produite par l'action de la lime. L'émail, lorsqu'il est seul affecté, conserve sa couleur; mais la dentine, quand elle est atteinte, prend une teinte plus ou moins brune. La surface reste lisse et polie.

Lorsqu'elle attaque le bord tranchant, ce qui est plus rare (abrasion chimique de Harris [2]), elle s'arrête ordinairement aux bicuspidées, quoiqu'elle puisse cependant les atteindre.

[1] HUNTER. *Traité des dents humaines*, t. II des *Œuvres complètes*. Traduction de Richelot. Paris, 1843.

[2] HARRIS. AUSTEN et ANDRIEU. *Traité théorique et pratique de l'art du dentiste*. 2e édition. Paris, 1884.

Elle donne aux dents un aspect tronqué et change les rapports des deux arcades dentaires lors de leur rapprochement. Elle produit parfois entre les incisives supérieures et les inférieures un écart de dix à douze millimètres qui va en diminuant à mesure qu'il s'éloigne de ligne médiane.

Les dents atteintes d'abrasion chimique sont sensibles aux impressions thermiques, au sucre, aux acides, au moindre attouchement de l'ongle, à la brosse, etc.

La maladie met plus ou moins de temps à produire ses ravages, de plusieurs mois à dix ans et plus.

Quelle en est la cause ? Les avis sont partagés. On a accusé, à propos de celle qui attaque la face buccale des dents, l'abus des brosses dures employées dans le sens horizontal, joint à celui de poudres actives, contenant des acides, de l'alun, du sucre, etc. Mais si cela était vrai, comment se pourrait-il que l'on rencontrât cette affection chez des personnes qui ne se sont jamais brossé les dents ou qui n'ont d'ordinaire employé que des brosses molles et jamais de dentifrices ?

Il y a évidemment une autre cause, et cette cause, comme le dit Harris, c'est l'action chimique du mucus buccal, devenu acide, qui séjourne sur la face buccale des dents, retenu par les lèvres dans le sillon gingivo-dentaire, ou qui, chez les personnes qui dorment la bouche ouverte et les lèvres raccourcies, s'accumule sur le bord tranchant des dents, s'y attache et par son acidité provoque les ravages que nous avons indiqués [1].

C'est là bien certainement la cause la plus probable, puisqu'elle rend compte aussi bien de la dénudation que de l'abrasion chimique du bord tranchant, alors que l'action horizontale de la brosse dure et des poudres expliquerait tout au plus la dénudation.

[1] Harris et Austen attribuent aussi l'abrasion chimique du bord tranchant à l'action du mucus sécrété par les glandes de Nuhn, glandes situées à l'extrémité de la langue dont la pointe viendrait continuellement se placer entre les dents.

Mécanique (usure des dents), elle est facile à expliquer. Lorsque les incisives supérieures passent en avant des inférieures, comme cela existe pour les dentures normales, les dents subissent rarement l'abrasion mécanique; mais lorsqu'elles tombent directement les unes sur les autres, il n'en est plus ainsi, et leur couronne s'use peu à peu, et même jusqu'au collet.

Le même fait se présente aussi lorsque, après l'extraction de toutes les dents postérieures de l'une des mâchoires, la mastication s'opère seulement sur les dents antérieures.

Dans ces conditions, il peut arriver encore que la face linguale seule des dents antérieures et supérieures soit usée, et que l'émail de la face buccale devienne assez mince pour qu'il se casse avec la plus grande facilité.

Cette usure ne serait, en réalité, qu'un inconvénient, si les dents continuaient à remplir leurs fonctions, et c'est ce qui arrive lorsque la pulpe se transforme progressivement en ostéo-dentine ; mais, lorsque la transformation est plus lente à se produire que l'usure, alors la pulpe est mise à nu, la sensibilité au chaud et au froid devient intolérable, le moindre contact des aliments produit une vive douleur, et la mastication deviendrait impossible si l'on n'y remédiait pas par un traitement convenable.

Au point de vue du traitement, il est évident que l'abrasion chimique étant le fait de l'acidité du mucus, il faut s'efforcer de la combattre par des préparations alcalines qu'on laisse séjourner le plus longtemps possible sur les endroits affectés. Ainsi, par exemple, au moment de se coucher, il est très facile au patient de se mettre avec l'index, sur la face buccale des dents, aux points dénudés, une certaine quantité de poudre alcaline qui y demeure toute la nuit grâce à l'application des lèvres. Il est possible aussi, à ceux qui dorment la bouche ouverte, de faire adhérer cette même poudre au bord tranchant des dents, en l'humectant d'un peu d'eau. Aussi peu qu'il en reste, c'est encore suffisant pour contrebalancer l'action nocive

2

du mucus acide. S'il y a sensibilité, on l'apaise à l'aide de cautérisations légères, mais souvent répétées, avec le cautère actuel. Grâce à ces moyens on réussit souvent à enrayer les progrès du mal ; mais lorsque le sillon est profond, il n'y a qu'un seul moyen d'y parvenir, c'est l'obturation.

De même pour l'usure, lorsque la chambre pulpaire est atteinte, il n'y a pas d'autre ressource que d'extirper la pulpe et d'obturer le canal dentaire.

L'**Exostose** est l'hypertrophie du cément. Des trois tissus durs qui composent les dents, le seul qui possède un degré de vascularité suffisant pour favoriser un développement anormal de substance, c'est le cément ; l'exostose n'atteint donc que la racine. Elle prend naissance à son extrémité ou près de son extrémité, pour s'étendre ensuite, plus ou moins loin, vers le collet et même l'envahir complètement.

L'hypertrophie du cément n'est pas uniforme. Tantôt elle envahit le pourtour de la racine, tantôt elle se limite à un côté seulement.

Les éléments du cément hypertrophié sont les mêmes que ceux du tissu normal. Ils ont la même couleur, la même consistance et la même structure.

Le volume de l'exostose est variable. Quelquefois très faible le dépôt de substance cémentaire est parfois assez abondant pour réunir complètement les racines d'une même dent ou celles de plusieurs dents. En pareil cas le maxillaire cède ; mais il n'y a pas d'adhérence entre lui et l'exostose, et lorsque, grâce à cette tumeur, l'extraction est devenue difficile, cela tient, non pas à l'adhérence, mais à l'obstacle mécanique qui s'oppose à la sortie de la dent.

L'exostose peut exister depuis longtemps avant d'avoir produit des symptômes capables de révéler son existence. Cependant, il y a toujours, dans ces cas, une petite sensibilité de la dent affectée, très légère mais persistante ou périodique, dont le patient ne se souvient que plus tard lorsque, l'exostose ayant augmenté de volume, cette sensibilité est devenue une douleur qui s'accroît avec le volume de la tumeur. D'autres fois l'exostose se manifeste rapidement et produit une tumeur volumineuse qui, portant sur les branches nerveuses voisines, amène des névralgies que l'on ne peut guérir que par l'extraction de la dent.

La cause de cette maladie est mal connue. Cependant on s'accorde à dire qu'elle est consécutive à une irritation légère mais continue du périoste alvéolo-dentaire ; et ce qui semblerait le prouver, c'est que l'affection n'existe pas quand il y a absence de périoste.

Comme conséquences de l'exostose il convient, aux névralgies rebelles qu'elle occasionne et aux difficultés considérables de l'extraction des dents qui en sont affectées, d'ajouter les accidents que sa présence peut provoquer du côté du sinus maxillaire, lorsqu'elle se développe sur une racine dont l'extrémité affleure ou pénètre même le plancher de cette cavité. Toute la partie de ce plancher qui l'environne se résorbe en effet, à mesure que l'hypertrophie augmente, et il peut en résulter de l'inflammation et de la suppuration de la membrane qui tapisse le sinus.

Il n'existe aucun traitement efficace de cette affection, et lorsqu'il survient des accidents sérieux, il faut procéder à l'extraction, mais à l'extraction faite avec toutes les précautions que nécessite la difficulté de cette opération pratiquée dans de pareilles circonstances.

La **Carie dentaire** est, de toutes les maladies qui composent la pathologie dentaire, la plus fréquente et aussi celle qui, au point de vue opératoire, est la plus importante pour le dentiste.

Deux théories de cette maladie sont actuellement les plus accréditées dans la science. Ce sont la théorie *chimico-parasitaire* et la théorie *chimico-putréfactive* [1]. D'après la première : « sur un point propice d'une dent et sous l'action de la fer-

[1] Ce ne sont pas les théories qui ont manqué à la carie dentaire. Outre

mentation acide, l'émail se décalcifie, et bientôt aussi la dentine, une fois l'émail protecteur enlevé. La petite cavité ainsi formée devient un réceptacle favorable pour les micro-organismes qui peuvent alors pénétrer dans les tubes dentinaires et, grâce à l'acidité qu'ils entretiennent, y causer la décalcification, jusqu'à ce qu'il ne reste plus que le cartilage de la dent qui est alors envahi par la putréfaction[1] ».

Quant à la seconde, elle est la même, avec cette différence cependant que les micro-organismes ne sont qu'un effet de la putréfaction et n'ont aucune part dans la maladie[2].

Mais que les micro-organismes soient cause ou effet, ce qu'il y a de certain, c'est qu'on les y rencontre toujours; et c'est là un point fort important pour le traitement de la carie, puisque nous y trouvons l'indication de l'emploi de médicaments qui ont pour but de les détruire ou d'empêcher leur apparition : antifermentescibles, antiacides, antiseptiques, antiputréfactifs, etc.

Au point de vue pratique, la carie est **sèche** ou **molle**, **brune** ou **blanche** avec les divers degrés de consistance et de couleur

les deux que nous mentionnons et qui sont les plus récentes, nous avons eu :

La *théorie vitale* ou *inflammatoire* (carie interne à origine centrale). Dentine susceptible d'inflammation comme l'os ;

La *théorie chimique*. — Acides produits par la fermentation des aliments autour des dents, dans les liquides de la bouche, et qui forment des composés solubles avec les sels de chaux qui entrent dans la composition des dents;

La *théorie chimico-vitale*. — Combinaison des deux précédentes. Acides agissant sur les substances inorganiques. L'irritation gagne la pulpe par les fibrilles dentinaires; la pulpe réagit contre l'invasion de la maladie, d'où accumulation de sels de chaux dans ces fibrilles et entière solidification ; rempart qui s'oppose à l'envahissement de la maladie. Suivant quelques auteurs, cette inflammation n'est pas seulement un moyen de résistance, mais encore elle cause la mort de la portion organique, avant même que l'action chimique se produise;

La *théorie parasitaire*. — Les acides détruisent l'émail ; mais la carie est due aux micro-organismes. — MORSMAN. *Dental cosmos*, 1885, p. 722.

[1] ALFRED GYSI (Aarau, Suisse). *Caries dentaires vues au microscope*, 1887.

[2] MORSMAN. *Loc cit.*, p. 716.

intermédiaires; c'est-à-dire, pour être plus précis, qu'elle varie d'aspect avec la qualité de la dent qu'elle envahit.

Si l'on a affaire à une dent de qualité **bonne** ou **au-dessus de la moyenne,** la carie sera lente en ses progrès, son invasion pouvant durer des années ; le contenu de la cavité sera relativement résistant et prendra une couleur brune ; son orifice sera grand, ses bords seront bien définis, et il y aura peu de tendance à l'envahissement du reste de la dent.

Si, au contraire, on a aflaire à une dent de qualité **mauvaise** ou **au-dessous de la moyenne,** il n'en sera plus ainsi. La carie sera rapide, envahissante; quelques mois suffiront pour mettre la pulpe à nu ; la cavité aura un orifice relativement étroit, les bords en seront minces, dentelés, fragiles ; le contenu sera humide et sans résistance à l'excavateur ; il aura une couleur blanchâtre, et son odeur sera nauséabonde.

La carie est aussi non **pénétrante** ou **pénétrante,** suivant qu'elle n'a pas atteint ou a atteint la chambre pulpaire; enfin elle est, et nous insistons spécialement sur cette manière de l'envisager, **simple** ou **compliquée**, parce que c'est celle qui concorde le mieux avec les principes opératoires que nous avons adoptés et décrits dans ce livre.

Voici la classification des caries dentaires ainsi comprises [1].

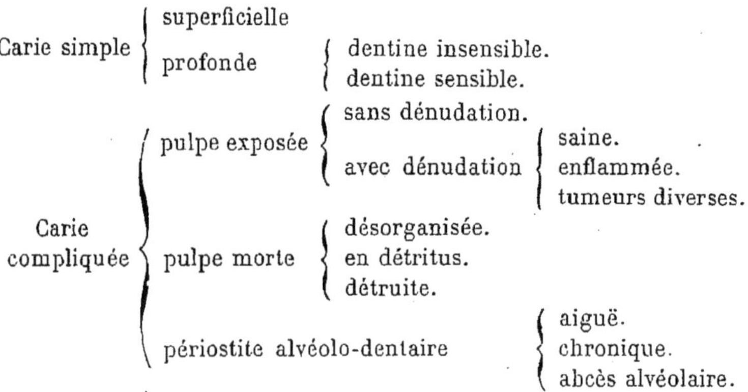

- Carie simple
  - superficielle
  - profonde
    - dentine insensible.
    - dentine sensible.
- Carie compliquée
  - pulpe exposée
    - sans dénudation.
    - avec dénudation
      - saine.
      - enflammée.
      - tumeurs diverses.
  - pulpe morte
    - désorganisée.
    - en détritus.
    - détruite.
  - périostite alvéolo-dentaire
    - aiguë.
    - chronique.
    - abcès alvéolaire.

[1] Le Dr Cruet, dans son excellent travail sur les caries compliquées

Dans la carie **simple** des dents de *qualité au-dessous de la moyenne*, il est rare que la dentine soit douloureuse à creuser. Dans celle des dents de *bonne qualité*, au contraire, elle est presque toujours douloureuse, même avant que l'on ait atteint la partie saine. Il y a sensibilité au froid, au sucre, au chocolat, aux acides, etc. Dans ce cas, il est bon, pour pouvoir préparer la cavité, de l'insensibiliser tout d'abord, séance tenante, soit avec le cautère actuel, soit avec une application locale de teinture d'aconit ou de chlorhydrate de cocaïne, soit, si cela ne suffit pas, avec des pansements plus ou moins renouvelés de créosote ou d'acide phénique, à l'aide de boulettes d'ouate que l'on introduit dans la dent, que l'on recouvre d'un tampon contentif et qu'on laisse en place vingt-quatre heures, soit enfin avec une espèce d'obturation faite avec une pâte *très molle* d'oxychlorure de zinc qu'on laisse durcir et que l'on n'enlève que huit jours après.

Dans la carie **compliquée avec pulpe exposée sans dénudation**, c'est-à-dire dans les cas où l'organe, *sans être touché* est cependant *virtuellement atteint par l'approche de la carie,* ou, pour mieux nous faire comprendre, *exposé à des influences inaccoutumées* qui détruiront bientôt, si l'on n'y met pas obstacle, son état normal, la pulpe est encore protégée par une faible couche de dentine, normale ou non, qui la recouvre.

(Paris, 1879), a donné une classification de ces caries, qui n'est pas tout à fait d'accord avec la nôtre ; la voici :

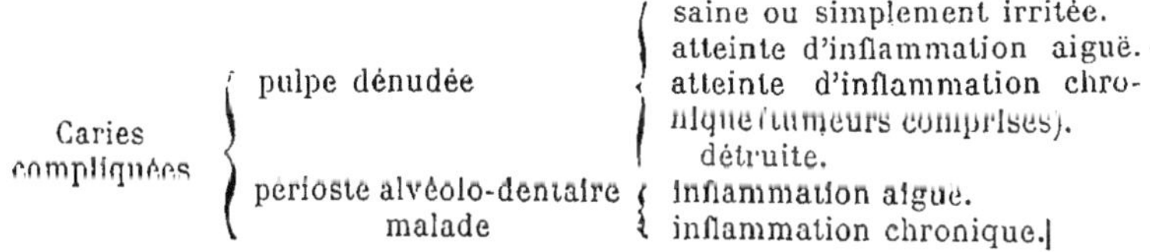

Caries compliquées	pulpe dénudée	saine ou simplement irritée.
		atteinte d'inflammation aiguë.
		atteinte d'inflammation chronique (tumeurs comprises).
		détruite.
	périoste alvéolo-dentaire malade	inflammation aiguë.
		inflammation chronique.

Pour nous la carie commence à être compliquée lorsque la pulpe est intéressée, sans pour cela qu'elle soit dénudée, et l'abcès alvéolaire est la complication ultime de la carie, la plus grave au point de vue de la conservation de la dent.

Elle est sous l'influence de la maladie, mais il y a encore toutes chances de la conserver dans de bonnes conditions. En cet état les symptômes sont à peu près les mêmes que ceux de la carie simple profonde, avec sensibilité de la dentine; mais il en est un qui, isolé de ceux qui l'accompagnent dans la dénudation, caractérise spécialement cet état : c'est la sensibilité au chaud et surtout aux liquides chauds.

Dans la carie **compliquée avec dénudation**, la douleur provoquée par la pression des aliments qui s'introduisent dans la cavité cariée, d'une part, et par la succion, d'autre part, ajoutée aux symptômes de la carie simple, ne laisse presque pas de doute sur la mise à nu de l'organe. Du reste, y aurait-il encore incertitude qu'il ne resterait qu'un moyen, le seul absolu, de la dissiper, l'exploration directe.

Le point dénudé, aux bicuspidées par exemple, se trouve presque toujours à la corne buccale. Sa couleur diffère peu de celle de la dentine environnante; elle est assez difficile à préciser, mais quand on l'a vue une fois, on ne s'y trompe plus.

On commence par insensibiliser la cavité avec un peu d'acide phénique ou de cocaïne, puis on l'injecte avec de l'eau tiède; on la sèche ensuite avec une seringue à air chaud et l'on résèque délicatement les portions cornées de dentine qui entourent le point en question. Alors à l'aide d'un miroir grossissant ou d'une loupe on aperçoit facilement la petite tache, d'un gris blanc ou gris rosé, de la partie dénudée.

A ce degré, tout espoir n'est pas encore perdu de sauver la pulpe, si elle est saine, par l'opération que l'on connaît sous le nom de coiffage de la pulpe, mais les succès décisifs n'ont pas été assez nombreux entre nos mains, et surtout la durée des succès que nous avons cru tout d'abord avoir obtenus a été si éphémère, que nous préférons presque toujours, en pareil cas, avoir recours à l'extirpation immédiate ou à la dévitalisation suivie de l'extirpation.

Nous ne parlons ici que de la *dénudation opérée par la*

carie ; car, en ce qui concerne la *dénudation accidentelle* produite inopinément par l'opérateur, au moment de la préparation de la cavité pour l'obturation, il n'en est pas de même. En pareil cas, le coiffage soigneusement et convenablement fait a toutes chances possibles de réussite.

Quant à la dénudation **compliquée d'inflammation aiguë ou chronique ou des productions diverses** qui peuvent trouver leur siège dans la pulpe, nous ne connaissons pas d'autre traitement sérieux à lui appliquer pour conserver la dent que l'extirpation de la pulpe, les pansements antiseptiques et l'obturation consécutive du canal de la racine.

Il en est de même de la pulpe **désorgarnisée** ou **en détritus.** Il faut l'extirper et surtout n'en laisser dans le canal aucun débris. Le canal doit être nettoyé à fond jusqu'à l'épaulement de l'apex, subir une médication antiseptique soigneusement faite et enfin être obturé d'une manière imperméable.

C'est encore le seul traitement applicable lorsqu'il y a **complication de périostite alvéolo-dentaire aiguë ou chronique** et surtout **d'abcès alvéolaire.** L'obturation absolue du canal, une fois les accidents inflammatoires ou de suppuration enrayés, est la seule condition certaine du succès.

Du reste, nous reviendrons forcément, dans le cours de cet ouvrage, sur toutes ces questions et nous les traiterons avec tous les développements qu'elles méritent.

TRAITÉ

DE

DENTISTERIE OPÉRATOIRE

PREMIÈRE PARTIE

DU CABINET D'OPÉRATIONS ET DE SON MATÉRIEL

Tout chirurgien-dentiste, s'il veut opérer convenablement et dans les meilleures conditions possibles, doit avoir un cabinet d'opérations muni des meubles et appareils indispensables au confort tout aussi bien de l'opéré que de l'opérateur.

Sans aucun doute, un opérateur habile pouvait autrefois se passer des perfectionnements apportés à tout le matériel de nos cabinets actuels; il n'en sentait même pas le besoin; et cependant les opérations qu'il pratiquait étaient durables et suivies de succès. Mais, si l'on compare à ces opérations celles qu'exécute actuellement un dentiste, d'habileté même moyenne, on est frappé de la simplicité des premières et des complications et difficultés considérables des secondes, et l'on comprend, devant la fatigue et l'épuisement nerveux qu'elles amènent forcément, la nécessité où l'on se trouve d'avoir recours aux meubles et aux instruments les plus parfaits.

Il y a là une question d'hygiène qui vient se joindre à celle de l'exécution la meilleure et au fini le plus accompli des opérations; question d'hygiène fort importante, puisque presque tous les dentistes qui n'y prennent pas garde et qui croient pouvoir se livrer, sans réserve et sans crainte de faiblir, à leur goût pour le travail, succombent ou sont forcés de lâcher pied après vingt, ou ving-cinq ans au plus, d'exercice de notre profession.

Le cabinet d'opérations doit, autant que possible, être vaste et surtout bien éclairé, avec une grande fenêtre au nord, pour éviter les rayons directs du soleil fort incommodes pour le patient, ou s'il n'en peut être ainsi, à l'ouest, pour que l'opérateur puisse profiter le plus longtemps possible de la lumière du jour dans certaines opérations parfois fort longues qu'il vaut mieux ne pas interrompre.

Il doit être assez éloigné du laboratoire ou des cuisines pour être à l'abri des émanations qui peuvent nuire à la propriété cohésive de l'or, propriété dont on ne sait souvent à quelle cause attribuer l'inconstance, et qui, la plupart du temps, ne se perd que par l'effet de vapeurs qui, comme celles de l'ammoniaque, de l'acide sulfhydrique ou autres, viennent imprégner sa surface.

Enfin, il doit être bien aéré ou facile à aérer au besoin, non seulement en cas d'anesthésie ou de syncope, ou dans le but d'épargner de la fatigue et du malaise à l'opérateur ou à l'opéré, mais encore pour chasser l'odeur de certains médicaments comme la créosote, l'acide phénique, l'iodoforme, etc., dont on se sert à chaque instant et qui sont loin d'être agréables, ou même celle du sang, lorsque l'on a été obligé de faire un grand nombre d'extractions dans la même bouche, ou que le patient, pris d'hémorrhagie consécutive, remplit la valeur de deux ou trois cuvettes d'eau ensanglantée.

Quant au matériel du cabinet d'opérations, il se compose de meubles et appareils dont les services sont inappréciables pour un opérateur sérieux et appelé à avoir affaire à une certaine classe de clientèle. Nous allons les passer en revue.

CHAPITRE PREMIER

MEUBLES

Les meubles sont : un fauteuil avec support pour tablette et crachoir, un tabouret à opérations, un meuble à instruments, une armoire à médicaments, un lavabo.

ARTICLE PREMIER. — FAUTEUIL A OPÉRATIONS ET ACCESSOIRES

Le **Fauteuil** actuellement le plus commode, parce qu'il est doué des mouvements les plus variés, est celui de Wilkerson. La têtière est mobile dans tous les sens. Le dossier peut se renverser à volonté. Les bras s'enlèvent au gré du patient; l'appuie-pieds se baisse, s'allonge ou se raccourcit comme on le désire; enfin l'ensemble peut pivoter sur le pied et être élevé ou abaissé au moyen d'un mécanisme à pompe que l'on manœuvre à l'aide d'une pédale.

C'est certainement le plus parfait que l'on ait construit jusqu'à ce jour (fig. 1).

Il en existe deux modèles : celui qui est mobile sur place et qui est le plus usuel et celui qui est fixe et dont la tige-support plus longue, pouvant s'enfoncer dans le plancher, permet de le descendre plus bas ou de l'élever plus haut. Ce dernier est encore peu usité en France.

A ce fauteuil on ajoute habituellement un bras muni d'une *tablette à tiroir*, *d'un crachoir* et d'un *porte-verre* (fig. 2); mais nous préférons de beaucoup un support particulier, isolé, qui porte une *pompe à salive*, une *tablette*, un *crachoir* et des *verres*, et que l'on peut changer de place à volonté ; nous en parlerons plus loin.

Nous n'aimons pas le meuble ou table-crachoir, dans la

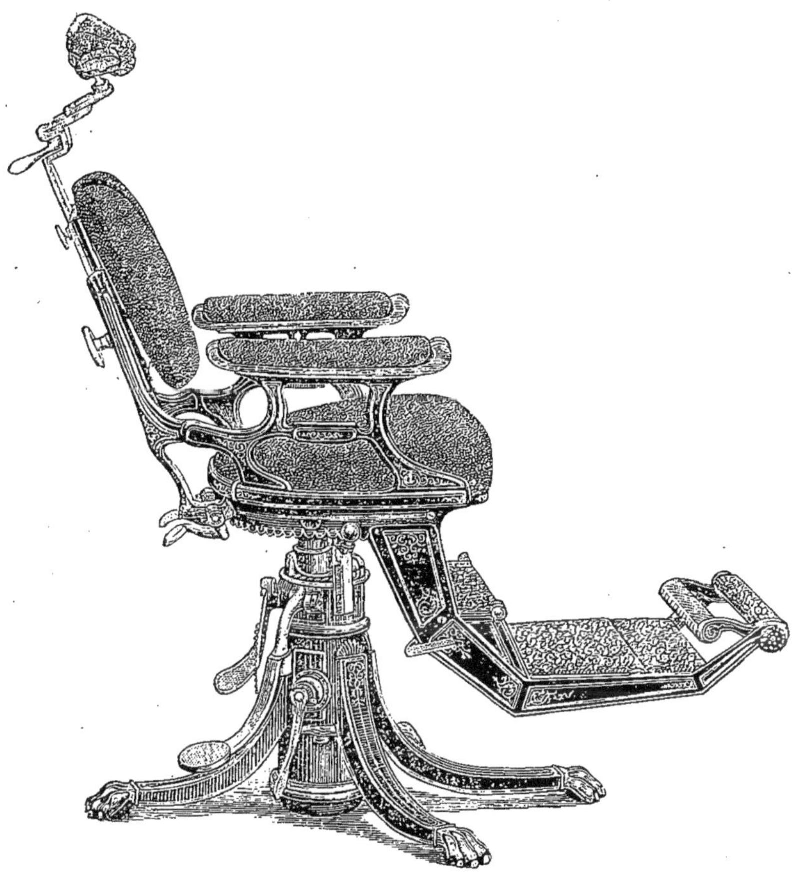

Fig. 1. — Fauteuil à opérations de Wilkerson. — (A. et F.)

partie basse duquel s'accumulent les liquides impurs ou mélangés de sang de toute une journée, à cause de l'odeur infecte qu'il prend rapidement et répand autour de lui.

Il existe d'autres fauteuils moins compliqués et moins dispendieux qui peuvent, à la rigueur, tenir lieu du Wilkerson, par exemple *celui de Morrison*, le *fauteuil cycloïde*, etc., etc.; mais nous recommanderons toujours, lorsque l'on peut en faire

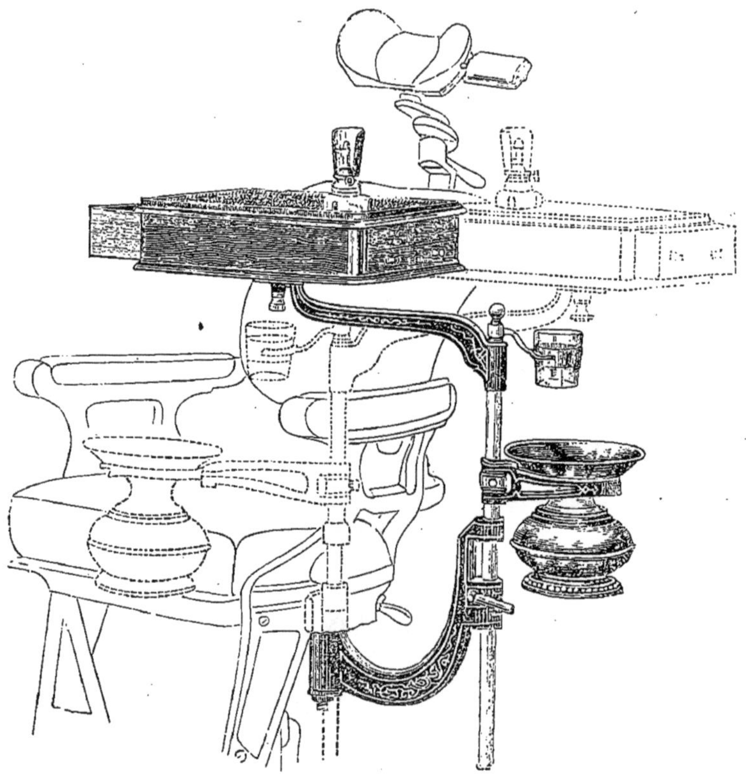

Fig. 2. — Porte-tablette et crachoir s'adaptant au fauteuil de Wilkerson. (A. et F.)

la dépense, de prendre le fauteuil le plus perfectionné, parce que c'est encore le plus sûr moyen de diminuer la fatigue écrasante du labeur quotidien du dentiste.

Les **tablettes** peuvent être simples ou à tiroirs.

Les plus commodes sont celles de *Holmes* et d'*Allan*.

Elles servent à contenir et à porter les divers petits instruments dont on se sert à chaque instant : fraises et forets pour le tour dentaire, meules, excavateurs, etc. (fig. 3 et 4).

On les adapte soit au support fixé au fauteuil, soit au sup-

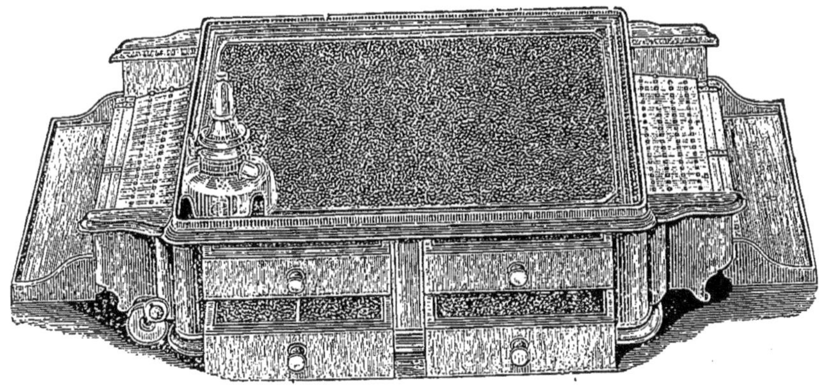

Fig. 3. — Tablette de Holmes. — (A. et F.)

port de la pompe à salive, comme nous l'avons déjà dit, soit enfin à l'une de ces *crémaillères* fort ingénieuses que l'on fixe

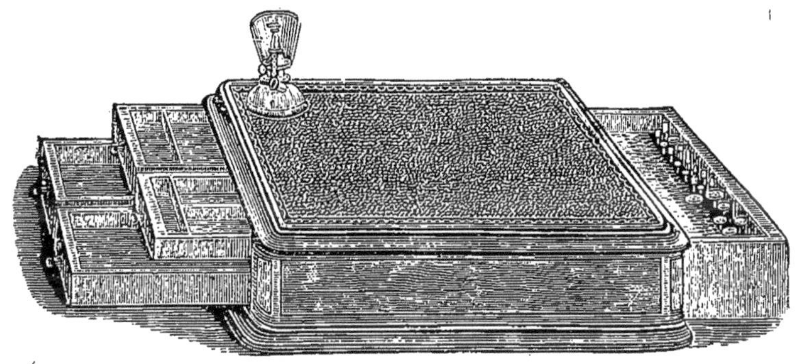

Fig. 4. — Tablette de Allan. — (A. et F.)

au mur et que l'on peut attirer à soi, repousser, hausser ou baisser à volonté, avec la plus grande facilité (fig. 5).

On est quelquefois obligé de travailler à la lumière artificielle et l'on a essayé bien des systèmes d'éclairage pour arriver à le faire sans fatigue pour l'opérateur et le patient. Cependant, comme la lumière est très vive et directe, les ombres sont elles-mêmes très accentuées, ce qui constitue une difficulté que l'on ne parvient pas aisément à vaincre.

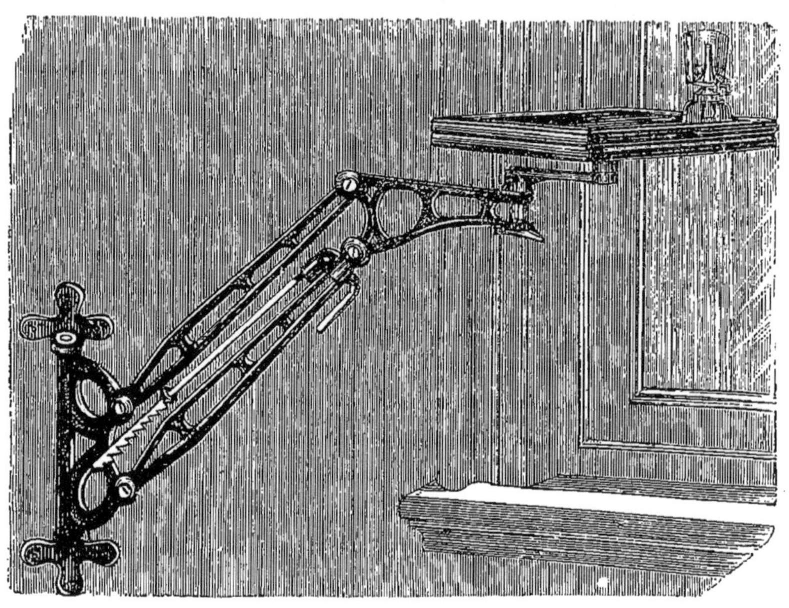

Fig. 5. — Support à crémaillère pour tablette de White. — (A. et F.)

Ce que l'on a encore trouvé de moins mal commode, c'est

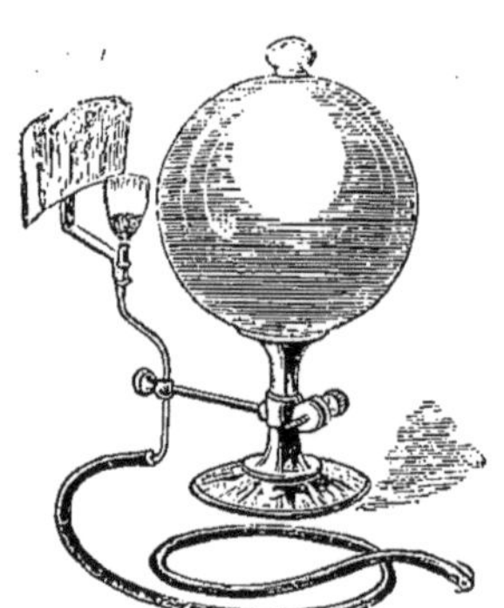

Fig. 6. — Réflecteur-globe. — (A. et F.)

le **Réflecteur-globe** (fig. 6) et celui de Telschow (fig. 7).

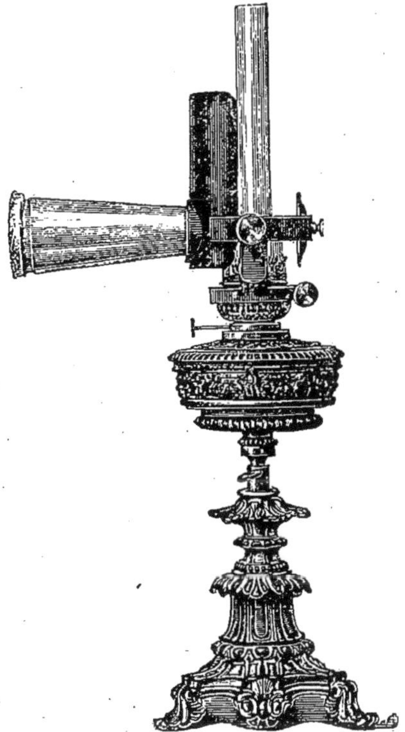

Fig. 7. — Réflecteur de Telschow. — (A. et F.)

Ces réflecteurs peuvent être placés sur un support quelconque; mais le plus souvent on les met sur la tablette.

ART. II. — TABOURET A OPÉRATIONS

Beaucoup d'opérateurs préfèrent opérer debout. Ils se trouvent ainsi plus à l'aise, plus souples et plus aptes à prendre leurs instruments autour d'eux. C'est un tort, nous ne disons pas pour les opérations de courte haleine, ni pour une foule de travaux qui demandent à chaque instant un changement de position du fauteuil et du patient, mais pour les opérations de longue durée, pour les grandes aurifications à l'or cohésif, par exemple, qui demandent, pendant une heure, deux heures et souvent beaucoup plus, la même position de la part de l'opérateur et de l'opéré. Dans ces cas il vaut mieux être assis.

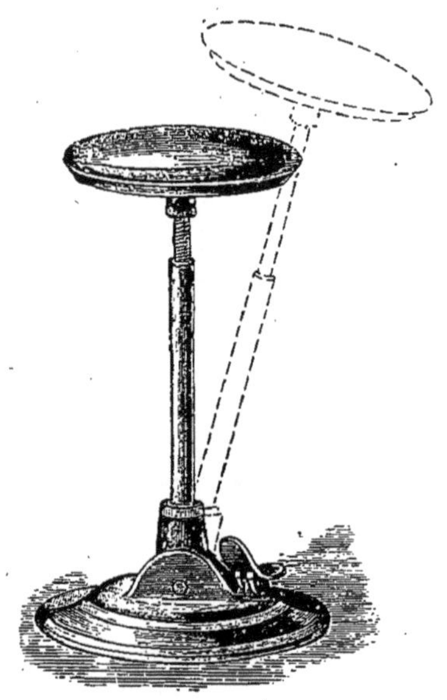

Fig. 8. — Tabouret de Lyons. — (A. et F.)

Le **Tabouret mobile** que M. Lyons a fait construire dans ce but est parfaitement combiné pour cela (fig. 8).

Son mécanisme permet de le placer à tout angle voulu et de le hausser ou baisser facilement.

ART. III. — MEUBLE A INSTRUMENTS

Le **Meuble à instruments** idéal serait celui qui, tout en étant d'un volume aussi peu encombrant que possible, serait cependant assez grand pour contenir ce dont on peut avoir besoin pour les opérations courantes, pendant que l'on est au fauteuil. Il devrait être construit et organisé de telle sorte que tout y fût rangé dans un ordre méthodique, les instruments de même espèce ensemble et surtout à portée de la main, de manière à ce que l'opérateur les pût prendre facilement sans être obligé de quitter son patient.

Certains opérateurs se contentent d'avoir à côté d'eux une table recouverte d'une serviette, sur laquelle ils placent, avant chaque opération, tout ce dont ils supposent qu'ils auront besoin. Outre le défaut qu'a toujours une table de ce genre d'être souvent mouillée par de l'eau ou des médicaments, ce qui peut amener la rouille rapide des instruments, elle a encore celui de faire parade devant le client d'une trop grande quantité d'objets qui le plus souvent ne font que lui inspirer de la crainte.

Nous conseillons d'autant moins cette manière de faire, qu'il existe actuellement chez les fournisseurs pour dentistes des meubles qui répondent presque parfaitement au but. On n'a que l'embarras du choix.

Cependant il est certains principes dans leur organisation dont il ne faut pas se départir si l'on veut éviter bien des ennuis.

Ainsi l'or doit être placé à l'abri des émanations des vapeurs des médicaments ou de l'écoulement provenant du bris possible des flacons qui les contiennent.

Il en est de même des instruments d'acier, excavateurs, fouloirs, brunissoirs, etc., dont la rouille s'empare très facilement. Il est même de toute nécessité que le bois des tiroirs ou cases qui les contiennent soit à l'abri de toute imprégnation possible de ces liquides ou vapeurs.

Chacun sait que l'or cohésif est sujet à perdre sa qualité cohésive rien que par le mouvement que peut imprimer aux cahiers qui le contiennent le fait seul d'ouvrir et de fermer constamment les tiroirs où il est enfermé ; il faut donc absolument éviter ces mouvements, et le meilleur moyen consiste à les couvrir d'un corps pesant, d'une surface un peu plus étendue que les cahiers, assez considérable pour rester immobile dans le tiroir et cependant facile à saisir à l'aide d'un bouton (ou poignée) fixé sur sa face supérieure.

Quant à l'or, en blocs ou en cylindres, cohésif ou non cohésif, il faut, pour la même raison, qu'il soit placé de manière à éviter tout heurt ou roulement capable d'émousser ou léser sa périphérie.

Le revêtement intérieur des tiroirs doit être en drap ou en peau de chamois. Ordinairement on teinte ce revêtement en couleur pourpre ; mais il ne faut pas oublier, ainsi que le faisait remarquer M. Trueman[1], que certaines teintures employées pour produire cette couleur conservent longtemps la propriété de rouiller l'acier ; non pas qu'il en soit toujours ainsi, mais comme cela peut être, il est bon qu'on en fasse l'essai avant de s'en servir.

Le même auteur dit que le meilleur moyen de préserver les instruments d'acier de la rouille est de garnir les tiroirs d'une feuille de papier blanc, et, mieux encore, de placer au-dessous de cette feuille, et comme coussin, une autre feuille de papier recouverte d'une couche de cire. Nous avons essayé ce système et nous nous en sommes bien trouvé.

Quant à la quantité des tiroirs ou cases que doit contenir le meuble, c'est affaire d'appréciation de la part de l'opérateur. Nous nous contenterons de dire, à ce point de vue, qu'il est absolument nécessaire (ce à quoi, du reste, on pense rarement) d'avoir un tiroir spécial pour les instruments brisés, émoussés, usés, de manière à éviter, pendant les opérations, de les confondre avec ceux qui sont bons, et de perdre ainsi un temps précieux.

Un des meubles les plus confortables sous tous ces rapports est le modèle américain d'Archer (fig. 9).

Il se compose, en haut, d'un *plateau avec galerie,* d'un *compartiment* que l'on ouvre en poussant la porte circulaire et d'une *première tablette en marbre;* au milieu, de dix *petits tiroirs* et d'un *grand*, puis d'une *deuxième tablette* en marbre

[1] *Dental cosmos*, 1880, p. 295.

au-dessous de laquelle se trouve nne *tablette-coulisse* et *un grand tiroir ;* enfin, d'une *armoire avec tablette mobile* qui sert

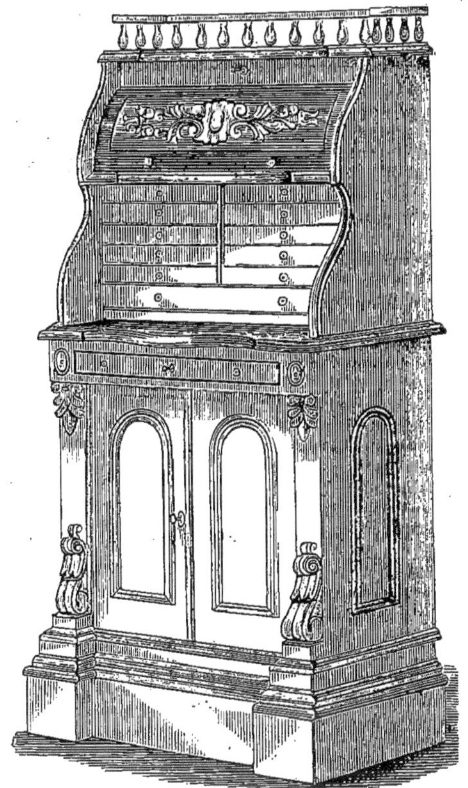

Fig. 9. — Meuble dentaire d'Archer. — (A. et F.)

de *soubassement* au meuble. Tous les tiroirs sont garnis en drap.

ART. IV. — ARMOIRE A MÉDICAMENTS

L'**Armoire à médicaments** doit être éloignée des meubles à instruments et reléguée dans un coin du cabinet. Elle sera toujours fermée à clef. Elle contient, en effet, des poisons violents que, si le dentiste s'absente un instant pour aller à son laboratoire ou pour dire deux mots à quelque visiteur, le client, soit par curiosité, soit par ignorance, comme cela arrive aux enfants, peut avoir la tentation de toucher et même de goûter[1].

Cette armoire comprend ordinairement, outre une *pharmacie à étagère* avec ses flacons munis d'une étiquette (vitrifiée ou non mais parfaitement lisible), et bouchés à l'émeri, une série de *tablettes* pour les *produits chimiques* dont le dentiste a constamment besoin.

ART. V. — LAVABO

Il doit toujours exister, dans un coin du cabinet ou dans une pièce y attenant, et *en vue des patients*, qui sont heureux de voir que le dentiste se lave les mains avant de s'occuper d'eux, un **Lavabo** avec de l'eau à discrétion (fig. 10 et 11).

Enfin il faut aussi un **Coffre** hermétiquement clos pour y enfermer, au fur et à mesure, les serviettes sales ou imprégnées de sang qui doivent, du reste, en être ôtées au moins deux fois par jour, pour éviter les émanations qu'elles exhalent. Le soubassement du lavabo peut à la rigueur servir de coffre de ce genre.

Tous ces détails, qui peuvent paraître futiles au premier abord, ont une grande importance, non seulement pour les intéressés, mais encore pour les personnes qui accompagnent

[1] Nous avons été témoin d'un fait de ce genre. Un enfant tout jeune s'était emparé d'un fragment de crayon de nitrate d'argent, enfermé cependant dans une boîte de porcelaine, et le portait à sa bouche, lorsque, rentrant inopinément dans le cabinet dont nous étions un instant sorti, nous avons eu le bonheur de nous en apercevoir et d'empêcher un accident qui aurait pu avoir les suites les plus graves.

les patients, comme les parents leurs enfants par exemple, et nous avons toujours remarqué, dans le cours de notre longue

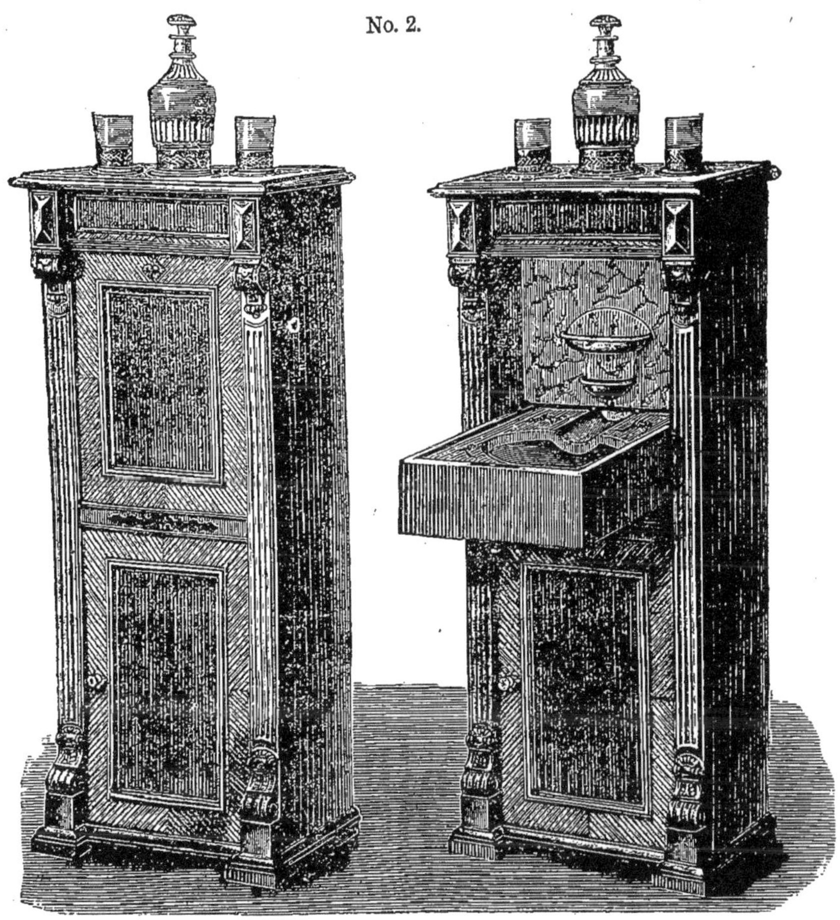

Fig. 10 et 11. — Lavabo fermé et ouvert. — (A. et F.)

carrière professionnelle, que très peu de personnes oubliaient de les apprécier.

CHAPITRE II

APPAREILS DE CHIRURGIE

Les principaux appareils qui doivent faire partie, pour ainsi dire intégrante, d'un cabinet d'opérations bien compris sont : un *tour dentaire* et un *tour de cabinet,* une *pompe à salive,* un *polyscope électrique* et un *cautère Paquelin.*

ART. I. — TOUR DENTAIRE

De tous les noms qui ont été donnés à cet appareil pour traduire en français l'expression « **dental Engine** » des Américains : **Tour à fraiser**[1], **Machine à fraiser, Fraiseuse, Moteur dentaire**[2], etc., aucun, à notre avis, ne vaut celui de **Tour dentaire** que nous avons adopté et qui indique bien ce qu'est l'appareil, c'est-à-dire un véritable tour appliqué aux opérations dentaires, tour sur lequel on monte une variété considérable d'instruments tels que forets, fraises, brunissoirs, scies, limes, meules et pointes de corindon, brosses, etc., exactement comme on le fait sur le tour de laboratoire.

Que le système qui porte le tour soit fixe comme dans le tour ordinaire, et que l'objet à tourner soit présenté à la partie

[1] Les mots « *à fraiser, fraiseuse* » n'indiquent qu'une partie des propriétés de l'appareil ; ne sert-il pas tout aussi bien à scier, forer, polir, brunir, brosser, etc. ?

[2] Le mot « *moteur dentaire* » vaut mieux que « *machine à fraiser* » ; mais le qualificatif « dentaire » appliqué au moteur ne semble-t-il pas vouloir dire que c'est un instrument destiné à imprimer un mouvement quelconque aux dents, instrument d'extraction ou plutôt de redressement ?

agissante de ce tour, ou que cet objet soit fixe et que la partie active du tour soit mobile et vienne le trouver, le résultat est le même; *c'est toujours le mouvement de rotation imprimé par le tour, qui est la source de l'action de tous les instruments que l'on y adapte.*

Depuis l'apparition du tour inventé par Morrison, en 1869[1], grâce auquel « on était parvenu à assurer une force de rotation suffisante et continue, plus ou moins grande au gré de l'opérateur, et à donner, au moyen de poulies et de ressorts en spirale rigoureusement adaptés, une grande flexibilité à l'extrémité de la longue tige du porte-instruments », jusqu'au tour actuel si perfectionné de White, on a inventé un grand nombre de modèles, préférés par les uns, rejetés par les autres : **Tours de Morrison**, de **Johnston**, de **Shaw**, d'**Elliott**, de **Bonwil**, etc., et enfin de **White**; mais, à notre avis, ce dernier est le plus simple, le plus précis, le plus constant dans son action et en même temps le moins sujet à se déranger (fig. 12, 13, 14). Aussi est-ce celui qui va nous occuper.

Le premier **Tour de White** avait déjà de grands avantages sur les autres modèles et, entre autres, le bras et son fourreau flexibles; mais les derniers perfectionnements apportés à sa construction en ont fait un appareil d'une commodité et d'une efficacité qui ne laissent rien à désirer.

Les deux pieds de la base se terminent par deux prolongements, articulés à charnière, à l'aide desquels le tour peut être penché d'un côté ou de l'autre, sans, toutefois, nuire à sa stabilité, ce qui permet d'amener le bras flexible devant le patient.

Le volant mesure 28 centimètres de diamètre.

[1] En 1856, treize ans avant la première date de l'invention du tour dentaire mentionné par G. Elliot et quatorze ans avant l'invention de Morrison, un dentiste écossais, Henry Dewar, avait pris un brevet pour un appareil destiné à transmettre un mouvement de rotation à un foret devant servir aux usages dentaires (*Progrès dentaire*, 1886, p. 278.)

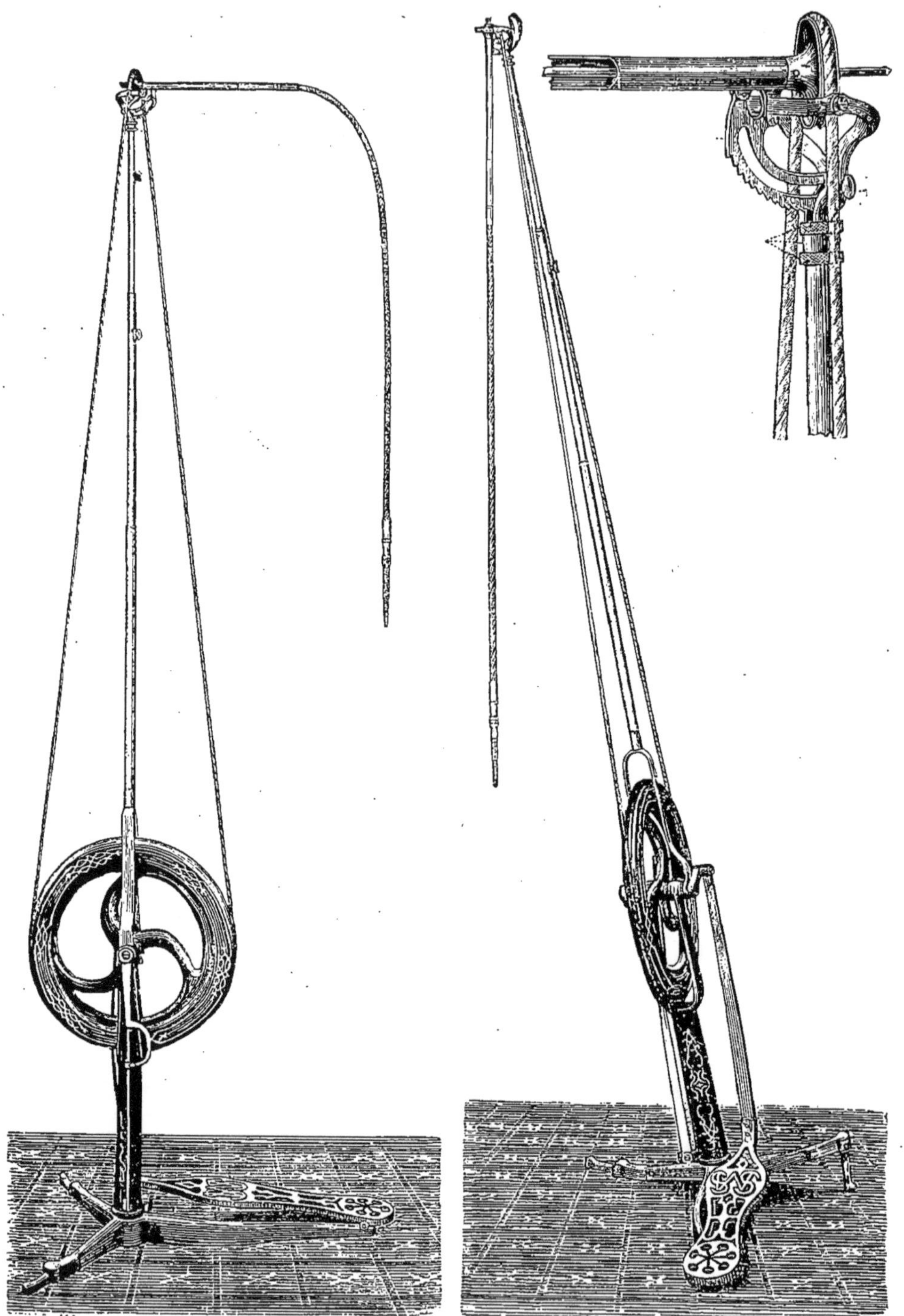

Fig. 12, 13, 14. — Tour dentaire perfectionné de S. S. White. — (S. S. W.)

Le système de balancement de la tige est réglé, du côté opposé à la pédale, par un ressort à crémaillère qui, par une

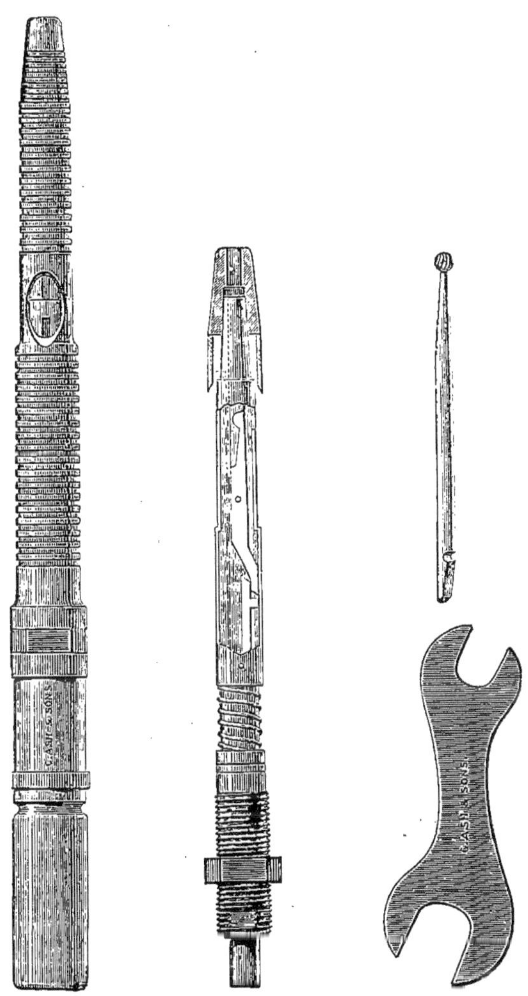

Fig. 15. — Pièce à main directe de White perfectionnée par Ash. — (A et F.)

pression du pied, permet à l'opérateur d'incliner vers lui la tige ou de l'éloigner, de manière à augmenter ou diminuer la longueur du bras flexible, sans cependant nuire au balancement du côté de l'opérateur.

La poulie est montée sur un système de gonds tournant sur son axe et muni d'un cliquet à ressort à l'aide duquel le bras flexible, baissé quand il est au repos, peut être fixé automatiquement à un angle quelconque.

La tension de la corde est assurée au moyen du glissement

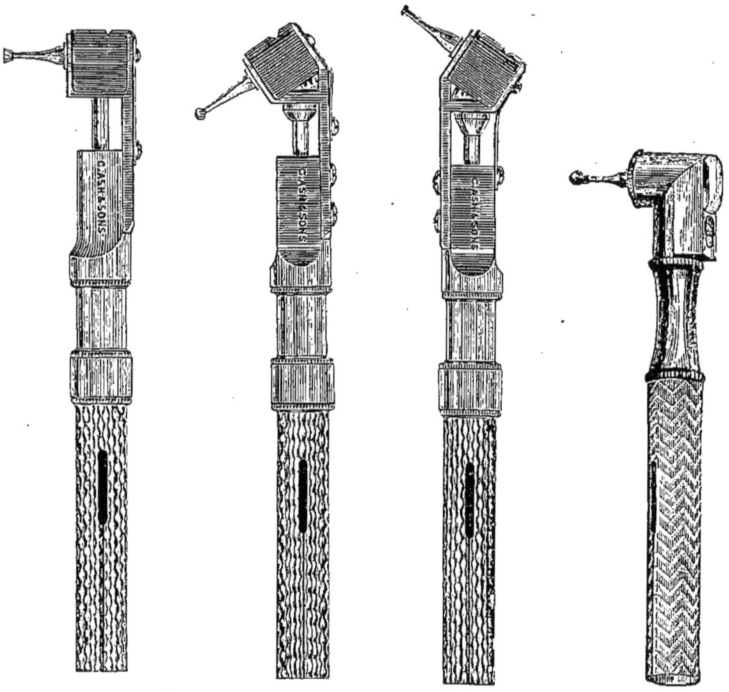

Fig. 16. — Pièces à main à action indirecte de White. — (A et F.)

de l'axe dans la tige creuse, glissement que l'on règle à l'aide d'une vis d'arrêt.

Quant aux pièces à main, c'est-à-dire aux porte-instruments qui terminent le bras flexible, leur nombre est encore plus considérable que celui des tours : **Pièces à main de Morrison, Cone-Journal**, de **Cornelsen**, de **Hodge**, de **Bonwill**, etc., et enfin celle de **White**, que nous préférons à toutes les autres, lorsqu'elle est munie de la douille conique de Ash et de l'écrou qui permet à l'opérateur de fixer l'instrument de manière à ce que la partie intérieure ne soit pas branlante et d'assurer un travail régulier et direct (fig. 15).

A cette pièce à main on peut adapter divers ajoutages ou porte-instruments à action indirecte : **angle droit, angle aigu, angle obtus** (fig. 16).

La variété des instruments que l'on peut actionner à l'aide du tour dentaire est considérable : **forets, équarrissoirs, fraises, brunissoirs, disques de toute espèce** (bois, corindon, caoutchouc, celluloïde, papier), **pointes** de bois, de corindon ou de caoutchouc, **brosses circulaires, scies circulaires, pierres d'Arkansas, d'Hindoustan, limes droites, maillets à aurifier, etc.**

Il est facile de juger par cette énumération, bien qu'elle soit incomplète, des services que cet appareil rend à l'opérateur ; services dont il ne peut d'ailleurs plus se passer, aujourd'hui qu'il a pris l'habitude d'y avoir recours, et qui lui permettent, non seulement de gagner du temps, mais encore et surtout, d'arriver à une perfection opératoire inconnue autrefois.

M. Saussine, professeur de prothèse à l'Institut odontotechnique de France, a imaginé une **poupée** pour le tour de White, ayant **trois arbres de transmission au lieu d'un.** Elle pourrait en avoir tout aussi bien deux, quatre, cinq ou six et plus, le mécanisme restant toujours le même (fig. 17).

Chaque arbre inactif tombe verticalement sans le secours d'une crémaillère.

Lorsque l'on veut mettre un de ces arbres en action, il suffit de l'élever jusqu'à ce que la douille A, qui le termine par en haut, devienne horizontale, puis de pousser légèrement le tube B qui contient la tige du câble. En entrant dans la douille A le tube B emmène la tige du câble et la fait pénétrer dans le nez C du tour qui lui donnera le mouvement rotatif, au moyen d'une goupille meneuse qui traverse latéralement son intérieur ; la tige du câble porte un méplat qui sert à la faire tourner.

Lorsque l'on veut changer d'arbre ou simplement retirer celui en action, il suffit, en appuyant d'un doigt sur le bouton D, de tirer avec les autres le tube B et de lui laisser reprendre sa position verticale ; le tour est alors prêt à admettre un autre arbre.

Pour amener le nez du tour automatiquement en face de

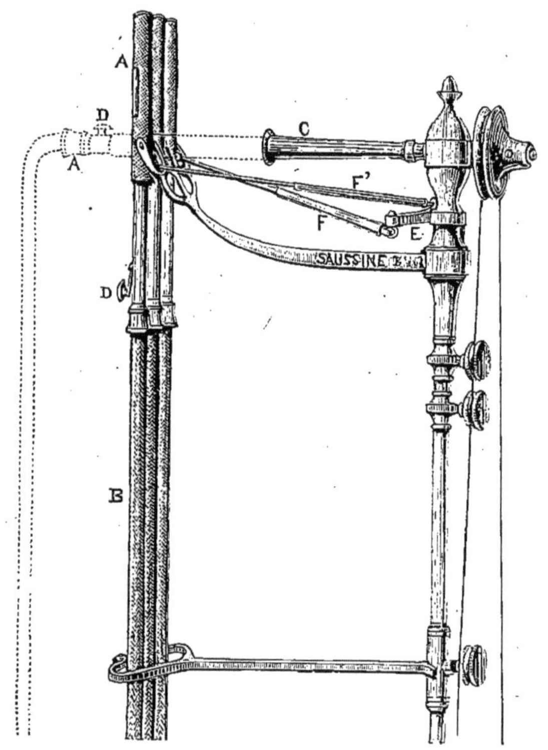

Fig. 17. — Poupée de Saussine avec trois arbres de transmission. — (L. S.)

l'arbre à mettre en action, la branche verticale de la poupée est armée d'un bras transversal E qui porte à chacune de ses extrémités une bielle composée F et F' renfermant dans sa portion renflée un ressort à boudin ; ces deux bielles sont entrecroisées. Par ce moyen, quand on fait prendre à l'un de ces arbres la position active ou horizontale, il entraîne la bielle qui est fixée à sa partie médiane, laquelle, entraînant à son tour l'arbre E, fait tourner le nez C dans le sens opposé, par l'effet de l'entrelacement des bielles, et en amène l'orifice en face du tube A de l'arbre qui se présente pour être mis en action.

Par l'effet des ressorts à boudin contenus dans les deux bielles, le nez est toujours dans l'inaction, ramené sur la ligne médiane et prêt à recevoir l'arbre central.

Il est aisé de comprendre qu'en plaçant d'avance les fraises, disques ou pièces à main à angles utiles, on gagne beaucoup de temps pendant le cours des opérations.

Tous les tours que nous venons d'énumérer **sont mis en mouvement à l'aide d'une pédale**; mais on a essayé d'autres sources de mouvement.

Ainsi l'on a essayé les moteurs **hydrauliques** et les moteurs **électriques**.

Les premiers ont été fort peu employés pour cette raison qu'il faut une certaine pression d'eau, et qu'il n'est pas toujours facile d'établir des conduites dans le cabinet d'opérations. Les seconds ont été employés par un grand nombre d'opérateurs avec un certain succès. Il existe même des appareils très ingénieusement conçus à l'aide desquels on obtient de l'électricité tous les services que l'on peut actuellement en attendre pour la dentisterie. Une seule pile au bichromate de potasse ou autre peut servir à actionner un tour dentaire, un maillet, un polyscope, un cautère, un thermo-injecteur, etc.; il suffit de changer de place l'aiguille d'un commutateur placé près du fauteuil pour que l'on puisse se servir de l'un ou de l'autre de ces instruments.

Mais, nous devons le reconnaître, en ce qui concerne le tour dentaire, aucun ne vaut, à notre avis, **le tour à pédale** qui, pour le dentiste, **ne fait pour ainsi dire qu'un avec lui**, dont il peut ralentir ou activer la rotation, sans qu'il lui soit nécessaire de changer de position, rien que par la pensée auquel son pied obéit instinctivement, remplissant ainsi l'office d'une troisième main.

Nous savons bien que l'on objecte à l'emploi du tour à pédale la fatigue extrême qu'entraîne la station prolongée sur un même pied, et que c'est à cet inconvénient que l'on a cherché à remédier au moyen des moteurs hydrauliques et électriques ; mais, en vérité, on se rompt rapidement à cette fatigue, et ce n'est bientôt plus qu'une affaire d'habitude[1].

ART. II. — TOUR DE CABINET

Il est bon d'avoir dans le cabinet d'opérations un **tour ordinaire** un peu plus élégant et moins compliqué que le tour d'atelier. Il sert pour l'ajustement sur place des dents à pivot, pour l'affûtage des excavateurs ébréchés, pour le brossage des fraises et autres instruments encrassés et pour un grand nombre de petits travaux qui, sans son secours, ne pourraient être exécutés qu'avec une grande perte de temps (fig. 18).

ART. III. — POMPE A SALIVE

Il existe un grand nombre de **Pompes à salive**, entre autres celles de **Fisk**, de **Snow**, de **Rogers**, etc., puis basée sur le même principe que les précédentes, celle de **Ash et fils**. Cette dernière, qui fonctionne très bien, a l'avantage d'avoir l'amorce du tube de caoutchouc sur la pompe placé très bas, ce qui donne une chute plus grande à l'eau qui tombe dans le réservoir et, par conséquent, produit une plus forte aspiration.

Le **même pied** qui porte la pompe salivaire peut être garni

[1] A propos des tours dentaires, qui, en somme, sont des instruments très délicats et ne fonctionnant bien qu'à la condition d'être parfaitement entretenus, nous devons dire qu'il suffit de quelques gouttes d'esprit de vin pour rendre au tour encrassé les mouvements faciles et le faire marcher convenablement.

d'une tablette, d'un crachoir et de verres, ce qui constitue un appareil fort commode et peu encombrant.

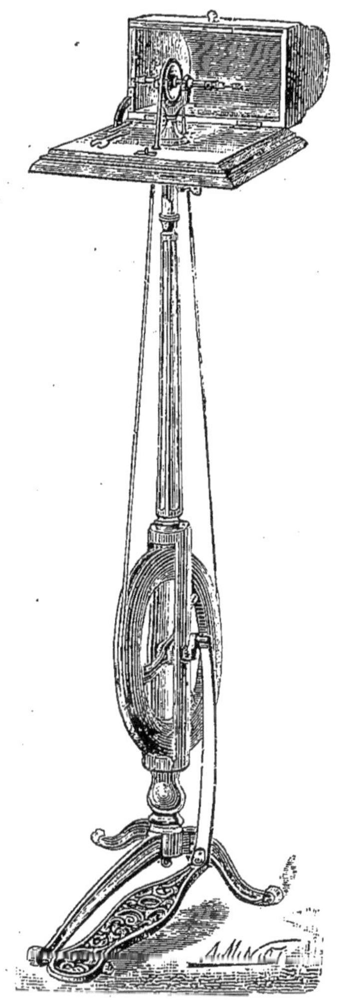

Fig. 18. — Tour de cabinet. (A. et F.)

Pour s'en servir, on enlève d'abord le couvercle nickelé du récipient en verre, on remplit ce dernier d'eau, puis on remet le couvercle en place. On dévisse de deux ou trois tours le

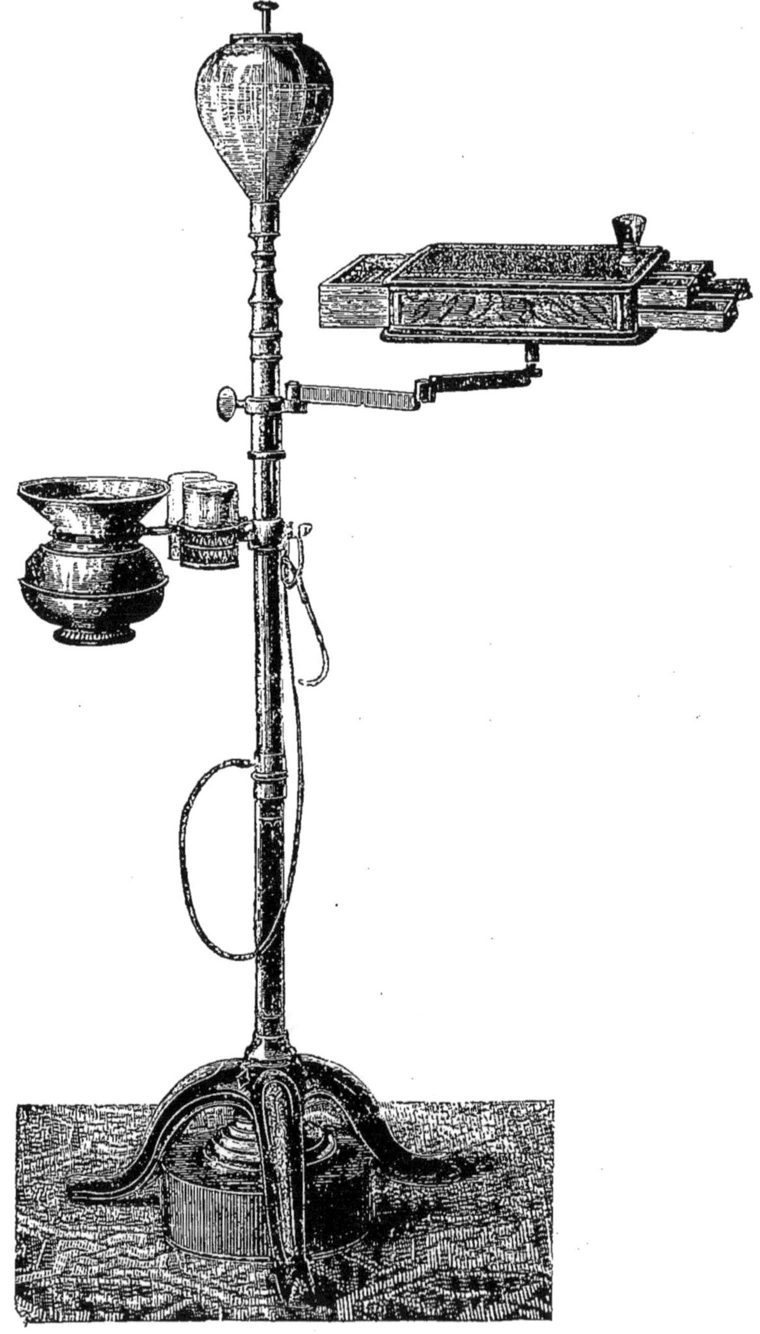

Fig. 19. — Pompe à salive, tablette et crachoir combinés. — (A. et F.)

4

bouton sur le couvercle et on laisse l'eau couler dans le tuyau pendant quelques secondes. On visse alors le couvercle d'une quantité suffisante pour permettre à l'eau de ne s'échapper que par gouttes. Un léger tour de bouton d'un côté ou de l'autre suffit pour régler l'écoulement (fig. 19).

Cette pompe a bien l'inconvénient de ne pas permettre de recueillir la salive pure dans le cas où l'on voudrait en faire l'examen ; mais pour l'usage ordinaire elle est bien suffisante.

M. Herbert Rollins a modifié ce genre de pompe, de *manière à éviter le mélange de la salive et de l'eau.*

Le récipient où vient se déverser la salive et qui doit être placé le plus bas possible est formé d'une bouteille longue et étroite à goulot très allongé, portée à l'aide d'un cercle à charnière semblable au support du crachoir de White. Le bouchon est percé de deux trous pour le passage de deux tubes ; l'un de ces tubes, qui est la terminaison du tube souple buccal et qui sert de passage à la salive, descend un peu plus bas dans le goulot que l'autre ; celui-ci est amorcé à la pompe et sert d'aspirateur.

De cette manière la salive ne se rend pas dans la pompe, et l'eau de celle-ci, qui ne re-

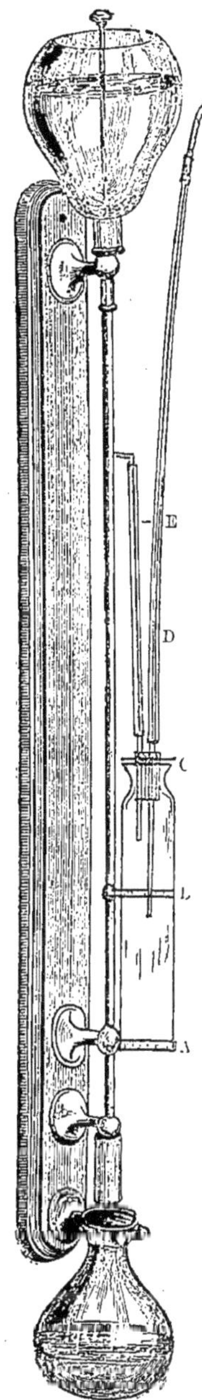

Fig. 20. — Pompe à salive de Herbert Rollins. (S. S. W.)

A, Planchette sur laquelle repose le flacon. — B, Anneau servant à maintenir la bouteille. — C, Bouchon perforé pour les deux tubes en verre. — D, Tube buccal. — E, Tube aspirateur.

joint pas la salive, peut servir plusieurs fois sans se salir (fig. 20).

On peut même la colorer en rouge ou en bleu, de manière à lui donner un aspect plus plaisant.

La pompe de M. Rollins est évidemment plus compliquée que la précédente, mais elle a les deux qualités suivantes :

1° Elle permet de recueillir la salive sans mélange pour l'examen, ce qui est parfois fort utile ;

2° Elle empêche la salive d'entrer dans la pompe et par conséquent de nuire à son fonctionnement, comme cela peut arriver lorsqu'elle est épaisse et visqueuse [1].

ART. IV. — POLYSCOPE ÉLECTRIQUE

Parmi les appareils électriques destinés soit à éclairer la bouche et les dents, soit à servir de cautère actuel, un des meilleurs, des plus commodes et des mieux adaptés aux besoins du dentiste est, sans contredit, le **Polyscope de M. Trouvé**, l'habile constructeur de Paris [2].

Le **Polyscope électrique** se compose (fig. 21) :

1° D'un **Réservoir d'électricité** renfermé dans une boîte emmagasinant l'électricité dynamique ou pile secondaire de Gaston Planté ;

2° D'un **Manche** se trouvant en communication avec le réservoir par des fils conducteurs ; ce manche est muni d'un bouton qui permet d'interrompre ou d'établir à volonté le courant et reçoit les différents réflecteurs de forme parabolique destinés à l'éclairage de toutes les cavités ;

3° D'une **Batterie de quatre éléments Trouvé-Callaud**, destinée à mettre en fonction le réservoir et différents conducteurs ;

[1] *Gazette odontologique*, 1879, p. 244.

[2] C'est dans l'ouvrage de M. Brasseur : *Etudes de chirurgie dentaire. Applications du polyscope et de la galvanocaustie aux affections de l'appareil dentaire et à la chirurgie générale* (Paris, 1879) que nous avons puisé les éléments de cette description.

4° D'un **Rhéostat spécial** ou régulateur, destiné à régler à volonté l'écoulement de l'électricité. Cette régularité est si grande que l'appareil permet de porter vers le point de fusion, sans jamais le dépasser, les fils de platine, depuis un quinzième de millimètre jusqu'à un millimètre et demi de diamètre ;

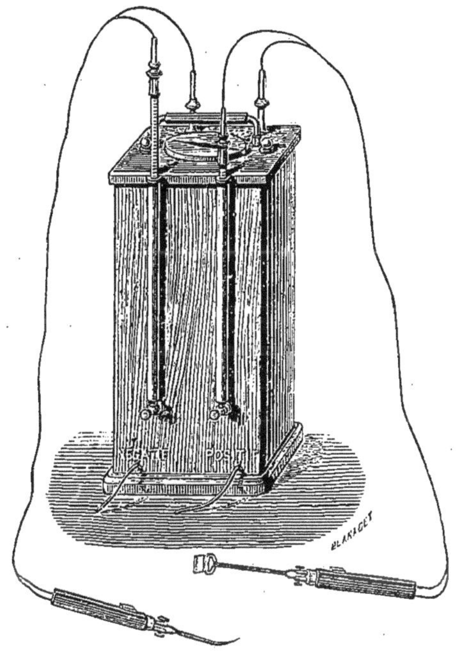

Fig. 21. — Polyscope électrique Trouvé. — (E. B.)

5° D'un **Galvanomètre** spécial à deux circuits dans lequel la force électro-motrice du réservoir et celle de la batterie sont en opposition. Grâce à cette disposition, l'opérateur connaît toujours, d'une part, l'état dans lequel se trouve la batterie pour charger le réservoir et, d'autre part, l'état de charge du réservoir.

En effet, lorsque le réservoir est complètement vidé, l'aiguille reprend sa position première. Cette position doit toujours correspondre à une déviation de plus de 40°. Si, au contraire, la déviation n'était plus que de 40°, il faudrait donner un coup d'œil à la batterie afin de voir si elle ne manque pas de sulfate de cuivre, pour en remettre ou, si les zincs sont usés, pour les remplacer immédiatement.

L'appareil chargé, on commence par tirer la tige du gradua-

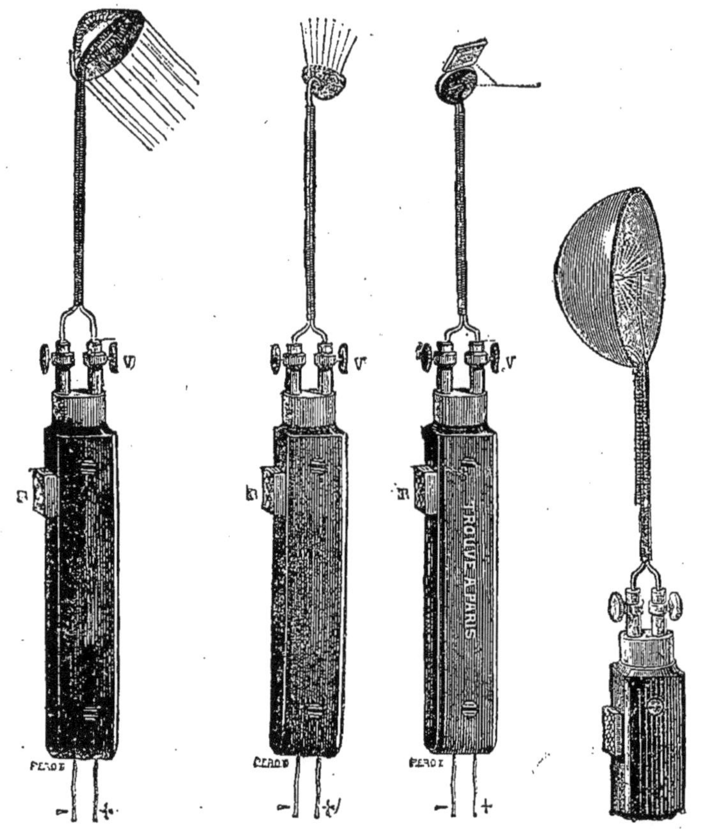

Fig. 22, 23, 24 et 25. — Réflecteurs de la bouche pour dentistes. — (E. B.)

teur au maximum ; on assujettit les deux conducteurs au réservoir et on fixe le manche à leur autre extrémité. Le manche reçoit alors un des réflecteurs ou des cautères dont on a besoin (fig. 22, 23, 24, 25, 26, 27, 28, 29, 30, 31, 32, 33).

On fait passer le courant en appuyant sur le bouton et l'on

arrive à l'incandescence des cautères ou à l'éclairage des réflec-

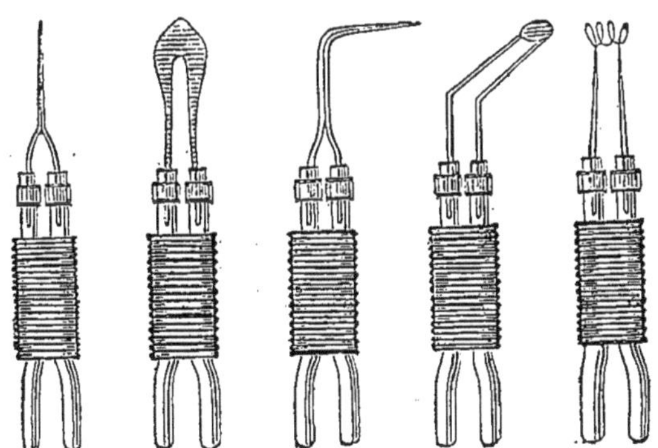

Fig. 26, 27, 28, 29 et 30. — Diverses formes de cautères. — (E. B.)

teurs, puis on baisse progressivement la tige, jusqu'à ce que l'on ait obtenu le degré désiré.

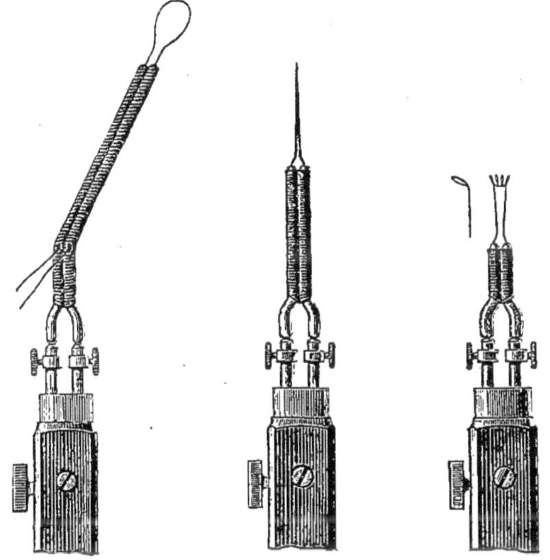

Fig. 31, 32, 33. — Diverses formes de cautères. — (E. B.)

Dans cet appareil, la force électro-motrice restant invariable, il en résulte que, si l'on a observé la position du graduateur une fois pour toutes, il suffira de replacer ce graduateur au même point pour les opérations successives, sans crainte de brûler le fil de platine.

Si, du reste, ce désagrément arrivait, on en serait quitte pour le remplacer. Le platine se remplace de la même manière dans tous les genres de réflecteurs, au moyen d'une petite pince précelle avec laquelle on engage convenablement le platine dans les fentes des conducteurs des porte-réflecteurs. Un petit bois taillé en biseau est nécessaire pour bien l'engager dans les deux fentes, afin que le contact soit parfaitement établi. On coupe ensuite les deux bouts avec des ciseaux. Un petit tampon est destiné à raviver de temps en temps les faces des réflecteurs.

ART. V. — THERMO-CAUTÈRE PAQUELIN

Conjointement avec le polyscope Trouvé, il est bon d'avoir un cautère qui par le volume et la forme de sa pointe permette d'agir d'un coup sur une plus grande surface, comme cela est nécessaire, par exemple, pour l'ouverture des abcès dentaires siégeant à la voûte palatine ou dans la gouttière gingivo-génale.

Le **Thermo-cautère Paquelin** répond à cette indication.

Cet instrument est basé sur ce principe que certains métaux, dont le platine est le type, ont la propriété de condenser en grande abondance les vapeurs et les gaz et qu'ils manifestent d'autant plus cette propriété que les gaz et les vapeurs sont plus divisés et plus chauds.

Si dans un creuset de platine à parois minces, chauffé au rouge sombre, on projette simultanément au moyen d'une soufflerie, à distance déterminée et sous pressions variées, deux corps gazeux, capables de se combiner avec développement de chaleur lumineuse, de l'hydrogène, par exemple, ou de l'hydrogène carboné et de l'air atmosphérique, voici les phénomènes que l'on observe :

1° Incandescence instantanée du platine au point d'arrivée des deux corps gazeux ;

2° Propagation immédiate de l'incandescence à toute la masse du métal ;

3° Continuation de l'incandescence pendant toute la durée de l'apport gazeux ;

4° Cet apport venant à cesser pendant quelques secondes

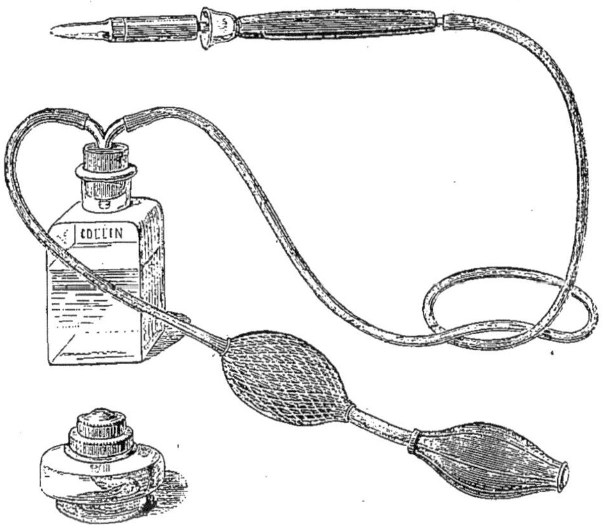

Fig. 34. — Cautère Paquelin.
(Le tube-rallonge inutile en dentisterie n'est pas représenté sur la figure.)

jusqu'à disparition complète de toute incandescence, retour spontané du platine à l'incandescence, sous l'influence d'un nouvel apport gazeux ;

5° Augmentation graduelle de l'incandescence au fur et à mesure que les corps gazeux arrivent sous plus forte pression au contact du métal condensateur.

La somme de chaleur développée par ce mode de combustion peut s'élever jusqu'aux plus hautes températures.

[1] Cautère Paquelin. Théorie et mode d'emploi par le Dr Paquelin. Paris.

Cette expérience est l'exposé du principe qui a servi à la construction du cautère Paquelin.

Tel qu'il est construit par M. Collin, cet instrument se compose de trois parties (fig. 34) :

1° Du **cautère proprement dit** ;

2° D'une **lampe chalumeau à alcool** ;

3° D'un **tube-rallonge** à pas de vis mâle et femelle.

Le **Cautère** est formé de cinq pièces séparables qui sont :

Un foyer de combustion en platine ;

Un manche en bois canaliculé ;

Un tube de caoutchouc à parois épaisses ;

Un flacon à deux tubes ou réservoir à combustible ;

Un petit soufflet à double vent.

Ces diverses pièces sont réunies dans l'ordre où nous venons de les énumérer.

Le **Combustible** est un liquide hydrocarboné volatil, sorte de gaz d'éclairage. Il est enfermé dans le flacon à deux tubes. C'est de l'essence minérale que l'on brûle habituellement dans les lampes à éponge ou à mèche pleine dites lampes Mille.

Le titre de l'essence, mesuré avec le densimètre à pétrole, à la température de 15° C., doit être de 700 à 720°, c'est-à-dire qu'elle doit peser de 700 à 720 grammes le litre.

Le **Comburant** est l'air atmosphérique.

Les différentes pièces du cautère étant agencées comme nous l'avons indiqué, et l'essence n'occupant au plus que le tiers de la capacité du réservoir, le bouchon de caoutchouc étant solidement fixé dans le col du flacon [1], on chauffe l'extrémité du platine du cautère dans la flamme de la lampe à alcool ou d'un bec de gaz, *sans faire jouer la soufflerie*, jusqu'à ce que cette extrémité devienne légèrement rose, ce qui demande une minute à peine. Alors on souffle doucement jusqu'à ce que le cautère

[1] Il faut toujours éviter le contact du bouchon avec l'essence qui dissout le caoutchouc.

atteigne le rose vif. Cette température obtenue, on retire le cautère de la flamme ; il est amorcé, et l'on peut, désormais, à volonté, suivant la vitesse et l'ampleur du mouvement imprimé à la soufflerie, soit l'entretenir à un degré de chaleur constant, soit en élever ou abaisser la température ; en un mot, accommoder instantanément la chaleur du cautère aux exigences de l'opération.

Les cautères à petit foyer, en pointe ou en petit couteau, ont

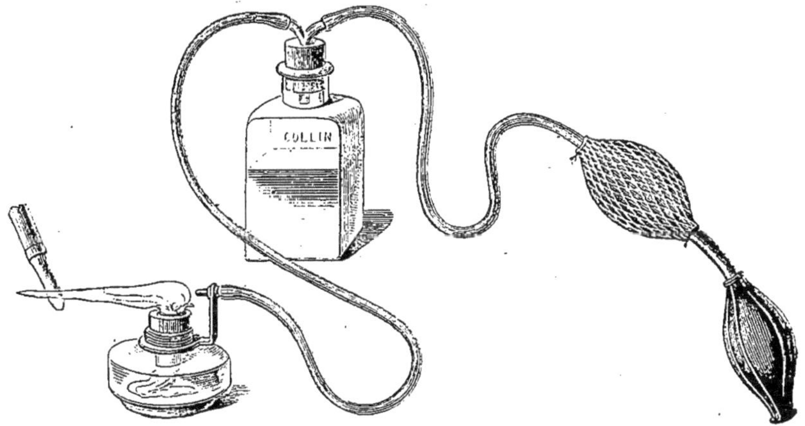

Fig. 35. — Chauffage préalable du cautère avant de faire marcher la soufflerie.

Dans cette figure la lampe à alcool est munie d'un chalumeau ; mais ce n'est pas absolument nécessaire pour les cautères de grandeur ordinaire.

besoin pour être chauffés d'un jet de mélange gazeux sous certaine pression, tandis qu'une pression relativement faible suffit pour chauffer les cautères à foyer de grandeur ordinaire, excepté, cependant, pour les porter à une très haute température.

La pression du mélange gazeux est directement proportionnelle à la vitesse et à l'ampleur des mouvements imprimés à la soufflerie.

Après chaque opération, avant de laisser éteindre le cautère, il *faut, pour le nettoyer*, le *porter au rouge vif* au moyen de quelques insufflations rapides, puis, *pendant qu'il est encore en pleine incandescence, séparer brusquement le manche de l'instrument du tube de caoutchouc* qui le relie au réservoir à combustible.

Une fois le cautère refroidi à l'air libre, on le frotte légèrement avec un linge humide.

Il ne faut pas chauffer le cautère jusqu'au blanc lumineux;

Fig. 36. — Un cautère, dimensions naturelles.

cette haute température, si elle était maintenue, pouvant fondre le tube intérieur du foyer de combustion.

Remarques sur l'emploi du cautère actuel. — Lorsque l'on veut provoquer l'hémostase, il faut opérer au **rouge sombre**; c'est là le degré de chaleur **hémostatique** par excellence ; il en est de même pour la cautérisation des pointes de gencives pratiquée à titre de **révulsif.** Mais lorsque l'on veut, soit **ouvrir un abcès,** de telle sorte qu'une fois l'eschare tombée, l'orifice ainsi produit reste béant pendant quelqne temps, soit **détruire** des gencives ou des chairs hypertrophiées, il faut opérer au **rouge vif** et même **au rouge blanc.** C'est le moyen d'agir vite et sans causer trop de douleur.

DEUXIÈME PARTIE

OPÉRATIONS PRÉPARATOIRES

Les **Opérations préparatoires** sont celles qui précèdent ou devraient précéder les opérations de chirurgie dentaire proprement dites. Ce sont elles, en effet, qui permettent d'apprécier l'utilité de ces opérations, de juger de la manière dont elles doivent être exécutées et ainsi d'assurer leur succès.

Ces opérations préparatoires sont : l'*examen méthodique des dents*, le *nettoyage des dents* et leur *écartement temporaire*. Nous y joignons quelques indications pratiques fort utiles que notre longue expérience nous a suggérées.

Nous rangeons le nettoyage des dents parmi les opérations préparatoires, non pas parce qu'il n'est qu'une opération de ce genre (il est en effet souvent plus que cela par lui-même, par exemple dans les gingivites et la périostite alvéolo-dentaire, où il est le mode initial de traitement), mais parce qu'il est impossible de faire certaines opérations, entre autres l'application de la digue, si le collet des dents sur lesquelles on doit l'appliquer est encombré de tartre. De même, il est impossible de surveiller les dents obturées, si l'obturation est cachée par un dépôt quelconque plus ou moins épais, et enfin de compter sur le succès de toutes les opérations de chirurgie pratiquées dans la bouche, si la présence d'un corps étranger plus ou moins dur vient constamment irriter les gencives et la langue et empêcher la bouche de rester ou de redevenir saine.

CHAPITRE I

EXAMEN DES DENTS

Comme chaque dent ou plutôt chaque couronne de dent présente à examiner cinq faces [1], et que chaque arcade dentaire se compose de seize dents, soit, en tout, pour les deux arcades trente-deux dents, il en résulte qu'on a cent soixante faces à explorer. Or, comme, parmi ces faces, toutes celles qui sont approximales, c'est-à-dire, par cela même, fort difficiles à voir parce qu'elles sont contiguës et parfois très serrées les unes contre les autres, sont au nombre de soixante [2] ; il faut en conclure que l'examen des dents, si l'on veut le faire consciencieusement, sans rien laisser passer de ce qui doit être vu, ne *peut se faire en quelques minutes*, mais demande au contraire *une séance de vingt à trente minutes.*

Et encore, faut-il supposer pour cela que la sonde peut passer entre les faces approximales sans trop de difficulté ; car, s'il n'en était pas ainsi, il faudrait procéder à l'écartement temporaire des dents à faces douteuses et remettre la fin de l'examen à une autre séance.

Pour les praticiens accoutumés à faire l'examen des bouches, même lorsqu'il s'y trouve des anomalies, en cinq ou dix minutes,

[1] D'une manière plus précise, « la couronne des dents antérieures 4 faces et un bord tranchant ou une cuspide et la couronne des dents postérieures 5 faces ».

[2] La face distale des dents de sagesse n'est pas approximale.

cette assertion peut paraître exagérée. Elle l'est plutôt en moins, car, lorsqu'il nous faut, non seulement explorer toutes les faces, mais encore marquer sur la feuille d'opérations ou y faire marquer, sous notre dictée, par l'aide, toutes les opérations qui seront à pratiquer et qui, dans les bouches peu ou mal soignées, s'élèvent à un chiffre assez élevé, on comprend qu'il faut du temps et beaucoup de temps pour que l'examen soit minutieusement fait.

Nous ajoutons qu'il ne l'est jamais trop et que rien n'est dangereux pour la santé des dents, nous pourrions même dire pour la réputation d'un dentiste, comme une exploration superficielle de la bouche.

Au point de vue de la santé, une petite cavité, dans certaines dentures de qualité mauvaise ou même médiocre, sera bientôt transformée, si on ne la soigne pas, et cela au bout de quelques mois ou même de quelques semaines, en une cavité considérable avec exposition de la pulpe. Or, si la petite cavité avait été signalée, soignée ou obturée à temps, elle ne se serait certainement pas développée et n'aurait pas mis la dent en danger. C'est là un fait hors de doute.

Supposons maintenant que ce ne soit pas une seule cavité dans une denture, mais quatre, cinq, six et plus qui soient restées inaperçues, quel sera le sort de cette denture dans un temps plus ou moins rapproché de cet examen ?

Le client, confiant dans la parole de son dentiste, quitte son cabinet, absolument certain que ses dents sont en bon état, qu'il n'a rien à craindre ; et si, quelques jours plus tard, il éprouve un peu de sensibilité au froid, aux acides, au sucre, etc., il se garde bien d'accuser ses dents. Il accuse le temps, l'humidité ou les rhumatismes d'en être la cause et ne croit pas utile de faire faire à nouveau un examen qui a été fait il y a si peu de temps ; il attend donc, il attend jusqu'au moment où la sensibilité se localise et devient une douleur assez forte pour lui faire songer à une erreur possible de la part du dentiste, qu'il accuse alors, avec raison, de négligence et, le plus souvent, d'incapacité.

S'il est d'un caractère facile, et si c'est la première fois qu'il est victime d'une pareille erreur, il retourne chez son dentiste, qui, cette fois, cherche d'une manière ou de l'autre à la réparer ; mais s'il est défiant, soupçonneux, il va trouver un autre praticien qui, tout en cherchant à pallier la faute de son confrère [1], ne peut pourtant pas ne pas signaler les points de carie ou les cavités qu'un examen minutieux lui fait découvrir. Et alors qu'arrive-t-il ?

Tout patient pardonne aisément une obturation non réussie, mais il ne pardonne jamais une négligence ; et en cela il a raison. Et c'est ainsi que des praticiens, fort habiles cependant comme opérateurs, mais négligents par habitude ou par lassitude, ont moins de succès dans leur carrière professionnelle que certains de leurs confrères, opérateurs fort ordinaires, mais ardents et méticuleux dans leurs soins.

L'examen des dents se fait à la lumière du jour ou à la lumière artificielle. Dans ce second cas on a recours aux lampes de diverses espèces : à huile, à pétrole, à gaz ; au réflecteur de Stewart, à celui de Telschow ou au réflecteur-globe, etc. ; et si cette lumière n'est pas suffisante on a recours au polyscope Trouvé, qui permet d'éclairer toutes les parties de la bouche [2] (fig. 37).

Le patient étant placé sur le fauteuil, la tête bien prise dans la têtière, la face directement exposée à la source lumineuse, ouvre largement la bouche, sans effort cependant et surtout en conservant ses lèvres inertes, *mortes*, suivant l'expression consacrée. Alors le dentiste, attirant en haut avec le pouce et l'index de la main gauche les commissures des lèvres, donne un premier coup d'œil à la partie antérieure de l'arcade den-

[1] Lorsqu'il n'en profite pas pour le traiter en concurrent et souvent en ennemi.

[2] Voir, p. 66.

taire supérieure ; il fait la même manœuvre, en sens inverse, avec les doigts de la main droite pour voir l'arcade inférieure,

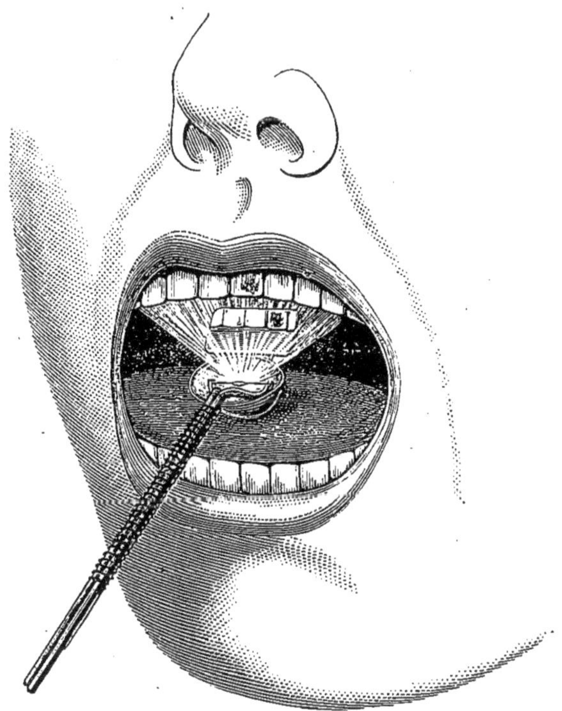

Fig. 37. — Eclairage de la bouche par le polyscope Trouvé. — (E. B.)

et prend ainsi une première idée de la qualité des dents, des habitudes de propreté du patient, de la pureté de son haleine,

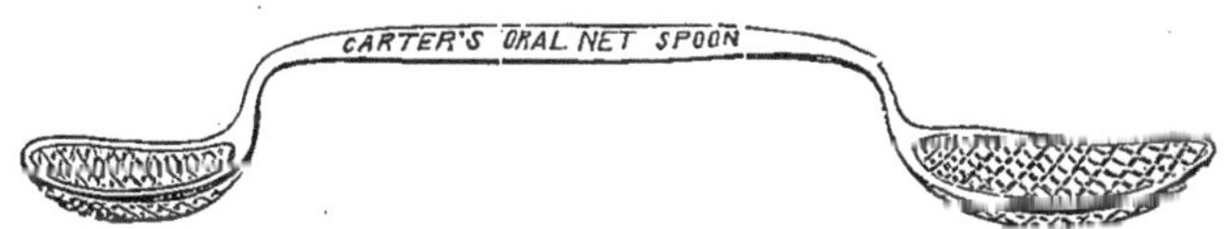

Fig. 38. — Cuillère ovale en toile métallique pouvant servir de spatule pour l'exploration de la bouche. — (A. et F.)

en un mot, de l'aspect général de la denture. Cela fait, avec une spatule à bords arrondis et un peu épaisse (fig. 38), munie

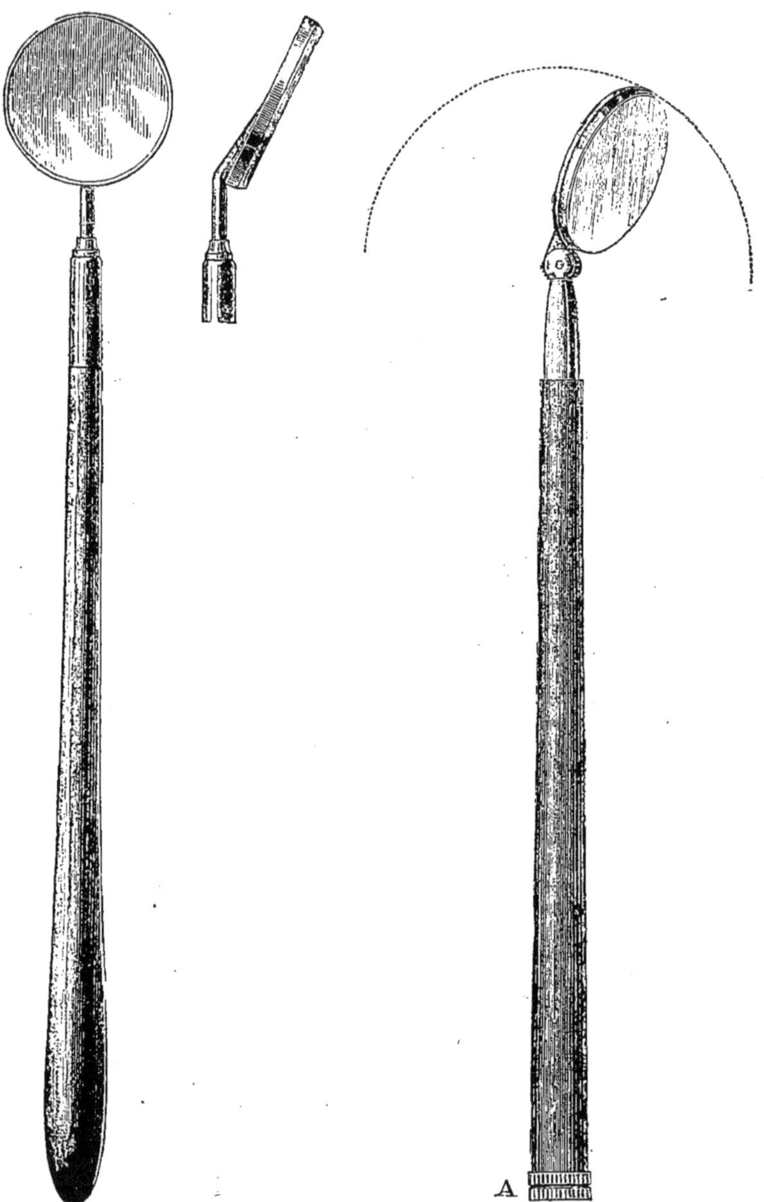

Fig. 39. — Miroir à bouche à glace fixe. — (A. et F.)

Fig. 40. — Miroir à bouche à angle variable. — (A. et F.)

(La ligne pointillée indique les limites de la course du miroir sur le manche.)

d'un manche un peu long que l'on introduit d'abord, de chaque côté, dans les rigoles gingivo-génales supérieures et inférieures, puis entre la langue et les arcades dentaires, il éloigne les lèvres, les joues et la langue et se rend compte de l'état général de la santé de la bouche. Il laisse alors reposer un instant le patient et profite de ce repos pour se renseigner sur son âge, ses habitudes, son tempérament, l'hygiène qu'il suit, la qualité des dents de ses ascendants, etc., toutes choses qui sont d'un grand intérêt pour le traitement qu'il y aura lieu d'appliquer.

Ce premier examen n'ayant été que superficiel, il convient alors de passer à l'exploration détaillée. Pour cela il faut être muni d'un *miroir ordinaire à bouche*, d'un *miroir grossissant*, de *sondes* de diverses formes et d'une *poire-seringue* en caoutchouc.

Il existe une grande variété de **Miroirs.**

Dans les uns la monture est fendue ou munie d'un système à vis qui permet de remplacer soi-même la glace, quand elle est hors de service.

Dans les autres la glace est fixée à demeure. Ce modèle est plus simple, et comme une bonne glace peut durer un temps infini sans s'altérer, il est moins sujet à se déranger, par conséquent plus pratique et par cela même préférable (fig. 39).

Le miroir doit être coudé sur son manche suivant un angle plus ou moins obtus, au gré de l'opérateur. Il existe même un modèle (fig. 40) qui, au moyen d'une vis placée dans l'axe du manche et munie d'un écrou à son extrémité, permet, à l'aide d'une roue dentée fixée au col de la glace, de varier à volonté l'ampleur de cet angle. Mais, quelque bien construit que soit ce modèle, il est rare qu'il ne se dérange pas et puisse fournir un long usage.

La glace de ces miroirs est simple ou grossissante, ronde ou ovale et son diamètre varie de 20 à 25 millimètres. Il est bon d'en avoir de diverses grandeurs.

Le manche a environ 15 centimètres de longueur. Il ne faut pas que son diamètre, dans les deux tiers de sa longueur les plus rapprochés de la glace, dépasse 4 à 5 millimètres ; et cela, dans le but d'obstruer le moins possible l'arrivée des rayons lumineux dans la bouche.

Il existe un modèle, celui de Bing (fig. 41), dont la monture est munie à son sommet de dentelures destinées à maintenir l'or en position, au commencement de certaines aurifications.

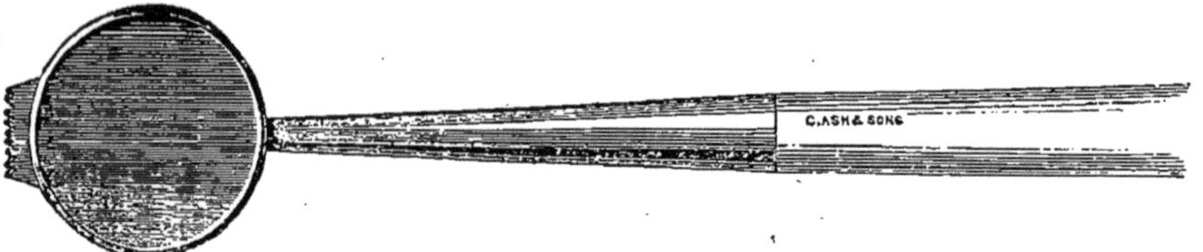

Fig. 41. — Miroir à dentelures de Bing. — (A. et F.)

Ce modèle dont la glace est légèrement grossissante et l'angle semblable à celui de la figure 39, est certainement un de ceux qui rend le plus de services.

Avant d'introduire le miroir dans la bouche, il ne faut pas oublier *soit de le plonger dans de l'eau tiède*, soit *de l'enduire d'une couche imperceptible de glycérine,* dans le but d'empêcher la vapeur de l'air expiré de se condenser à sa surface. Il est fort désagréable, lorsque l'on ne prend pas cette simple précaution, d'être obligé à chaque instant d'essuyer la glace qui se ternit à la moindre expiration.

Quant aux **Sondes**, elles doivent être montées sur un manche *métallique*, dont l'extrémité opposée à la pointe puisse percuter au besoin la dent que l'on explore et permettre de juger distinctement du son qu'elle rend à la percussion. Les sondes à deux fins, c'est-à-dire munies d'une pointe à chaque extrémité, outre qu'elles ne permettent pas la percussion, ont encore l'inconvénient de risquer de blesser soit l'opérateur, soit l'opéré, lorsque l'on a affaire à des clients plus ou moins indociles, comme les enfants par exemple (fig. 42).

Les pointes sont courbées sur le manche à divers angles, en partant du droit jusqu'au plus obtus.

Elles sont courbées aussi, soit à droite, soit à gauche, pour l'exploration des endroits d'un accès plus ou moins difficile; enfin elles sont droites ou en baïonnette.

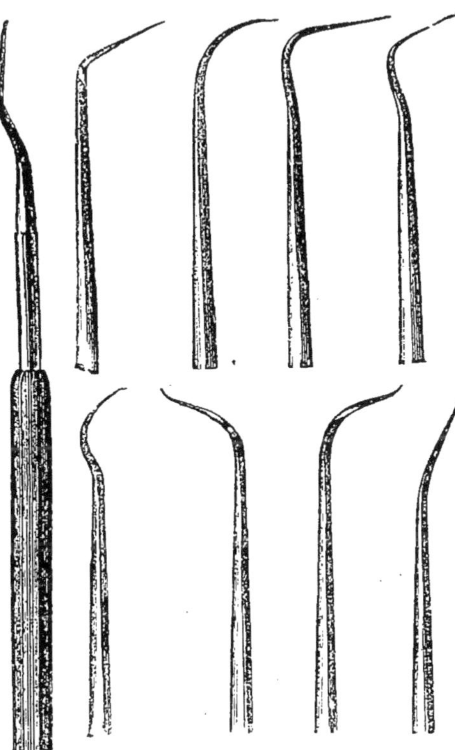

Fig. 42. — Sondes pour explorer les dents. — (A. et F.)

La **Poire-seringue en caoutchouc** est aussi d'une grande utilité. Elle doit être de capacité moyenne et avoir des parois assez épaisses et assez élastiques pour revenir facilement, lorsqu'elles ont été déprimées, à leur forme première[1]. La canule doit être assez fine, courbe près de son extrémité et montée, non pas à vis, ce qui est fort incommode, mais à frottement, ce qui permet de la séparer aisément pour remplir et vider la poire très rapidement (fig. 43).

Tenant le miroir de la main gauche et la sonde de la main droite, le dentiste examine chaque arcade l'une après l'autre, en commençant d'un côté de la bouche, par la dent de sagesse supérieure gauche, par exemple, puis, en continuant par la deuxième multicuspidée

[1] Le meilleur moyen de conserver les poires de caoutchouc en bon état consiste à les tenir toujours pleines d'eau.

supérieure gauche, la première et ainsi de suite, jusqu'à la dent de sagesse supérieure droite. Cela fait, il procède de la même manière pour la mâchoire inférieure en commençant par la dent de sagesse du côté droit pour finir par celle du côté gauche. Dans ce parcours, il visite chaque dent sur chacune de ses faces; il sonde les fissures de la face coronale et explore les faces approximales aux endroits les plus exposés à la carie, c'est-à-dire aux environs de leur point de contact; il touche le pourtour du collet de la face buccale, le long du bord gingival et cherche si, en cet endroit, l'émail n'est

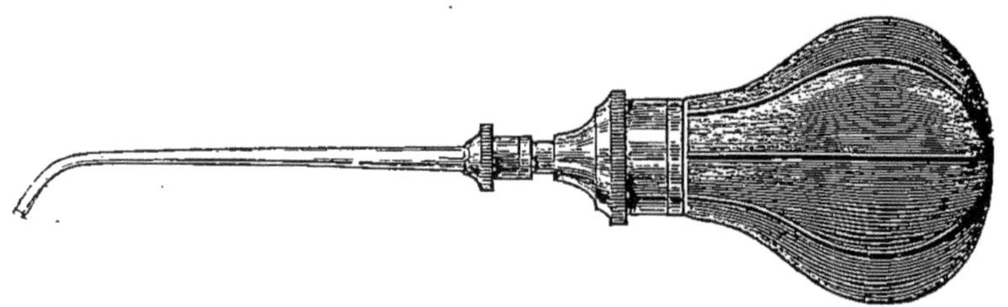

Fig. 43. — Poire-seringue en caoutchouc. — (A. et F.)

pas rugueux ou déjà attaqué ; en un mot, il s'assure que l'émail est partout intact.

S'il arrive que certaines dents soient trop serrées pour permettre le passage de la sonde la plus fine dans les interstices dentaires, il faut avoir recours à l'examen par le polyscope qui permet de voir par transparence si les faces approximales sont tachées.

S'il en est ainsi, il faudra procéder à l'écartement momentané par l'un des moyens que nous indiquerons plus loin et par conséquent remettre au lendemain le moment de s'assurer de l'existence de l'altération soupçonnée.

Si, enfin, le patient se plaint d'une douleur ou même d'une sensibilité d'un côté de la bouche et qu'il soit incapable de la localiser d'une manière précise, on aura recours à **l'épreuve de l'eau froide** lancée, avec la seringue, sur chaque dent l'une après l'autre *en commençant par le fond de la mâchoire inférieure.*

Si, en effet, on commençait par les dents supérieures, il se pourrait que l'eau froide, après avoir baigné des dents absolument intactes en haut, tombât au fur et à mesure sur les inférieures malades et provoquât une sensibilité que l'on serait tenté d'attribuer aux supérieures.

En s'assurant tout d'abord du bon état des inférieures, on tourne la difficulté et l'on évite toute erreur.

On peut encore faire **l'épreuve de la chaleur** par le même procédé c'est-à-dire en injectant sur les dents de l'eau chaude et mieux en approchant le cautère électrique tout près de chaque dent, sans la toucher ce qui pourrait craqueler l'émail et l'altérer ; celle de l'eau acidulée au moyen d'une éponge que l'on en imbibe et que l'on porte à l'aide d'une pince à pansements sur les dents soupçonnées d'altération, surtout *à leur collet ;* enfin on peut faire **croquer lentement une pastille de chocolat** ou bien **un morceau de sucre** trempé dans du **jus de citron**, et il est bien rare que l'action irritante de ces substances ne permette pas de préciser le diagnostic insuffisamment éclairé par les premières épreuves.

CHAPITRE II

NETTOYAGE DES DENTS

Après l'examen des dents et *souvent même avant cet examen*, lorsqu'il existe une quantité suffisante de concrétions salivaires à leur surface pour empêcher de le faire convenablement, il faut procéder à leur **Nettoyage**.

Le nettoyage comprend trois phases distinctes : le *grattage*, le *polissage* et le *brossage*.

ART. I. — GRATTAGE

Le **Grattage** se fait à l'aide d'instruments dont on a varié à l'infini la forme et le nombre. Nous nous contenterons d'en indiquer quelques-uns, ceux qui nous ont semblé le mieux répondre au but qui est l'ablation du tartre. Quelques-uns parmi ceux du jeu A (fig. 44), du catalogue de Ash et fils, les nos 1, 2, 3, 4, 5, 8, 9, 10, 11 et 12, et parmi ceux du jeu C, (fig. 45) les nos 5, 9, 11, 12, 16 sont bons et presque suffisants ; mais nous leur ajoutons comme souvent plus commodes, plus faciles à conduire et plus efficaces, les ciseaux à émail doubles de Louis Jack, qui ont été destinés par l'auteur à la resection des dents (fig. 46), mais qui, à notre avis, sont excellents pour le grattage des dents[1].

[1] Nous verrons plus loin à propos de la pyorrhée alvéolo-dentaire qu'il existe d'autres instruments plus délicats, employés pour le nettoyage spécial nécessaire au traitement de cette maladie.

Généralement on commence le grattage par la face buccale

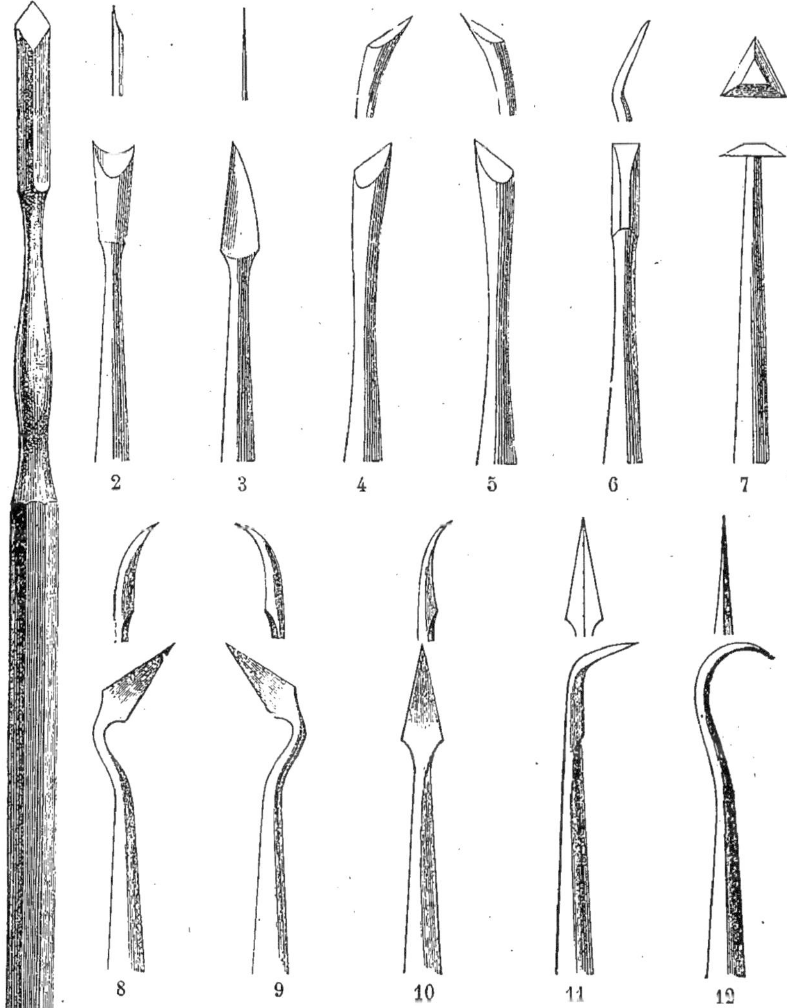

Fig. 44. — Grattoirs pour nettoyage de dents. (A. et F.)
Jeu A du catalogue.

des dents antérieures et inférieures. Si ces dents ne sont pas ou ne sont que très peu ébranlées, on applique la paume de la main gauche sous le menton du patient et, abaissant la lèvre *avec le pouce de la même main,* on place ce dernier doigt horizontalement dans la rigole gingivo-labiale, de telle sorte que la face buccale de ces dents soit entièrement découverte et que la lèvre solidement main-

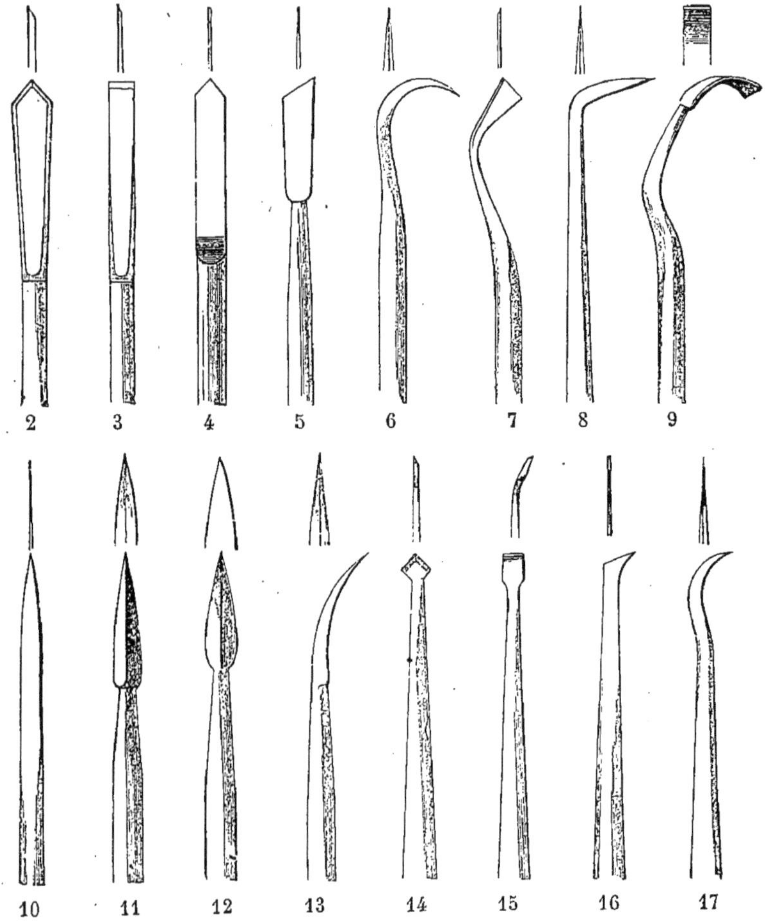

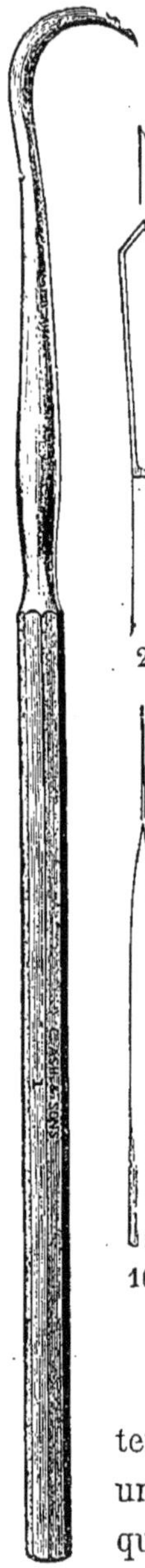

1 2 3 4 5 6 7 8 9 10 11 12 13 14 15 16 17

Fig. 45. — Grattoirs pour nettoyage de dents. — (A. et F.)
Jeu C du catalogue.

tenue ne puisse se relever pendant l'opération. C'est là une position extrêmement utile que l'on ne peut obtenir qu'avec le pouce. Quant à celle *du pouce sous le menton et de l'index ou du médius dans la rigole gingivo-labiale* que certains praticiens préfèrent, elle maintient beaucoup moins bien la lèvre, ne fournit pas de point

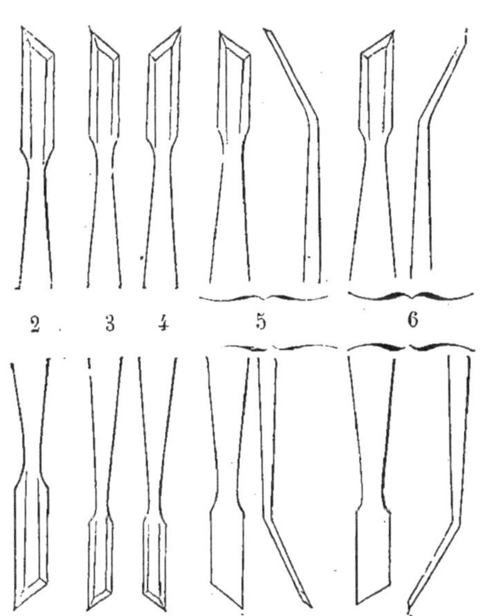

Fig. 46. — Ciseaux à émail de Louis Jack tenant lieu de grattoirs. — (A. et F.)

d'appui au mouvement de levier de l'instrument, et n'a sa raison d'être *que dans le cas de grand ébranlement des dents*. Dans ce cas, en effet, la pulpe de l'index, étant appuyée sur le bord tranchant des incisives, aide à les maintenir en place et à résister aux efforts faits en sens inverse par le grattoir.

Le pouce gauche étant donc en position et le menton bien appuyé sur la paume de la main, on prend un ciseau droit n° 1 de L. Jack ou bien un autre des n°s 2, 3 et 4, suivant les dimensions des dents, et, se servant du pouce comme point d'appui *pour le col* du ciseau, on insère la pointe ou le tranchant de l'instrument entre la gencive et le tartre. Opérant alors un mouvement de levier, on fait sauter un premier éclat de tartre, puis un second, et ainsi de suite, jusqu'à ce que l'on en ait débarrassé la face buccale des six dents antérieures.

Si l'on a soin de bien insérer la pointe de l'instrument entre le tartre et la gencive avec *précaution,* et de refouler celle-ci sans brusquerie et sans la léser, ce qui est assez facile avec un peu d'attention et de précision dans les mouvements, on peut débarrasser la face buccale de ces dents, sans changer la position de la main gauche et sans provoquer d'écoulement de sang capable de gêner la vue de l'opérateur et par conséquent d'interrompre momentanément le nettoyage.

Ce qui est, en effet, le plus incommode dans cette partie du grattage, c'est le mouvement continuel de la lèvre inférieure qui cherche à se débarrasser du ou des doigts qui la maintiennent, *mouvement qui est absolument empêché par la position du pouce telle que nous l'avons indiquée.*

Cela fait, on prie le patient de se rincer la bouche avec un peu d'eau froide ou chaude additionnée de quelques gouttes d'alcool ou d'une eau dentifrice astringente, et l'on passe au grattage de la face buccale des bicuspidées puis des molaires.

Pour cela, le pouce placé un peu plus à gauche ou à droite, suivant le côté sur lequel on veut agir, doit encore servir le plus possible de point d'appui. Mais l'instrument doit être coudé dans le sens voulu, comme les n°s 5 et 6 des ciseaux L. Jack. Les n°s 1, 2, 4, 5 du jeu A et 11, 12, 13 du jeu C peuvent remplacer ou aider les ciseaux que nous préconisons pour tout ce qui concerne le grattage de la face buccale des dents inférieures.

On laisse de nouveau le patient se rafraîchir la bouche (ce que d'ailleurs il est bon de lui laisser faire nombre de fois pendant tout le cours du nettoyage), et l'on passe à la mâchoire supérieure.

On place la pulpe du pouce de la main gauche sur le bord

incisif des dents antérieures et l'index de la même main sous la lèvre supérieure de manière à la relever, puis, prenant un instrument des nos 10 du jeu A, 11, 12 ou 13 du jeu C, tenu entre le pouce, l'index et le médius de la main droite, on appuie le bout de l'annulaire de cette même main sur le pouce gauche et l'on enlève tout le tartre de la face buccale des six dents antérieures. On prend ensuite un ciseau n° 5 ou 6 de Jack et l'on nettoie la face buccale des dents postérieures. L'angle très obtus de ces ciseaux permet d'agir très efficacement dans ces endroits et empêche de trop tirailler les commissures des lèvres. Les nos 8 et 9 du jeu A rendent aussi de grands services dans cette phase de l'opération.

Lorsque le tartre est très résistant et ne cède pas aux efforts ordinaires de l'opérateur, on peut, appuyant la pulpe du pouce de la main droite sur le tranchant des dents, tenir un des instruments, 7, 10, 11 du jeu A, 8 ou 9 du jeu C, avec les quatre autres doigts et agir, en l'attirant à soi, avec beaucoup plus de puissance ; mais on y perd de la légèreté et de la précision.

Il s'agit maintenant de gratter la face linguale.

Les instruments à employer pour cette partie du grattage (parfois fort malaisée à exécuter, parce que dans certaines bouches dont les dents sont placées en rétroïtion ou dont les lèvres s'ouvrent peu, la lumière y arrive difficilement, et qu'alors il faut absolument s'aider du miroir tenu de la main gauche) sont les nos 7, 8, 9 et 12 du jeu A, 6 et 9 du jeu C, 5 et 6 des ciseaux de Jack.

Le point essentiel pour pouvoir agir avec force et précision sur la face linguale des dents inférieures est de prendre toujours un bon point d'appui sur le bord tranchant ou la face broyante avec la pulpe de l'annulaire de la main qui tient l'instrument. S'il s'agit des dents supérieures, le point d'appui est fourni par le pouce de la main gauche placé sur les incisives inférieures.

En somme, et nous y revenons à dessein, la chose importante est *dans toutes les phases du grattage de trouver un point d'appui solide tantôt pour le pouce, tantôt pour l'annulaire de la main droite.* Que ce point d'appui soit un des doigts de la main gauche fixé lui-même fortement sur une partie des mâchoires ou sur les dents elles-mêmes, cela importe peu, pourvu qu'il soit fixe et résistant.

Après les faces buccale et linguale il reste à gratter les faces approximales, et c'est ici que les difficultés augmentent, surtout lorsqu'il s'agit d'aborder la portion cervicale de ces faces. On se sert des instruments n°s 3, 8, 9, 12 du jeu A et surtout des n°s 1, 5, 7, 8, 16 et 17 du jeu C. Plus ces instruments sont minces et aigus, plus ils sont efficaces ; mais il faut avoir le plus grand soin de passer les pointes sous les gencives, sans les piquer ou les déchirer, puisque la moindre hémorrhagie s'oppose à la continuation immédiate de l'opération, et de ne point attaquer trop brusquement l'émail des dents de mauvaise ou de médiocre qualité, parce qu'il se laisse très facilement détériorer. Il y a là une sensation délicate du toucher que l'on acquiert par l'habitude et qui avertit du degré de force que l'on peut employer et ne pas dépasser.

Si l'état des gencives demande *une déplétion sanguine locale, il est toujours temps de faire la saignée, une fois le nettoyage achevé.* Nous savons bien que l'on profite souvent des manœuvres du grattage pour faire les deux à la fois ; mais nous ne croyons pas que ce soit d'une bonne pratique, en ce sens que, dans cette opération si minutieuse et si délicate, il faut, autant que possible, n'être gêné par rien de ce qui peut empêcher de bien voir l'endroit sur lequel on agit. A moins, cependant, que l'on ne juge préférable de faire le nettoyage en deux séances, c'est-à-dire d'enlever le plus gros du tartre dans une première séance et de réserver les points délicats et difficiles à aborder pour une deuxième séance. En ce cas, en effet, rien n'empêche de profiter de la première pour provoquer une évacuation plus ou moins considérable de sang.

ART. II. — POLISSAGE

Une fois le grattage terminé, on passe au **Polissage**. C'est un temps du nettoyage tout aussi important que le premier. Nous avons déjà dit, en effet, que plus les dents sont rugueuses, plus le tartre s'y attache rapidement, et qu'inversement, plus elles sont lisses et polies, moins il y a de chances de formation des concrétions salivaires, et, par conséquent, moins il est difficile au patient de les entretenir propres par des soins journaliers bien entendus.

Le polissage se fait à l'aide de *tiges de bois d'oranger*, de *noyer*, de *hêtre*, *taillées en biseau ou de petites pointes d'Hickory* que l'on monte sur le tour dentaire (fig. 47).

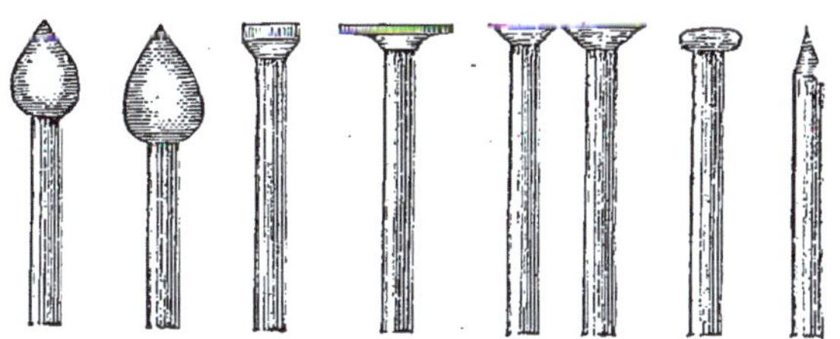

Fig. 47. — Pointes en bois pour polir. — (A. et F.)

On humecte le bois à l'aide d'un humecteur (fig. 48) et on le charge de poudre de pierre ponce très fine, puis on frotte

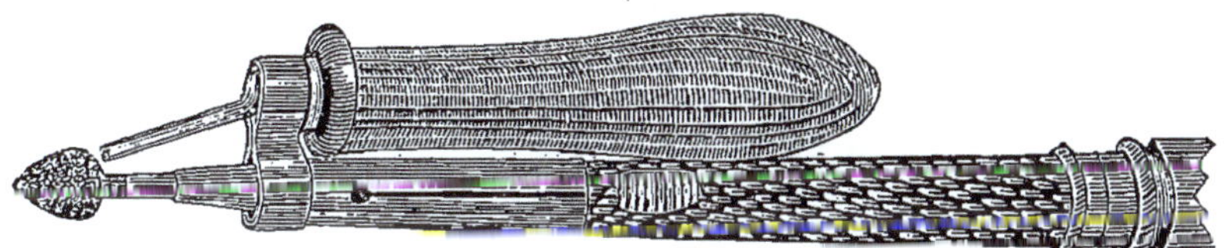

Fig. 48. Humecteur de Herrick. — (A. et F.)

dans tous les sens. On entre le mieux possible dans les interstices dentaires, autant du moins que le permettent la forme et l'écartement des dents ; enfin on ne néglige aucun des points que l'on peut atteindre, et cela, jusqu'à ce que la surface des dents soit absolument nette et propre.

Le polissage s'opère également à l'aide des cupules en caoutchouc mou de Wood (fig. 49), qui sous une légère pres-

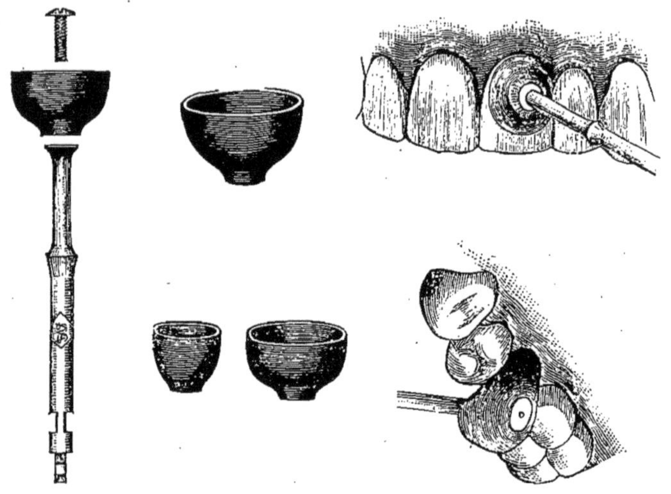

Fig. 49. — Cupules à polir de Wood, en caoutchouc mou. — (S. S. W.)

sion se moulent sur la forme de la dent et portent la poudre à polir sur toutes les parties de la surface, sans aucun désagrément pour le patient.

ART. III. — BROSSAGE

Il reste à effectuer le **Brossage.** Les dentistes se servaient

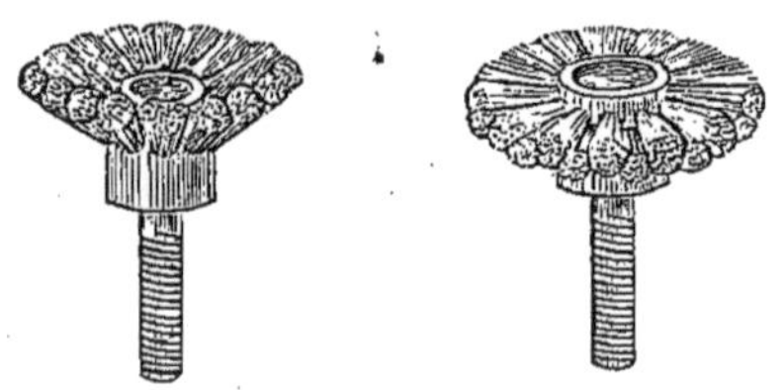

Fig. 50. — Brosses circulaires. — (A. et F.)

autrefois de la brosse ordinaire pour y procéder, ou priaient le patient de s'en servir devant eux et en profitaient pour leur apprendre le maniement de cette brosse. A ce dernier point de vue, la méthode avait du bon ; mais elle était loin d'être aussi efficace que la méthode actuelle par laquelle le dentiste opère lui-même à l'aide de brosses circulaires ou droites montées sur le tour dentaire (fig. 50 et 51).

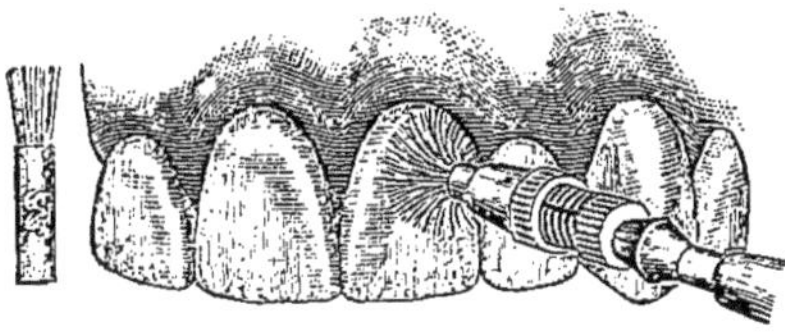

Fig. 51. — Brosse à polir pour angle droit. — (S. S. W.)

Parmi ces brosses les unes sont plates, les autres en entonnoir. Elles sont plus ou moins rigides et munies d'un axe ou tige en os que l'on adapte à un mandrin spécial (fig. 52).

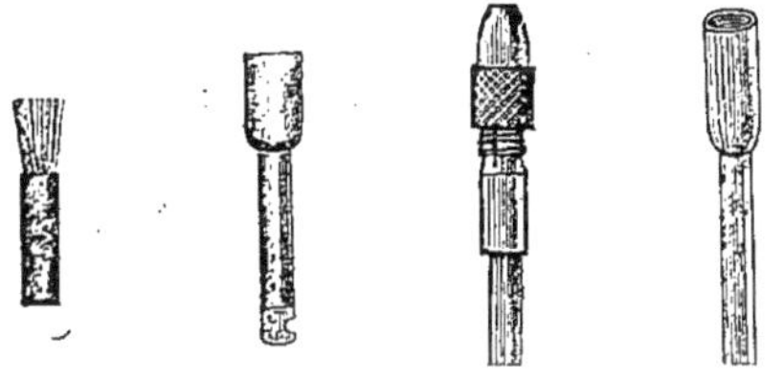

Fig. 52. — Mandrins pour brosses à polir. — (S. S. W.)

Pendant que la brosse est en action, il est de la plus haute importance, pour ne pas léser les lèvres ou les joues, de les écarter avec les doigts ou avec une spatule comme celle dont nous avons parlé pour l'examen de la bouche. Quant aux gencives, sans chercher à les lacérer, il ne faut pas trop les ménager, du moins dans la plupart des cas, car la réaction qui suit le brossage a une action plutôt salutaire que nuisible.

Nous n'avons pas besoin de dire, qu'une fois le nettoyage achevé, le patient doit à plusieurs reprises se rincer la bouche, de manière à se débarrasser de toute la poudre employée pour le polissage et le brossage.

Les acides végétaux ou minéraux, que certains dentistes emploient pour dissoudre le tartre, attaquent presque tous énergiquement les dents ; il ne faut donc y avoir recours à aucun prix. Il en est de même du chlorure de chaux, dont on se sert parfois pour faire disparaître les dépôts muqueux verdâtres qui envahissent les dents des enfants. Ce sont des agents dont l'action est pernicieuse pour ces organes.

CHAPITRE III

ÉCARTEMENT TEMPORAIRE DES DENTS

A chaque instant, soit pour explorer les faces approximales des dents trop serrées, soit pour y pratiquer les obturations que leur état de carie plus ou moins avancé nécessite, on est obligé d'écarter *temporairement* les dents. Nous ne parlons pas ici de la séparation de ces organes, séparation qui est *permanente;* nous ne parlons que de l'éloignement momentané que l'on obtient artificiellement et qui cesse immédiatement après que le corps étranger qui l'a produit a été enlevé.

Cet **Écartement** s'obtient de plusieurs manières : à l'aide de *tampons de coton*, de *coins de bois*, de *coins de caoutchouc* ou d'*écarteurs métalliques* de divers systèmes.

ART. I. — TAMPONS DE COTON

Pour agir à l'aide de **Tampons de coton**, on commence par faire entrer, au moyen d'un excavateur, un petit fragment d'**Ouate hydrophile sèche** entre les dents à écarter, à l'endroit de l'interstice qui le permet. Le plus souvent, quand les dents sont très serrées, c'est près de la pointe de gencive. Au bout de très peu de temps, le coton s'imbibe de salive, et la dilatation, provoquée par l'humidité, éloigne très légèrement les dents. Le lendemain ou douze heures après, on remplace ce premier tampon par un autre plus volumineux que l'on cherche à faire glisser le plus près possible du point de contact des dents et l'on continue ainsi, en augmentant de plus en plus la quantité d'ouate, jusqu'à ce que l'on ait obtenu l'espace voulu.

C'est là un moyen doux que tolèrent les personnes les plus délicates, mais qui demande beaucoup de temps, de dix à quinze jours et plus. En pareil cas le dentiste place lui-même le premier tampon, et c'est le client qui continue le traitement jusqu'à ce que le résultat soit obtenu. Celui-ci vient alors retrouver le dentiste qui peut, tout de suite, procéder à la préparation de la cavité, sans que la dent à opérer ait été trop sensibilisée par l'ébranlement.

Ce genre de tampon, lorsqu'on l'imbibe de teinture de sandaraque, est très utile pour conserver, pendant un ou deux jours, l'écartement obtenu à l'aide de moyens plus rapides mais plus douloureux tels que les coins de caoutchouc, et pour permettre à la sensibilité des dents violemment écartées de s'apaiser.

En pareil cas, le tampon d'ouate imbibé de sandaraque peut être remplacé par un fragment de pâte de **Hill** que l'on ramollit par la chaleur pour le mettre en place et qu'on laisse ensuite refroidir et durcir.

ART. II. — COINS DE BOIS

Les **Coins de bois** sont plus puissants que le coton ; ils agissent comme lui, par dilatation, sous l'influence de l'humidité.

Il y a deux moyens d'enfoncer les coins de bois soit à l'aide d'un **Maillet** (fig. 53), soit à l'aide d'un **Davier** inventé dans ce but.

Pour se servir du maillet, on prend une petite tige de bois d'Hickory dont on taille plus ou moins en biseau celle de ses extrémités que l'on veut faire entrer entre la pointe de gencive et le point de contact des deux dents à écarter ; puis on frappe, avec le maillet, sur l'extrémité opposée de la tige pour la faire pénétrer de la quantité voulue.

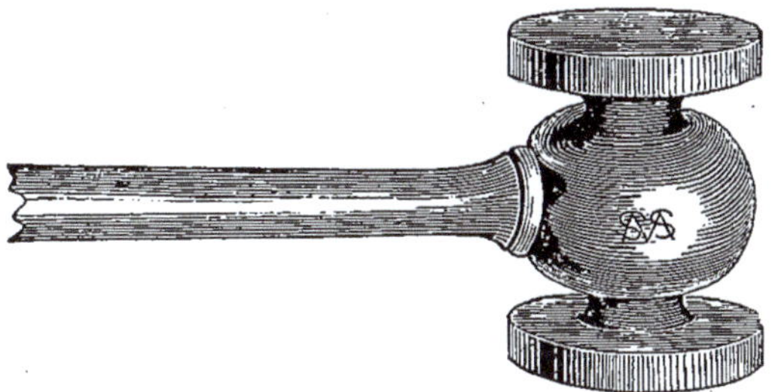

Fig. 53. — Maillet d'acier. — (S. S. W.)

Cela fait, on coupe la tige à une distance de 3 millimètres environ de la face buccale des dents avec une pince coupante (fig. 54).

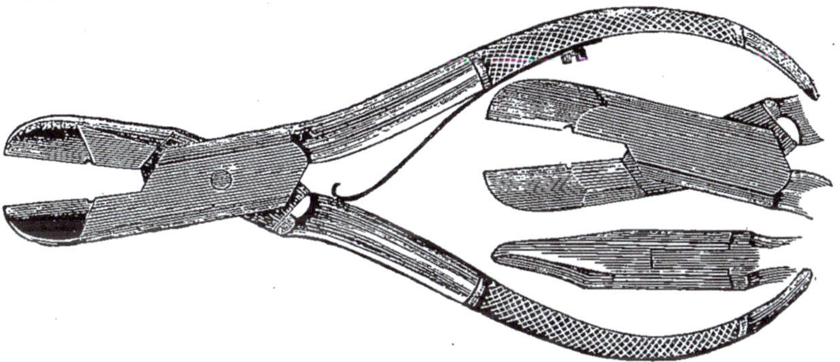

Fig. 54. — Coupe-chevilles de Miller. — (A. et F.)

Si l'on veut obtenir l'écartement nécessaire, *séance tenante*, on frappe un peu plus fort que si l'on ne veut atteindre le résultat qu'au bout de quelques jours. Dans ce cas, on renouvelle, le lendemain, le coin de bois, le surlendemain de même et ainsi de suite, jusqu'à écartement suffisant. Si l'on tient à agir en une seule séance, et surtout lorsque le patient est très tolérant, on peut avoir recours au **Davier de Chase** (fig. 55), grâce

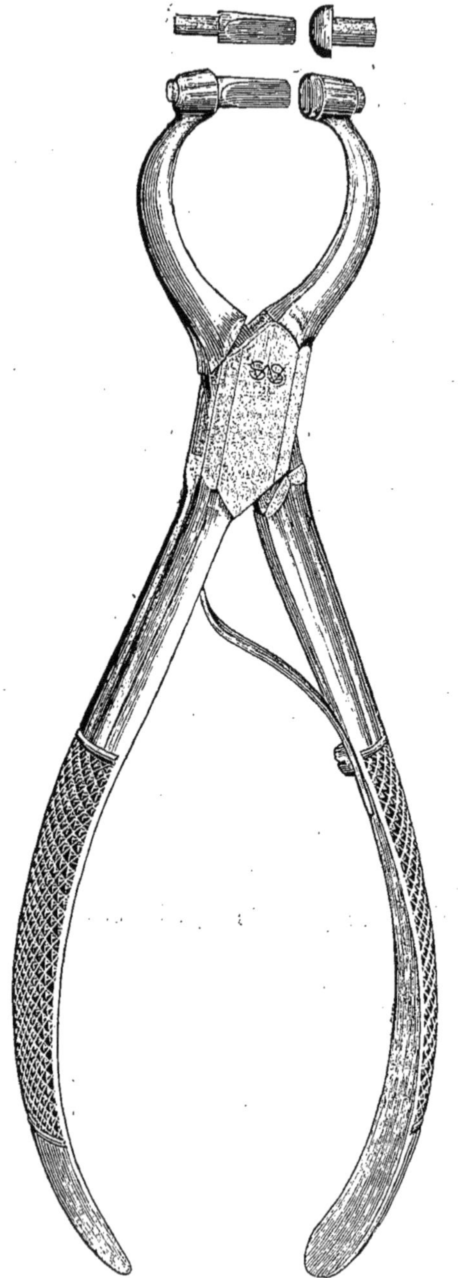

Fig. 55. — Davier de Chase pour enfoncer les coins de bois entre les dents.
(S. S. W.)

auquel on évite la douleur produite par les coups du maillet.

Avec ce forceps, dont les branches du manche sont assez longues pour que l'on ait une grande puissance, on peut enfoncer un coin entre deux dents, quelque serrées qu'elles soient. Ces **Coins sont en bois d'oranger**; on les trouve tout préparés chez les fournisseurs. Une espèce de bouton en caoutchouc, qui est fixé à l'un des mors du forceps et dont la tête vient s'appliquer sur la face linguale des dents à écarter, est assez élastique pour empêcher toute lésion de ces dents, pendant que l'on enfonce le coin à l'aide de l'autre mors. Une fois le coin enfoncé, on dégage le davier, puis on coupe l'excès de longueur de la tige.

ART. III. — COINS ET LANIÈRES DE CAOUTCHOUC

Avec le caoutchouc le principe n'est plus le même qu'avec le coton ou le bois ; c'est l'élasticité de la matière, qui tout d'abord étirée et par cela même diminuée de volume, tend à reprendre sa forme première.

Le caoutchouc pour cet usage se trouve chez les fournisseurs à l'état de **Lanières rectangulaires ou triangulaires** de diverses grosseurs ou de **Coins gradués** (fig. 56 et 57).

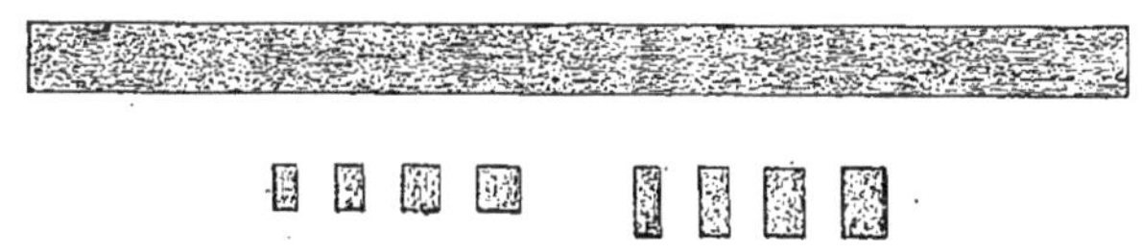

Fig. 56. — Lanières de caoutchouc (S. S. W.)

Il en existe aussi de coniques également gradués qui sont fort commodes (fig. 58).

Le caoutchouc a l'avantage d'agir rapidement; mais cette action est assez douloureuse pour que certaines personnes ne puissent pas l'endurer. Cela est vrai, surtout *si l'on veut opérer graduellement*, c'est-à-dire si l'on veut commencer par le plus petit numéro des coins pour arriver peu à peu à celui qui donnera l'écartement désiré et changer tous les jours le coin placé

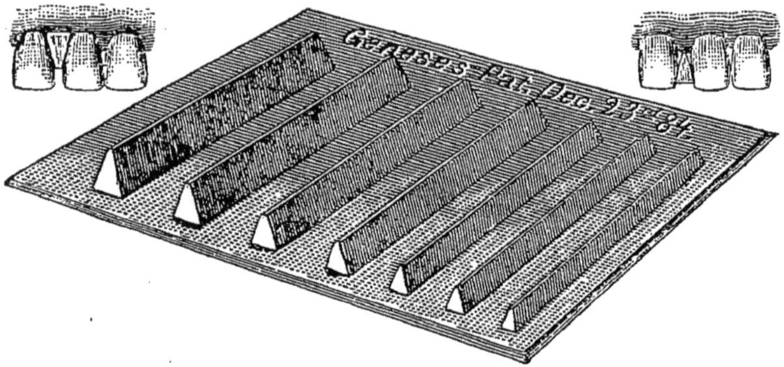

Fig. 57. — Coins gradués de Genèse. — (A. et F.)

la veille pour le remplacer par un plus gros. *La douleur ainsi renouvelée tous les jours sur des dents déjà sensibilisées devient parfois intolérable*. Mais si, du *premier coup*, on place le

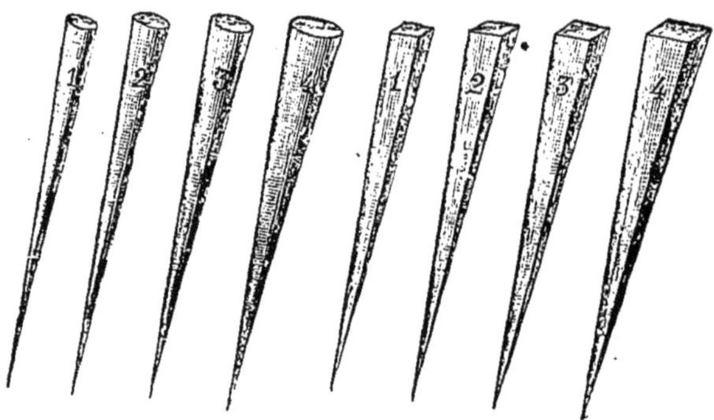

Fig. 58. — Coins gradués de Preterre. — (A. P.)

coin du *volume voulu*, la douleur est tout d'abord *un peu plus vive*, il est vrai, qu'avec le plus faible numéro, seulement l'*écartement se produit du jour au lendemain*, et il suffit alors de remplacer le caoutchouc par un tampon de coton imbibé de teinture de sandaraque ou un fragment de pâte de Hill, pour que l'espace obtenu soit conservé et la sensibilité rapidement apaisée. Un séjour de deux ou trois jours de ce tampon ou fragment suffit pour que les dents puissent être opérées presque sans douleur, et cela à coup sûr si, pendant l'opération, on a soin de maintenir l'écart, soit à l'aide d'un coin de bois, soit à l'aide de l'un des écarteurs dont nous allons parler.

ART. IV. — ÉCARTEURS DENTAIRES MÉTALLIQUES

D'une manière générale on peut dire que tout **Écarteur dentaire métallique** se compose d'un ressort métallique circulaire portant à ses extrémités deux bras terminés par un coin allongé en acier et mus par une vis destinée à les écarter ou à les rapprocher.

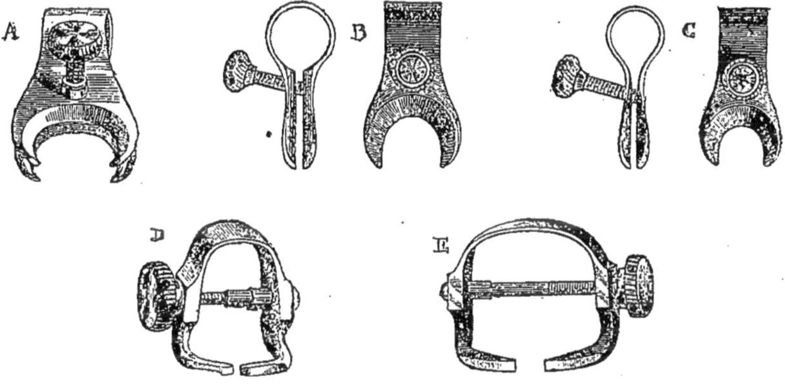

Fig. 59. — Écarteur dentaire de Jarvis. — (A. et F.)

Le premier écarteur a été inventé vers 1875 par Jarvis. Il se composait de quatre pièces dont trois ne différaient que par les dimensions ; la quatrième était spéciale pour les incisives (fig. 59).

Un peu plus tard, vers 1877, M. Perry en inventa un autre modèle qui n'avait pas l'inconvénient, comme celui de Jarvis, d'obstruer l'accès de la plus grande partie des surfaces qu'il avait pour but de mettre en vue (fig. 60).

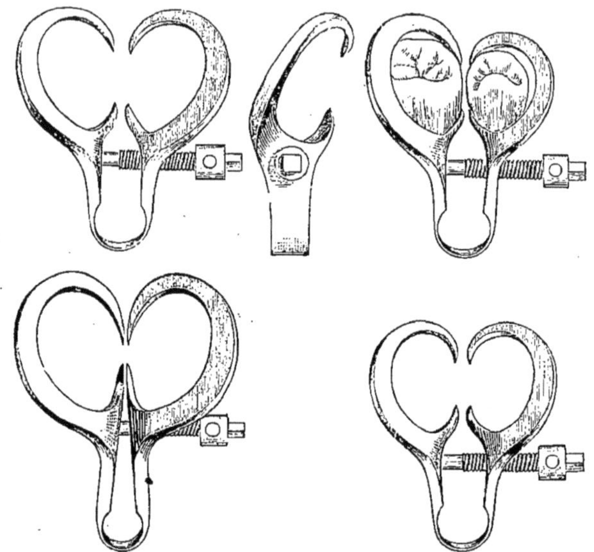

Fig. 60. — Écarteur de Perry, premier modèle. — (A. et F.)

Cependant il n'en fut pas absolument satisfait, et ce n'est qu'après bien des recherches qu'il s'arrêta enfin à celui à deux barres parallèles des figures 61 et 62.

Grâce à ces deux barres ou vis parallèles placées, l'une d'un côté, l'autre de l'autre côté de l'arcade, l'écartement s'opère d'une manière uniforme.

Ces deux vis ont leur partie médiane rectangulaire, ce qui permet de les tourner rapidement. De plus, comme elles sont placées au delà du rebord gingival, elles n'empêchent pas le passage des bandes à polir les obturations. Lorsqu'il est fixé, cet écarteur est si solidement maintenu, que les doigts peuvent, à la rigueur, prendre un point d'appui sur lui, sans risquer de le déranger.

L'écarteur que M. Bogue inventa, presque en même temps que M. Perry créait son premier modèle, sans toutefois en avoir eu connaissance, lui ressemble beaucoup.

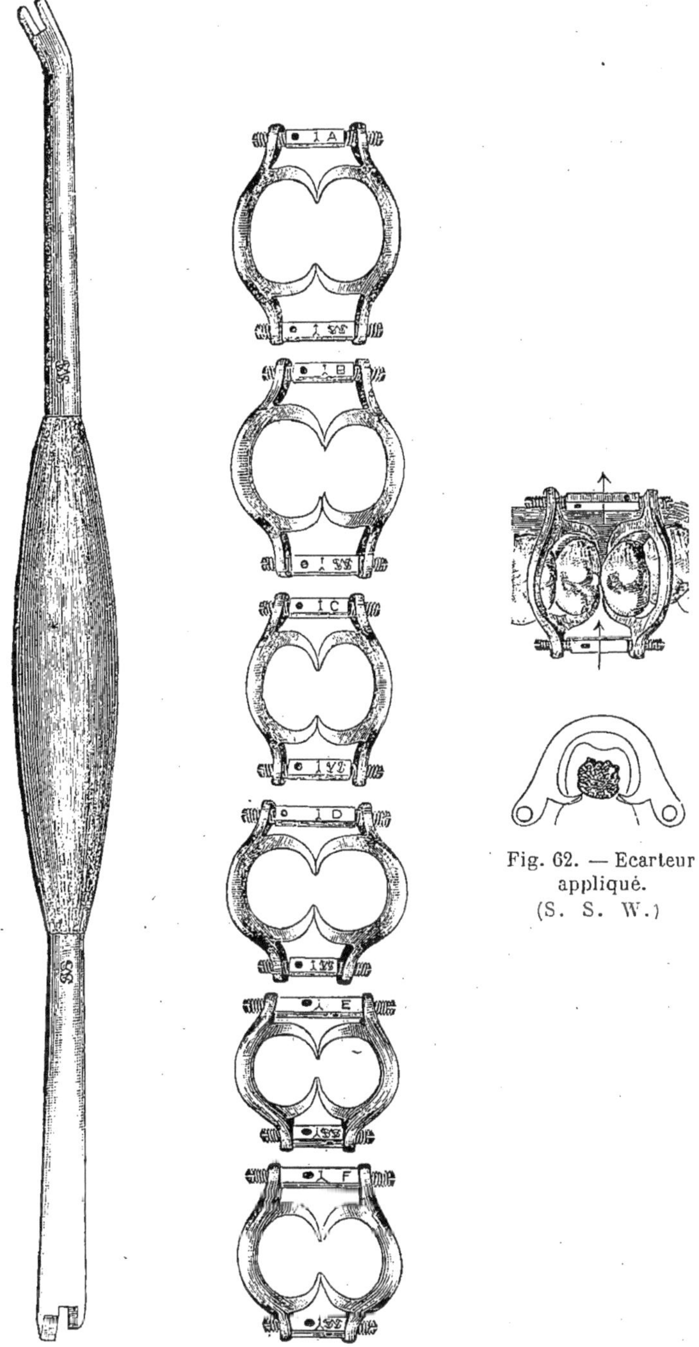

Fig. 62. — Ecarteur appliqué. (S. S. W.)

Fig. 61. — Ecarteurs de Perry dernier modèle. — (S. S. W.)

Son action est la même (fig. 63, 64).

Quant à celui de Woodward, il diffère un peu des précédents. Il se compose d'une charpente rigide munie de lames ou pointes mobiles d'acier entre lesquelles une vis vient s'engager dans le but de les écarter. La distance à laquelle peuvent se mouvoir séparément ces lames rend cet écarteur applicable à un

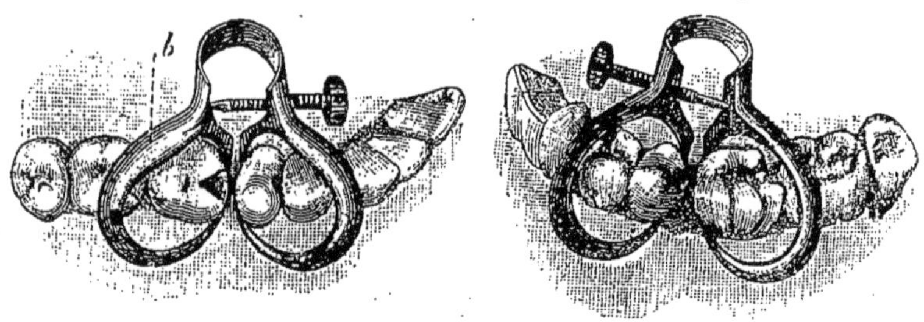

Fig. 63, 64. — Ecarteur dentaire de Bogue.

grand nombre de cas, et l'indépendance d'action des groupes de lames est un grand avantage lorsque les dents sont irrégulières, le groupe d'un côté pouvant parfaitement s'adapter à un large espace et celui de l'autre à un espace plus étroit. (fig. 65 et 66).

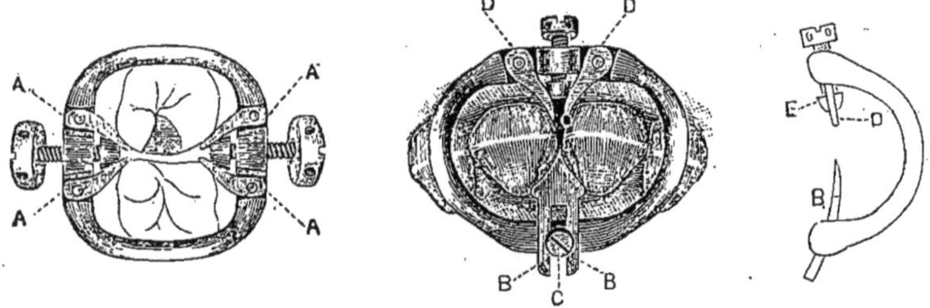

Fig. 65 et 66. — Ecarteur de Woodward. — (S. S. W.)

L'écarteur de H.-A. Parr (fig. 67 et 68) est, d'après l'auteur, universel dans son application. Il s'ajuste également bien entre les dents de n'importe quelle espèce, aux deux mâchoires. Un seul instrument suffit.

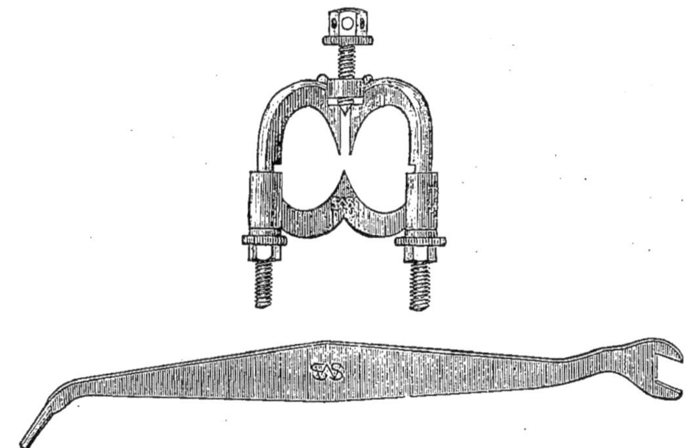

Fig. 67. — Écarteur universel de Parr et sa clef. — (S. S. W.)

La figure 68 représente son mode d'application.

Quoi qu'il en soit de la forme des écarteurs, et bien que l'on puisse s'en servir, dans la plupart des cas, pour obtenir, séance tenante, l'écartement voulu, il est bon, avant de les appliquer, de commencer pendant un ou deux jours par éloigner un peu les dents avec un tampon de coton, comme nous l'avons indiqué plus haut. Le premier ébranlement, qu'on leur imprime ainsi, facilite beaucoup l'action des écarteurs.

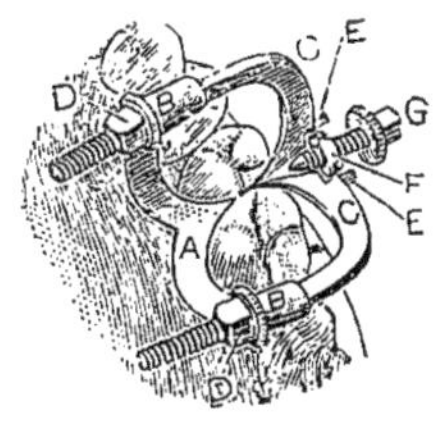

Fig. 68. — Écarteur de Parr appliqué. — (S. S. W.)

Remarques sur l'écartement des dents. — Cette opération, qui rend de si grands services, n'est cependant pas applicable à tous les cas, et il existe certains sujets chez qui elle entraîne non seulement des douleurs insupportables, mais encore la mort de la pulpe dentaire, et par suite le changement de couleur des dents.

Que cet écartement soit brusque, qu'il soit graduel, le fait, quoique rare, s'est montré le même. Il y a donc certaines précautions à prendre et une surveillance à exercer lorsqu'on y a recours pour les personnes qui accusent des douleurs épouvantables du fait même de l'opération et qui, n'ayant pu résister, ont enlevé elles-mêmes les coins qu'on leur avait appliqués, ou accourent chez le dentiste pour qu'il les leur enlève.

Nous savons bien qu'il est des sujets assez intolérants pour ne vouloir rien ou presque rien supporter de douloureux ; mais il suffit que ce fait de la mort de la pulpe se soit présenté plusieurs fois pour que, en pareil cas, le praticien ne fasse pas la sourde oreille aux plaintes, même exagérées, de son patient.

En règle générale, il ne faut pas tenter l'écartement temporaire après trente ou trente-cinq ans, et encore est-ce bien tard, bien que l'on ait pu parfois l'obtenir, sans inconvénient, passé cet âge; parce que, dans l'âge mûr et surtout dans la vieillesse, les phénomènes morbides produits dans les alvéoles par le déplacement, même momentané, des dents ne s'apaisent pas aussi facilement que dans la jeunesse.

CHAPITRE IV

INDICATIONS PRATIQUES DIVERSES

Comme indications pratiques fort utiles à l'opérateur, nous lui conseillons :

1° D'avoir toujours avec lui, au fauteuil, un **Assistant** ou aide, élève ou employé qui, tout en lui faisant gagner un temps précieux, lui évite bien des contretemps et lui facilite les diverses phases du travail ;

2° D'être muni d'un **Carnet** et d'un **Bloc de feuilles d'opérations** sans la bonne tenue desquelles il est impossible, si l'on tient à procéder avec ordre et sans risques d'oublis et d'ennuis, de savoir où l'on en est des travaux parfois si nombreux que l'on a à faire dans une même bouche.

La clientèle française est encore peu accoutumée à la présence d'un tiers étranger dans le cabinet du dentiste, et le dentiste, à cause de cela, cherche à s'en passer, bien qu'il en sente souvent la nécessité. C'est là un préjugé aussi nuisible au patient qu'à l'opérateur, préjugé contre lequel il faut réagir jusqu'à ce qu'il soit complètement déraciné.

Quant au **Carnet d'opérations**, il se compose d'un certain nombre de pages sur chacune desquelles se trouvent dessinées les deux arcades dentaires permanentes et caduques, occupant une moitié de la page ; puis, à côté de ces figures et occupant l'autre moitié, un espace suffisant pour que le dentiste puisse y inscrire le nom et l'adresse du patient, ainsi que les observations scientifiques ou autres qu'il désire conserver.

Le **Bloc de feuilles d'opérations** n'est que la reproduction en plus petit de la demi-page gravée de ce carnet sur des feuilles ou cartes destinées à être remises au client après l'examen de ses dents. Chaque client, après cet examen et lorsque le résultat de cet examen a été consigné sur le carnet du cabinet,

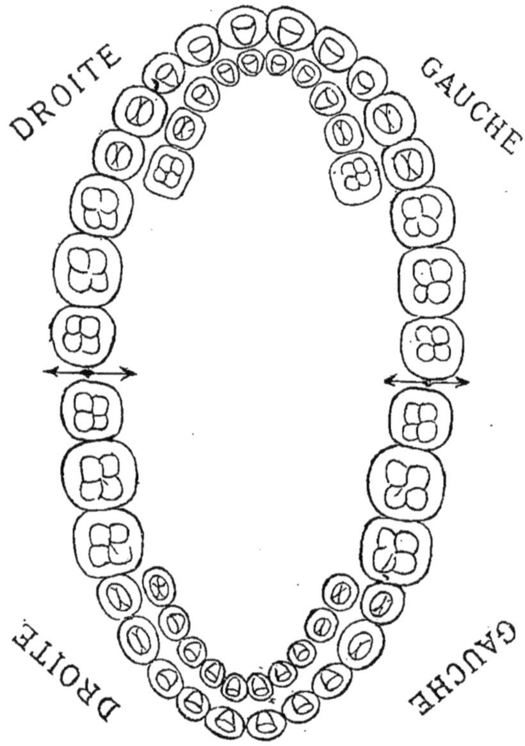

Fig. 69. — Feuille du carnet d'opérations. — (A. et F.)

reçoit une de ces cartes du bloc, sur laquelle le dentiste a transcrit la copie de la feuille du carnet qui le concerne et la conserve pour la présenter au dentiste, si celui-ci, dans une autre séance, tient à l'examiner (fig. 69).

Cette manière de procéder a deux avantages :

1° Une fois que l'examen des dents a été minutieusement fait, comme il demande beaucoup de temps, il serait fort ennuyeux de le refaire à chaque nouvelle séance. Un coup d'œil jeté sur le carnet suffit pour que l'on sache où l'on en est des travaux commencés.

Il va sans dire qu'il faut avoir grand soin, à la fin de chaque séance, d'y marquer les opérations exécutées.

2° La feuille remise au client devient une garantie pour le dentiste consciencieux de la précision de cet examen et de la nécessité d'effectuer les opérations annoncées, dans le cas où le client, n'ayant pas une confiance absolue dans ses lumières, aurait la fantaisie d'aller consulter un confrère dont l'indélicatesse professionnelle pourrait lui faire voir autre chose que l'exacte vérité.

Ces cas sont des exceptions, nous sommes heureux d'en convenir, au grand honneur de notre profession ; mais ils existent ; nous en avons été témoin plus d'une fois, et il nous est bien permis, après notre longue expérience, de chercher à mettre nos jeunes confrères, toujours confiants, en garde contre des mésaventures fort ennuyeuses.

Il nous reste maintenant à parler de la **Tenue du cabinet d'opérations**, de l'**Entretien des divers appareils et instruments** qui en font partie et enfin de la **Tenue du dentiste lui-même.**

L'entretien minutieux des **Appareils** forts délicats dont nous nous servons et le nettoyage régulier de nos instruments si souvent en contact avec des matières septiques doivent être un des premiers soins de l'opérateur.

Les **Instruments** seront non seulement désinfectés, après chaque séance, en les trempant dans un liquide antiseptique quelconque, comme l'eau phéniquée ou mieux encore boriquée[1], qui n'a pas d'odeur et qui est suffisamment active, mais encore repris, tous les soirs, après les heures du cabinet, pour être revus avec soin et repolis.

[1] (Acide borique 40 grammes, eau distillée 1000 grammes.) Comme l'acide borique est peu soluble, il faut faire la solution à chaud.

Nous ne parlons pas des **Crachoirs, Verres et Ustensiles divers** dont la propreté absolue est de règle ; nous nous contenterons simplement d'ajouter, à ce propos, que le patient venant presque toujours, à son corps défendant, chez le dentiste, celui-ci a le devoir de lui épargner autant que faire se peut, non seulement ce qui est inutilement douloureux, mais, ce qui n'est pas moins essentiel, tout ce qui est désagréable et répugnant.

Et ceci nous amène tout naturellement à parler de la tenue du dentiste lui-même.

Or ce sujet a été traité d'une manière assez remarquable par M. A. F. Davenport dans un article de la *Revue odontologique*, article dont les conseils sont empreints d'un grand bon sens, pour que nous nous contentions d'en citer ici les fragments les plus importants[1].

« La propreté, pour ce qui regarde sa propre personne, est aussi nécessaire au dentiste que celle que réclament son appartement et les différents objets dont il fait usage. Le vêtement n'est pas chose indifférente : comme souvent il annonce l'homme, le dentiste doit tenir compte de cette considération ; la nature de ses occupations lui permet d'ailleurs d'être toujours vêtu d'une manière convenable et soignée. Ceux qui se négligent sous ce rapport manquent certainement des qualités que doit posséder quiconque aspire, dans notre profession, à une certaine élévation.

« Le genre de soins que nous venons de recommander sera toujours apprécié par la partie la meilleure de la clientèle. En effet les personnes qui emploient le plus le dentiste, celles qui se préoccupent le plus de la conservation de leurs dents, appartiennent généralement à la classe sociale la plus élégante, la plus policée, la mieux cultivée ; il est donc fort important de s'exercer à plaire à cette catégorie de clients. Mais quelque

[1] Importance de la propreté et des bonnes manières. (*Revue odontologique*, 1884, p. 329.)

propres et élégants que puissent être l'appartement et la personne du dentiste, quelque digne que soit sa tenue, quelque exemplaire que soit sa vie et son caractère, il ne saurait réussir aujourd'hui dans sa profession s'il ne possède des manières agréables et accomplies.

« Il n'est personne pour qui ces dernières qualités aient plus d'importance que pour celui dont le devoir consiste à pourvoir aux besoins personnels de ses semblables ; et elles en ont tant pour le dentiste en particulier que l'on peut presque affirmer que sans elles, il ne saurait réussir. C'est une règle qui se vérifie dans la pratique de presque tous les dentistes ; à peu d'exceptions près, ils ont pour clients des gens qui partagent leurs goûts, leurs sentiments, leurs manières. D'un autre côté, le praticien qui ne sait pas se plier aux exigences et aux politesses de la bonne société, qui ne joint pas à un extérieur convenable des manières distinguées et agréables, qui ne s'étudie pas à plaire dans les petites choses, mais est rude, impatient et bourru dans son cabinet, qui a des vêtements négligés et malpropres, des mains et des ongles sales, une bouche difforme, avec des dents noires et cariées, celui surtout qui s'adonne à la plus repoussante de toutes les habitudes, l'usage perpétuel du tabac, doit renoncer à tout jamais à l'espoir du succès... »

« La patience est encore une des vertus indispensables au dentiste. Dans bien des occasions il lui faudra un grand empire sur lui-même pour conserver la patience et l'égalité d'humeur. C'est surtout quand il aura affaire à des enfants gâtés, à des personnes timides, hésitantes, qui manquent de l'énergie nécessaire pour se soumettre aux opérations indispensables, qu'il lui faudra faire œuvre de patience. En pareil cas, le dentiste devra mettre en jeu toute son éloquence et toute sa force de persuasion pour encourager les timides et soutenir les faibles et les pusillanimes ; qu'il soit patient avec les gens hésitants, doux et persuasif avec les enfants, plein de longanimité pour les personnes nerveuses et irritables, froid et résolu avec les impatients ; enfin qu'il témoigne toujours une douce et encourageante sympathie pour les souffrances de ses malades. »

Nous n'avons rien à ajouter à ces conseils dictés par une sage expérience ; nous voulons seulement insister sur un point auquel il nous semble que la génération nouvelle des dentistes ne prête pas toute l'attention dont il est digne, à savoir : que l'extérieur ne sert pas moins que les actes à faire juger un homme, et que l'impression produite par sa personne sur les étrangers qui viennent réclamer ses soins, est souvent celle qui, en dépit de toute la science et du talent qu'il peut avoir, dure le plus.

TROISIÈME PARTIE

RÉSECTION DES DENTS

Par **Résection dentaire** nous entendons l'opération qui consiste à retrancher une portion quelconque d'une dent. Que l'on coupe cette dent à son collet, au niveau de la gencive, pour adapter à sa racine une couronne artificielle; que l'on fasse l'ablation d'une partie du bord tranchant de sa couronne; que l'on se contente de limer les aspérités qui peuvent s'y trouver ou seulement de polir les rugosités d'une ou plusieurs de ses faces; qu'on enlève la totalité ou une portion d'une face approximale atteinte de carie; que l'on creuse une cavité cariée pour la nettoyer et la préparer pour l'obturation; qu'on retranche le sommet de la racine, après extraction, pour procéder ensuite à la réimplantation, c'est toujours une résection. Que cette opération soit pratiquée avec n'importe quel instrument : pince coupante, lime, scie, ciseau, disques ou pointes de corindon, excavateurs, forets, fraises, etc., c'est toujours une résection.

La **résection** est indiquée dans un grand nombre de cas dont les principaux sont: la *pose des dents à pivot* ou *des pièces artificielles,* la *réimplantation*, l'*érosion dentaire,* les *fractures partielles de la couronne* et le *traitement de la carie* *dentaire,* soit qu'elle soit préparatoire à l'obturation, soit qu'elle constitue par elle-même tout le traitement.

Nous ne parlerons pas ici de la résection préparatoire à l'application des pièces de dents artificielles, nous l'avons décrite en détail dans notre *traité de Prothèse buccale et de Mécanique dentaire ;* nous ferons, à la fin de ce volume, dans un chapitre spécial, la description de la résection appliquée à la réimplantation et nous ne nous occuperons actuellement que *de la résection appliquée à l'érosion,* aux *fractures partielles de la couronne* et au *traitement de la carie superficielle des dents,* réservant la résection préparatoire à l'obturation, pour la partie de ce livre qui traite des obturations.

CHAPITRE PREMIER

DE LA RÉSECTION DANS L'ÉROSION DENTAIRE

Quand l'**Érosion** a son siège sur le bord tranchant des dents antérieures ou sur la face coronale des premières multicuspidées ou des bicuspidées, si les aspérités qui en résultent sont assez vives pour devenir une cause d'irritation ou d'inflammation pour la langue, les lèvres ou les joues, ou même pour donner à ces dents un aspect désagréable ; lorsqu'elle réside sur la face buccale de la couronne et qu'elle s'y traduit par un sillon qui, n'étant pas suffisamment profond pour exiger une obturation, est cependant assez marqué pour que le séjour prolongé des aliments ou du mucus acide non renouvelé, y devienne une cause de carie, il faut, dans ces cas, avoir recours à la **Résection** d'après le mode opératoire que nous indiquerons plus loin. L'essentiel est de niveler et polir les surfaces dentaires de manière à ce que le nettoyage en puisse être facilement fait.

CHAPITRE II

DE LA RÉSECTION DANS LES FRACTURES PARTIELLES DE LA COURONNE

Si la **Fracture** entraîne la perte d'une partie de la couronne assez considérable pour qu'il y ait lieu de réséquer toute cette couronne ou d'extraire la dent entière, nous avons alors affaire à un cas de pose de dent artificielle, ce qui est du domaine de la prothèse ; mais si, par suite d'une chute, d'un coup reçu, d'un corps dur trouvé dans les aliments, pendant la mastication, une couronne **s'ébrèche ou se brise** dans une certaine portion de son étendue, sans que la lésion soit de nature à entraîner le sacrifice de la couronne entière, alors il faut pratiquer la **résection.**

Il peut se présenter deux cas : la *chambre pulpaire a été intéressée* ou elle *ne l'a pas été.*

Si *elle a été intéressée* ou si la lésion est assez voisine de la pulpe pour qu'il y ait à craindre une pulpite consécutive, il convient, avant de procéder à la résection et dans le but d'éviter l'agacement et la douleur que provoquerait, en pareil cas, cette opération, d'extirper la pulpe, puis d'obturer le canal dentaire et la chambre, soit provisoirement soit définitivement.

Si *elle n'a pas été intéressée*, et s'il n'y a pas lieu de redouter l'inflammation de son contenu, on abat immédiatement les aspérités, on sectionne les fragments trop faibles qui, se trouvant sur les bords de la fracture, pourraient se briser à leur tour, et l'on égalise et adoucit la surface réséquée de telle sorte qu'elle ne puisse provoquer aucune irritation de la langue, des lèvres et des joues.

CHAPITRE III

DE LA RÉSECTION COMME TRAITEMENT CURATIF ET PRÉSERVATIF DE LA CARIE DENTAIRE SUPERFICIELLE

Il n'y a pas d'opération en dentisterie qui ait donné lieu à plus d'objections et qui ait été plus violemment combattue que la **Résection envisagée comme traitement pur et simple de la carie dentaire superficielle**, si ce n'est cependant la **Résection appliquée comme traitement préservatif et anticipé de cette maladie**. Et cependant, dans les deux cas, si elle est pratiquée avec habileté et opportunément, il n'en est pas qui soit plus efficace pour arrêter ou prévenir la carie dentaire.

« C'est, dit John Harris, une des plus importantes et des plus précieuses ressources de l'art dentaire. Elle a reçu la consécration de l'expérience et est d'une utilité si incontestable qu'elle constitue, dans le traitement de la carie superficielle des faces approximales, une des plus salutaires opérations que l'on puisse pratiquer sur ces organes. De plus, alors même que la carie s'est assez étendue pour rendre impraticable ou hors de propos son ablation entière par ce moyen, le limage (c'est-à-dire un des modes de résection), dans beaucoup de cas, est encore nécessaire pour préparer le succès des autres moyens employés [1]...

[1] Rapporté par Ch.-A. Harris. Voir Harris, Austen et Andrieu. *Traité théorique et pratique de l'art du dentiste,* 2e édit., p. 315.

« Le limage des dents ne produit pas nécessairement la carie, comme on l'a répété à satiété ; mon expérience et mes observations n'ont fait depuis bien longtemps que confirmer l'exactitude de cette opinion.

« Si l'on examine les particularités physiques des dents, on remarque qu'elles s'écartent étrangement des lois qui gouvernent et dirigent les autres parties du corps. Lorsque ces organes sont malades, l'art seul peut leur rendre la santé et leurs usages, sans le secours des forces réparatrices de la nature ; d'où il résulte que la plupart des opérations que l'on pratique sur elles ne doivent pas, aussi bien d'ailleurs que celles de la chirurgie générale, admettre de médiocrité.

« Ce fait, que les couronnes des dents sont recouvertes d'émail, suffirait pour prouver l'importance et l'utilité de garantir leur tissu osseux, aussi bien que la nécessité d'une enveloppe pour les protéger contre les lésions mécaniques et morbides ; de sorte qu'il semblerait que la destruction de cette enveloppe devrait exposer ces organes à une mort certaine. Mais il n'en est pas ainsi, car il ne manque pas d'exemples de dents qui, ayant subi la perte de portions considérables d'émail, ont été rendues à la santé et conservées pendant de longues années et souvent pendant toute la vie...

« La principale et, d'après moi, la seule objection sérieuse que l'on ait faite au limage des dents est fondée sur cette opinion, parfaitement erronée du reste, que la perte d'une partie quelconque de leur émail doit nécessairement entraîner leur destruction. Mais si cela était vrai, comment les nègres d'Abyssinie, qui ont depuis longtemps l'habitude de rendre leurs dents pointues avec une lime de manière à leur donner l'apparence des dents d'une scie ou d'animaux carnivores, auraient-ils les dents si saines? Cependant ils enlèvent une portion considérable de l'émail et du tissu osseux, et, malgré cela, leurs dents sont rarement atteintes de carie. Il en est de même des brahmines de l'Inde qui, depuis les temps reculés, font usage de la lime dans le but, je pense, de séparer leurs dents. Je pourrais citer encore d'autres peuples qui mettent cette pratique en usage ; mais il n'est pas nécessaire d'aller chercher des preuves au loin, quand nous en avons chez nous autant qu'il faut pour établir l'utilité et la nécessité absolue de la pratique que je défends ici. »

« La seule différence qui existe entre ces peuples et nous, sous ce rapport, c'est qu'ils se servent surtout de la lime pour l'ornementation des dents, tandis que nous, nous l'employons seulement comme agent principal du traitement d'une maladie. »

Ainsi défendue par J. Harris, Ch. Harris, Austen, et d'autres praticiens tels que Robert Arthur et Bonwill, etc., en Amérique, et par tous les dentistes français les plus recommandables du milieu de ce siècle, l'opération de la résection a pour elle l'appui de l'expérience, et il nous semble inutile d'insister nous-même sur son efficacité.

ART. I. — INSTRUMENTS PROPRES A OPÉRER LA RÉSECTION

La **résection** ne se pratiquait autrefois qu'avec la *lime* et l'*échoppe,* et l'on se sert encore de ces instruments conjointement avec, ou à défaut de ceux que l'on a inventés dans ces derniers temps pour le même usage : *ciseaux*, *disques* et *pointes de corindon* ou d'*acier diamanté, fraises d'acier,* etc. Nous allons les passer en revue.

§ 1. — Limes à séparer.

Ces **limes** sont de différents modèles. Les unes, droites ou courbes sur leur tranchant, sont plates ou triangulaires ; d'autres ont un manche tantôt à baïonnette, tantôt à double courbure (fig. 70 et 71).

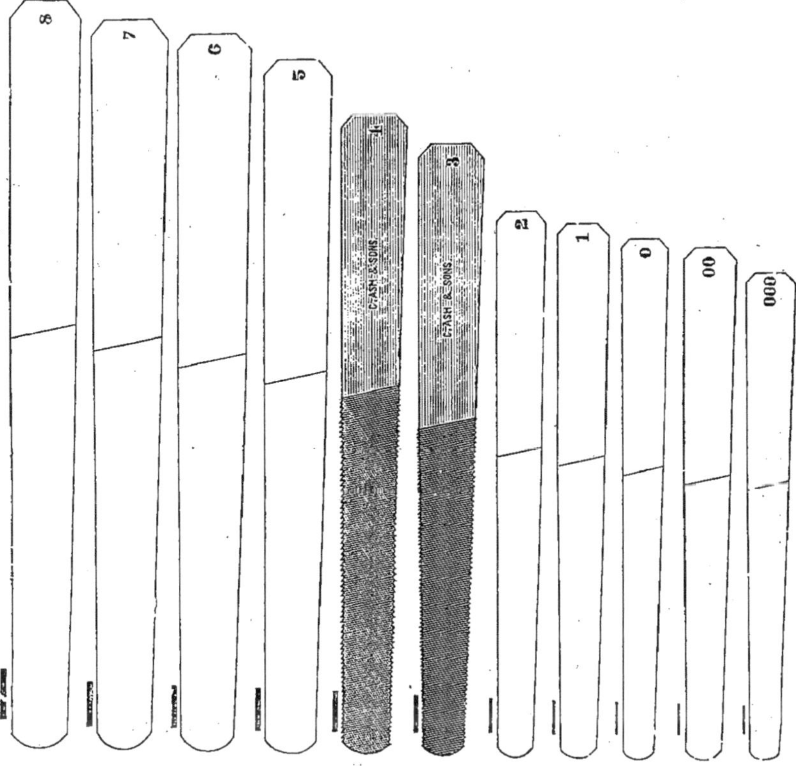

Fig. 70. — Limes à séparer droites. — (A. et F.)

N°s 0 à 8, taillées de 4 côtés. — N°s 000 à 8, taillées de 3 côtés. — N°s 000 à 8, avec un seul tranchant. — N°s 2 à 8, avec double tranchant.

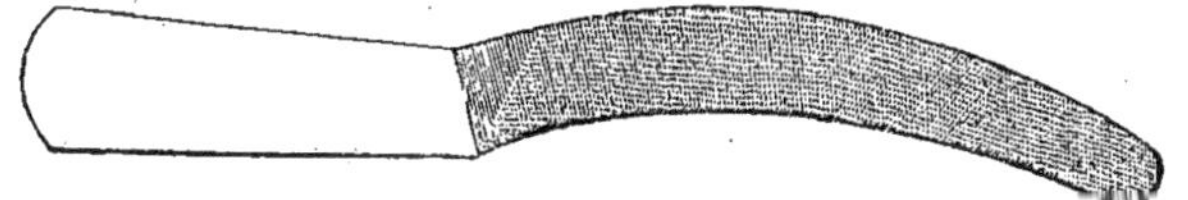

Fig. 71. — Limes à séparer courbes sur le tranchant — (A. et F.)

N°s 0 à 4, taillées des 3 côtés. — N°s 0 à 4, taillées des 4 côtés. N°s 0 à 4, un seul tranchant. — N°s 2 à 4, 2 tranchants.

Ce genre de limes peut être dépourvu de la partie non taillée qui sert à les tenir entre les doigts ; dans ce cas, on les monte sur un des nombreux **Porte-limes** destinés à cet usage (fig. 72, 73, 74).

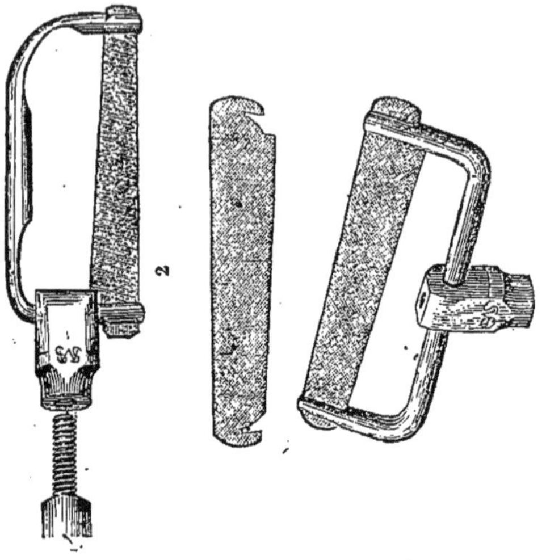

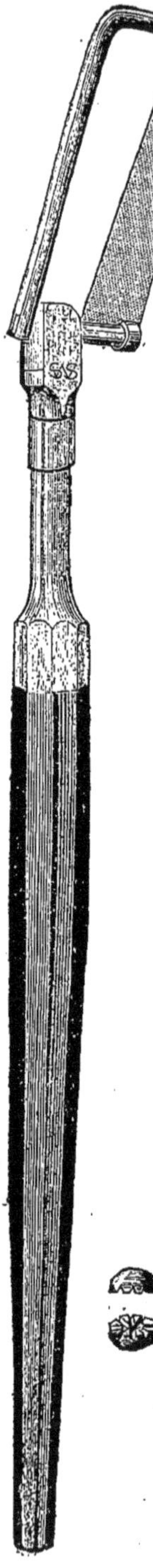

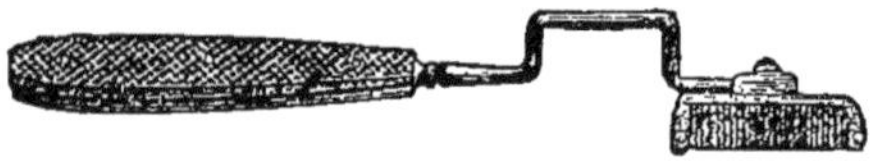

Fig. 72, 73. — Deux modèles de porte-limes.
(A. et F. et S. S. W.)

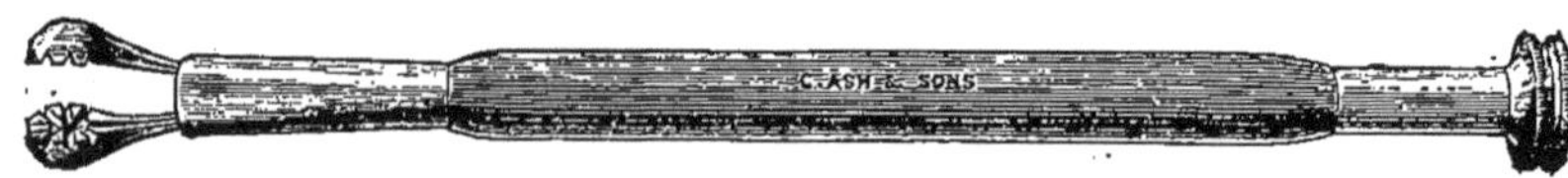

Fig. 74. — Porte-limes de Cogswell. — (A. et F.)

Les **Limes-baïonnette** et les **Limes à double courbure** sont

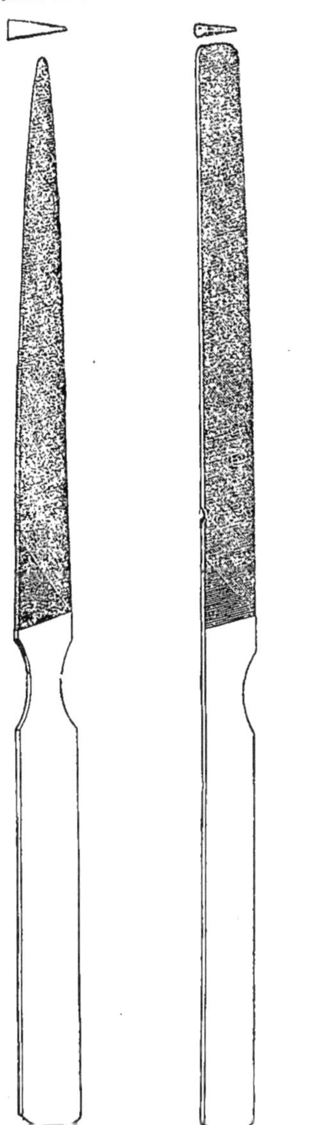

Fig. 75, 76. — Limes triangulaires droites. — (A. et F.)

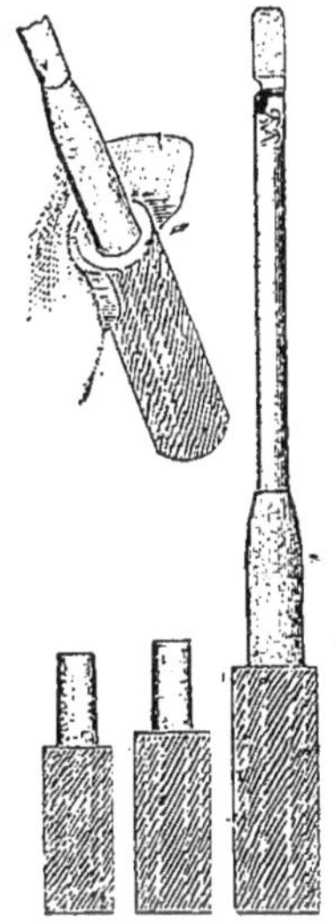

Fig. 77. — Limes rondes de Herbst, pour le tour dentaire. — (S. S. W.)

destinées aux dents postérieures. Elles permettent d'agir sans

risques de léser les commissures des lèvres. Il en existe pour

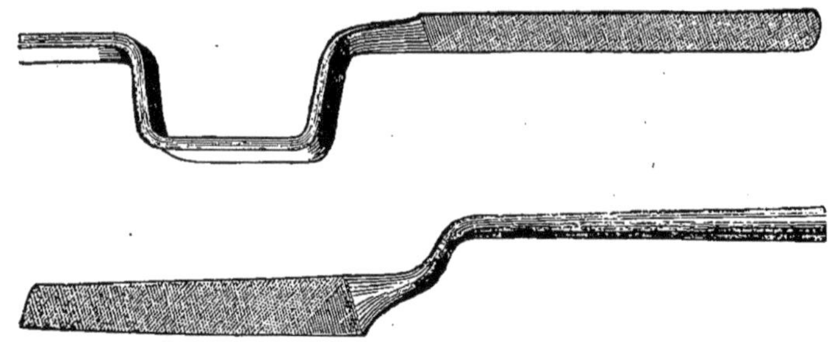

Fig. 78, 79. — Limes (baïonnette et coudée). — (A. et F.)

le côté droit et pour le côté gauche ; on les fait de deux largeurs (fig. 78 et 79).

§ 2. — Échoppes, Gouges, Burins, Ciseaux.

Avant d'avoir la variété de **Ciseaux à émail** que l'on trouve

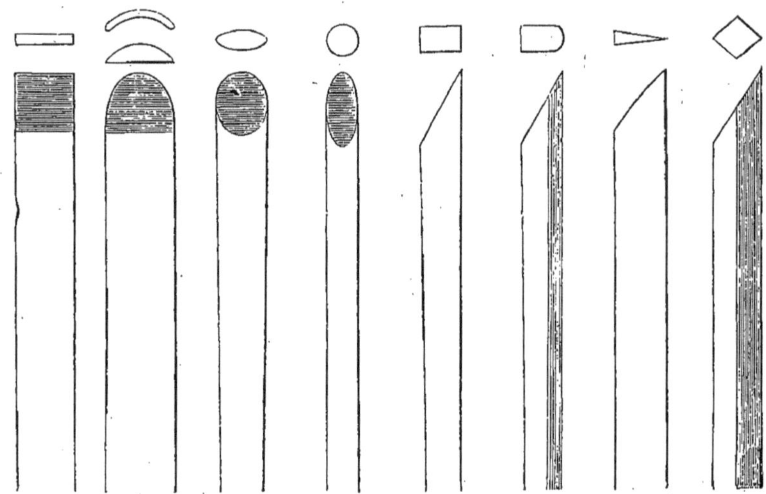

Fig. 80. — Echoppes, gouges et burins d'atelier. — (A. et F.)

actuellement chez les fournisseurs pour dentistes, on se servait simplement d'*échoppes*, de *gouges* et de *burins d'atelier*, montés

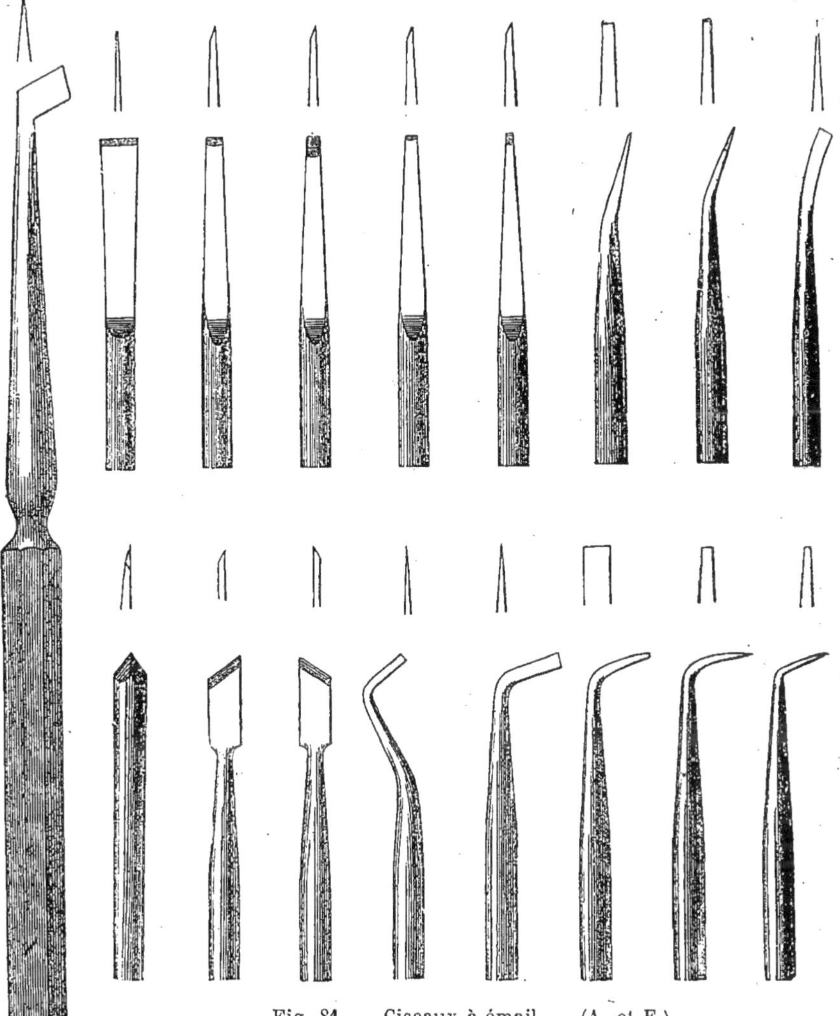

Fig. 81. — Ciseaux à émail. — (A. et F.)

sur des manches ronds ou oblongs (fig. 80). Il en existait de droits et de courbes, sur le plat et sur le dos, de manière à pouvoir aborder les endroits les plus difficiles. Aujourd'hui on ne se sert pour ainsi dire plus que des **Ciseaux** à émail. Les modèles en sont fort nombreux. Il y en a au moins

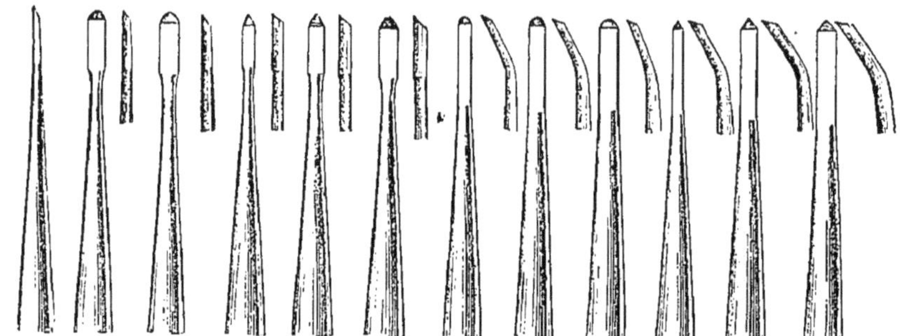

Fig. 82. — Ciseaux paraboloïdes de Jack et Forbes. — (A. et F.)

vingt séries dont les deux principales sont représentées dans les figures ci-dessus (fig. 81 et 82).

§ 3. — Disques et Pointes de corindon et de métal diamanté.

On fait aujourd'hui des **Disques de corindon** de toutes formes et épaisseurs. Les meilleurs sont certainement ceux d'Arthur.

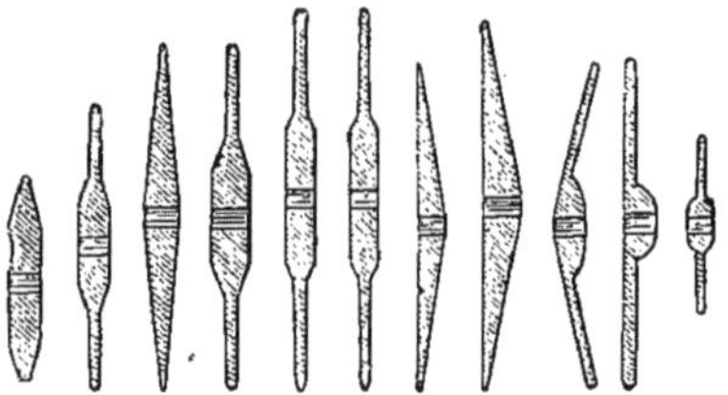

Fig. 83. — Disques de corindon d'Arthur. — (A. et F.)

Il en est parmi eux d'excessivement minces qui conviennent aux opérations les plus délicates. Leur grain est gros ou moyen (fig. 83).

Fig. 84. — Pointe de Corindon de Butler. (A. et F.)

Quant aux **Pointes de corindon**, les unes, celles de Butler (fig. 84), sont destinées à être adaptées à un mandrin et n'ont qu'une forme, celle d'un crayon; les autres, au contraire, celles de Northrop (fig. 85), en ont une grande variété de formes : cône, cône renversé, cône tronqué, double cône, etc.

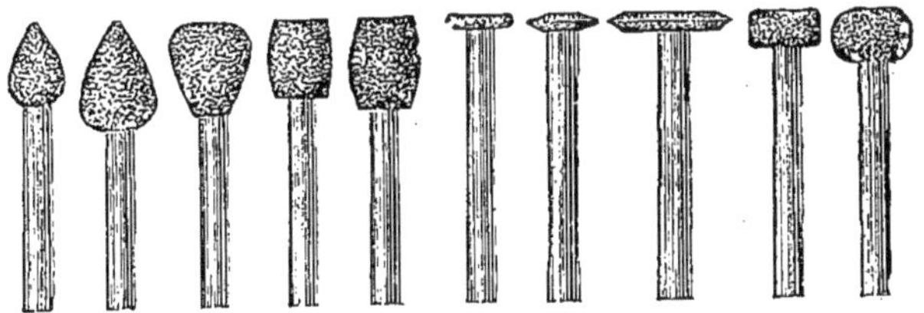

Fig. 85. — Pointes de corindon de Northrop. — (A. et E.)

Il en existe aussi en pierre d'Arkansas (fig. 86), mais leur

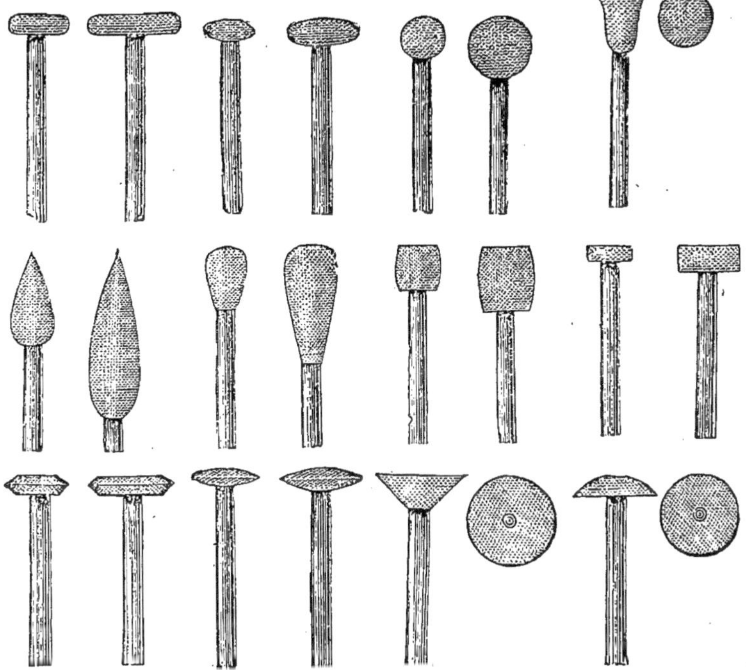

Fig. 86. — Pointes pour polir en pierre d'Arkansas, d'Ecosse ou d'Hindoustan. (A. et F.)

grain est un peu fin et leur usage est plutôt de polir les surfaces préalablement réséquées par le corindon.

Les **Roues et Pointes diamantées**, c'est-à-dire en métal dans lequel le diamant pulvérisé est incrusté (fig. 87), ont cet avantage d'être très actives et très solides, tout en étant très minces ou d'un petit diamètre.

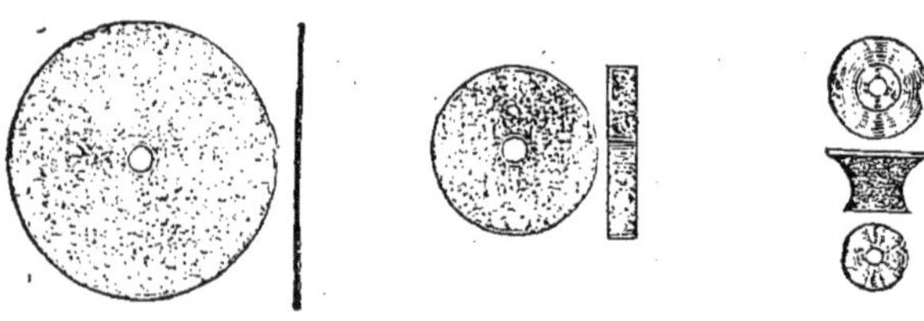

Fig. 87. — Roues en métal diamanté. — (A. et F.)

Tous ces disques ou pointes sont montés sur le tour dentaire

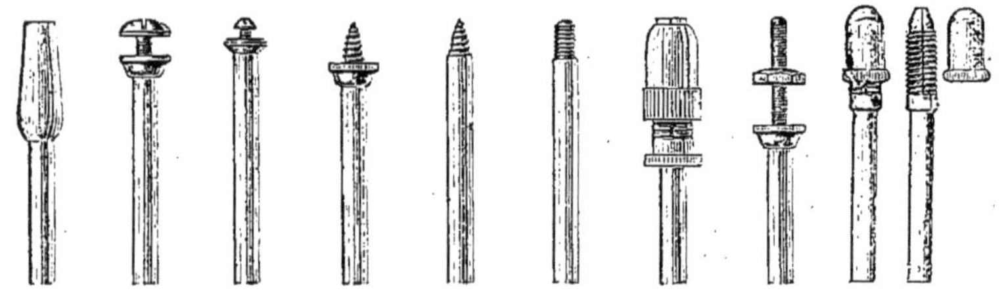

Fig. 88. — Mandrins pour disques et pointes. — (A. et F.)

à l'aide de **Mandrins** de diverses espèces : à *douille,* à *vis et écrou,* à *vis et collet,* à *vis sans collet,* etc. (fig. 88).

§ 4. — Fraises d'acier.

Les **Fraises d'acier** (fig. 89) les plus employées pour la résec-

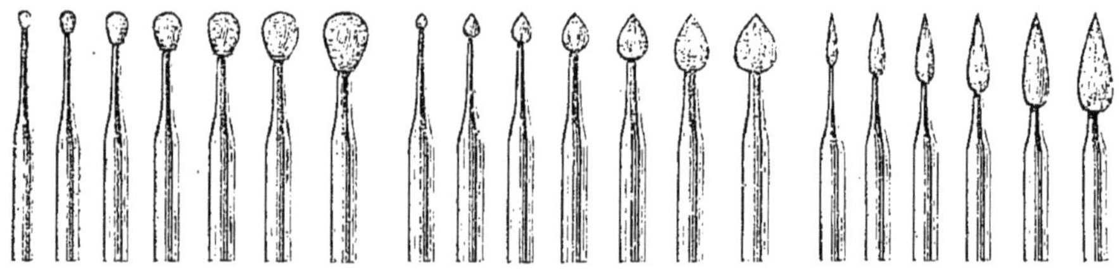

Fig. 89. — Fraises en acier pour la résection. — (A. et F.)

tion des faces approximales sont les fraises à finir en forme de poire droite ou renversée et de cigare.

ART. II. — PROCÉDÉS OPÉRATOIRES

Pour se servir d'une **Lime à séparer**, on la tient entre le *pouce et le médius de la main droite,* placés sur le plat de l'instrument, et *l'index de la même main*, appuyé sur un des côtés.

Pendant qu'on lui imprime un mouvement de va-et-vient de dehors en dedans et de dedans en dehors, on maintient, avec les doigts de la main gauche, les lèvres suffisamment écartées pour qu'elles ne soient pas lésées et pour découvrir les dents à séparer.

La position la plus commode pour limer les dents antérieures et celles du côté droit consiste à se placer à droite et un peu en arrière du patient, pendant que l'on tient sa tête, bien appuyée sur la têtière du fauteuil, avec le bras gauche.

Lorsqu'il s'agit de séparer celles du côté gauche de la bouche, il est quelquefois préférable de se tenir à sa gauche.

Les limes à manche en baïonnette ou à double courbure se tiennent dans la paume de la main, pendant que l'index repose sur un des bords.

Il y a trois choses qu'il ne faut jamais négliger pendant le limage : la première, c'est de tremper fréquemment les limes dans de l'eau tiède pour éviter l'agacement produit par le frottement ; la *seconde*, c'est, dès qu'une lime est encrassée, *de la changer pour une autre ou de la nettoyer avec une brosse métallique* pour ne pas prolonger inutilement l'opération [1] ; la *troisième enfin, de tenir la lime assez solidement pour qu'elle ne puisse dévier ni à gauche ni à droite*, car l'acier en est trempé si sec que la moindre déviation peut la briser.

Le maniement de l'**Echoppe** dans la bouche, lorsque l'on

[1] On peut encore nettoyer les limes en les trempant dans de l'acide sulfurique ou de l'acide chlorhydrique, puis en les lavant avec grand soin dans de l'eau pure, pour enlever toute trace d'acide.

s'en servait, était exactement le même que celui de cet instrument lorsqu'il s'agit de sculpter l'hippopotame. Le manche était solidement maintenu dans la paume de la main, et, le pouce ayant pris point d'appui sur le bord tranchant d'une ou plusieurs dents, on agissait sur la partie à réséquer. C'est ainsi que nous opérions dans les commencements de notre pratique et que nous continuons encore souvent à opérer. Mais l'on peut tout aussi bien se servir, comme le font la plupart des dentistes d'aujourd'hui, de **Ciseaux** que l'on tient, soit de la main droite, comme une plume à écrire, soit de la main gauche, pendant qu'avec la main droite on frappe sur la tête de l'instrument avec un maillet à aurifier, absolument comme le font les serruriers. Mais, nous aimons mieux agir avec le poignet qu'avec le marteau ; nous sommes bien plus sûr de ne pas ébranler la dent et de ne pas en fendre l'émail à un autre endroit que celui que nous voulons atteindre.

Le *point essentiel dans la manœuvre du ciseau*, et nous y revenons à dessein, est de *prendre un point d'appui bien précis* sur les dents voisines, soit avec le pouce, soit avec l'annulaire de la main qui tient l'instrument, de manière à agir avec précision et sans crainte de léser, dans une échappée, les gencives ou les parties voisines.

Les **Roues** ou **Pointes de corindon ou de métal diamanté**

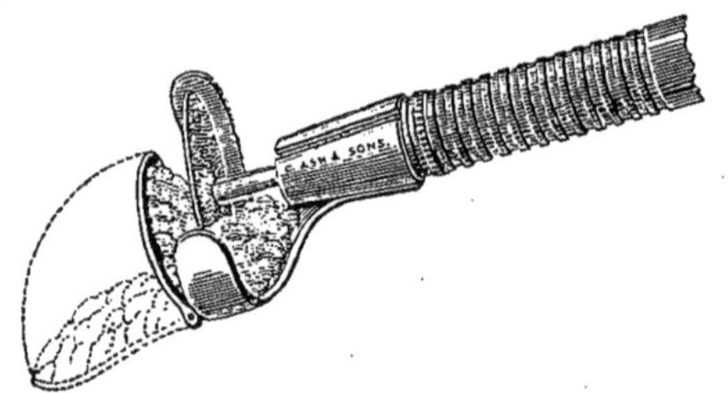

Fig. 90. — Porte-éponge de Stokes. — (A. et F.)

sont mues par le tour dentaire, avons-nous dit ; mais comme, d'une part, l'action n'est efficace qu'à la condition qu'elles soient toujours humectées d'eau pendant la rotation, et que, d'autre part, le contact des roues n'est pas sans danger pour les lèvres, les joues ou la langue, si l'on ne maintient pas ces organes à distance, on a inventé un certain nombre d'appareils servant, soit de mouilleur, soit de protecteur, soit des deux à la fois.

L'**Humecteur** de Herrick (voir p. 80) sert pour les pointes. Le **Porte-éponge** de Stokes (fig. 90), le **Protecteur de la langue**

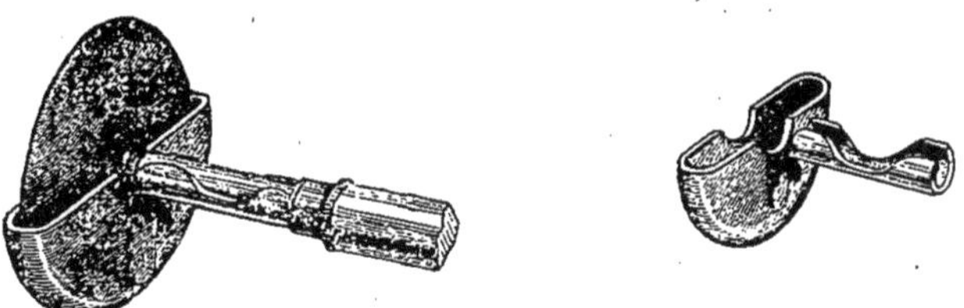

Fig. 91. — Protège-langue et joues de Ives. — (A. et F.)

et des joues de Ives (fig. 91) et l'**Humecteur protège-bouche** (fig. 92) pour les disques.

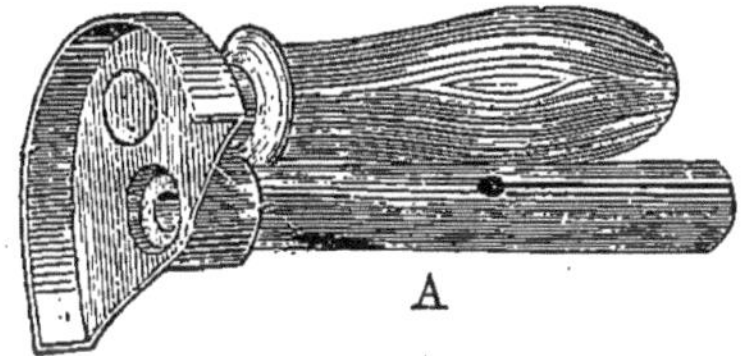

Fig. 92. — Humecteur protège-bouche. — (A. et F.)

Nous avons modifié ce dernier de manière à le rendre absolument efficace comme **appareil de protection** (fig. 93).

Nous avons agrandi le plateau circulaire sur lequel repose le disque, de manière à former un cercle complet, échancré seulement dans un espace répondant à l'épaisseur de la couronne d'une multicuspidée, et nous avons ajouté à ce plateau une espèce de couvercle de même forme que lui, échancré de même et pouvant s'ouvrir à l'aide d'une charnière placée à l'opposé de l'échancrure et se refermer sur le disque mis en place.

Mais tous ces appareils ne peuvent s'adapter qu'à la pièce à main directe du tour dentaire. Lorsque l'on se sert de l'angle droit ou de l'angle obtus, il faut avoir recours aux services d'un aide qui, muni d'une poire-seringue pleine d'eau, humecte

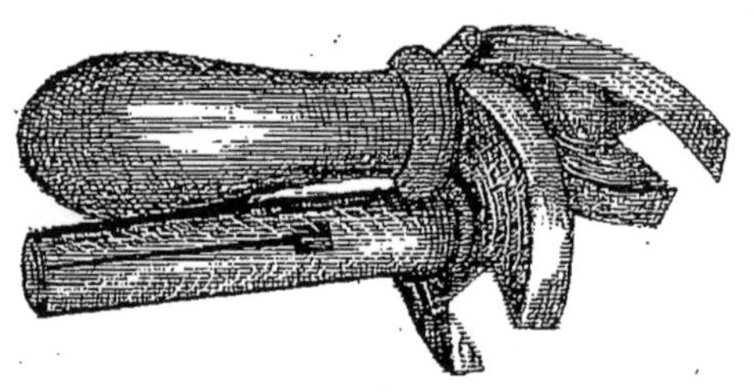

Fig. 93. — Humecteur protège-bouche à charnière.
a. Charnière. — *b*. Couvercle.

constamment les roues. Il en est de même quand celles-ci sont montées soit sur le **Porte-disque** à inclinaison variable de

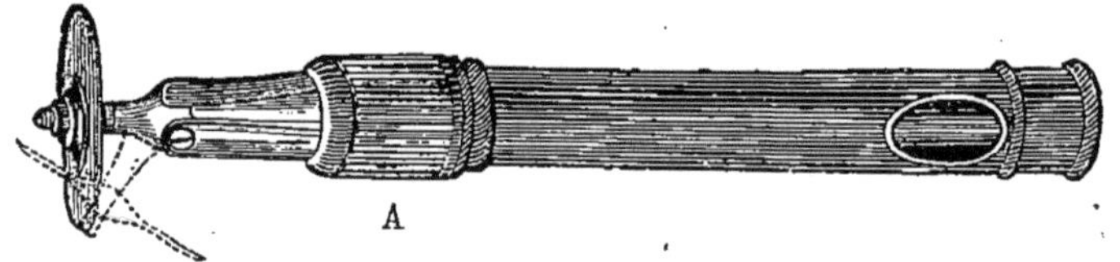

Fig. 94. — Porte-disque à inclinaison variable de Cushing. — (A. et F.)

Cushing (fig. 94), soit sur celui à angle fixe de White (fig. 95),

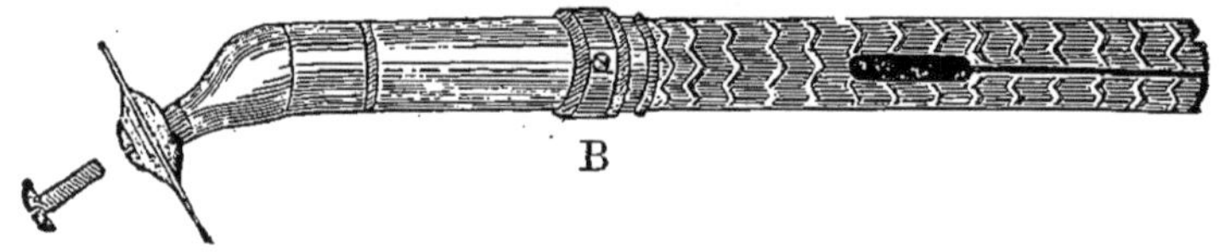

Fig. 95. — Porte-disque à angle fixe de White. — (A. et F.)

soit enfin sur le porte-disque à manche de Hickman (fig. 96).

Quant aux **Fraises**, elles sont de deux espèces : les *fraises à main* et les *fraises à tour.*

Les **Fraises à main** se montent soit sur un manche à douille assez gros pour

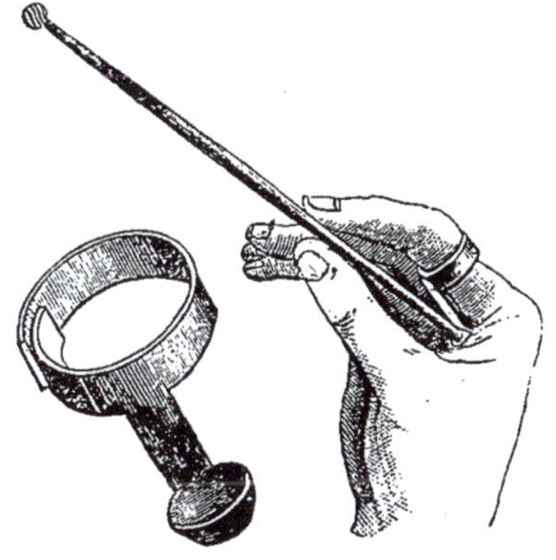

Fig. 97. — Bague de Wescott. — (A. et F.)

ne pas léser la paume de la main, soit sur un manche à béquille mobile ou à boule tournante. Elles peuvent aussi ne faire qu'un avec le manche ; mais, dans ce cas, il convient de se servir, pour les maintenir, de la cupule ou bague de Wescott (fig. 97).

Ce qui est le plus nécessaire dans l'emploi des fraises à main, *c'est que le point d'appui, dans la paume de la main*, soit tel que l'instrument ne *puisse pas glisser et que les doigts conservent assez d'aisance pour faire tourner facilement l'instrument.*

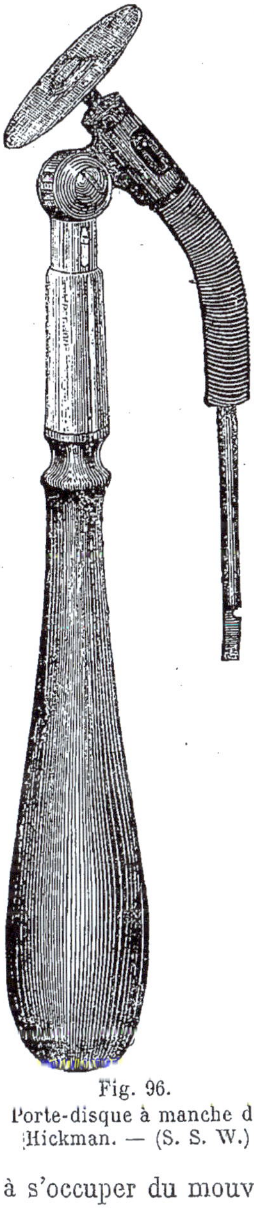

Fig. 96.
Porte-disque à manche de Hickman. — (S. S. W.)

Les **Fraises à tour** sont plus faciles à diriger par cette raison que l'on n'a pas à s'occuper du mouvement de rotation. Il suffit, en effet, de les maintenir convenablement sur l'endroit à réséquer.

Pour cela, il faut prendre un point d'appui avec l'annulaire de la main droite sur les dents voisines de celle que l'on opère, *mais toujours à la même mâchoire qu'elle*. Si, en effet, en opérant sur la mâchoire supérieure, par exemple, on s'appuyait sur l'inférieure, il en résulterait, lorsqu'il arrive au patient de l'abaisser inopinément, une échappée ou un dérangement de position qui pourrait faire glisser l'instrument sur les gencives et les joues.

Une fois la résection faite, il ne s'agit plus que de polir les surfaces réséquées.

Ce polissage s'opère avec des **Pointes et Disques de bois** ou mieux avec des **Pointes et Disques en caoutchouc mou plissé**

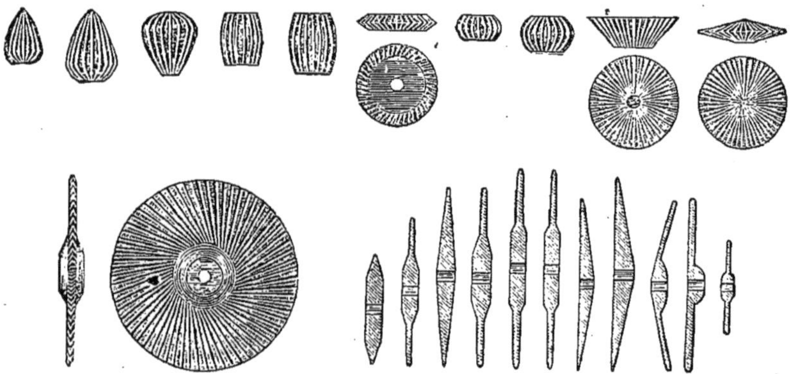

Fig. 98 et 99. — Disques et pointes de caoutchouc mou plissé, ou non plissé. — (A. et F.)

ou non plissé (fig. 98 et 99), chargés de poudre de pierre ponce ou de craie précipitée.

Ainsi pourvu des instruments nécessaires à la résection et sachant nous en servir, nous pouvons en faire l'application.

S'agit-il d'**Érosion**? Avec une meule de petit diamètre, mais d'une certaine épaisseur, ou avec des pointes de corindon de diverses formes, nous égalisons toutes les aspérités, de manière à obtenir une surface aussi plane que possible, sur laquelle les aliments ne pourront ni s'attacher, ni séjourner et qui se nettoiera *spontanément*, comme disent les Américains, ou facilement à l'aide de la brosse.

Si c'est le bord tranchant qui est atteint, il faut l'adoucir et lui donner une forme se rapprochant de l'aspect normal ; s'agit-il de la face broyante d'une multicuspidée ou d'une bicuspidée, après l'avoir aplanie, on en arrondit les bords, afin qu'ils ne puissent pas se briser ni éclater sous les efforts de la mastication ; au besoin même, on y pratique un ou deux plans inclinés.

A-t-on affaire à une **Fracture partielle** du bord tranchant ou d'un angle d'une dent antérieure ? on cherche à imiter, dans la mesure du possible, la forme primitive.

Si la dent se trouve raccourcie, on fait la même opération ou à peu près à sa congénère, de manière à obtenir un aspect symétrique. C'est affaire de goût de la part de l'opérateur et d'*appréciation de la part de l'opéré.*

S'agit-il d'une **Carie approximale superficielle**, l'opération devient plus difficile, et comme nous sommes obligé d'en donner une description minutieuse pour en faire bien saisir les nuances et la portée, nous en ferons l'objet d'un article spécial.

ART. III. — DE LA SÉPARATION DES DENTS PAR RÉSECTION COMME TRAITEMENT CURATIF DES CARIES APPROXIMALES SUPERFICIELLES

Nous avons adopté le mot « **Séparation** » pour exprimer l'écart permanent obtenu, entre deux dents contiguës, par l'opération de la **résection**, en opposition avec le mot « **Ecartement** » qui marque l'écart temporaire, obtenu par l'action des coins.

§ 1. — Dents antérieures.

Les dents antérieures et inférieures sont rarement attaquées par la carie ; nous ne nous occuperons donc ici que des **Supérieures.**

Lorsque nous nous sommes assuré par l'examen des dents qu'il existe une *carie superficielle* entre deux dents antérieures, nous commençons par écarter légèrement ces dents avec un coin de caoutchouc, puis, le lendemain de cette application, nous insérons à la place du caoutchouc un tampon d'ouate imprégné de teinture de sandaraque ou de benjoin que nous y laissons trois ou quatre jours, c'est-à-dire le temps nécessaire pour calmer la sensibilité provoquée par l'écartement. Nous réséquons alors avec une échoppe ou un ciseau l'angle approximo-lingual de la face linguale de ces dents, jusqu'à ce que nous atteignions la carie, mais sans pousser du côté des gencives la résection plus loin que 1 ou 2 millimètres au delà de la partie cariée. Cela fait avec une pointe de corindon (fig. 100) montée sur le tour dentaire, que nous plaçons sur la partie déjà entamée et principalement sur la tache cariée, nous achevons la résection jusqu'à ablation complète de la partie malade.

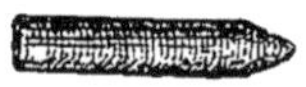

Fig. 100. — Pointe de corindon.

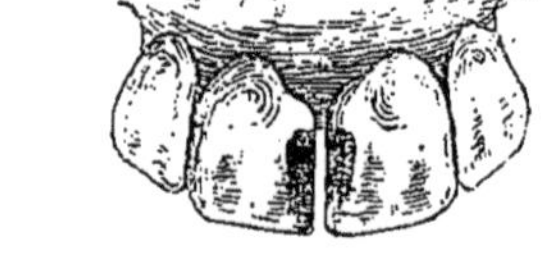

Fig. 101. — Forme obtenue à l'aide de la pointe de corindon.

L'espace concave ainsi obtenu (fig. 101), dont nous adoucissons ensuite le bord cervical à l'aide d'une pointe en pierre d'Arkansas et dont les autres bords vont se perdre, en mourant, sur la face linguale des dents, n'altère en rien leur forme ni leur aspect buccal.

Le point de contact, une fois les dents rapprochées, se trouve près du bord tranchant ; il n'existe pas d'épaulement, près du collet, entre lesquels les aliments puissent s'attacher ; enfin les surfaces réséquées se nettoient *spontanément* et avec la plus grande facilité sous l'action des mouvements de la langue et des courants de liquide que la succion y établit.

Autrefois, au lieu de nous servir de pointes de corindon, nous nous servions de fraises à main en forme de poire, à grosse extrémité dirigée du côté des gencives, que nous avions fait tailler dans ce but. Aujourd'hui ou peut tout aussi bien les employer, mais montées sur le tour ; seulement elles sont moins actives et plus désagréables pour le patient que les pointes de corindon.

Il va sans dire qu'une fois la résection achevée, il convient de *polir les surfaces réséquées* et de n'y *pas laisser la moindre trace d'aspérités ou de rugosités.*

§ 2. — Dents postérieures.

En ce qui concerne les bicuspidées et multicuspidées le traitement est le même pour les inférieures et les supérieures. Il n'est plus ici question de les écarter, mais de trouver un moyen d'enlever les parties cariées sans détruire leur forme buccale, tout en permettant le nettoyage spontané des surfaces. Nous y arrivions primitivement à l'aide de pointes de corindon d'un très petit diamètre que nous introduisions dans les interstices dentaires par l'ouverture linguale ; mais ces pointes étaient, malgré tout, trop épaisses et réséquaient souvent plus de substance saine que nous n'aurions voulu. Elles s'usaient d'ailleurs très vite ou s'effritaient, et il en fallait parfois deux ou trois pour chaque interstice, ce qui rendait l'opération fort longue et ennuyeuse pour l'opérateur.

Depuis 1878 nous avons recours au procédé qu'a indiqué M. Th.-F. Chupein de Philadelphie [1]. Il se sert de disques ordinaires de corindon d'un petit diamètre, 15 à 16 millimètres, ou un peu plus (fig. 102) pour opérer la séparation, tout en respectant l'angle approximo-buccal des dents. Pour cela, il ne craint pas de lacérer la gencive, ce qui est d'ailleurs presque sans douleur *lorsque la rotation est très rapide* [2]; il y pénètre et cherche à enlever le plus possible des surfaces cariées (fig. 103). S'il n'y parvient pas, et c'est ici que nous approuvons absolument sa manière de procéder, il se sert de fraises d'acier allongées en forme de cigare comme celles que l'on emploie pour finir les obturations (fig. 104), et il agit avec elles comme nous le faisions avec les pointes de corindon.

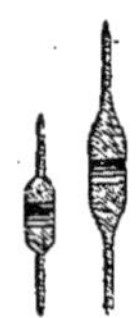

Fig. 102.
Roues de corindon.
(D. C.)

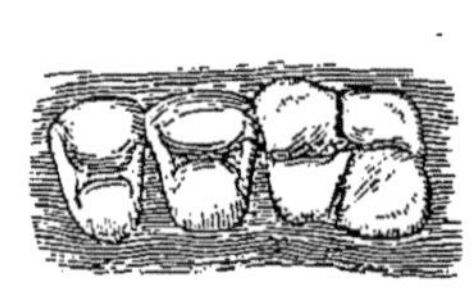

Fig. 103.
Bicuspidées réséquées.
Commencement de l'opération.
(D. C.)

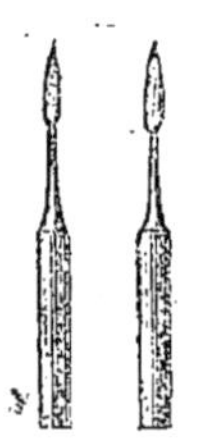

Fig. 104.
Fraises en forme de cigare.
(A. et F.)

Ces fraises, *une fois l'émail enlevé*, peuvent travailler fort

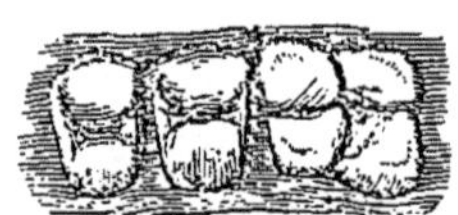

Fig. 105. — Résection achevée. — (D. C.)

longtemps sans s'émousser. L'effet obtenu est représenté dans la figure 105.

Les deux choses essentielles dans ce mode de traitement pour

[1] Dental cosmos, 1878. *Separating teeth*, p. 424.

[2] Si la rotation était lente, la douleur serait très vive.

l'appliquer, non seulement avec succès, mais encore avec certitude de durée du résultat obtenu, sont :

1° Que le *point de contact des dents* se trouve près de la *face broyante*, et que l'*interstice entre ce point et la gencive* soit assez large du côté de l'ouverture linguale, pour qu'il se *nettoie spontanément ;*

2° Qu'il soit tenu compte de l'*état de la bouche* et des *liquides buccaux*, aussi bien que de l'*âge du sujet et de la qualité des dents.*

Dans les commencements de notre pratique, nous ouvrions largement les espaces interdentaires avec des limes en forme de V et nous leur donnions la forme de cette lettre, le sommet étant dirigé du côté de la gencive.

Lorsque la couronne des dents était cubique et assez épaisse au collet, c'est-à-dire lorsque les dents étaient en contact presque jusqu'à la gencive, ce genre de résection réussissait parfaitement. Nous laissions un très petit épaulement près de la gencive, et, le point de contact des deux dents étant d'une faible surface, les dents restaient exemptes de la carie de retour; de plus les aliments, ne pouvant pas s'empiler jusqu'à la gencive, n'y causaient aucun malaise pendant la mastication.

Mais lorsque la couronne était très resserrée au collet, comme étranglée, et que les dents, avant la résection, ne se touchaient que près de leur face coronale, alors il arrivait qu'une fois le V obtenu, et par suite de l'absence d'épaulement, les aliments s'accumulaient dans l'interstice et la mastication devenait fort pénible.

Ainsi diminuées de volume, les dents se penchaient l'une vers l'autre, l'interstice voisin s'agrandissait et devenait lui-même un réceptacle à aliments; enfin, comme le nettoyage devenait fort difficile, l'opération aboutissait souvent, au bout d'un temps plus ou moins long, au retour de la carie.

Aussi, malgré les succès que nous en avons obtenus à cette

époque, succès qui étaient bien plutôt dus au soin que nous mettions à n'opérer ainsi que des dents d'une qualité au-dessus de la moyenne, avons-nous abandonné ce mode opératoire pour adopter celui que nous avons décrit au commencement de cet article.

§ 3. — Traitement concernant la résection curative.

En ce qui concerne l'état de la bouche et de la salive, il n'est pas douteux, puisque la principale cause de la carie dentaire réside dans l'acidité de la salive, que l'*opération a peu de chances de succès dans une bouche dont les liquides sont habituellement acides.*

Que cette acidité tienne à la constitution de l'individu, à la qualité du mucus blanchâtre qui séjourne continuellement dans les interstices dentaires, sur le collet des dents et dans le sillon gingivo-dentaire de certaines bouches, à l'état visqueux et filant de quelques salives, à certaines maladies du tube digestif, stomatites, amygdalites chroniques, pharyngites granuleuses, dyspepsies, gastralgies, etc.; à diverses affections des voies respiratoires; à certaines diathèses telles que le diabète, l'albuminurie, etc., il n'en est pas moins vrai qu'elle prédispose les dents à la carie d'autant plus que l'émail qui protège l'ivoire a été réséqué dans une plus grande étendue.

Quant à l'*âge du sujet* et à la *qualité de ses dents*, tout le monde sait que, suivant l'âge plus ou moins avancé, la chambre pulpaire est moins ou plus vaste, la couche de dentine plus ou moins épaisse, et nous en tirons naturellement cette conclusion que la résection aura d'autant plus de chances de réussir que la chambre pulpaire sera plus petite et son enveloppe de dentine plus épaisse et plus dense.

La *trop grande jeunesse* est donc une contre-indication, parce qu'elle prédispose les dents réséquées à la pulpite et aux accidents qui l'accompagnent[1].

Au point de vue *de la qualité des dents*, il en est de plusieurs espèces qui diffèrent entre elles par leur couleur, leur configuration et leurs dimensions.

D'une manière générale on peut dire que les dentures qui ont *une apparence délicate*, dont les incisives longues, minces et étroites, ont une teinte bleuâtre, dont les molaires ont des cuspides très saillantes, séparées par des sillons profonds, sont sujettes à la carie, *carie blanche*, *carie molle,* carie d'autant plus dangereuse qu'elle envahit les dents sans que le sujet en soit prévenu par de la douleur ou un changement très apparent de couleur ;

Que celles dont les incisives, larges, longues, épaisses ont leurs faces rugueuses et irrégulières, d'une couleur d'un blanc sale, dont les molaires ont des protubérances volumineuses non seulement sur leur face coronale, mais encore sur leurs faces buccale et linguale, se détériorent encore plus promptement que les précédentes ;

Qu'en un mot, lorsque l'on a affaire à de pareilles dents, ce n'est pas à la résection qu'il convient d'avoir recours pour empêcher le retour de la carie, *leur mauvaise qualité étant une contre-indication absolue.*

D'où nous pouvons tirer cette conclusion que c'est seulement aux *dents de bonne qualité* ou, à la rigueur, de *qualité au-dessus de la moyenne* qu'elle est *rationnellement applicable.*

[1] Nous verrons un peu plus loin que ce n'est pas l'avis de bien des partisans de la résection, entre autre de MM. Arthur et Bonwill qui l'appliquent dès la sortie des dents permanentes.

ART. IV. — DE LA SÉPARATION DES DENTS PAR RÉSECTION COMME TRAITEMENT PRÉSERVATIF ET ANTICIPÉ DE LA CARIE DENTAIRE APPROXIMALE

L'arrêt de la carie superficielle approximale par la résection et l'isolement des parties ainsi réséquées n'est pas chose nouvelle. Si ce mode de traitement a été vivement discuté, il n'en est pas moins admis aujourd'hui en Dentisterie comme rationnel et capable de sauver les dents; mais il n'en est plus de même de la **Résection comme traitement préservatif et anticipé de la carie dentaire approximale.**

Malgré l'ardeur avec laquelle Robert Arthur, d'une part, et Bonwill, d'autre part, l'ont prônée et défendue preuves en mains, elle n'a été que difficilement acceptée, dans ce but, par la généralité des membres de la profession qui la regardent comme une mutilation presque toujours inutile des dents.

Et cependant, si l'on voulait y réfléchir sérieusement, si l'on voulait se donner la peine de discuter les faits relatés par ces auteurs, si, surtout, l'on voulait bien, comme nous l'avons fait nombre de fois, se donner la peine de l'essayer sur des clients assez confiants dans la bonne foi, le savoir et l'habileté de leur dentiste, pour lui abandonner, les yeux fermés, le soin de la santé de la bouche de leurs enfants, on aurait bientôt acquis la preuve de la remarquable efficacité de ce traitement *dans les cas où il est rationnellement applicable.*

Ce *n'est pas, en effet, cette efficacité qui est discutable.* Tous les dentistes qui ont pratiqué la résection comme traitement des caries superficielles sont d'accord sur les mérites de ce traitement; ce qui est beaucoup moins précis, *c'est le discernement des cas où il y a lieu de l'appliquer.* Aussi est-ce là le point capital de cette question que le lecteur résoudra, coup sûr, plus facilement, après avoir pris connaissance des méthodes de ces deux remarquables praticiens.

§ 1. — Méthode de Robert Arthur.

D'après Robert Arthur [1], il est encore impossible, à l'heure actuelle, d'établir une théorie tout à fait satisfaisante de la carie dentaire, bien que l'on ait cependant des données assez nettes pour servir de base rationnelle à la pratique du dentiste.

Tout le monde s'accorde à dire que la maladie commence par attaquer la surface externe des dents, et qu'il n'y a pas de carie interne ; qu'il y a décomposition chimique des tissus affectés ; que l'agent de cette décomposition est un acide faible, mais que sa présence, pendant un temps fort long, le rend capable de décomposer la substance des dents.

Tout le monde reconnaît encore que la carie attaque les endroits défectueux des faces coronales, par suite de la rétention des substances capables d'amener la décomposition ;

Que la carie n'attaque pas seulement les parties défectueuses, mais aussi celles où l'émail est sain ;

Que sur les faces approximales des dents elle se montre au point de contact des dents contiguës.

Mais Robert Arthur ajoute :

Que cette dernière assertion est une erreur, qu'il existe en ce point de contact une facette sur chaque dent, facette qui est le résultat du frottement des surfaces causé par les légers mouvements des dents pendant la mastication ou par d'autres mouvements auxquels elles sont exposées ;

Que très rarement la carie attaque exactement la place de ces facettes, et que, lorsque cela arrive, cela est dû aux fragments de nourriture qui ont été poussés entre ces surfaces à l'endroit où elles portent l'une contre l'autre ;

[1] *Separation as a preventive of decay. Transactions of the New York odontological society.* 1879. *Treatment and prevention of decay of the teeth*, par ROBERT ARTHUR. Philadelphie, 1879, 2e édition.

Qu'elle commence près des parties proéminentes, le plus souvent entre elles et la gencive, mais quelquefois aussi aux alentours de ces parties (fig. 106 et 107) ;

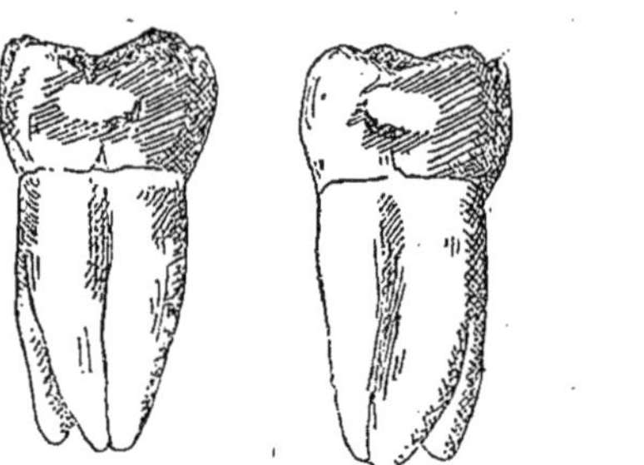

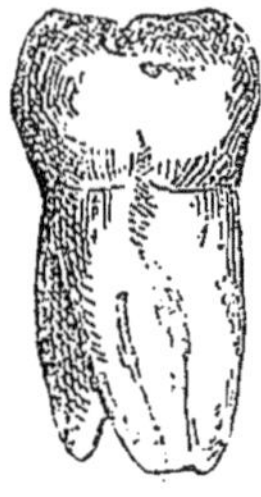

Fig. 106, 107. — Siège de la carie au-dessus ou au-dessous du point de contact des dents. — (R. A.)

Qu'il existe entre les dents un espace triangulaire, rempli pendant la vie par la gencive, espace qui, limité principalement par le collet des dents, est protégé par la gencive contre l'arrivée des agents de décomposition ;

Que plus les surfaces de contact sont étendues, plus la carie est active, non pas aux endroits de contact, mais au sommet du triangle des interstices opposé à la gencive ;

Qu'enfin cela est dû à la difficulté d'éloignement des substances qui se logent dans ces interstices.

Or, pour Robert Arthur, le meilleur moyen de *remédier à cet état de choses consiste à diminuer la surface de contact.*

C'est ce fait qui, d'après lui, a engendré la pratique depuis longtemps suivie, une fois que la carie a commencé, de séparer les dents d'une manière permanente, et il en déduit que si cette séparation peut être faite assez grande pour *permettre le nettoyage spontané de ces espaces*, le résultat, c'est-à-dire l'arrêt des progrès de la carie, est obtenu.

Voici la marche qu'il suit :

La première Multicuspidée permanente apparaît vers six ans ; elle se place en contact avec la deuxième molaire temporaire, si elle existe encore. Comme toutes les dents qui sortent, elle *est saine. C'est à ce moment qu'il faut chercher à la protéger contre la carie.* Il suffit pour cela de séparer, en réséquant la face distale de sa couronne, la deuxième molaire temporaire de la première multicuspidée permanente, de manière à empêcher la carie d'envahir la face mésiale de cette dernière, où elle est fort difficile à enrayer.

Après la première multicuspidée permanente, ce sont les **Incisives** qu'il faut surveiller. Ces dents, à de très rares exceptions près, peuvent être atteintes de carie et cependant être conservées, sans qu'il soit besoin de les obturer, et sans la plus petite difformité. En effet, la séparation des incisives, si elle est faite assez tôt, arrête les attaques de la carie; mais il est inutile de faire les séparations trop larges, et les épaulements peuvent être facilement taillés en biseau (fig. 108 et 109).

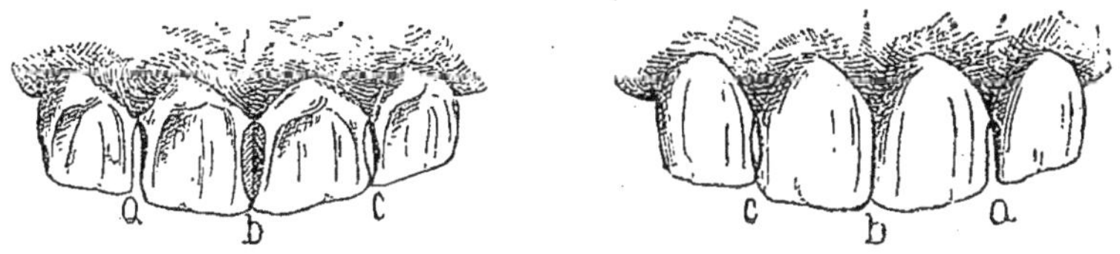

Fig. 108, 109. — Résection des dents antérieures par la méthode de Robert Arthur. Faces linguale et labiale. — (D. C.)

Cette forme de séparation, pour l'ablation des caries superficielles, est bonne, *pourvu qu'on la fasse dans des limites suffisantes.*

Robert Arthur sépare les incisives en partant de la jonction des surfaces linguo-approximales (fig. 108 *b*), mais il ne les sépare pas jusqu'aux gencives. Cette séparation n'est pas visible à la face buccale, et le contact n'a lieu que par la ligne approximale de l'émail (fig. 109 *b*).

Ainsi produit, l'espace se nettoie très facilement, soit spontanément, soit avec la brosse.

Une autre forme de séparation est bonne aussi dans certains cas (fig. 108 et 109 *c*); c'est celle en croissant.

Il ne les fait jamais, tant que les dents sont saines ; mais il les surveille avec soin, car plus on s'y prend à temps, mieux le traitement réussit. Il écarte, de temps en temps, les dents pour se rendre compte de leur état et aussi pour faciliter l'opération, s'il y a lieu de la faire ; mais il ne résèque jamais les dents avant d'être assuré que le ramollissement a commencé.

Lorsque les sujets ne se soignent pas la bouche et qu'il n'espère pas qu'ils le fassent, il préfère la séparation comme en *a* et en *c* (fig. 108, 109) ; mais si le sujet est soigneux, il préfère la séparation comme en *b*. C'est la manière d'être des patients qui le guide.

Voici comment il s'y prend : si la carie se montre, il écarte les dents avec un *simple ruban de fil* (*mais non avec du caoutchouc*, à cause de la douleur que ce dernier provoque), de manière à pouvoir arriver aisément aux surfaces, et il opère avec un ciseau ordinaire, ou bien avec un instrument en forme de cigare composé de laque et de corindon ; puis il polit, d'abord avec de la pierre ponce et, pour finir, avec de l'oxyde d'étain. Il agit de même pour les **Canines**.

Après les dents antérieures viennent les **Bicuspidées**. Ce sont les dents les plus difficiles à traiter de la série permanente. Elles se carient très facilement, souvent avant que l'on s'en soit aperçu, et c'est à propos d'elles et à cause de cela que Robert Arthur a songé tout d'abord à la séparation des dents saines, en prévision de la carie.

Chacun sait que ces dents sont tôt ou tard envahies par cette maladie, souvent avant l'âge adulte, et cela à peu d'exceptions près (95 ou 90 p. 100). Il n'est pas douteux que c'est la contiguïté de certaines parties de ces dents qui les prédispose ainsi à la carie. Or, si l'on ne fait, pour empêcher les attaques de la maladie, rien autre que d'enlever la partie cariée ; si cette ablation est faite dès l'apparition de la carie, surtout avant sa pénétration dans la dentine, et si les interstices sont convenablement agrandis, il n'en résultera pas moins que ce simple traitement suffira pour arrêter d'une manière effective les progrès du mal. Il y a donc lieu d'espérer que les surfaces ainsi traitées, si l'on en prend bien soin et si l'on empêche l'accumulation des aliments, ne seront plus sujettes à de nouvelles attaques. Cependant il serait encore possible, malgré cela, que la maladie attaquât le point de contact des épaulements près de la gencive ; mais comme cette partie se trouve réduite à son minimum, il y a bien des chances pour qu'il n'en soit pas ainsi. Dans tous les cas, si la carie revenait, il serait toujours facile de s'en apercevoir par l'examen et d'y remédier d'une autre manière, c'est-à-dire par l'obturation.

En résumé, le succès est en proportion de la précocité du traitement. Or si, appliqué à propos, il est capable d'arrêter les progrès de la carie, en éloignant les conditions qui la favorisent, pourquoi le même traitement n'empêcherait-il pas son arrivée ? Il n'y a qu'une objection à cette manière de voir, c'est qu'en agissant ainsi prématurément, on risque de réséquer des dents qui auraient pu rester saines sans qu'on les touchât ; mais cette objection tombe d'elle-même devant ce fait que 90 bicuspidées sur 100 sont fatalement attaquées par la carie et que, par suite, les risques relatifs aux 10 autres dents sur 100 sont bien faibles.

Il y a plus, c'est qu'en supposant même qu'il soit inadmissible de séparer indistinctement les dents de tous les enfants, ce qui d'ailleurs est l'avis de Robert Arthur, *il n'en reste pas moins qu'il y a certains signes ou conditions générales qui permettent au dentiste expérimenté de juger, avec quelque degré de certitude, quel sera l'état probable des dents.*

Le caractère de ces organes, l'état des liquides buccaux, la santé générale, les prédispositions héréditaires surtout, ainsi que la tendance à la carie qui se montre sur les dents permanentes à mesure qu'elles apparaissent, ne sont-ils pas des données suffisantes pour guider le praticien ?

Si les faces approximales des incisives sont attaquées par la carie avant l'âge de douze ans, il y a tout lieu de croire que les autres dents ne seront pas épargnées, excepté cependant les incisives inférieures. En supposant même que ces dents soient encore saines, si tous les signes de la prédisposition à la carie existent, pourquoi attendre que la maladie soit arrivée pour opérer ?

En pareil cas, Robert Arthur les sépare suivant la forme indiquée dans la figure 110, c'est-à-dire que la séparation ne va pas jusqu'à la gencive, mais s'en approche le plus possible, tout en laissant un épaulement solide capable de résister à la pression des aliments, d'empêcher l'accès des matières étrangères dans l'interstice triangulaire et de s'opposer au passage des liquides et même du mucus.

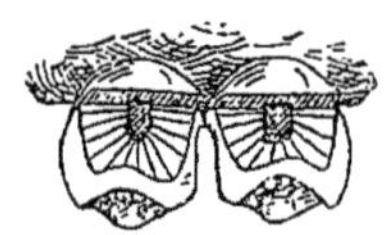

Fig. 110. — Coupe de deux bicuspidées contiguës traitées par la méthode de Robert Arthur. — (D. C.)

Par ce traitement anticipé, la condition normale des dents n'est pour ainsi dire pas modifiée, les surfaces sont à peine sensibilisées ou ne le sont que momentanément, et, en admettant même que la carie vienne, on peut encore l'enrayer par une obturation simple.

Les séparations peuvent être, avec avantage, plus larges du côté lingual que du côté buccal.

Le traitement des **Multicuspidées** est le même que celui des bicuspidées.

§ 2. — Méthode de W.-G.-A. Bonwill [1].

Ce praticien est partisan des idées de Robert Arthur ; mais il n'est pas d'accord avec lui sur le mode d'application.

[1] The anticipation of caries by separations. Mémoire de W.-G.-A. Bonwill, de Philadelphie, dans *Transactions of the New-York odontological society*, 1879, p. 97.

Pour que la méthode par anticipation donne des succès, il engage les parents qui ont des enfants à les lui amener dès qu'ils ont trois ans. Si la carie commence à la face broyante des molaires, il les obture avec de l'étain ou de l'amalgame, rarement avec de la gutta-percha. Si les parents ont de mauvaises dents, et si la carie s'y est montrée de bonne heure, il y a bien des chances pour que les dents de leurs enfants ressemblent aux leurs et que les faces approximales se carient.

Dès qu'il le peut, en pareil cas, Bonwill sépare les cuspidées des incisives latérales et aussi la première et la seconde molaire par une simple division avec un disque à bord carré, division qu'il conduit jusqu'au collet, sans cependant qu'elle détruise le contact vers ce point. C'est presque entièrement sur la face mésiale des molaires et sur l'angle linguo-mésial que porte la résection, de manière à éviter l'accumulation des aliments entre les parois parallèles et, au fond, vers le collet. Pour **les Dents temporaires** qui habituellement se touchent jusqu'au collet, contrairement à ce qui a lieu pour les dents permanentes, c'est ce genre de séparation qui est le plus efficace.

Avant l'arrivée de la **première Multicuspidée permanente** il résèque la face distale de la seconde molaire de lait et lui donne la forme qu'a dans la figure 111 la deuxième multicuspidée du côté droit ainsi préparée pour attendre la sortie de la dent de sagesse.

Quant aux incisives, si elles se carient, il les sépare avec un disque en partant de leur bord tranchant, et il les laisse isolées avec un fond légèrement carré près du collet et un petit épaulement destiné à maintenir l'isolement au-dessus et au-dessous du point de contact.

Cette manière d'opérer est, sans contredit, la meilleure pour éviter la carie aux dents temporaires. Il s'agit maintenant des **Dents permanentes.**

Une fois la seconde molaire de lait réséquée sur sa face

distale, il n'y a plus rien à faire pour la première multicuspidée permanente, jusqu'à la sortie de la dent de douze ans. La concomitance de sortie des incisives centrales supérieures empêche de pouvoir agir sur leur face mésiale avant que les dents aient acquis toute leur longueur ; mais leur face distale peut être taillée du côté lingual aussitôt après la chute des latérales temporaires et avant l'apparition des latérales permanentes. Il est inutile de réséquer la face distale des latérales

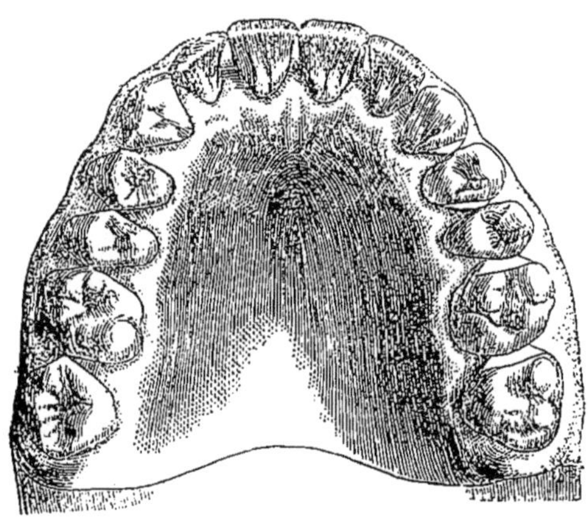

Fig. 111. — Traitement par anticipation, avec point de contact au collet (côté gauche) ; à la face bruyante (côté droit) ; au bord tranchant (incisives). — (T. N. Y. O. S.)

permanentes, dès qu'elles ont atteint leur longueur ; on se contente, à ce moment, de réséquer la face mésiale de la cuspidée temporaire ; ce n'est que plus tard, c'est-à-dire un peu avant la sortie de la cuspidée permanente, que l'on résèque l'angle linguo-distal de la latérale.

Malheureusement les parents n'amènent pas toujours leurs enfants assez à temps pour que l'on puisse agir de la sorte, et l'on est souvent obligé d'attendre que toutes les incisives permanentes et la plupart des dents du fond de la bouche soient sorties ; et comme, en outre, il peut se présenter beaucoup de cas d'irrégularités congénitales ou acquises, par suite d'extractions tardives ou prématurées de dents de lait, il y a, dans ces cas, avantage à ne pratiquer la résection qu'au moment où toutes les dents sont en place, excepté cependant en ce qui concerne les deuxièmes multicuspidées.

Rien n'est plus facile que de modifier la forme des incisives permanentes supérieures, dès qu'elles sont sorties, de manière à ce que la carie n'attaque jamais leurs faces approximales, résultat que Bonwill affirme pouvoir être atteint quatre-vingt-quinze fois sur cent. Quant aux incisives inférieures, comme elles ne se carient que très rarement, ce n'est que dans des cas exceptionnels qu'il faut les traiter par anticipation.

Pour l'opération Bonwill se sert d'un petit instrument d'acier très dur et rugueux, en pyramide, d'environ 7 à 8 millimètres de longueur sur 2 ou 3 de diamètre. Il est monté sur le tour dentaire, et comme il tourne très rapidement, il coupe facilement même sans être mouillé.

On peut en aiguiser les angles avec une pierre d'Arkansas, une ou deux fois, pendant la séparation de chaque interstice entre les incisives ; mais il est bon d'en avoir plusieurs, pour ne pas perdre de temps, pendant la substitution.

Ces instruments sont de diverses dimensions.

Il est rare que l'on soit obligé de les monter sur l'angle droit, la pièce à main directe permettant parfaitement à l'instrument d'atteindre la face linguale et de couper avec ses côtés et non avec sa pointe.

Le seul inconvénient de ce mode d'opérer est le bruit produit par les trois arêtes sur les parois de la dent. Mais la rapidité de la rotation et le choc même produit par les arêtes, une fois que l'on est arrivé à la dentine, annihilent la douleur.

Avec les *instruments de petit diamètre* il faut, pour réussir, atteindre une rapidite de 300 *à* 500 *révolutions par minute ;* sans cela, au lieu d'entamer la surface, l'instrument se prend entre les dents et les brise. *Il est de toute nécessité de ne pas le perdre un instant de vue.*

La forme de la séparation pour les **Incisives** doit être elliptique, et les angles approximo-incisifs ne doivent se toucher qu'en un petit point, sans cependant que les lignes de la séparation forment un angle très aigu (fig. 112 et 113). L'interstice, plus large du côté lingual, doit être relativement considérable au collet.

Lorsque, comme cela se présente pour certaines incisives, le point de contact naturel n'est pas à l'angle approximo-incisif,

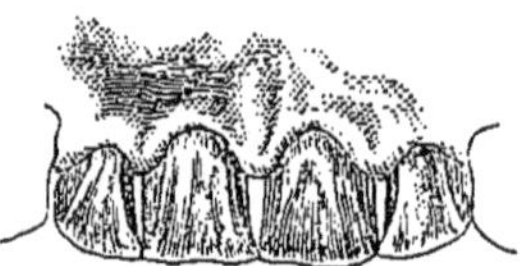

Fig. 112. — Face linguale des incisives après la résection. Contact à l'angle approximo-incisif. — (T. N. Y. O. S.)

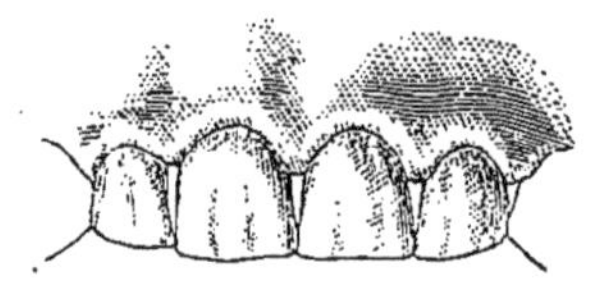

Fig. 113. — Les mêmes, face buccale; l'instrument n'ayant agi que sur la face linguale. — (T. N. Y. O. S.)

il ne faut pas détruire celui qui existe, mais simplement empêcher que les bases des dents se touchent au collet; et dans le cas où il n'y aurait pas de contact suffisant, laisser à la face buccale, et dans toute la longueur de la dent, une petite lame servant d'arc-boutant.

Pour les **Bicuspidées** et les **Multicuspidées** le procédé diffère : il n'y a cependant pas de règle générale à indiquer, à cause de la grande variété de contour, de position et de largeur de surface de contact. Bonwill résèque le plus possible des faces buccale et linguale, de manière à obtenir des angles plus obtus que lorsqu'il n'agit que sur le côté lingual, et cela dans le but d'éviter d'irriter les gencives (fig. 114).

Avant la sortie de la dent de six ans, la seconde molaire de lait, avons-nous dit, a été réséquée ; mais une fois celle-ci partie et la **Dent de six ans sortie**, c'est cette dernière *qu'il faut réséquer* à son tour, sur ses faces *mésiale, buccale* et *linguale,* de manière à ne laisser qu'une lame verticale ou un simple point de contact à l'endroit où les dents devront se toucher naturellement, c'est-à-dire le plus près possible de la face buccale.

On agit ensuite, suivant les mêmes principes, sur la **Première Bicuspidée.** La résection de la face buccale ne laisse que peu de traces sur la dent ou, du moins, ne nuit pas à son aspect.

Il est rare que l'on ait besoin de toucher à la **Seconde Bicuspidée.** Dès que la cuspidée temporaire est tombée, et pendant que la permanente est encore dans la gencive, on résèque la

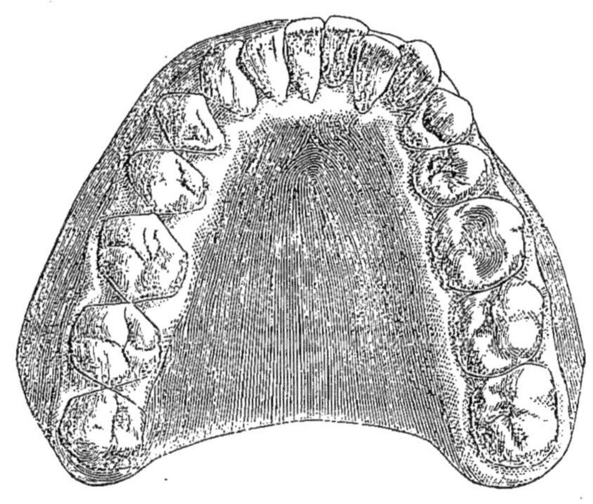

Fig. 114. — Résection des dents (côté droit de la bouche, côté gauche de la figure) montrant le résultat du traitement par anticipation. Dents primitivement très serrées. — (T. N. Y. O. S.)

face mésiale de la première bicuspidée, mais davantage du côté lingual que du côté buccal. Quelquefois, cependant, il est mieux d'attendre que la cuspidée permanente soit complètement sortie, parce que le point de contact n'est pas toujours le même.

Enfin, avant la sortie de la **Cuspidée,** on taille la face distale de l'**Incisive Latérale,** sur son côté lingual, à l'aide d'un disque de corindon.

A ce point du traitement, toutes les dents sont en position, excepté la deuxième multicuspidée. C'est alors que l'on résèque la face distale de la **Première Multicuspidée** avant que la deuxième ne soit sortie. Quant à la face distale de cette

Deuxième Multicuspidée, il est inutile de l'attaquer, à moins que l'on ne soit sûr de la sortie de la dent de sagesse.

Telle est la ligne de conduite recommandée par Bonwill, lorsque l'on a l'occasion de suivre les dents pendant toute leur éruption. Mais, **lorsqu'elle sont toutes en place, il n'y a plus lieu d'agir par anticipation**, et c'est alors, c'est-à-dire passé quinze ou vingt ans, qu'il convient de recourir à l'obturation lorsqu'il y a carie.

Lorsque les multicuspidées sont courtes, épaisses, et que les surfaces se touchent au collet, ou tout près du collet, il vaut mieux ne réséquer que la face mésiale de la deuxième multicuspidée et entrer, directement et verticalement, avec le disque, jusqu'au collet, de manière à ne faire l'épaulement qu'à la face mésiale de la deuxième multicuspidée. (Voir fig. 111, côté droit de la figure.) Cela fait, on résèque la face distale de la première multicuspidée sur ses faces buccale et linguale, de manière à former une ouverture en coin, de chaque côté de la dent (fig. 115).

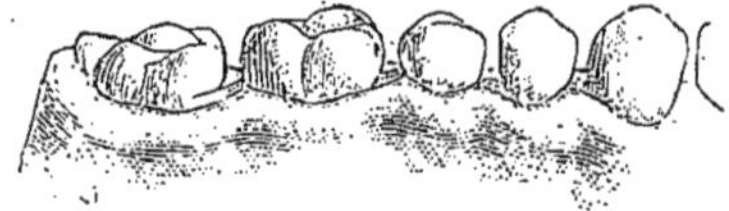

Fig. 115. — Côté droit de la fig. 111. — Face buccale. — Point de contact près du collet. — (T. N. Y. O. S.)

Lorsque les bicuspidées sont courtes, épaisses et en contact près de la gencive, les deux faces, buccale et linguale, peuvent

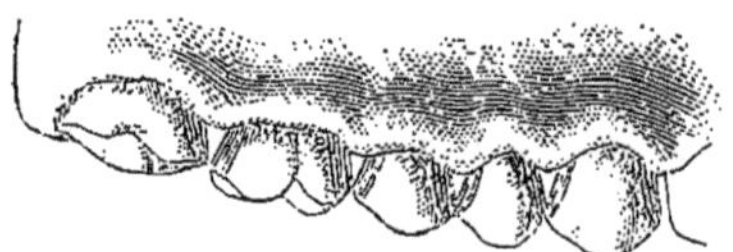

Fig. 116. — Côté gauche de la fig. 111. Point de contact près de la face bruyante. — Résection sur les faces mésiale et distale. — (T. N. Y. O. S.)

être réséquées jusque vers le milieu de la ligne de contact, mais davantage du côté de la face distale, à l'aide d'un disque, et s'il reste encore quelque endroit en contact près du collet, on peut réséquer cet endroit jusqu'à concurrence d'une simple lamelle servant d'arc-boutant.

§ 3. — Remarques sur la résection par anticipation.

Ainsi qu'on a pu le voir par la description des méthodes de Robert Arthur et de Bonwill, il y a accord sur le principe, c'est-à-dire sur la nécessité de s'opposer aux grandes surfaces de contact entre les faces approximales, mais il y a désaccord sur la manière d'y parvenir.

Le but est non seulement d'empêcher les aliments de s'accumuler entre les dents, lorsqu'ils peuvent y pénétrer, mais encore de prévenir le séjour des liquides plus ou moins acides qui y sont attirés par l'**action de la Capillarité**.

Cette action, en ce qui concerne les interstices dentaires, a été bien étudiée par Shoemaker[1]. Elle s'exerce de la manière suivante :

Lorsque des tubes de différents diamètres sont placés dans un liquide qui a la propriété de mouiller la substance même dont ils sont faits, le liquide monte dans les tubes au-dessus du niveau qu'il a dans le vase qui le contient et monte d'autant plus que le tube est plus fin. Deux surfaces convexes qui se touchent ou sont très proches produisent le même effet, si elles sont placées comme les tubes dans un liquide qui puisse les mouiller. Le liquide monte d'autant plus haut entre elles qu'elles sont plus rapprochées.

En appliquant ce principe aux dents, on voit que leurs faces approximales exercent une action capillaire sur les liquides de la bouche, absolument comme les deux surfaces convexes citées plus haut.

[1] R.-H. Shoemaker. *Capillary attraction in its relation to contour filling. Dental Cosmos*, 1881, p. 289.

Les liquides de la bouche montent dans les interstices limités par les dents et les gencives, la plus grande force d'attraction étant exercée juste au-dessous du point de contact, de telle sorte que tout ce qui est délétère dans ces fluides reste en contact avec les dents en cet endroit et ne peut en être facilement délogé par les mouvements buccaux ordinaires.

Or, c'est en cet endroit que la carie approximale commence, et non au point de contact.

Puisque tout le monde est aujourd'hui d'accord sur ce point, il s'agit de s'opposer aux effets de cette action de la capillarité.

Des deux méthodes que nous avons décrites et qui tendent à ce but, celle de Robert Arthur est moins efficace que celle de W. Bonwill, parce que le point de contact, dans la première, se trouvant toujours près du collet, l'attraction capillaire peut s'exercer en cet endroit, tandis que, dans la seconde, ce point se trouvant près de la face coronale ou du bord tranchant, il y a presque impossibilité qu'elle se produise dans les vastes espaces triangulaires qui ont été taillés entre les faces approximales.

Pour nous qui avons essayé les deux, nous avons cherché à prendre ce qu'il y a de bon dans chacune d'elles, tout en laissant de côté les exagérations inhérentes à tout système absolu. Nous avons obtenu, en agissant ainsi, des succès vraiment remarquables, et nous engageons nos confrères à ne pas répudier, de prime abord et sans l'avoir étudié, un traitement dont l'efficacité est incontestable. Il ne faut pas faire fi, à propos de la conservation des dents, des **Espaces à nettoyage spontané** [1].

[1] Le mot « *spontané* », appliqué au nettoyage des dents, peut paraître impropre. Cependant nous n'en avons pas trouvé dans la langue française qui désignât mieux cette opération inconsciente qui se fait tout naturellement et constamment dans la bouche, sous l'influence des mouvements de mastication, de succion ou autres de la langue, des lèvres et des joues.

QUATRIÈME PARTIE

OBTURATION DENTAIRE. — CONSIDÉRATIONS GÉNÉRALES

On peut définir l'**Obturation** d'une dent, une opération qui consiste à réséquer les tissus dentaires décomposés d'une cavité cariée, puis à remplir cette cavité, une fois qu'elle est bien préparée, avec quelque substance dont la présence y prévienne le retour de la maladie.

C'est donc pour le dentiste une opération très importante, sinon la plus importante de toutes, puisque la carie est la maladie qui, à elle seule, occupe la plus grande partie de la pathologie dentaire et que le dentiste passe à la pratiquer les trois quarts au moins de son temps de travail.

Pour que cette opération soit faite avec toutes les chances possibles de succès, il est certains principes qu'il faut connaître et suivre, en dehors même de l'habileté manuelle de l'opérateur qui en est, nous n'avons pas besoin de le dire, une condition indispensable.

Savoir boucher un trou avec une substance quelconque n'est pas tout ce qu'il faut pour faire un bon opérateur. Il ne suffit pas d'enfoncer une cheville d'ivoire dans un trou comme le fait un ébéniste, ou d'y couler de la soudure comme un plombier, il y a des *considérations physiques et médicales* auxquelles il faut obéir, sous peine, non seulement de ne pas réussir, mais encore de voir survenir des complications pathologiques parfois graves et, à coup sûr, fort désagréables pour le patient.

La dent n'est pas un corps inerte sur lequel on puisse agir impunément comme sur un morceau de bois ou de fer ; c'est un *corps qui fait partie de notre organisation, vivant, sensible*, par conséquent, et qui, comme toutes les autres parties de l'économie, ne *saurait être lésé sans qu'il survienne une réaction* plus ou moins forte suivie de conséquences plus ou moins graves[1].

[1] A ce propos, nous croyons devoir reproduire ici, sans les approuver toutes, cependant, quelques réflexions émises par M. Register, dans une séance d'une Société dentaire d'Amérique. (*Dental Cosmos*, 1883, p. 86.)

« Je considère, dit-il, l'obturation d'une dent vivante comme une opération purement chirurgicale. Si l'objet est simplement de remplir une cavité, comme on le ferait dans une substance dure, ou inanimée, l'opération est purement mécanique. Mais, dans une dent vivante, la première chose est d'éloigner les parties malades qui ne peuvent se réparer et d'apporter une protection artificielle au tissu même de la dent. La réaction provenant de l'introduction de la substance étrangère amène la formation d'un tissu secondaire compatible avec le nouvel état de l'organe.

« La dentine a le pouvoir de se protéger elle-même, après avoir été privée de son émail, ainsi qu'on peut le voir dans la bouche des patients âgés dont les dents ont été séparées bien longtemps auparavant. C'est aussi ce que l'on observe dans les cas traités par la méthode de Robert Arthur. Non pas que je veuille prôner cette pratique qui n'est bonne qu'à la condition d'être judicieusement appliquée, je tiens seulement à appeler l'attention sur le pouvoir de réparation qui existe dans le tissu dentaire qui a été privé de sa couche protectrice naturelle.

« Ce tissu, une fois qu'il est dénudé, ne reste pas longtemps au contact d'une substance étrangère, sans qu'il y survienne des changements physiologiques ou pathologiques. Le caractère de ces changements dépend, soit de la structure individuelle de la dent, soit de la substance obturatrice et de son adaptation à la paroi dentinaire, avec ou sans lésion mécanique. Enlevez de la cavité les parties malades qui se composent de substance basique dont les sels de chaux sont partis, ainsi que les fibrilles, à diverses périodes d'inflammation, entremêlées de champignons et chargées de bactéries ; préparez et obturez la cavité ; les tubes béants qui entourent l'obturation, au nombre de milliers, contiennent une

Elle doit donc être traitée avec un soin judicieux et avec toutes les précautions que réclame l'importance de sa conservation.

Tout d'abord il faut se rendre compte de l'**Etat de la bouche**, de l'**âge du patient**, de sa **Constitution**, de son **Tempérament** de sa **Tolérance** au point de vue opératoire, toutes conditions qui ont une influence considérable sur la manière dont il faut obturer les dents.

Si les dents cariées se trouvent dans une bouche dont les gencives sont atteintes de congestion ou d'inflammation, il convient, avant même de songer à obturer les dents, de *guérir les gencives.*

Le *Tartre* est-il la cause de ces affections? il faut l'enlever. Sont-ce des *Dents nécrosées* ou des *Racines* qui entretiennent de la suppuration? il faut les extraire. Sont-ce des *Pièces artificielles mal faites*, mal combinées, mal ajustées qui provoquent une irritation continuelle? il faut les corriger ou les remplacer.

matière organique sujette à l'inflammation et un réseau nerveux susceptible des plus vives douleurs. Est-il possible de supposer que cet état de choses va rester sans modifications? De ce fait que des corps étrangers, tels que des balles, s'enkystent, sous des conditions favorables, dans le tissu musculaire, je conclus que, par la même loi, la dentine dénudée est ramenée à une condition à peu près normale par un dépôt de substance secondaire, et que ce dépôt peut être activé par le contact d'une obturation convenable.

« J'ajoute que, pour amener ce résultat, l'âge, le tempérament, l'état constitutionnel du patient, le caractère du tissu dentaire doivent être observés avec soin, et qu'une substance d'obturation appropriée à ces conditions doit seule être employée.

« Une dent qui a atteint la période de parfaite calcification peut être préservée des progrès de la carie avec fort peu de travail, à cause de son aptitude naturelle à résister à l'irritation locale ou à la surmonter. Mais dans une période plus jeune ou plus avancée de la dent, sous des influences particulières, les opérations, pour réussir, doivent aider la nature, jusqu'à ce que se soient formées des barrières capables de s'opposer aux influences thermiques et aussi d'empêcher l'arrivée des agents décalcifiants. »

Tout cela est facile, en somme, et n'est pas au-dessus des ressources du dentiste. Mais si ces maladies tiennent à la *Diathèse diabétique*, ou *syphilitique*, ou *cancéreuse*, etc., n'y a-t-il pas lieu, dans ce cas, de faire suivre au patient un traitement général préalable ou tout au moins concomitant avec le traitement local ? Et c'est ici que l'assistance du médecin ordinaire devient une nécessité pour l'opérateur, assistance sans laquelle c'est en vain qu'il déploie toute son habileté.

S'agit-il d'une *Gingivite mercurielle ?* il faut avoir recours au chlorate de potasse ou de soude et aux préparations iodées. S'agit-il d'*Anémie*, de *Convalescence* de maladies graves, de *Débilité générale ?* il faut rappeler au malade que les soins hygiéniques sont, en pareil cas, d'une importance plus considérable que les médicaments ; il faut les engager à surveiller leur alimentation, à changer d'air, à se livrer à des exercices physiques modérés mais réguliers, en un mot, à faire tout ce qu'il faut pour relever leurs forces délabrées et à rétablir l'intégrité des fonctions physiologiques.

Une fois tout cela obtenu, il y aura lieu d'insister sur les *Soins de propreté de la bouche* et de les exiger même, sous peine de voir les obturations, même les mieux exécutées, devenir absolument inefficaces.

L'**Age du patient** a aussi son importance. Dans le jeune âge le peu de densité des dents, le volume considérable de la pulpe et, par suite, sa facilité à être irritée, le peu de soins que les enfants prennent de leur bouche et leur intolérance habituelle sont des conditions défavorables.

Il faut donc avoir recours aux obturations provisoires.

Mais ces conditions peuvent s'améliorer, et s'est seulement lorsque l'âge les aura améliorées que l'on pourra songer aux obturations définitives.

Le **Tempérament** a une grande influence sur les résultats de l'opération, par exemple, le tempérament nerveux. Il y a des patients qui ne veulent rien endurer, qui ont peur de tout et dont le nervosisme est intraitable. Il en est d'autres qui arrivent chez le dentiste imbus de préjugés qu'il est fort difficile de vaincre et qui restent, pendant toutes les séances, sur le qui-vive. « S'agit-il d'aurifier une cavité simple insensible ou presque insensible ? Au moment d'introduire l'or, le client s'écrie : Comment ! vous aurifiez tout de suite ? mais il faut au moins dix cautérisations. S'agit-il d'une dent morte avec suppuration ? Si vous dites qu'il faut cinq ou six séances pour la désinfecter, il s'y résignera, mais vous aurez peine à lui faire comprendre qu'il y a risques d'une épouvantable fluxion en aurifiant tout de suite[1]. »

Mais, *à côté de ces ennuis* qui viennent du *Patient*, il faut bien dire qu'il en est **d'autres qui sont le fait du Dentiste** comme, par exemple, de soumettre les patients nerveux, débiles, délicats à une *aurification prolongée*. C'est là une maladresse dont l'opérateur est seul responsable. Il convient donc, tout d'abord, de se rendre un compte exact de toutes les circonstances accessoires de l'opération et de n'y procéder qu'avec toutes les chances possibles de succès.

Quant à l'**Obturation elle-même**, sa valeur intrinsèque repose sur la manière dont elle a été exécutée.

Le premier devoir de l'opérateur est de chercher à se représenter par la pensée l'obturation achevée ; le second consiste à agir en vue de l'opération ainsi préconçue, c'est-à-dire à sonder les parois de la cavité pour découvrir la partie la plus résistante de la dent et en tirer le meilleur parti possible, et enfin le troisième à décider de quelle substance obturatrice il se servira.

Une fois la marche à suivre bien arrêtée dans sa pensée, il procédera à l'opération.

Les conditions d'une bonne obturation sont : la *solidité*, l'*imperméabilité*, l'*inaltérabilité*, l'*harmonie de couleur*.

[1] Mt STEVENS. *Préjugés*. (*Revue odontologique*, 1885, p. 104.)

Au point de vue de la **Solidité**, et surtout lorsqu'il s'agit de restauration de contour, il est bon de se rappeler une chose essentielle relative à la puissance et à la direction des efforts qu'elle aura à supporter :

Comme une plus ou moins grande partie de l'obturation se trouve en dehors de la cavité, cette partie présente aux dents antagonistes une surface qui, pendant la mastication, est exposée à des causes de dérangement d'autant plus actives que les efforts musculaires et la dureté des aliments sont plus considérables. Il en résulte que, si l'obturation n'est pas solidement ancrée, et si, surtout, ses points d'appui ne sont pas dans le sens de la direction ou dans la résultante des directions de cette force, elle est exposée à s'échapper ou tout au moins à s'ébranler jusqu'à ce qu'elle tombe définitivement. Pour éviter cet accident, le meilleur moyen consiste à s'arranger de telle sorte que la *paroi cervicale de la cavité*, au lieu d'être perpendiculaire à la face approximale sur laquelle est située la carie, *soit un peu oblique vers le centre et l'apex de la racine*, puis, que du côté de la *face broyante, sur chaque paroi latérale de la cavité,* il y ait dans la dentine un *espace évidé en opposition avec un espace congénère ;* car, ainsi ancrée, une obturation bien faite est capable de résister à tout effort qui tendrait à l'éloigner de la dent.

Que si ce moyen n'est pas applicable à cause de la forme de la cavité ou des dégâts produits par la carie, alors il faut modifier cette forme, de telle sorte que la pression antagoniste, en changeant de direction, pousse l'obturation vers le centre de la racine.

D'où il résulte que, dans ces cas, *l'on est parfois obligé,* en faisant l'obturation, de *s'éloigner de la ligne normale de contour* de la dent saine, et que le *principe* qui consiste à *se rapprocher le plus possible de la nature n'est pas toujours applicable.*

Quant aux trous, sillons ou vis de rétention destinés à fixer l'obturation, nous aurons l'occasion de les décrire en détails plus loin. Ce qui importe à leur égard, c'est que la manière dont ils sont placés soit en accord avec le principe que nous venons d'exposer.

Nous ajouterons, au point de vue de la solidité, que les *bords de la cavité* doivent être parfaitement *égalisés* et *polis*, pour cette raison qu'une surface bien unie donne l'union la plus complète entre l'obturation et le tissu dentaire.

Si une obturation n'est pas **Imperméable**, les liquides de la bouche pénètrent entre elle et la paroi dentaire, y séjournent, s'y acidifient et la dentine se décompose. Fletcher a fait de nombreuses expériences sur ce point [1]. « Prenez, dit-il, une forte dent offrant une cavité favorable, fixez-la solidement dans un étau, obturez-la avec le plus grand soin avec de l'or adhésif bien recuit (quelle que soit d'ailleurs la forme de l'or adhésif, spongieux, en feuilles, en blocs, en cylindres). Une fois l'obturation achevée, plongez la dent dans l'encre pendant deux ou trois jours, puis retirez-la, lavez et séchez. Dans cet état, si on la fend, le résultat est déplorable. L'encre a filtré le long des parois. Si l'on s'est servi d'or mou ou d'étain le résultat est parfait.

« S'il s'agit d'une cavité difficile, ayant deux côtés à découvert, toute tentative pour obtenir l'imperméabilité échouera. Cela tient à ce qu'une obturation doit, non seulement s'adapter à la cavité, mais encore être enfoncée avec une force suffisante ; ce qui ne saurait s'obtenir que dans certaines conditions spéciales et avec certains composés.

« Laissant de côté les cavités simples, bien placées, qu'un opérateur habile peut toujours obturer convenablement avec de l'or mou, prenons une cavité étendue et difficile, occupant une dent fragile. Malgré la plus grande habileté, on ne peut arriver avec l'or qu'à une obturation perméable à l'humidité. Le seul

[1] *Progrès dentaire*, 1874, p. 109.

moyen d'arriver à l'imperméabilité serait de se servir d'une substance plastique, molle, douée d'une légère expansion avant le durcissement de la masse, pour ne pas exposer la dent à éclater. Certains amalgames seuls, parmi les substances d'obturation permanente, peuvent mener à ce résultat. »

Tout en reconnaissant le bien-fondé des expériences de Fletcher, nous ne sommes pas absolument de son avis, et nous pensons avec Bing que l'on peut employer l'or mou ou l'étain dans bien des circonstances autres que celles de cavités simples, et cela avec succès au point de vue de l'imperméabilité. Nous croyons que, dans certains cas de cavités difficiles, à bords résistants et bien taillés, des opérateurs habiles peuvent obtenir avec de l'or cohésif des obturations imperméables ; mais nous croyons aussi que cela est fort rare et hors des moyens des opérateurs ordinaires ; qu'enfin certains amalgames, comme celui de cuivre, par exemple, et ici nous revenons à l'avis de Fletcher, ne laissent rien à désirer sous ce rapport et sont plus à la portée de la masse des opérateurs.

Il est à désirer que les obturations soient **Inaltérables** au point de vue chimique ; mais cela n'a de grande importance que pour les bouches dont la salive n'est pas toujours acide et dont les soins ne sont jamais négligés. Dans les cas, au contraire, où les liquides buccaux sont constamment acides, ce serait au détriment de la dent que la substance d'obturation serait inaltérable. La cause en serait, d'après H.-S. Chase[1], dans les courants galvaniques qui se forment entre les obturations et les dents et qui se dirigent toujours de la puissance la plus positive vers celle qui l'est le moins. Or la substance la plus positive est celle qui est le plus attaquée, c'est-à-dire qui subit, sous l'influence chimique, une déperdition supérieure à l'autre.

Toutes les matières obturatrices sont moins positives que le

[1] H. S. Chase. *Progrès dentaire*, 1876, p. 302.

tissu dentaire, mais elles varient toutes dans leur degré de potentiel. Si donc on représente par 100 le potentiel du tissu dentaire, on peut établir pour les matières suivantes l'échelle ci-dessous :

Tissu dentaire	100
Oxychlorure de zinc	80
Gutta de Hill	60
Etain	40
Amalgame	35
Or	1

Comme *matières d'obturation permanente*, nous avons à choisir entre l'*or*, l'*amalgame* et l'*étain*. Or l'expérience nous apprend que la moyenne de durée des obturations d'or ne dépasse pas quinze ans. C'est donc la substance dentaire qui ne résiste pas, car l'or est inoxydable et est permanent. L'étain et les amalgames durent assez longtemps ; et la lente désagrégation chimique qu'ils éprouvent à leur surface est désirable, comme nous le disions plus haut, dans les bouches à salive acide, parce qu'une obturation qui ne la subirait pas, constituerait pour le tissu dentaire un ennemi plus dangereux que les autres.

En ce qui concerne l'**Harmonie de couleur**, nous n'avons aucune substance d'obturation permanente qui donne un résultat satisfaisant. Il faut donc se contenter d'un à peu près et choisir, parmi celles qui réunissent d'abord les autres conditions, celle dont la couleur se rapproche le plus de la teinte générale des dents que l'on opère. Et encore, est-ce affaire d'appréciation ; car, il est des personnes qui, à aucun prix, ne voudraient avoir les dents antérieures aurifiées d'une manière visible et qui préfèrent des obturations temporaires, avec les ciments ou la gutta-percha, renouvelables autant que cela est nécessaire, aux plus merveilleuses aurifications.

Il n'est pas douteux, en effet, que la couleur des ciments ou de la gutta-percha s'harmonise mieux avec la couleur des dents, et que, pour les personnes étrangères à la profession, il soit désagréable de voir les dents antérieures ornées de taches métalliques d'un jaune brillant qui ressemblent à des têtes de clous. Il nous semble qu'il est du devoir du dentiste de demander à son patient, surtout si c'est une femme, quel est son avis sur ce point : si, tenant avant tout à la solidité et à la durée de l'obturation, il veut bien passer sur le mauvais aspect de l'or pour conserver ses dents, sans qu'on soit obligé d'y retoucher de longtemps ; ou bien si, reculant devant les taches brillantes de l'or et préférant les obturations faites avec les ciments ou la gutta, il veut bien sacrifier la durée de l'obturation à son aspect, et ne craint pas de faire refaire le travail dès qu'il sera imparfait.

Il y a là, en vérité, cas de conscience à le prévenir des suites inévitables d'opérations faites avec des substances moins durables que l'or ; que si, une fois prévenu, il préfère l'emploi des ciments, alors il est, d'après nous, préférable, contrairement à l'avis de quelques praticiens qui prétendent qu'il n'est pas digne de se ranger au désir de leurs clients, lorsque ce désir n'est pas d'accord avec ce qu'ils regardent comme le meilleur traitement, de leur donner satisfaction.

Dans ces cas, en effet, la dent ne périclite pas, ce qui est le point capital ; on l'expose seulement à subir plus tard, sans danger pour elle, et autant de fois que cela sera nécessaire, une opération qui, faite autrement, aurait pu être définitive ; ce qui n'est plus qu'une affaire d'honoraires.

Et ce que nous disons des dents antérieures est tout aussi bien applicable à la face mésiale des bicuspidées et à tous les endroits des arcades dentaires qui, dans les mouvements qu'exige l'ouverture des lèvres, s'offrent habituellement à la vue.

Nous ne voulons pas clore ces considérations générales sur l'obturation sans dire quelques mots du choix de la substance obturatrice au point de vue des conditions pathologiques des dents et de l'espèce de carie, noire ou blanche, ou variétés intermédiaires dont elles peuvent être atteintes.

Sous ce rapport, voici une **règle générale** dont il ne convient de s'écarter qu'exceptionnellement :

Il ne faut se servir d'**Or** que lorsque la carie est **noire** ou **brune**, la **dentine compacte** et l'**émail résistant** ; et cela, parce que les liquides de la bouche étant normaux, il y a toutes chances de durée d'une aurification bien faite.

Si, au contraire, la **carie est jaune** ou **blanche**, si la **dent est molle, crayeuse**, il faut employer la **Gutta-percha**, les **Ciments** ou l'**Etain**, soit comme obturation temporaire, alors qu'il y a lieu d'espérer qu'il se produira une amélioration dans la qualité des dents capable de permettre plus tard l'insertion d'un amalgame ou même d'une aurification, ou bien comme obturation relativement permanente, mais renouvelable chaque fois que le besoin s'en fera sentir[1].

En d'autres termes et pour plus de précision, nous avons l'habitude de formuler cette règle de conduite aux jeunes gens qui viennent nous demander notre avis sur cette question, de la manière suivante : « Si les **dents sont bonnes, ou d'une qualité au-dessus de la moyenne, aurifiez** ; si elles sont de qualité **moyenne**, faites une **obturation temporaire** en attendant que vous puissiez aurifier ou insérer de l'amalgame ; si les **dents sont de mauvaise qualité, jamais d'or**, mais de la **gutta-percha**, des **ciments**, et à la rigueur de l'**amalgame de cuivre** ; un échec certain vous attend si vous aurifiez les dents de cette espèce. »

Toute obturation comprend deux phases principales :

[1] Il y a cependant exception pour les amalgames de cuivre qui, malheureusement, ont le défaut de devenir noirs comme de l'encre, et que, pour cette raison, on ne peut pas employer, malgré leurs qualités, pour les dents antérieures.

A. La **Préparation** de la cavité ;

B. Le **Bouchage** de la cavité.

La **Préparation** comprend elle-même plusieurs temps :

1° L'*Accès à la cavité* (nécessaire seulement pour les cavités approximales) ;

2° L'*Ouverture de la cavité ;*

3° L'*Ablation de la carie ;*

4° L'*Apaisement de la sensibilité physiologique de la dentine ;*

5° L'*Ancrage de l'obturation.*

Le **Bouchage** comprend :

1° L'*Exclusion de l'humidité ;*

2° L'*Introduction de la substance obturatrice ;*

3° La *Condensation* (ces deux temps n'en font qu'un, lorsque l'on se sert de certaines substances comme l'or cohésif ou les matières plastiques) ;

4° Le *Dressage ;*

5° Le *Polissage ;*

6° Le *Brunissage.*

Ce sont ces diverses phases opératoires que nous allons décrire avec tout le soin qu'elles méritent.

CHAPITRE PREMIER

PRÉPARATION DE LA CAVITÉ

Dans tout ce chapitre nous supposerons que les soins nécessaires au traitement de la dent affectée et à l'empêchement des complications qui peuvent accompagner l'obturation, ont été donnés, et que nous sommes arrivé à l'opération elle-même de l'obturation. Nous n'y parlerons donc pas du traitement de la pulpe exposée, dénudée, ni de son extirpation, etc., questions qui seront ultérieurement traitées; nous nous contenterons d'y indiquer, à leur place, les moyens d'atténuer et même d'abolir la *sensibitité physiologique* autour de la cavité à préparer, dans la région seule que l'instrument aura à parcourir. C'est, en effet, le plus souvent la seule chose à faire, lorsqu'il y a carie simple, sans complications pathologiques du côté de la pulpe.

La **Préparation de la cavité** comprend : l'*ouverture de la cavité*, l'*ablation de la carie* et, au besoin, l'*apaisement de la sensibilité physiologique de la dentine*, enfin la *formation de la cavité*. A ces divers temps, il faut ajouter lorsqu'il s'agit des cavités approximales l'*accès à la cavité* qui les précède forcément.

ART. I. — ACCÈS A LA CAVITÉ

Pour faire une bonne obturation il est, avant tout, nécessaire d'avoir ses aises et de pouvoir aborder facilement tous les points de la cavité.

Sur les faces coronale, buccale et linguale, l'accès est facile ; il suffit de donner à la tête du patient une position convenable (ce que l'on obtient aisément aujourd'hui à l'aide des fauteuils

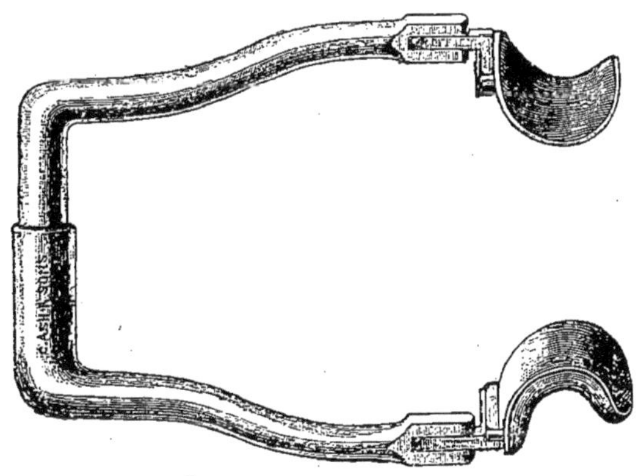

Fig. 117. — Ouvre-bouche. — (A. et F.)

à mouvements variés et à têtières perfectionnées dont nous avons déjà parlé), de prier le patient d'ouvrir la bouche le mieux possible, ou de la lui maintenir ouverte dans certains cas à l'aide d'un **Ouvre-bouche** (fig. 117), de lui conserver au

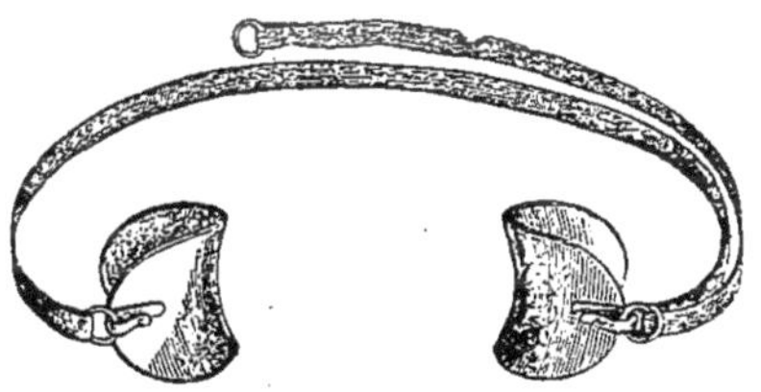

Fig. 118. — Ecarte-lèvres. — (A. et F.)

besoin les lèvres écartées à l'aide d'un **Écarte-lèvres** (fig. 118), de déprimer la langue si cela est nécessaire, avec un **Abaisse langue** (fig 119) comme celui de Smith, enfin d'éloigner les joues avec un **Écarte-joues** comme celui d'Elliott, en fil de fer nickelé (fig. 120), muni de deux boutons de métal.

Mais sur les faces approximales, il n'en est plus de même,

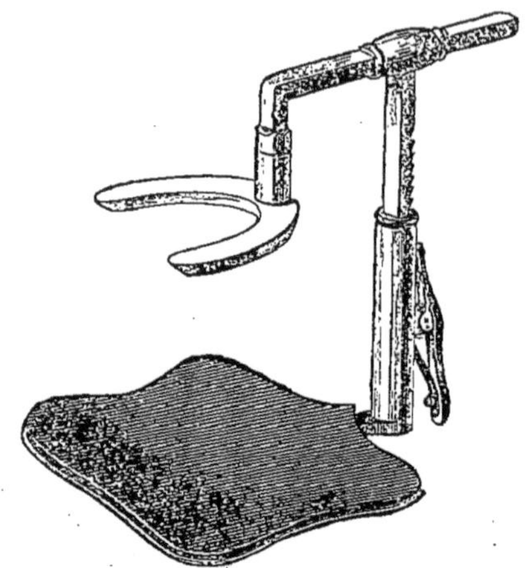

Fig. 119. — Abaisse-langue de Smith. — (A. et F.)

surtout lorsque les dents très serrées comme imbriquées les

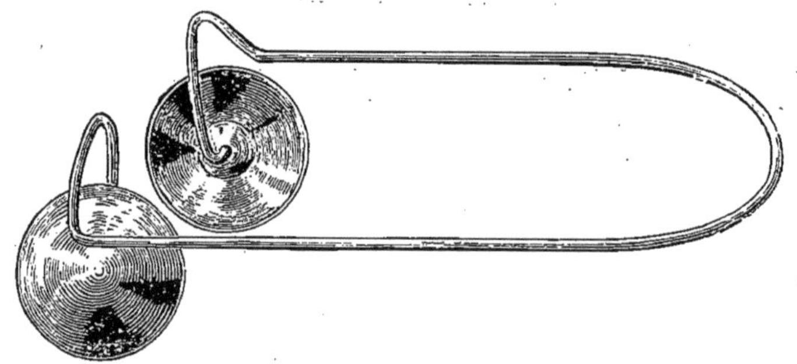

Fig. 120. — Ecarte-joues d'Elliott. — (S. S. W.)

unes sur les autres, alors il faut avoir recours soit à l'*écartement temporaire*, soit à la *séparation par résection*.

§ 1. — Ecartement temporaire.

Nous ne reviendrons pas ici sur les moyens divers d'écartement en usage pour obtenir un **écart temporaire** entre les dents ; nous les avons décrits à propos des opérations préparatoires. Nous insisterons seulement sur ces trois points : que le *patient ne doit pas être trop âgé,* c'est-à-dire âgé de plus de trente ans, au maximun, pour que cette méthode lui soit applicable ; et cela parce qu'il faut éviter d'être obligé d'employer des moyens d'action assez violents pour amener des complications fort pénibles comme la périostite alvéolo-dentaire, la pulpite ou même la mort de la pulpe ; que dans les cas où elle peut être appliquée, elle doit l'être de telle sorte qu'au moment des manœuvres nécessitées par l'obturation, la *sensibilité des dents écartées soit assez apaisée pour ne pas empêcher l'opérateur d'effectuer son opération ;* qu'enfin, une fois l'écart obtenu, il *faut le maintenir pendant l'opération,* à l'aide d'un fragment de bois, ou de l'un des écarteurs indiqués précédemment.

§ 2. — Résection d'accès.

Nous avons déjà, dans un chapitre spécial, donné l'histoire de la résection dentaire et des moyens de la pratiquer, il nous reste à parler de **cette opération faite dans le but de livrer passage aux instruments d'obturation.**

Il est nécessaire que cette résection soit *suffisante* et exécutée de telle sorte qu'une *fois la dent obturée,* les *aliments ne puissent pas séjourner entre les dents séparées,* et que le nettoyage des portions réséquées puisse se faire soit *spontanément,* soit à l'aide des *moyens artificiels ordinaires : rince-bouche, cure-dents, brossage,* etc.

Le **plan de résection** doit être tel qu'il affleure les bords de la cavité, et qu'une fois la cavité obtenue (du moins pour les obturations à niveau), il ne présente aucune arête, aspérité ou anfractuosité capable de retenir les aliments. C'est là la chose essentielle pour la durée de l'obturation et la sauvegarde de la dent.

Il sera pratiqué le plus possible aux dépens de la dent siège de la cavité, ou, s'il y a une cavité sur chaque face approximale contiguë, aux dépens de la cavité la plus considérable. Il est préférable que l'**épaulement** ne soit pour ainsi dire fait que sur une dent, et que la *partie libre de cet épaulement soit en contact avec la dent voisine.*

L'interstice ainsi augmenté aura une forme presque rectangulaire avec épaulement situé vers la gencive, sans détroit près de celle-ci, c'est-à-dire sans partie resserrée qui, une

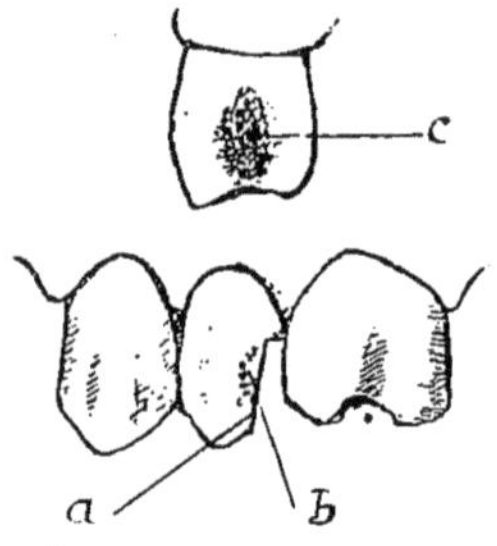

Fig. 121. — Résection d'accès.
a. Forme de la résection.
b. Siège de la cavité cariée.

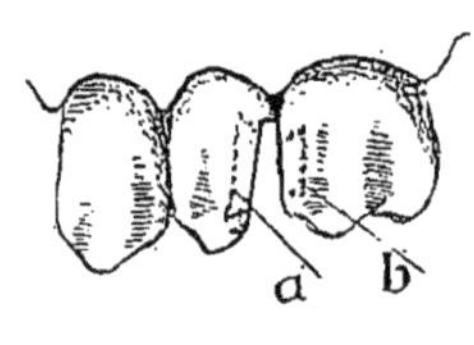

Fig. 122. — Résection d'accès.
a. Cavité distale.
b. Cavité mésiale.

fois les aliments poussés vers elle par la mastication, les empêche de s'en aller sous les efforts de la langue ou de la succion opérée par la pointe de cet organe.

En un mot, il faut que les aliments, une fois entrés entre les dents, en puissent partir aussi facilement qu'ils y sont entrés. C'est la condition *sine qua non* de la réussite, condition qui, lorsqu'elle n'est pas remplie, rend la résection plus nuisible qu'utile et l'a fait proscrire par un certain nombre de dentistes qui n'attachaient pas à cette nécessité toute l'importance qu'elle mérite (fig. 121 et 122).

La résection d'accès est applicable dans un grand nombre de cas :

1° *Lorsque les cavités approximales simples sont considérables ;*

2° *Lorsque les cavités sont mésio ou disto-coronales ;*

3° *Lorsque les cavités sont petites ou moyennes* et que l'on tient à les aborder *par la face buccale*, ou par la face *coronale des dents*, sans les séparer.

Dans les deux premiers cas, lorsque les bords de la cavité sont faibles, déchiquetés, il faut réséquer tout ce qui n'offre pas de solidité jusqu'à ce que ce qui reste des bords soit résistant et parfaitement nivelé. On y arrive facilement avec la lime, ou mieux avec des disques de corindon montés sur le tour dentaire.

Dans le troisième, on se sert des forets, des fraises à fissure

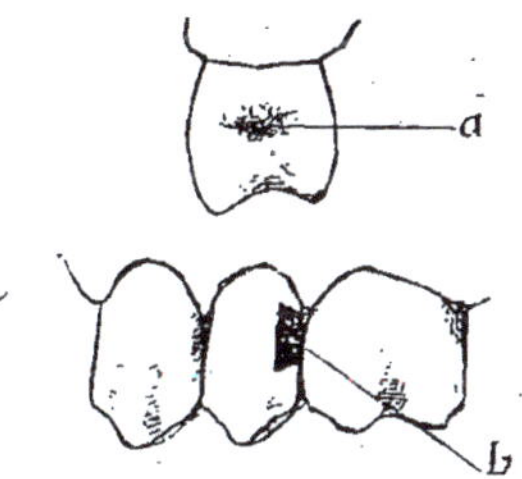

Fig. 123. — Résection d'accès à la cavité, par la face buccale.

a. Siège de la carie.
b. Forme de la résection d'accès.

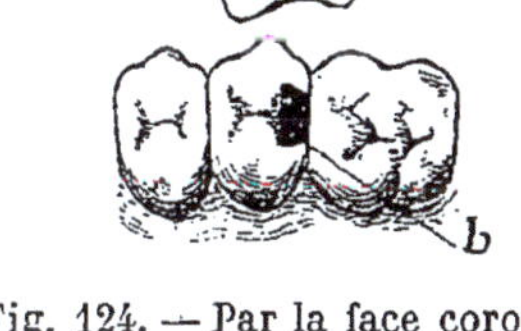

Fig. 124. — Par la face coronale.

a. Siège de la carie.
b Forme de la résection d'accès.

et des ciseaux pour pratiquer un sillon profond, partant des faces coronale ou buccale et rejoignant la cavité (fig. 123 et 124).

Autrefois on faisait les séparations en forme de V à sommet dirigé vers la gencive, sans épaulement et, par conséquent, *sans arrêt pour empêcher les aliments, qui s'y accumulaient, d'exercer une forte pression sur la muqueuse*. Nous-même, nous avons suivi pendant longtemps ces errements, avec cette différence, cependant, que, dans le but d'obvier à cet inconvénient, nous rendions l'angle du V presque droit au moyen de limes en forme de tiers-point, de même calibre dans toute leur longueur, que nous faisions fabriquer à cet effet. Mais nous devons avouer que si nous obtenions d'excellents résultats relatifs, ce n'était pas sans sacrifier une grande quantité de tissu sain et sans déformer largement les dents. Aussi y avons-nous renoncé pour adopter le **système de l'épaulement sur une seule dent,** système qui, tout en empêchant la pression des aliments sur la gencive, ne modifie que très peu la forme de la dent.

Tout ce que nous venons de dire de la résection d'accès est plutôt applicable aux *dents postérieures qu'aux dents antérieures*. Pour ces dernières, le mode opératoire diffère un peu, en ce sens que, pour rendre les obturations moins apparentes à première vue, il faut s'arranger de manière à ce que la *résection porte principalement sur l'angle approximo-lingual.*

L'épaulement sera simple ou double, suivant qu'une seule dent ou les deux sont cariées.

Un trait de lime très mince, fait tout d'abord dans l'interstice, donnera un petit espace correspondant à celui que l'on obtiendrait par l'écartement temporaire pour les dents capables de supporter cette opération, puis, à l'aide du ciseau, des disques métalliques diamantés et des pointes de corindon, on façonnera l'espace de la grandeur et de la forme voulues. Dans tous les cas, on fera tout son possible pour changer le moins possible l'aspect normal des dents.

§ 3. — Remarques sur les deux méthodes d'accès à la cavité.

Et maintenant, si nous voulons porter un jugement sur la meilleure des deux méthodes d'accès, sur ce point si intéressant de la Dentisterie, il nous faut exposer rapidement les deux théories qui les ont fait naître.

Les uns prétendent que la résection est inutile, que l'on peut toujours produire un écartement temporaire suffisant pour obtenir l'accès à la cavité ;

Qu'il faut enlever le moins possible de tissu sain, et que, lorsqu'on l'a enlevé, il faut restaurer la partie détruite par une obturation qui rende à l'organe sa forme primitive, devrait-on même reconstruire la totalité de la dent ;

Que c'est le seul moyen convenable d'empêcher les aliments de pénétrer entre les dents, d'y séjourner, d'y devenir une cause de carie, en un mot de leur rendre l'intégrité de leurs fonctions;

Que l'émail étant l'organe protecteur par excellence de la dent, il faut respecter autant que possible celui qui est intact, ce que l'on ne fait pas par la résection qui en enlève toujours plus que cela n'est nécessaire ;

Qu'enfin une dent, qui est réséquée, est déformée et ne peut présenter aux regards qu'un aspect fort désagréable.

D'autres soutiennent que, passé un certain âge, l'écartement temporaire des dents est fort douloureux, dangereux même et incapable, pour les dents postérieures, d'amener d'autre résultat que de la périostite alvéolo-dentaire;

Qu'il est impossible de bien nettoyer les interstices dans lesquels se trouvent en contact des obturations approximales et. par conséquent, d'empêcher le pourtour de ces obturations de s'altérer dans un temps plus ou moins court;

Que les portions d'obturations de contour qui font saillie un peu loin de leurs points d'ancrage ne peuvent résister longtemps aux efforts de la mastication et se détachent rapidement;

Que pour faire convenablement une obturation sur les faces approximales, il faut se préparer un accès suffisant pour aborder facilement la cavité cariée ;

Que, pour que cette obturation soit solide, il est bon qu'elle ne dépasse pas les bords de la cavité qu'elle remplit ;

Que le seul moyen d'empêcher les attaques ultérieures de la carie sur le pourtour des obturations, et surtout à la portion cervicale, consiste dans le nettoyage spontané ou artificiel des interstices où siègent ces obturations, et que la résection, convenablement faite, peut seule permettre d'arriver à ce résultat;

Qu'enfin une dent proprement taillée est tout aussi agréable à la vue qu'une dent hors de laquelle fait saillie un bloc d'or ou d'amalgame.

Par cet ensemble de raisons pour ou contre, il est facile de voir que les partisans de l'une ou de l'autre de ces méthodes peuvent défendre hardiment leur manière d'agir ; et comme, en définitive, tous ont certainement obtenu des succès (sans compter, il est vrai, les insuccès dont ils parlent peu) par celle qu'ils ont adoptée, nous devons en conclure, et notre propre expérience nous a maintes fois démontré que nous étions dans le vrai, que *toutes deux ont du bon et qu'elles réussissent suivant qu'elles sont appliquées avec plus ou moins d'opportunité et de discernement.*

ART. II. — OUVERTURE DE LA CAVITÉ

Le premier temps de la préparation d'une cavité consiste à tailler son entrée de manière à ce que l'on en puisse voir toutes les parties et, par suite, agir à coup sûr sur chacune d'elles.

On ne donne pas immédiatement à l'orifice les dimensions qu'il aura définitivement [1] ; on se contente de le façonner de manière à ce qu'il ne gêne pas l'action des instruments. Pour cela, on se sert, suivant la place qu'occupe la carie, suivant son mode de progression dans la dent, suivant les dégâts qu'elle a déjà produits, de **ciseaux** de diverses formes. On les nomme **Ciseaux à émail** parce que c'est dans la substance de l'émail qu'ils sont destinés à agir. Il en existe une grande quantité de modèles. Les plus utiles à notre avis et les plus commodes pour ce temps de la préparation des cavités sont ceux de Butler, ceux de Jack et Forbes, puis ceux de Holmes, et enfin ceux d'Arrington pour molaires.

[1] Ce n'est, en effet, qu'au moment de la formation de la cavité qu'on termine la préparation de l'orifice.

Parmi ceux de Butler (fig. 125), le n° 1 sert pour agrandir l'ouverture des grandes cavités coronales, les nos 2, 4 et 5 pour tailler les bords des cavités, et le n° 3 pour les gratter et en niveler les aspérités.

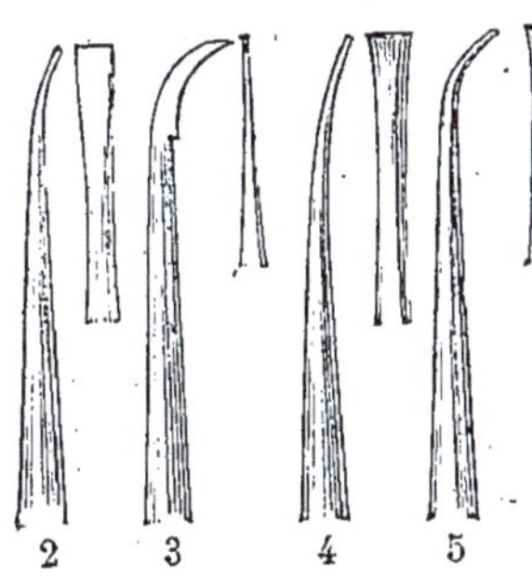

Fig. 125. — Ciseaux à émail de Butler. — (A. et F.)

Les ciseaux de Jack et Forbes, en forme de gouge, (voir page 115, fig. 82) servent pour les cavités petites et moyennes et aussi pour les fissures dont ils régularisent les extrémités.

Les gros ciseaux d'Arrington (fig. 126) servent pour les larges caries des molaires, et enfin ceux de Holmes (fig. 127), qui sont munis d'un épaulement destiné à former arrêt, ont l'avantage de prévenir toute possibilité de laisser pénétrer la partie tranchante dans la gencive ou jusqu'à la cloison de la cavité de la pulpe.

L'*utilité considérable des* **Ciseaux** *pour l'ouverture des cavités réside dans la facilité avec laquelle ils permettent de couper toutes les parties à enlever, sans danger d'attaquer les parties qu'on veut laisser.* Ils causent peu de douleur au patient, tout en agissant très rapidement.

Leur manche doit être fait de telle sorte qu'il puisse non seulement être tenu à la main, mais encore être actionné à l'aide du maillet.

Il est superflu de dire que tous ces ciseaux doivent être fabriqués avec la meilleure qualité d'acier, et surtout trempés aussi durs que possible. Il faut d'ailleurs les aiguiser fréquemment de manière à ce que leur tranchant soit toujours très coupant, sous peine de ne pas retirer le bénéfice qu'on trouve ordinairement dans leur emploi

L'emploi des ciseaux demande de grandes précautions, surtout sur les parties d'émail qui courent le risque de se fendre au delà des limites désirables. Hutchinson [1] dit que les bicuspidées, qui parfois se fendent à la suite d'une obturation sur l'une des faces de l'organe, doivent cet accident à ce que l'action du ciseau s'est étendue, pendant la préparation de la cavité, plus loin que l'opérateur n'aurait voulu.

Le ciseau est surtout dangereux dans les cas de carie approximale entre les bicuspidées et les molaires, en partant de la face coronale. Il est donc bon de ne s'en servir que lorsqu'on est

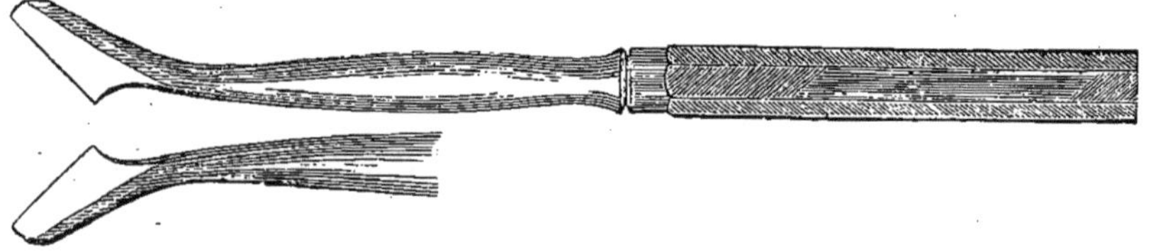

Fig. 126. — Ciseaux à émail d'Arrington. — (A. et F.)

sûr de ne pas dépasser les limites, et, en tout cas, *lorsque l'on se sert du maillet, de ne frapper qu'à petits coups et avec précaution.*

Les **Fraises aiguisées à la pierre** remplacent parfaitement les ciseaux, dans les cas où l'on redoute de voir l'émail se fendre. Elles sont parfaites aussi pour les cavités petites et moyennes, et même, lorsqu'il s'agit de cavités considérables, il est bon de les employer concurremment avec les ciseaux (fig. 128 et 129).

Deux considérations doivent toujours être présentes à l'esprit de l'opérateur pendant l'ouverture des cavités.

1° *Il ne faut laisser aucune partie en surplomb*, capable soit de se briser, une fois l'obturation faite, soit d'empêcher le remplissage de la cavité, au-dessous d'elle ;

2° Comme l'*orifice de la cavité*, une fois paré, doit être

[1] *Progrès dentaire*, 1876, p. 373.

aussi grand que son intérieur, il ne faut pas craindre de l'élar-

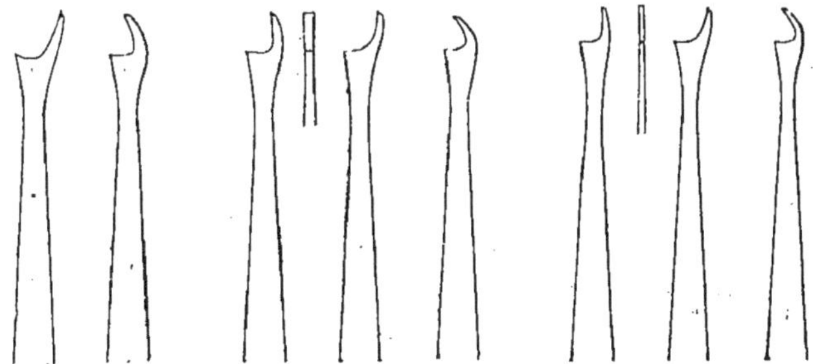

Fig. 127. — Ciseaux à épaulement de Holmes. — (S. S. W.)

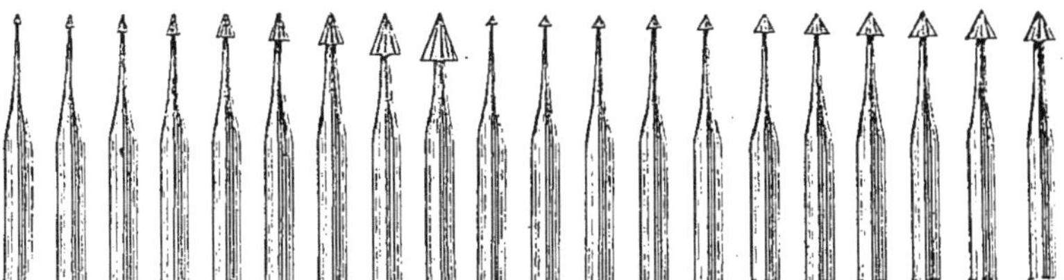

Fig. 128. — Fraises pour l'ouverture des cavités. — (A. et F.)

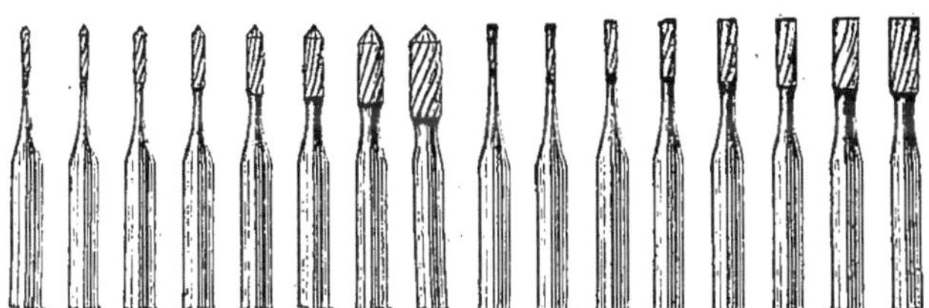

Fig. 129. — Fraises pour l'ouverture des fissures. — (A. et F.)

gir et de réséquer certaines portions d'émail même parfaitement sain.

ART. III. — ABLATION DE LA CARIE

Dès que l'ouverture de la cavité est largement établie on passe à l'**Ablation de la dentine décomposée.**

D'une manière générale on peut dire *que toute portion de dentine ramollie, cariée, doit être enlevée,* sa présence pouvant occasionner par le contact de l'air ou de la salive, si une circonstance quelconque vient à la favoriser, la désorganisation des parties environnantes. Mais ce principe, qui est vrai pour les caries où le nettoyage peut être fait à fond, sans crainte d'intéresser les parois de la chambre pulpaire, cesse de l'être lorsque la carie est assez profonde pour que l'on risque, en réséquant la dentine, d'atteindre cette chambre. Dans ce cas, en effet, il est bon de *respecter la couche de dentine même altérée qui forme le plancher de la cavité et de se contenter de nettoyer absolument,* sans y laisser la moindre parcelle de tissu décomposé, les deux tiers de la cavité, et *surtout le tiers le plus rapproché* de l'orifice, de manière à ce que, une fois l'obturation bien faite, on ait toutes chances d'empêcher la carie de continuer ses ravages.

La *couche altérée* laissée dans le fond, n'étant au contact ni de l'air ni de la salive, ne peut entrer en putréfaction, devient inoffensive et peut *rester sans inconvénient.*

Pour enlever la carie, on se sert d'*excavateurs* et de *fraises* montées sur le tour dentaire.

Il ne manque pas de formes d'**Excavateurs.**

Ceux des figures 130, 131 et 132 sont bons, surtout ceux en forme de cuillère ; mais tous, à notre avis, ont un défaut inhérent, du reste, à presque tous les excavateurs que l'on trouve tout faits chez les fournisseurs. C'est M. Howard[1] qui le premier a attiré l'attention sur ce défaut que nous sentions parfaitement,

[1] *Dental Cosmos*, 1883, p. 334.

sans nous en rendre compte, et auquel nous avons remédié,

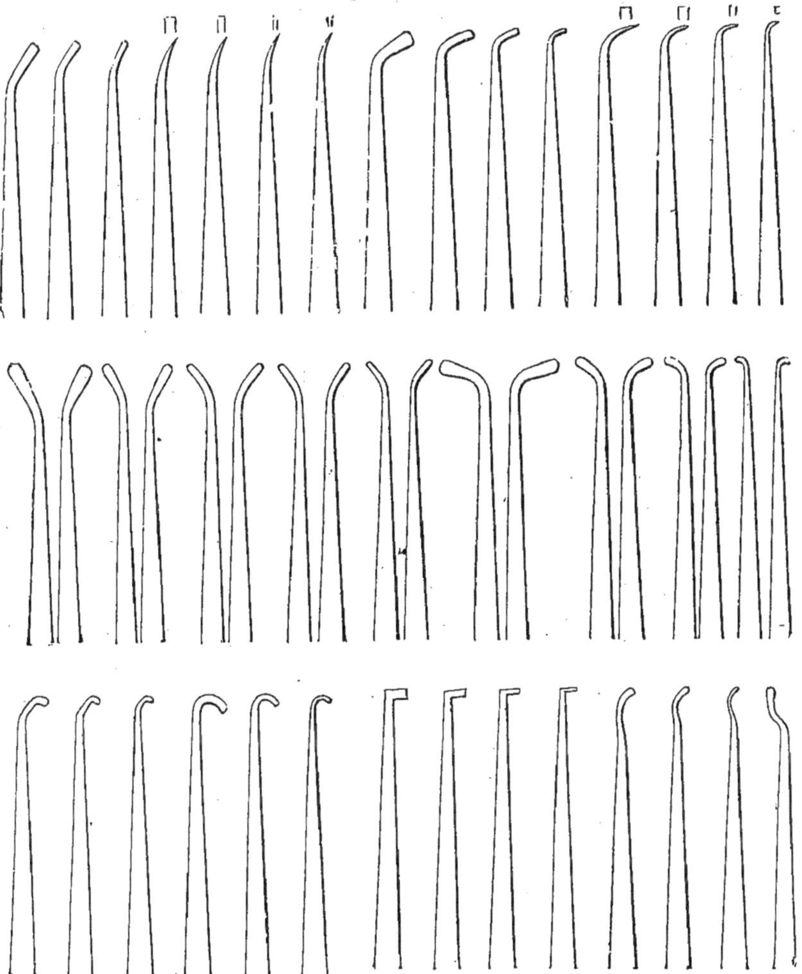

Fig. 130. — Excavateurs de divers modèles. — (A. et F.)

suivant son principe, dans les excavateurs fabriqués pour notre usage personnel.

Avec un excavateur du genre de celui de la figure 133, on dépense une grande force en pure perte, pour empêcher l'instrument de tourner suivant la ligne du grand axe du manche ; et lorsque l'opérateur veut couper en tournant, même légèrement, il lui faut déployer une grande force dont les neuf dixièmes, si le bord coupant est à une grande distance, sont perdus. Cette perte de puissance par la tendance à la rotation *dépend de la distance du bord coupant* (placé perpendiculairement) *à l'axe*

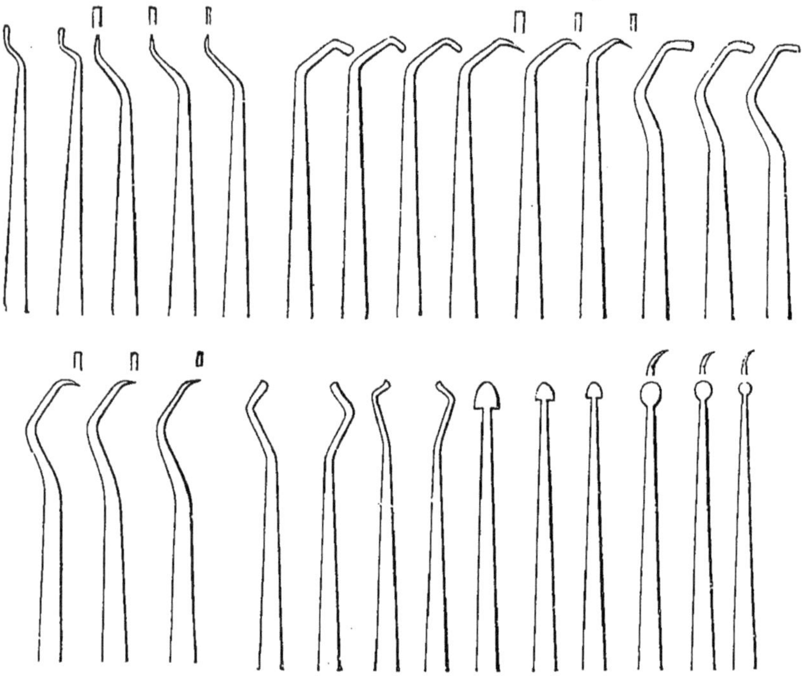

Fig. 131. — Excavateurs de divers modèles. — (A. et F.)

du manche ; et plus cette distance est grande, plus il y a perte de force dans le mouvement de rotation.

Avec un excavateur, au contraire, de la forme de celui de la figure 134, dans lequel le bord coupant a une position spéciale par rapport à l'axe du manche et se trouve sur la même ligne que lui, il y a une très faible partie de puissance perdue. De plus, il y a le moins de différence possible entre les instruments d'une même série au point de vue de la force à employer pour agir.

L'instrument n'a plus de tendance à entrer en rotation dans

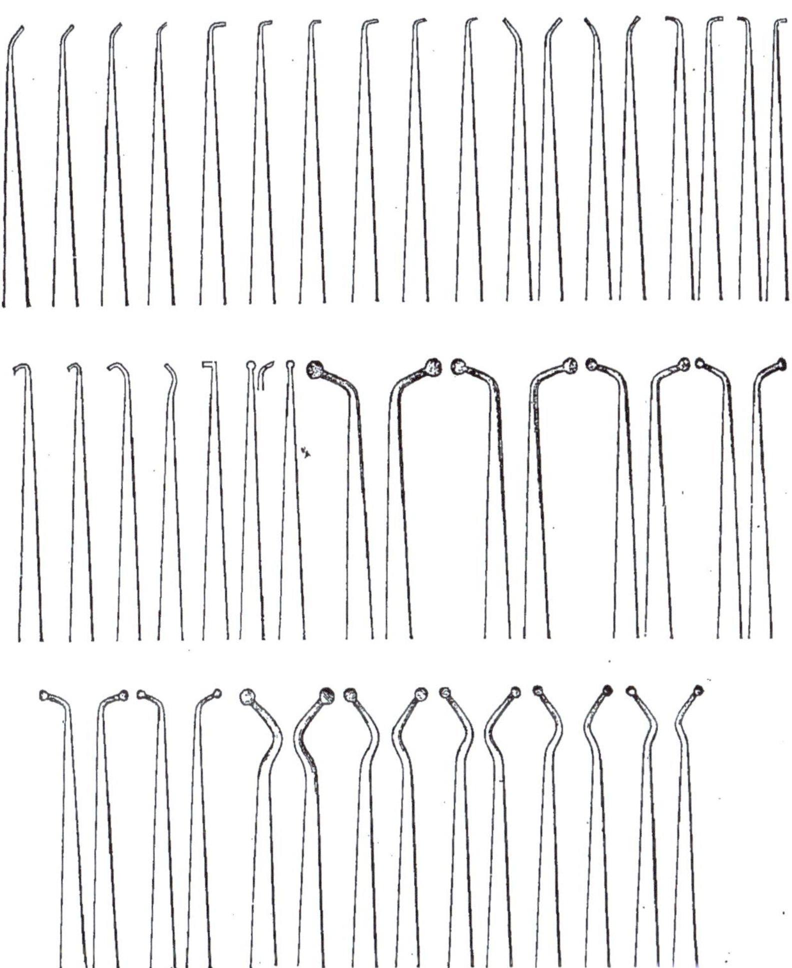

Fig. 132. — Excavateurs de divers modèles. — (A. et F.)

la main de l'opérateur ; *car le bord coupant devient un pivot virtuel autour duquel l'axe du manche tourne*, et par cela même il y a le moins possible de force perdue.

Comme la trempe de tous ces instruments, en définitive, fort délicats, a une grande importance, il est bon d'indiquer comment il faut s'y prendre pour l'obtenir parfaite. D'après Fletchter[1], il faut les porter au rouge, puis les enfoncer à plusieurs reprises dans un bâton de cire à cacheter, jusqu'à ce qu'ils

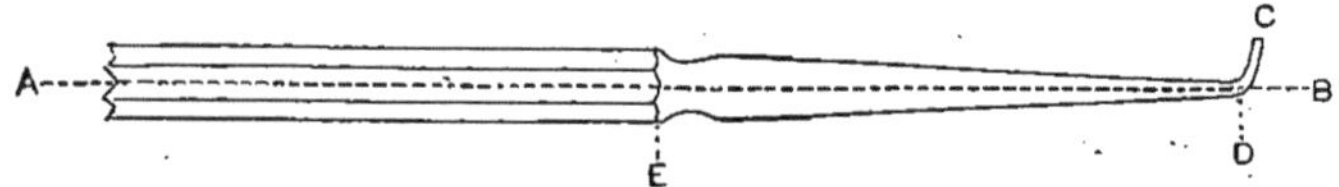

Fig. 133. — Excavateur ordinaire. — (D. C.)

soient refroidis. Cela suffit, et nous conseillons d'avoir recours à ce procédé qui nous a donné d'excellents résultats. Nous ajoutons qu'il ne faut pas craindre de les repasser à chaque instant et qu'il convient d'avoir toujours, à côté de soi, une pierre d'Arkansas bien propre, chargée de glycérine ou de gly-

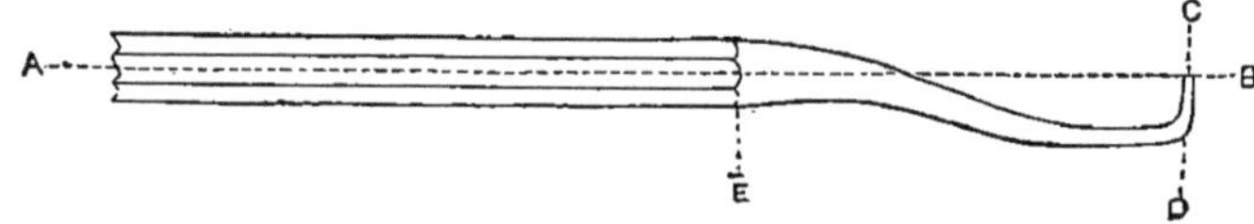

Fig. 134. — Excavateur de Howard. — (D. C.)

cérine mélangée d'alcool pour pouvoir les aiguiser à volonté[2]. Plus les instruments coupent, et moins leur action cause de douleur.

Les **Forets** et les **Fraises** sont tout aussi utiles que les excavateurs.

Il y a des **Forets plats à extrémité en fer de lance, carrée,** en **forme de pelle** ou de **bonnet d'évêque** ; à **trois pans,** à **extrémité carrée** ou à **cinq pans,** à **extrémité pointue** ; **ronds** à **extrémité pointue** ; à **filet tordu,** etc. (fig. 135).

[1] *Progrès dentaire*, 1874, p. 20.

[2] On nettoie les pierres d'Arkansas au moyen de ponce et d'eau appliquées avec un bâton de bois tendre, ou mieux avec un bouchon.

Quant aux **Fraises**, il y en a qui sont **rondes**, en **roue**, **coniques**, à **cône renversé**, en **bourgeon**, **ovales**, etc. (fig. 136).

Tous ces instruments doivent être, cela va sans dire, en acier de la meilleure qualité, mais en ce qui concerne les fraises, il y a un fait curieux relaté par S.-H. Guilford[1]; c'est la différence entre les effets des instruments provenant des diverses manufactures au point de vue du bien-être ou du désagrément que leur emploi apporte aux patients.

Relativement à leur fabrication, les fraises sont de trois espèces: celles dont la *taille est faite à la main*, celles *à la pierre* et celles *à la machine*. Des deux premières espèces on a toutes sortes de qualités, suivant l'habileté ou l'honnêteté qui

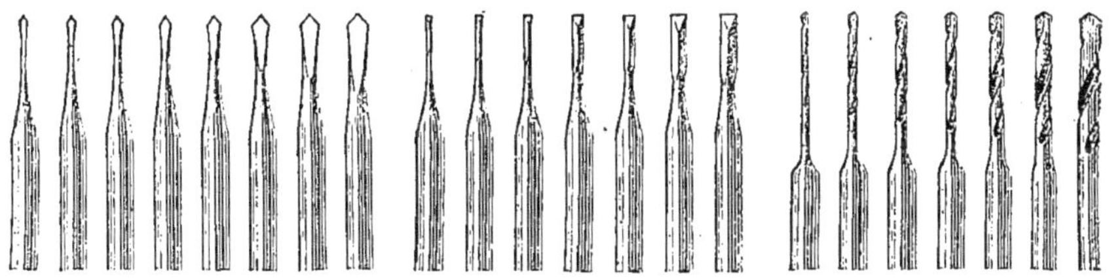

Fig. 135. — Formes diverses de forets. — (A. et F.)

a présidé à leur fabrication; quant aux dernières, il n'en existe qu'une qualité.

Ce que l'opérateur recherche dans une fraise, c'est qu'elle coupe bien et qu'elle soit bien trempée; mais cela ne suffit pas pour l'opéré. Il faut qu'elle ait d'autres qualités qui la rendent capable de lui causer le moins de douleur possible. Pour cela il faut qu'elle soit à *action directe*, c'est-à-dire que le centre de la partie coupante soit en ligne avec l'axe du manche, de manière à ce que dans sa révolution, elle décrive un cercle parfait et non une ellipse. Dans ce dernier cas, en effet, l'intermittence du contact produit une série d'à-coup ou chocs très douloureux. Le même effet se produit, quoique à un

[1] *Dental Cosmos*, 1882, p. 505.

moindre degré, par l'*irrégularité dans la hauteur des dents* ou arêtes coupantes de la fraise, et aussi lorsque la fraise est *lâchement adaptée* à la pièce à main du tour.

Une autre cause de production de douleur réside dans l'évolution de la fraise par frottement et dans l'*état ébréché ou*

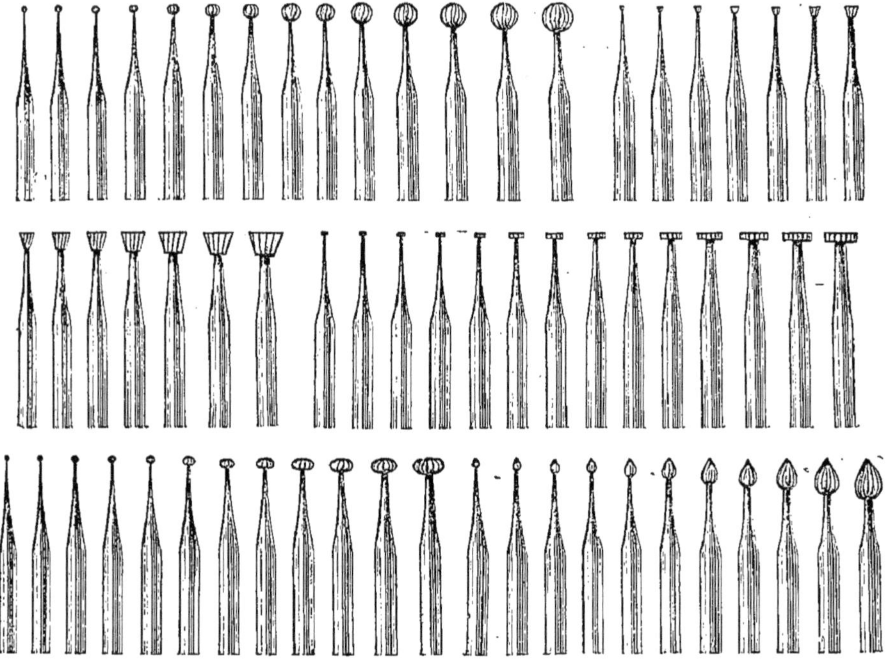

Fig. 136. — Divers modèles de fraises. — (A. et F.)

mousse de ces dents, par suite d'une mauvaise fabrication ou de l'usure.

Le premier de ces défauts peut être évité en ne se servant que d'instruments de bonne provenance, le deuxième et le troisième par une attentive surveillance.

Il est évident qu'un instrument coupant bien, tournant d'une vitesse de 200 à 500 tours par minute, cause moins de frottement et développe moins de chaleur qu'un instrument émoussé ou mal aiguisé.

Sous ce rapport, les fraises aiguisées à la pierre, toutes choses égales d'ailleurs, sont supérieures à celles où les écailles produites par la dernière trempe n'ont pas été enlevées de ses bords coupants, ce qui les émousse et les empêche d'entrer dans les substances résistantes.

Une fraise émoussée est une cause de douleur d'autant plus grande que le développement de chaleur est plus considérable.

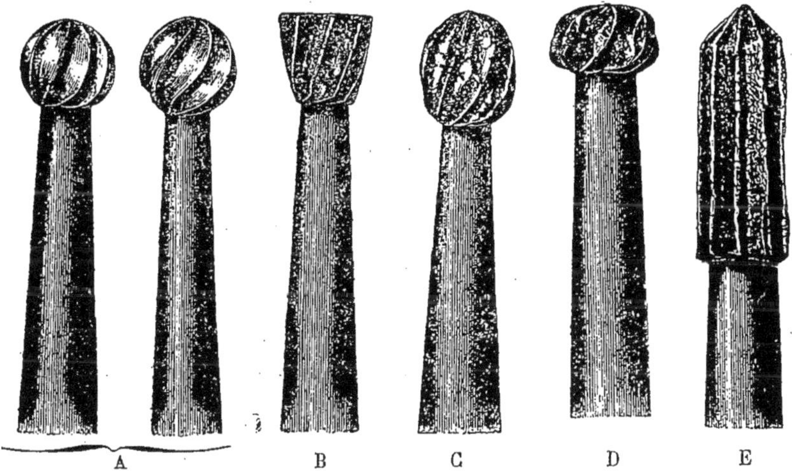

Fig. 137. — Diverses fraises neuves et retaillées, vues à la loupe. — (D. C.)

Or, le meilleur moyen d'éviter cet ennui, c'est de prendre, au commencement de chaque semaine, un certain nombre de fraises neuves à son service, et, à la fin, de les mettre de côté pour les faire tailler à nouveau.

Une fraise qui a été taillée plusieurs fois est toujours imparfaite. Il faut cependant la garder ainsi que celles fabriquées à la machine pour ouvrir les fissures ou creuser les dents dévitalisées.

En examinant la figure 137 représentant diverses fraises vues à la loupe, on peut se rendre compte de la différence de qualité qui existe entre elles. Dans le spécimen A (fraise aiguisée) on peut remarquer le poli des arêtes et la netteté des bords coupants aussi bien que le poli des sillons. Il en résulte un effet fort utile, le nettoyage facile pendant la rotation.

Comme contraste le spécimen B (fraise ordinaire) représente une fraise qui, lorsqu'elle est aussi parfaite que la lime puisse la rendre, avant la trempe, n'en est pas moins irrégulière et couverte de scories ou écailles, après la trempe. Elle ne vaut pas la précédente, mais est préférable encore à celle du spécimen C (fraise retaillée), dont les dents sont d'inégale hauteur.

La fraise D est sans aucune valeur, elle a des dents brisées,

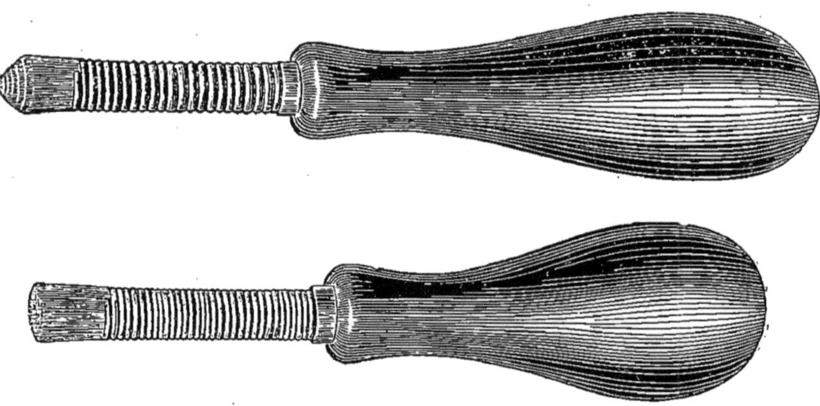

Fig. 138. — Brosses métalliques en fil de cuivre ou d'acier pour nettoyer les fraises, limes et fouloirs encrassés.

émoussées et ressemble plutôt à un brunissoir qu'à un instrument coupant.

Dans le spécimen E (fraise faite à la machine) on remarque la rugosité générale, non seulement des arêtes mais encore des sillons.

Tous les spécimens représentés dans cette figure sont neufs, moins celui de la fraise retaillée.

En résumé pour qu'une fraise soit bonne, il faut qu'elle soit *du meilleur acier, fabriquée avec le plus grand soin, bien aiguisée, avec des arêtes régulières très tranchantes et des sillons très lisses*. Elle doit être *bien trempée et tourner avec précision*.

La seule façon de les choisir est de se servir de la loupe de manière à en examiner toutes les parties. C'est le moyen de gagner du temps et d'éviter bien des ennuis au patient.

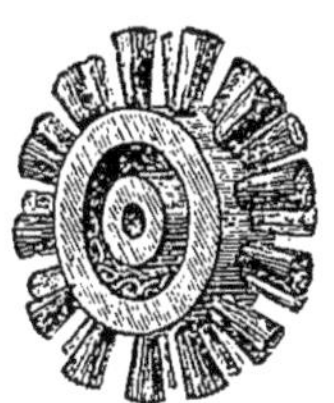

Fig. 139. — Brosse circulaire en fil d'acier. — (A. et F.)

En enlevant la carie avec des excavateurs, il faut agir avec précaution et surtout se souvenir que la pulpe a parfois des prolongements anormaux vers la périphérie de la dent et que les cornes peuvent être plus proéminentes que d'habitude.

On se sert pour le fond des grandes cavités des excavateurs en forme de cuiller, qu'on dirige du centre au pourtour, et pour les parois, des instruments à extrémité en hachette. Quant aux fraises dont on se sert pour enlever la *dentine vivante* elles doivent être *neuves et bien aiguisées.* Pendant leur rotation

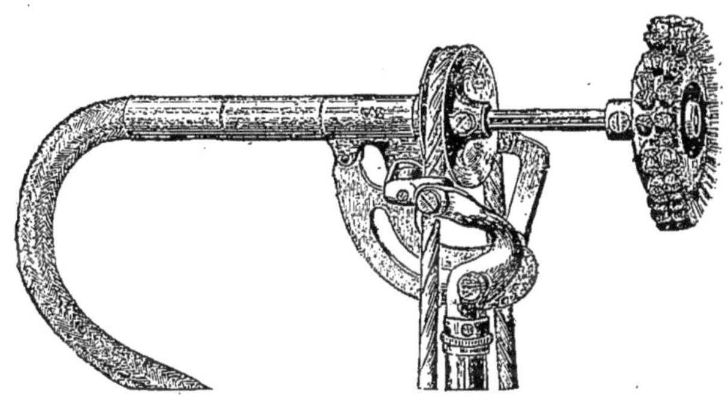

Fig. 140. — Brosse circulaire montée sur la tête du tour dentaire. — (S. S. W.)

qui sera toujours vive, il faut les éloigner fréquemment de la surface opérée pour éviter la chaleur.

Il est nécessaire de veiller, pendant toute l'opération, surtout lorsque la cavité est humide, à ce que l'instrument ne s'encrasse pas. Si cela arrivait, on se servirait pour le nettoyer d'une brosse métallique en fil de cuivre ou d'acier à manche ou circulaire montée sur le tour dentaire (fig. 138, 139 et 140).

Lorsque les fraises sont trop encrassées, on les plonge, la

tête en bas ,dans un petit flacon de verre dans lequel on a mis assez d'acide sulfurique pour baigner la tête ; mais il ne faut pas les y laisser longtemps. On peut aussi les plonger de la même manière dans de l'acide sulfurique aromatique pendant une nuit. Une fois bien décrassées, on les lave avec soin à l'aide d'une brosse à dents trempée dans de l'eau ordinaire et garnie de pierre ponce.

A mesure que l'on avance dans le travail de résection, surtout lorsque la cavité est humide, il est bon de chasser les débris qui s'y accumulent, avec une **poire à air** en caoutchouc. *Les fraises s'encrassent bien moins dans ce dernier cas, et c'est pour cette raison que beaucoup d'opérateurs appliquent la digue pour nettoyer les cavités.*

ART. IV. — APAISEMENT DE LA SENSIBILITÉ PHYSIOLOGIQUE DE LA DENTINE

Lorsque, sous l'action des divers instruments dont on se sert pour préparer la cavité, on trouve la dentine assez sensible pour que le patient ne puisse tolérer l'opération faite dans ces conditions, ou pour que l'excitation de cette sensibilité, activée par le fait même de l'opération, soit assez vive pour que l'on redoute quelque complication du côté de la pulpe, on est alors obligé d'**insensibiliser la dentine**.

Cependant, comme cette sensibilité, qui n'est que physiologique, est simplement exaltée par le contact des instruments (*étant admis que la pulpe n'est pas encore intéressée*), comme elle est d'autant plus vive que la qualité des dents qui en sont atteintes se trouve plus au-dessus de la moyenne, alors que dans les dents molles elle est presque nulle ; comme, de plus, elle se manifeste surtout à la périphérie de la dentine, là où elle est en contact avec l'émail, il ne faut pas trop la redouter.

Elle est, en effet, un signe probable de succès pour l'avenir de l'opération, à condition, cela va sans dire, que l'on parvienne à l'atténuer suffisamment pour permettre les diverses manœuvres de l'obturation.

Que cette sensibilité soit due à la nature même des fibrilles dentinaires de Tomes, comme nous le croyons, fibrilles chargées de transmettre à la pulpe les impressions du chaud, du froid, du sucre, des acides, du toucher, etc., ou qu'elle soit le résultat, ainsi que l'a avancé Taft[1], et comme il nous est impossible de l'admettre, à cause de l'absence absolue de circulation sanguine dans ce tissu, d'un état inflammatoire plus ou moins marqué, cela importe peu, dira-t-on, pourvu que l'on puisse l'atténuer !

C'est là une erreur contre laquelle nous ne saurions trop nous élever, parce que les moyens d'action diffèrent entièrement suivant la manière dont on envisage cette exaltation de sensibilité.

Nous reconnaissons parfaitement que la dentine n'est pas un tissu dénué de toute vitalité, et ce qui le prouve, c'est l'accroissement, avec les progrès de l'âge, de sa densité ; mais nous soutenons que cette vitalité est tellement faible et lente, qu'il est téméraire de compter sur elle pour obtenir, dans un temps donné, même à l'aide de médicaments appropriés, une *réaction réparatrice* de quelque importance [2].

Ce que le Dr Magitot appelle cône de résistance contre la carie et qu'il regarde comme une zone *active* de protection contre l'envahissement de la maladie, est bien plutôt un dépôt purement *passif* de sels destinés à la partie dentinaire détruite par la carie. Dissous dans le liquide fourni par la pulpe et

[1] TAFT. *Operative Dentistry*, p. 271.

[2] Jamais on n'a vu de cal se former à la suite d'une fracture dentaire. On a bien vu, quoique extremement rarement, et encore est-ce démontré ? des dents fracturées, consolidées par la formation d'une couche de dentine nouvelle *péripulpaire ;* mais jamais on n'a vu la soudure des fragments primitivement séparés.

pénétrant avec ce liquide dans les tubes dentinaires par leur orifice prépulpaire, ces sels trouvent l'extrémité péridentinaire de ces tubes obstruée par les micro-organismes ou, tout au moins, dans un état pathologique tel que l'imbibition organique y est modifiée, et il en résulte qu'obligés de s'arrêter ils se déposent dans la partie encore saine des tubes où ils sont arrivés. D'où l'accroissement de densité du cône dentinaire placé entre la cavité cariée et la chambre pulpaire. Il n'y a pas là une barrière produite par une réaction réparatrice de la nature mais simplement un effet de l'obstruction de l'extrémité périphérique des tubes dentinaires.

Une autre preuve de la justesse de cette manière de voir réside dans la formation de nodules isolés de dentine dans la portion de la chambre pulpaire directement en rapport avec le fond de la cavité cariée, alors *qu'il n'y à pas encore eu dénudation ni état pathologique de la pulpe.* Au lieu de trouver accès à la portion de dentine à laquelle ils étaient destinés, les liquides fournis par la pulpe déposent les sels qu'ils contiennent en dissolution, dans la partie de la couche odontoblastique sous-jacente à la portion dentinaire sus-indiquée, et y forment ainsi ces petites masses d'ivoire que certains auteurs regardent comme des produits de suractivité vitale, mais qui, en fait, ne sont que des effets d'un simple dépôt chimique.

Que si les cônes de dentine secondaire ou les nodules mentionnés ci-dessus étaient le résultat d'une action réparatrice quelque peu puissante, on les trouverait surtout autour des cavités traitées avec des excitants de cette action réparatrice, avec de l'acide arsénieux en particulier, suivant la méthode du Dr Magitot; or, c'est tout le contraire qui existe. *Là où il y a eu emploi d'acide arsénieux, quelque méthode que l'on ait suivie, à dose massive ou à dose minime mais répétée,* **il n'y a pas de zone de dentine densifiée.** Elle n'existe en réalité que pour les cavités qui ont mis des années à se creuser, sans intervention aucune de médicaments ou d'opérations dentaires.

Non, la *production de dentine secondaire n'est pas un phénomène de vitalité accrue,* mais un épiphénomène de la maladie, un *simple dépôt dont le siège a été modifié par suite de la destruction de la portion de dentine à laquelle il était destiné.*

Or, ceci est d'une extrême importance au point de vue de l'insensibilisation préparatoire à l'obturation.

Si, en effet, nous ne pouvons pas compter sur les irritants pour provoquer une réaction réparatrice quelconque dans le tissu de la dentine, si nous ne pouvons pas espérer de modifier la vitalité de ce tissu, pour quelle raison alors employer des moyens thérapeutiques à action profonde et prolongée qui, par cela même, ne peuvent qu'avoir une influence pernicieuse sur la pulpe ? Et, en vérité, n'est-ce pas là le résultat auquel on arrive les trois quarts du temps ?

Une dent, de qualité au-dessus de la moyenne, est atteinte de carie simple, non pénétrante ; sa pulpe n'est nullement intéressée et cependant la cavité est sensible. Pour la préparer et rendre les manœuvres opératoires possibles, le dentiste y fait un pansement insensibilisateur à l'acide arsénieux. Le lendemain, en effet, la cavité est devenue insensible ; l'opérateur la prépare avec la plus grande facilité et l'obture ; il congédie son patient avec promesse que la dent est sauvée. Mais huit jours, quinze jours, un mois, deux mois, trois mois après, cette dent si bien soignée devient sensible, et le client, bientôt en proie à des douleurs insupportables, revient trouver son dentiste qui, tout désorienté, se contente, lorsqu'il est prudent, de désobturer la cavité et d'ouvrir la chambre pulpaire, et, lorsqu'il perd la tête, d'extraire la dent.

Que s'est-il donc passé ? L'acide arsénieux avait pourtant été employé, non seulement pour insensibiliser la cavité, ce qui est la moindre de ses qualités, mais encore, suivant la théorie du Dr Magitot, pour provoquer la formation d'un cône dentinaire de résistance, et il se trouve qu'au lieu d'enrayer la maladie, on n'a fait que l'aggraver. Au lieu de rester limitée à la dentine, comme cela serait arrivé si l'on s'était contenté de préparer la dent et de l'obturer sans avoir recours à des médicaments insensibilisateurs du genre de l'acide arsénieux, celle-ci a gagné la pulpe qui s'est congestionnée et est devenue le siège d'un état inflammatoire bientôt suivi lui-même de périostite alvéolo-dentaire et d'abcès alvéolaire.

L'acide arsénieux, qui est un médicament d'une puissance merveilleuse pour la dévitalisation de la pulpe (en tant que l'on veut se borner à cet effet, parce qu'une fois la pulpe extirpée on a enlevé à la fois le médicament dévitalisateur et le tissu dévitalisé), n'a pas, à quelque petite dose qu'on l'emploie, la propriété de limiter son action à la couche superficielle sous-jacente à l'endroit de son application. Cette action gagne de proche en proche et se continue pendant des semaines et même des mois dans la dentine, jusqu'à ce qu'elle atteigne la pulpe et cause sa mortification.

Son application a été faite à faux, et la théorie sur laquelle elle s'appuyait péchait par la base.

Que faut-il donc faire pour éviter ces incuccès et atténuer ou supprimer *partiellement* et sans danger la sensibilité physiologique de la dentine ? N'avoir recours qu'à des moyens à action purement superficielle et absolument *localisée*.

De ce nombre sont l'emploi d'instruments *bien affilés et bien dirigés ;* celui de *l'air chaud* pour obtenir la dessiccation complète des parois de la cavité ; la *cautérisation actuelle ;* la *cautérisation à l'aide de caustiques à action limitée superficielle*, comme le nitrate d'argent ; l'application de *substances coagulatrices de l'albumine* et enfin l'*obturation temporaire*[1].

[1] Nous verrons plus loin pour quelle raison et à quels cas doit être réservé l'emploi de médicaments anesthésiques ayant donné des succès incontestables pour l'insensibilisation de la dentine, entre les mains de praticiens très compétents, mais dont l'action n'est efficace que s'il y a absorption plus ou moins rapide par la pulpe dentaire.

L'emploi d'**instruments bien affilés** et dirigés suivant la méthode que nous indiquerons plus loin suffit souvent à lui seul pour permettre de creuser, sans ou presque sans douleur, certaines cavités dans lesquelles la sensibilité n'existe qu'à des endroits très limités que l'on peut, avec un peu de précaution et de fermeté de main, franchir rapidement.

La **dessiccation de la cavité**, avec un des appareils à air chaud que nous avons décrits, abolit rapidement la sensibilité, soit en modifiant le contenu des tubes dentinaires près de leur orifice périphérique dont il coagule l'albumine, comme le font les caustiques superficiels et, entre autres, le nitrate d'argent, soit même en le détruisant comme fait le cautère actuel.

Dans ce dernier cas, il y a un point qu'il est bon de mettre en lumière.

Habituellement **toute cautérisation** suppose une eschare, puis l'élimination consécutive de cette eschare, par suite de l'inflammation et de la suppuration qui se développent dans les parties saines environnantes. Or, *ce qui est vrai pour tous les tissus plus ou moins vasculaires* et en particulier pour la pulpe dentaire et le périoste alvéolo-dentaire qui se trouvent spécialement dans ce cas, *cesse de l'être pour un tissu à vitalité aussi faible et aussi latente que la dentine*. Il ne s'y forme ni inflammation ni suppuration éliminatrice, d'où la possibilité de détruire *localement* sans crainte de réaction dangereuse (si ce n'est cependant lorsqu'il s'agit de la couche péripulpaire) une portion limitée du tissu dentinaire et surtout du contenu de ses tubes.

Quant aux **substances coagulatrices de l'albumine** employées dans le but d'insensibiliser la dentine, ce sont : le *tannin*, dont l'action, sans être très puissante, est cependant suffisante pour amener une insensibilité superficielle ; la *créosote*, les acides *phénique*, *thymique* et l'*alcool* même, surtout s'il est absolu ; enfin et surtout le *chlorure de zinc*, employé avec l'oxyde de zinc à l'état de pâte très claire, et comme obtura-

tion temporaire. Nous reviendrons, du reste, sur les propriétés de cette substance à propos de ce genre d'obturations.

En résumé, comme ligne de conduite, pour arriver à l'atténuation ou à l'abolition de la sensibilité physiologique de la dentine au pourtour de la cavité, voici quelle est la marche la plus simple :

On essaye tout d'abord de préparer la cavité à l'aide d'instruments bien tranchants et, si la sensibilité est trop vive en un ou deux points, on touche ces points avec le cautère électrique, *rapidement et sans insister*, ce qui permet presque toujours de continuer la résection.

Si cela ne suffit pas, comme cela arrive chez certaines personnes dont les dents sont naturellement fort sensibles et dont la sensibilité générale s'exalte avec les progrès de l'opération, on applique la digue et l'on dessèche la cavité avec l'air chaud ; enfin, comme dernière ressource, si, après ces tentatives, on ne peut pas encore arriver à la tolérance nécessaire à l'achèvement de la préparation de la cavité, on a recours à l'emploi de pansements au nitrate d'argent, à la créosote, ou mieux encore à la pâte molle d'oxychlorure de zinc.

ART. V. — ANCRAGE DE L'OBTURATION

Nous appelons **Ancrage** de l'obturation l'ensemble des moyens de fixité employés pour la retenir solidement en place. Ces moyens sont au nombre de trois : 1° *la forme même donnée à la cavité;* 2° *les sillons, trous ou points de rétention;* 3° *les vis d'attache.*

§ 1. — Forme de la cavité.

Il y a deux choses essentielles dans la **Forme** à donner à une cavité :

1° Toute cavité doit permettre l'*introduction* ainsi que la parfaite *adaptation* de la substance obturatrice;

2° Une fois celle-ci introduite et consolidée, elle doit la *retenir de manière à ce qu'elle ne puisse pas en sortir.*

Il est rare que la forme obtenue par la simple ablation de la carie réponde à ce but. Le plus souvent, il faut, après que les parties décomposées ont été enlevées, tailler dans le vif pour donner à la cavité et à l'ouverture la forme désirée. C'est là une nécessité à laquelle on ne peut pas se soustraire, si l'on tient à faire une bonne obturation. Mais il ne faut pas réséquer à tort et à travers, dans n'importe quelle paroi. Il faut choisir les endroits les plus résistants et ménager les plus faibles et, en somme, s'arranger de telle sorte que les parois puissent supporter, non seulement le maximum de pression que nécessitera la consolidation de l'obturation, mais encore les efforts constamment répétés de la mastication.

Il est impossible d'assigner une forme générale aux cavités, c'est-à-dire une forme à laquelle on puisse toutes les ramener ; mais il est quelques principes qui peuvent s'appliquer à toutes ou presque toutes.

Ainsi l'orifice de la cavité doit être à peu de chose près de *même diamètre que l'intérieur*, juste ce qu'il faut en moins pour qu'une fois l'obturation faite, elle ne puisse pas sortir.

Les parois doivent être *aussi unies que possible*, de manière à ce que l'adaptation de la substance obturatrice sur elles soit parfaite.

Dans les cas où il n'y a que trois parois latérales au lieu de quatre, il est bon qu'il y ait sur deux de ces parois, celles qui sont antagonistes, un sillon et des trous de rétention capables de donner une fixité suffisante à l'obturation.

Lorsqu'il n'y a que deux parois, il faut avoir recours aux vis d'ancrage implantées dans la dentine saine. La cavité de la figure 141 a été préparée pour recevoir la matière obturatrice. La dentine est excavée en cône tronqué dont la base répond au fond de la cavité, l'émail s'évasant légèrement dans une direction opposée.

Les figures 142 et 143 représentent une cavité superficielle située sur une grande incisive. Il y a deux trous de rétention près de la paroi cervicale et deux sillons le long des parois labiale et linguale.

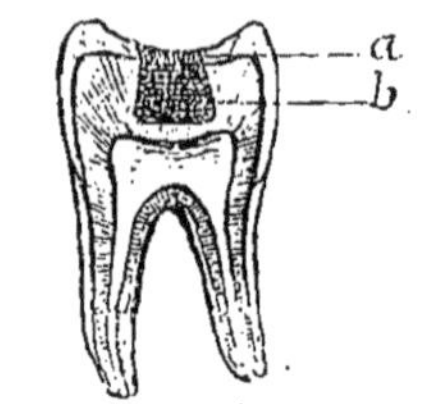

Fig. 141. — Cavité préparée pour l'obturation.

La figure 144, représente une bicuspidée offrant une cavité préparée pour recevoir d'abord de l'or non-cohésif, puis de l'or cohésif.

Enfin la figure 145, une molaire préparée pour la restauration presque complète de sa couronne.

Certaines cavités peuvent être un peu plus larges au fond qu'à l'orifice. D'autres fois, c'est le contraire ; mais alors, cela vient de ce qu'il y a une ou deux parois seulement qui sont di-

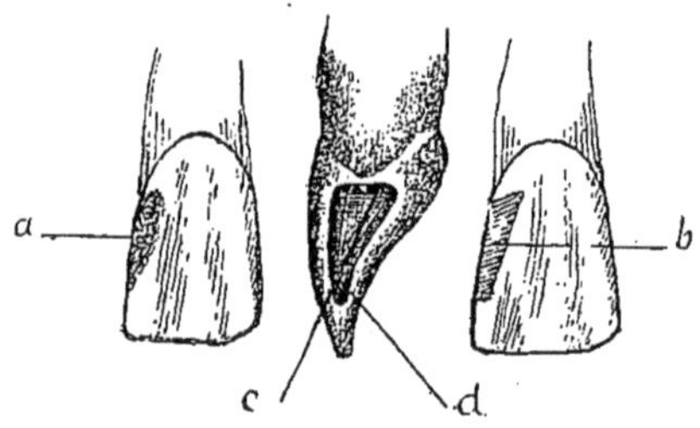

Fig. 142. — Grandes incisives préparées pour l'obturation à l'or non-cohésif.

a. Siège de la cavité sur la face mésiale, la paroi buccale à été enlevée pour que l'on puisse se rendre compte de sa profondeur. — b. Forme de la cavité préparée pour l'obturation. — c. d. Aspect de la cavité préparée.

vergentes. En pareil cas, ces dernières doivent être creusées *de trous ou sillons de rétention.*

Ce qu'il faut éviter à tout prix, *ce sont les angles aigus, surtout ceux qui se trouvent au voisinage de l'orifice.* Il est, en effet, fort difficile et même impossible de les obturer complètement. Pour les supprimer, on se sert de ciseaux avec lesquels on résèque la portion d'émail qui les surplombe, ou bien de fraises de grosseur convenable.

Les parois se polissent, lorsque cela est possible, avec des pointes de corindon ou des fraises à finir les aurifications. Mais ce qui importe le plus *pour la perfection d'une obturation et*

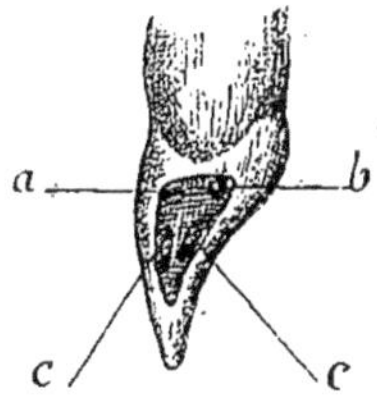

Fig. 143. — Grande incisive préparée pour l'obturation à l'or cohésif.

a. b. — Trous de rétention.
c. c. Sillons de rétention.

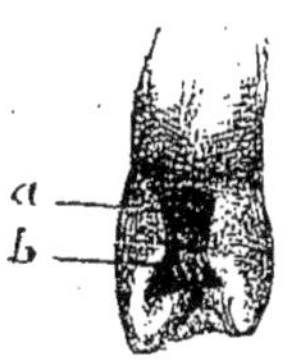

Fig. 144. — Cavité préparée pour l'obturation.

a Siège de l'or non-cohésif.
b. Siège de l'or cohésif.

surtout pour sa durée, c'est *la manière dont son orifice est préparé.*

L'émail est composé de colonnes partant de la surface de la dentine suivant des angles variés mais réguliers ; or, il n'est

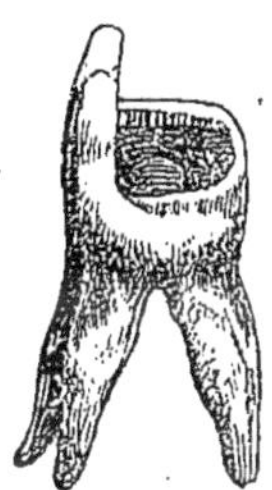

Fig. 145. — Multicuspidée préparée pour la restauration complète de sa couronne. — (H. et G.)

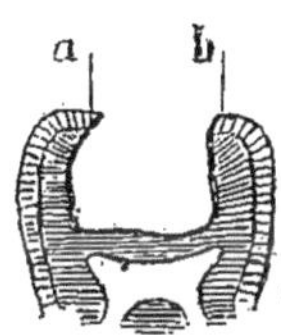

Fig. 146. — Taille de l'émail à l'orifice de la cavité. — (A. S. D.)

a. Email mal taillé. — *b.* Email taillé suivant la direction des colonnes.

pas possible de séparer ces colonnes dans toutes les positions ; il faut, pour y arriver, se conformer à leur direction ; il faut, en un mot, faire une espèce de Clivage[1].

Dans ce but, il suffit de se rappeler que les colonnes de l'émail sont inclinées vers les petites cavités coronales et, au

[1] G. BENNET. *Dental Cosmos*, 1884, p. 589.

contraire, s'éloignent des grandes, et que, sur les autres faces de la dent, plus la cavité est large et plus les colonnes divergent. Il s'ensuit que si l'on taille en biseau la paroi de la cavité de presque toute l'épaisseur de l'émail, c'est-à-dire à un angle de 25 ou 30°, suivant la grandeur de la cavité, on se conforme autant que possible à la ligne de clivage (fig. 146).

On y arrive avec des ciseaux bien coupants que l'on conduit avec beaucoup de soin pour ne pas briser les colonnes. Dans les cas où il n'est pas nécessaire ou pas possible de suivre cette ligne, il faut égaliser les bords de la cavité avec des fraises à finir, si les cavités sont petites, et avec des pointes de corindon si elles sont grandes. Cela fait, on polit la surface ainsi obtenue avec de la ponce très fine et des pointes de bois montées sur le tour [1].

§ 2. — Sillons, Trous ou Points de rétention.

C'est la dentine qui doit contenir les moyens de fixité. Ordinairement on ne la creuse dans ce but qu'à peu de distance

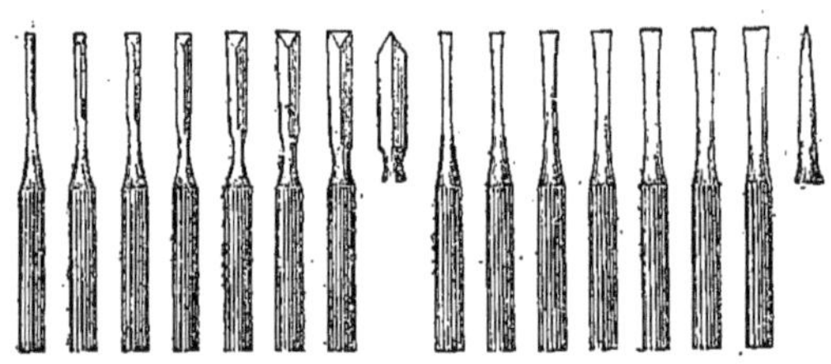

Fig. 147. — Forets pour trous de rétention. — (S. S. W.)

de l'émail ; mais comme, lorsque ces **trous ou sillons** sont situés trop près de l'émail, il se produit souvent un changement de couleur autour des obturations, il est bon qu'ils ne soient que juste assez creux pour assurer la fixité de l'obturation.

[1] Nous reviendrons plus loin sur les formes spéciales à donner aux cavités, à propos de l'obturation de chaque espèce de cavité en particulier.

Les **Trous de rétention** se font à l'aide de forets à pointe carrée (fig. 147), de fraises ou mieux de forets à pointe de diamant. Les **Sillons** se creusent à l'aide d'excavateurs en hachette courbés à divers angles, ou à l'aide de fraises à tête ronde ou en forme de roue.

§ 3. — Vis d'ancrage.

Les **Vis d'ancrage** ont été introduites dans la profession en 1854 par Dwinelle. Il en existe de différentes espèces. Les unes sont en or, les autres en acier; malheureusement ces dernières, qui sont plus résistantes que les autres, s'oxydent, ce qui fait qu'on leur préfère celles en or.

Le défaut habituel de celles que l'on trouve chez les fournisseurs est leur trop grande quantité de spires, 15 ou 20 par centimètre, autant qu'en ont les vis destinées à être implantées dans les métaux. C'est là une erreur.

La dentine étant moins résistante que les métaux et se rapprochant bien plus du bois, par sa texture, il *est préférable que la quantité des spires soit réduite à 6 ou 7 par centimètre*, comme cela existe pour les vis à bois dur (Dr Rich)[1].

Son filet doit former de chaque côté un angle aigu. Il doit être coupant. Mais à l'endroit où il rejoint l'axe de la vis, il doit être tronqué de manière à augmenter le point d'appui dans la dentine. Une vis ainsi faite tient admirablement dans la dentine vivante et même dans la dentine morte; et il n'est nécessaire de lui faire faire que très peu de tours (2 ou 3), pour qu'elle soit solidement fixée.

La **Vis d'Osmun**[2] répond à ces indications. Elle a de plus cet avantage que sa tête peut être séparée en quatre parties que l'on rabat sur l'obturation dès qu'elle est arrivée à une certaine hauteur.

[1] *Dental Cosmos*, 1883, p. 369.

[2] *Dental Cosmos*, 1887, p. 91

On fait actuellement des vis en platine et iridium inoxydables et inattaquables par les amalgames.

M. Storer How a récemment inventé un porte-vis qui

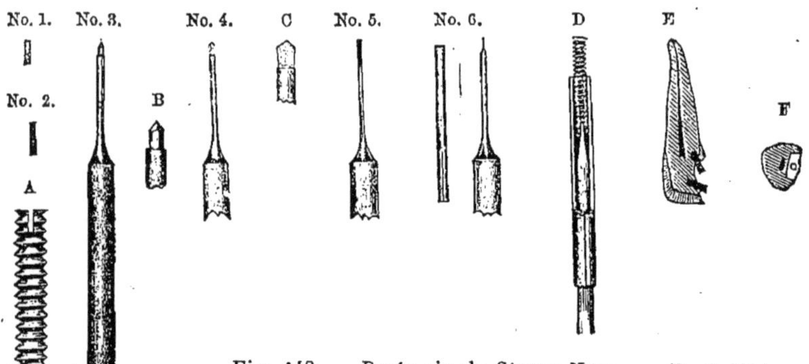

Fig. 148. — Porte-vis de Storer How. — (S. S. W.)

Nos 1 et 2. Vis, grandeur naturelle.
A. La même considérablement augmentée de volume.
No 3. Foret avec pointe centrale.
B. Le même augmenté de volume.
No 4. Épaulement de la pointe du foret pour l'empêcher de pénétrer trop avant.
C. Le même augmenté de volume.
No 5. Taraud.
No 6. Tourne-vis et sa gaîne.
D. Vis-tourne-vis et gaîne en position.
E et F. Vis en place dans une cavité cariée.

peut rendre de grands services dans l'emploi d'objets aussi délicats que les vis d'ancrage (fig. 148).

Ce porte-vis est un tube dans lequel la vis glisse à frottement et dans lequel on fait passer d'abord un foret, puis un taraud et enfin la vis et le tourne-vis. Grâce à cet instrument, on est sûr de percer les trous à l'endroit choisi sans risquer de voir le foret se déplacer ou changer de direction[1].

Il est impossible de désigner d'avance les endroits où doivent être insérées les vis d'ancrage. La seule chose que l'on puisse

[1] *Dental Cosmos*, 1887, p. 91.

dire, *c'est qu'il faut éviter d'approcher de la pulpe et aussi de l'émail :* de la pulpe parce qu'il pourrait s'ensuivre une pulpite ; de l'émail parce qu'il pourrait se fendre. Ce sont les deux seuls écueils de l'emploi de ces vis.

M. Storer How recommande, lorsque l'obturation doit être d'or cohésif, de se servir, pour les vis d'ancrage, d'or à 20 carats, de manière à obtenir le soudage de la feuille d'or à leur surface ; ce qui implique, du reste, que les vis, au moment de leur insertion, doivent être recuites en les portant dans la flamme de l'alcool.

CHAPITRE II

BOUCHAGE DE LA CAVITÉ

Le **Bouchage de la cavité** comprend : l'*exclusion de l'humidité* et les divers *procédés de remplissage*.

ART. I. — EXCLUSION DE L'HUMIDITÉ

L'Exclusion de l'humidité comporte d'abord l'*éloignement de la salive* de la dent à obturer, puis le *desséchement* de la cavité.

§ 1. — Éloignement de la salive.

Grâce à la **Digue de caoutchouc** dont l'invention et l'application remontent seulement à 1857 [1], on parvient actuellement à empêcher l'accès de la salive à la dent que l'on veut obturer. Serviettes, papier buvard, amadou, compression des canaux salivaires, tout avait été employé sans grands avantages sous ce rapport. Même depuis l'invention de la digue on a essayé divers appareils comme le *crampon de Stokes* pour l'emploi du papier-charpie ou du linge et *celui de Fletcher* pour l'emploi de l'amadou, et l'on en a obtenu quelques bons résultats, mais que l'on ne peut cependant pas comparer à ceux que donne la digue.

[1] Il y a incertitude sur le nom de l'inventeur de la digue de caoutchouc. Est-ce Laroche ? Est-ce Barnum ? C'est là une question de priorité qui n'a pas encore été résolue d'une manière définitive.

Le **Crampon de Stokes** (fig. 149) est muni de trois plaques en différentes positions. La plaque du côté droit du crampon étant recourbée permet d'introduire un rouleau de papier-charpie entre la joue et les dents. De l'autre côté une seconde

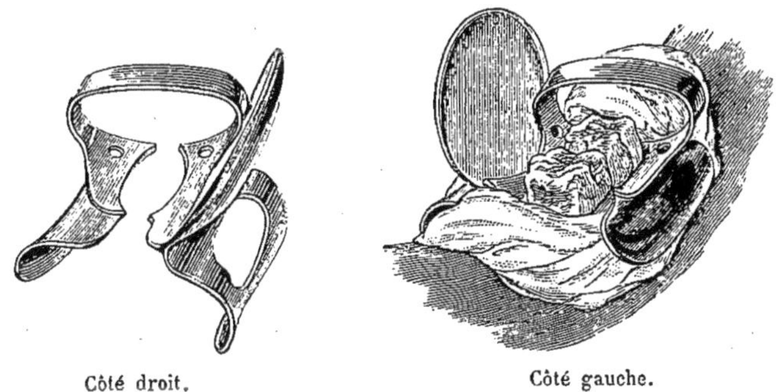

Côté droit. Côté gauche.

Fig. 149. — Crampon de Stokes. — (A. et F.)

plaque trouée maintient également le papier que l'on passe par le trou pour le retenir ; enfin la langue est éloignée par une troisième plaque presque verticale qui peut servir de réflecteur.

L'**Appareil de Fletcher** (fig. 150) se compose d'un anneau ovalaire découpé dans une feuille de métal *d* assez flexible pour

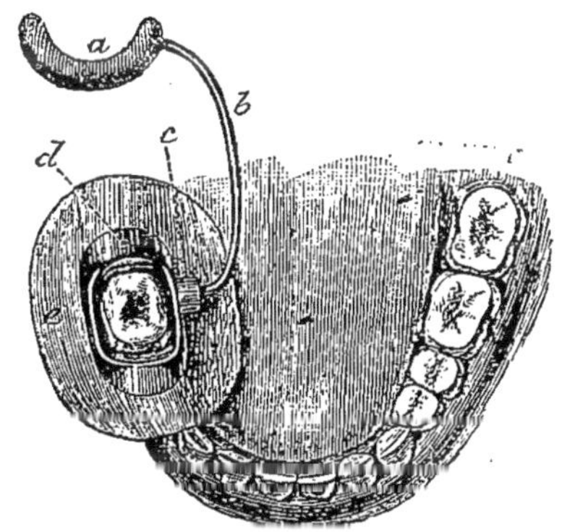

Fig. 150. — Appareil de Fletcher contre l'accès de la salive.

se laisser recourber par les doigts de manière à ce qu'elle puisse s'adapter dans toutes les positions voulues. *c* représente une sorte de tourillon soudé à la plaque et dans lequel joue le ressort d'acier *b* qui peut ainsi tourner et ne pas être gênant pendant l'ajustement de l'anneau. *a* est un coussinet de caoutchouc sur lequel reposent les dents antagonistes de façon à maintenir la bouche ouverte, tout en conservant l'anneau en position.

Pour appliquer cet appareil, on fait un trou au milieu d'un coussinet d'amadou que l'on place sur la dent à obturer, de telle sorte que la cavité reste bien en vue, et que l'on repousse avec l'anneau *d* qui s'étend en bas de chaque côté de la dent. Une fois la plaque déprimée avec les doigts suivant la forme nécessaire pour maintenir l'amadou en parfait contact avec le pourtour gingival, il ne reste qu'à ramener le ressort au point où le coussinet *a* portera contre les dents antagonistes. Le ressort *b* écarte la langue sans gêner l'opérateur[1].

Ainsi ajusté, l'appareil de Fletcher permet d'empêcher l'accès de la salive pendant au moins dix minutes.

On peut du reste favoriser l'effet de ces deux appareils (aussi bien que celui de la digue), et cela pour le bien-être du patient, en joignant à leur emploi celui des **sacs-bavette de Horton ou de Laroche** ou celui des **pompes à salive** que nous avons déjà décrites pages 49 et 50.

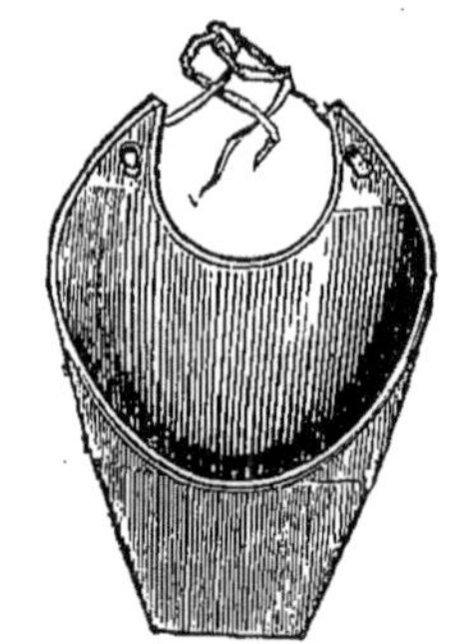

Fig. 151.
Sac-bavette de Horton.
(A. et F.)

Ces **Sacs-bavette** (fig. 151), fixés à l'aide de bandes de caoutchouc que l'on passe autour de la tête, logent le menton (et la partie inférieure de la digue, si l'on s'en sert) et reçoivent la salive qui coule de la bouche.

Dans le cas d'emploi de la digue et lorsque l'on veut délivrer le patient du sac-bavette, on commence par détacher la

[1] *Progrès dentaire*, 1875, p. 15.

digue des dents, puis on la fait glisser entièrement dans le sac, et l'on enlève le tout en même temps. L'appareil, une fois bien lavé et séché, peut servir un grand nombre de fois.

Les diverses **Pompes à salive** sont, sans contredit, plus propres et plus confortables pour le patient. La salive, en effet, s'échappe par le conduit de caoutchouc, sans mouiller le menton et sans produire cette sensation fort désagréable que donne l'écoulement d'un liquide sur la peau de la figure.

Aujourd'hui tous les dentistes ont recours à **l'emploi de la Digue,** dont l'application pour ceux qui ont pris l'habitude de s'en servir, prend certainement moins de temps que celle du crampon de Stokes ou de l'appareil de Fletcher.

Pour cet emploi il faut divers accessoires indispensables : 1° une *feuille de caoutchouc ;* 2° un *emporte-pièce ;* 3° de la *soie floche cirée* et un *porte-soie ;* 4° des *crampons* et une *pince* pour les mettre en place ; 5° un *porte-digue* et des *poids* [1].

Feuilles de caoutchouc. — On les trouve chez les fournisseurs sous forme de feuilles de 80 centimètres de largeur, que l'on découpe en bandes de 20 centimètres parfaitement suffisantes pour tous les cas possibles. On peut même pour certaines dents se contenter de feuilles moins larges. L'important est qu'une fois la digue en position, elle couvre complètement l'orifice buccal et le dépasse de quelques centimètres.

Il existe des feuilles de plusieurs épaisseurs. L'épaisseur moyenne est la plus employée. Cependant cette épaisseur doit dépendre du degré de résistance que le caoutchouc devra offrir aux lèvres, à la joue, à la langue de l'opéré et aux doigts de l'opérateur [2].

[1] Nous pourrions ajouter que, pour l'emploi de la digue, le secours d'un aide est, sinon nécessaire, du moins fort commode. C'est un des cas fréquents en Dentisterie, où son utilité est incontestable.

[2] H. BAYLIS, *Progrès dentaire*, 1874, p. 219.

Pour les dents antérieures, la feuille mince est préférable. Pour les dents postérieures la feuille moyenne ou épaisse vaut mieux ; cependant, même dans ce cas, si les dents sont très serrées, l'on est obligé de se servir de la feuille mince.

Le *caoutchouc de couleur brune l'emporte sur le blanc* pour deux raisons : la première, c'est qu'il est bien plus élastique, la couleur blanche n'étant obtenue qu'aux dépens de l'élasticité ; la seconde c'est qu'il contraste avec la couleur des dents, ce qui éclaircit les parties à opérer.

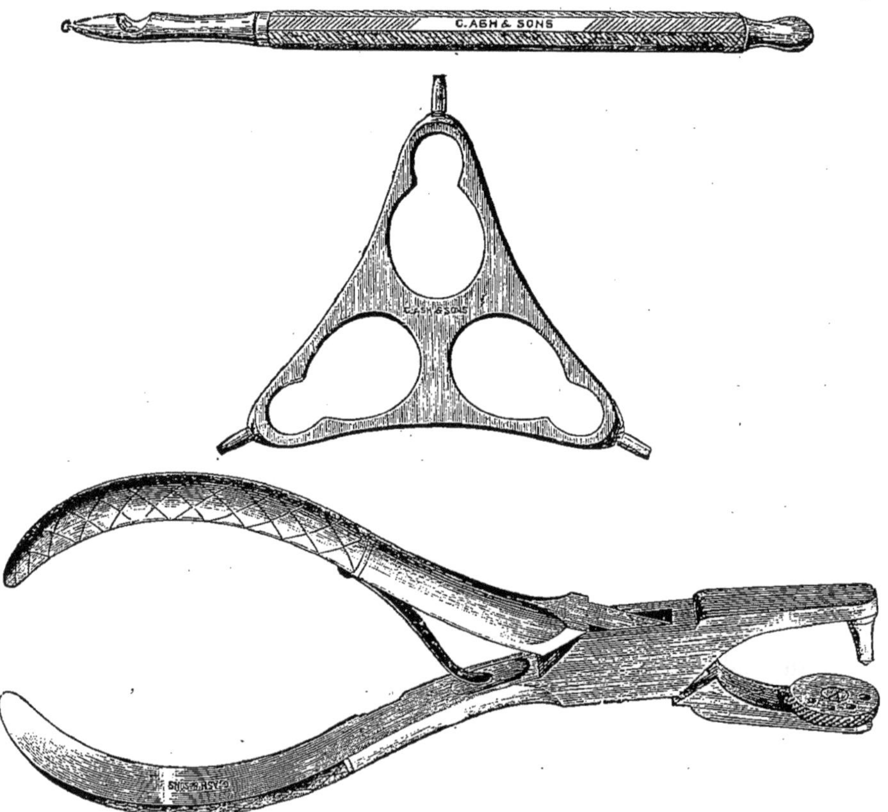

Fig. 152, 153, 154. — Trois modèles d'emporte-pièce. — (A. et F.)

Emporte-pièce. — L'Emporte-pièce (fig. 152, 153, et 154) est destiné à faire des trous dans la digue pour le passage des dents. Il ne manque pas de moyens pour faire ces trous ; l'essentiel est qu'ils soient bien faits. Leur diamètre doit être de 1 millimètre et demi à 2 millimètres. Leur bord, s'il n'est pas très net, se déchire lors de la tension, et c'est pour cela que les emporte-pièce sont utiles.

L'emporte-pièce ordinaire et l'emporte-pièce triangulaire sont très simples et très commodes ; mais il faut, lorsque l'on

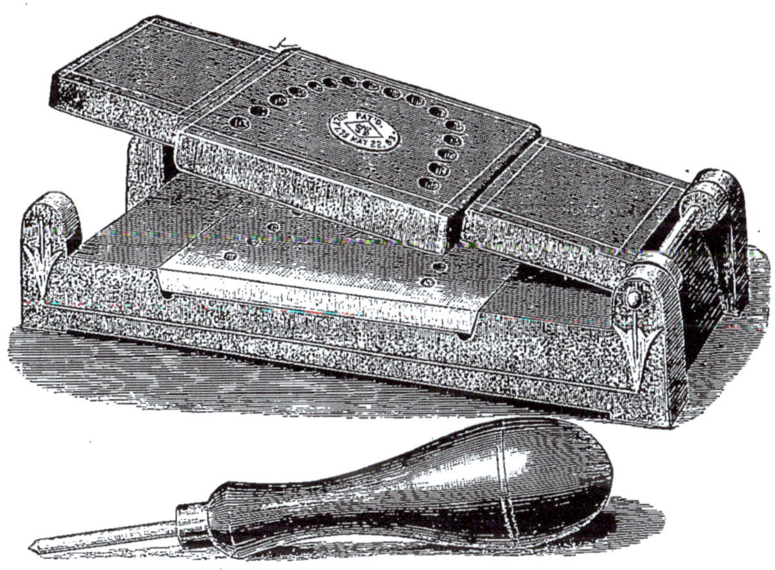

Fig. 155. — Emporte-pièce guide de White. (S. S. W.)

s'en sert, avoir soin de tendre le caoutchouc sur du bois tendre ou sur du cuir pour qu'il soit coupé net.

La Pince emporte-pièce de Ainsworth (fig. 154) est préférable en ce qu'elle est munie d'une plaque tournante, creusée de trous de diverses dimensions, sur laquelle on tend le caoutchouc.

Quant à la place que les trous doivent occuper sur la digue, il n'est pas toujours facile de la déterminer à première vue. M. Elliott[1] a fait, pour pouvoir les percer avec précision, un guide qui permet d'y arriver à coup sûr. C'est une plaque en métal ou en corne percée de trous répondant à la place de toutes les dents, sur laquelle on place la digue et qui permet de la percr comme il convient.

L'instrument (fig. 155) de White répond au même but.

Soie floche cirée et Porte-soie. — La Soie floche cirée se trouve toute préparée chez les fournisseurs. Il est nécessaire qu'elle soit de bonne qualité pour qu'elle ne casse pas lorsque l'on s'en sert, soit pour pousser la digue à sa place entre les dents, soit pour faire des ligatures. Deux grosseurs sont fort utiles.

Le Porte-soie de Marcus Davis (fig. 156) sert à tendre le fil de soie, à forcer la digue entre les dents, et au besoin à placer

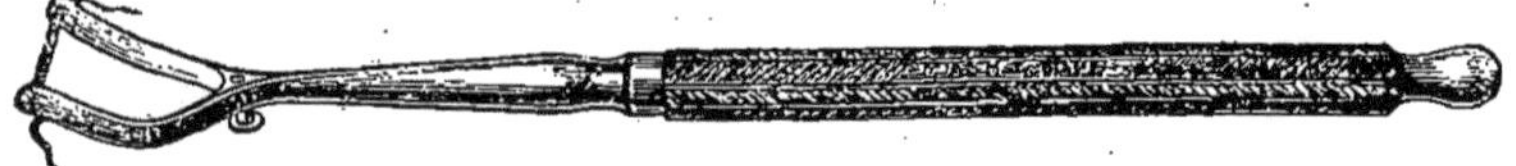

Fig. 156. — Porte-soie de Marcus Davis. (A. et F.)

une ligature sans que l'on soit obligé de mettre les doigts dans la bouche du patient.

Crampons et Pinces porte-crampons. — Il ne manque pas de modèles de Crampons, depuis les plus simples jusqu'aux plus compliqués. Nous ne mentionnerons ici que les plus usuels, c'est-à-dire ceux de Delos Palmer (fig. 157), ceux de Stokes (fig. 158) et ceux d'Elliot (fig. 159).

Quant aux Pinces porte-crampons, elles sont de deux formes. L'une est simple ou à baïonnette ; c'est celle de Stokes (fig. 160

[1] *Dental Cosmos*, 1888, p. 112.

et 161), l'autre composée, c'est-à-dire servant à appliquer la

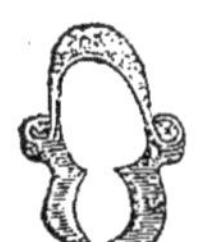
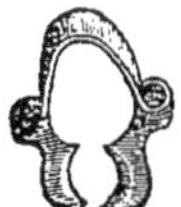
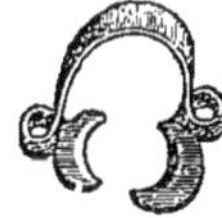
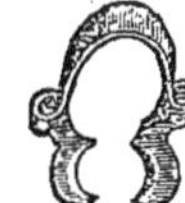
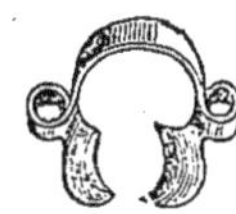
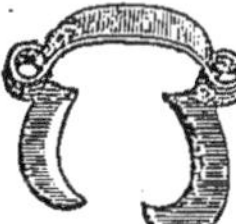
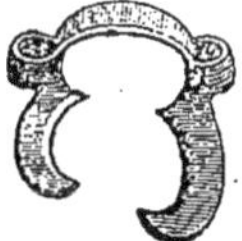
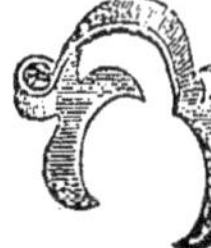

Dents supérieures. — Côté droit.

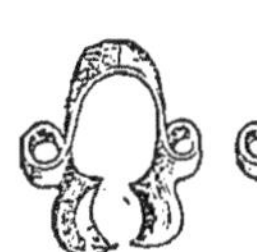
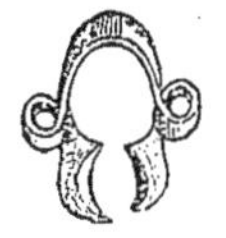
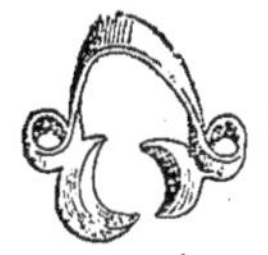
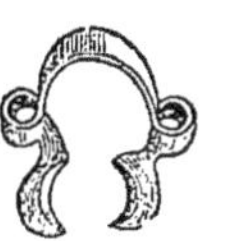
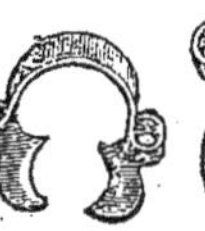
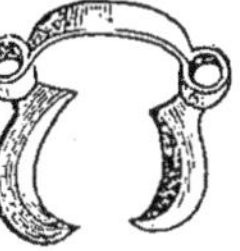
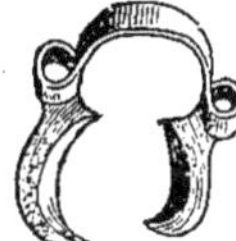
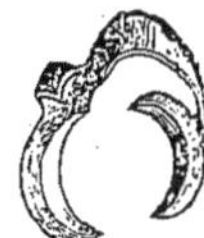

Dents supérieures. — Côté gauche.

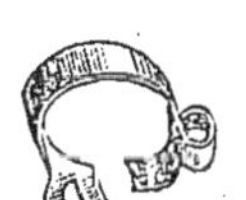
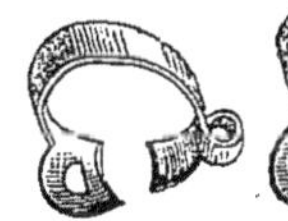
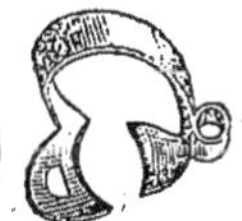
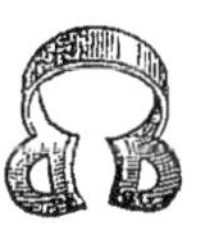
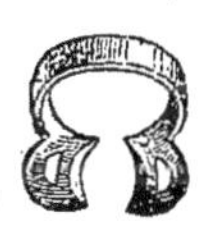
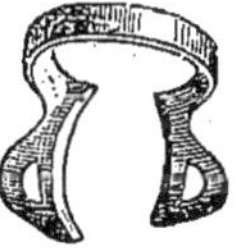
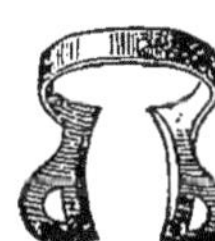
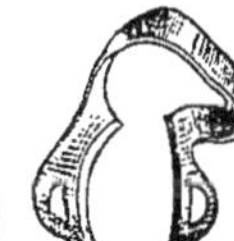

Dents inférieures. — Côté droit.

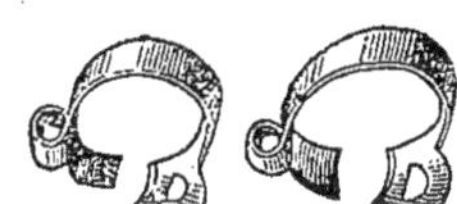
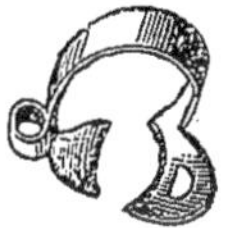
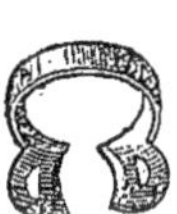
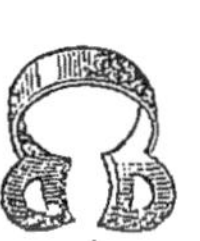
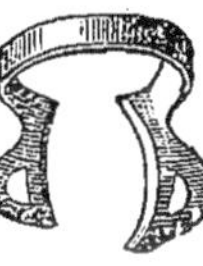
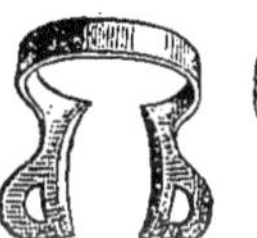
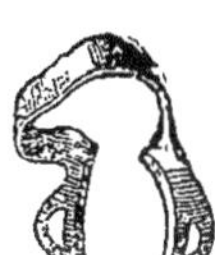

Dents inférieures. — Côté gauche.

Fig. 157. — Crampons de Delos Palmer. — (A. et F.)

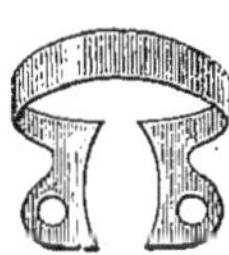
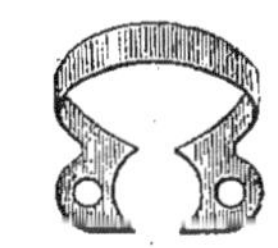
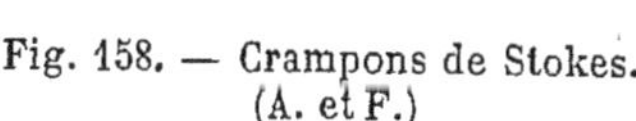

Fig. 158. — Crampons de Stokes. (A. et F.)

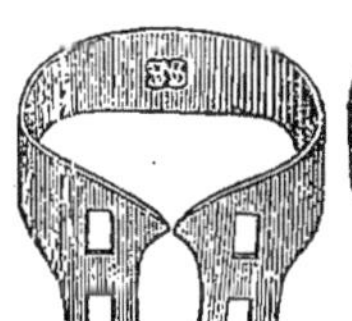
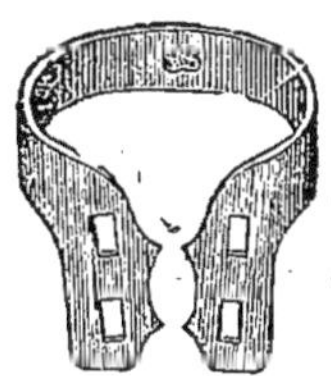

Fig. 159. — Crampons d'Elliott. (A. et F.)

digue et à porter en même temps le fil qui sert à la faire pénétrer entre les dents (fig. 162).

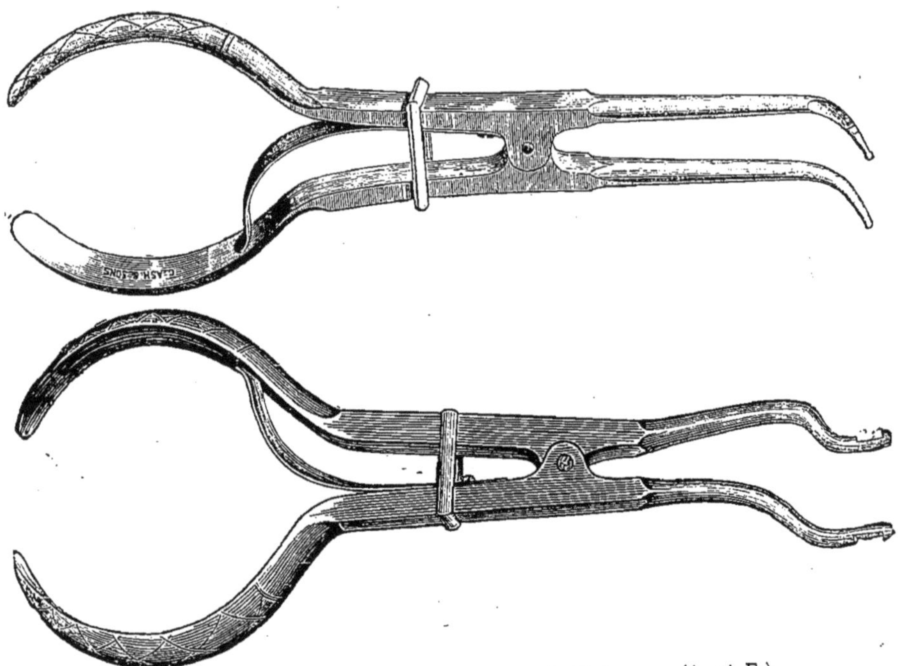

Fig. 160, 161. — Pinces porte-crampons de Stokes. — (A. et F.)

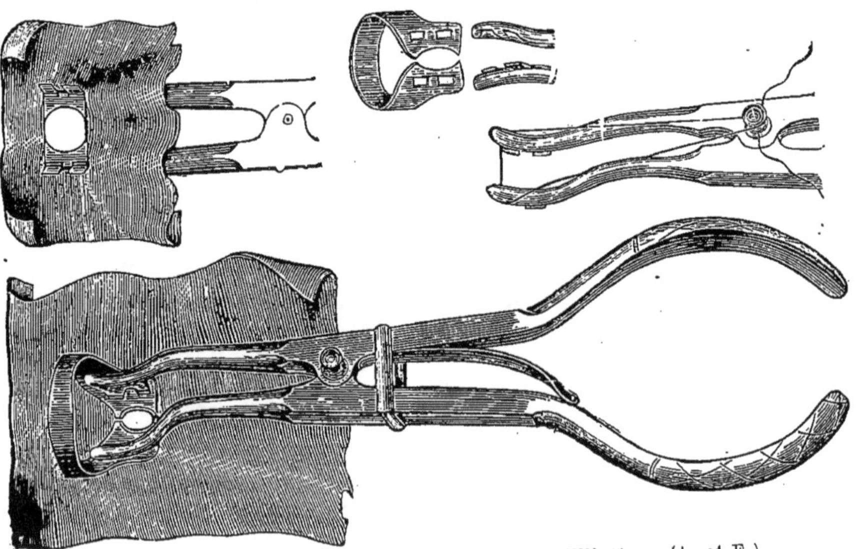

Fig. 162. — Pince porte-crampons, composée, d'Elliott. — (A. et F.)

Porte-digue et Poids. — Le porte-digue le plus usité est celui

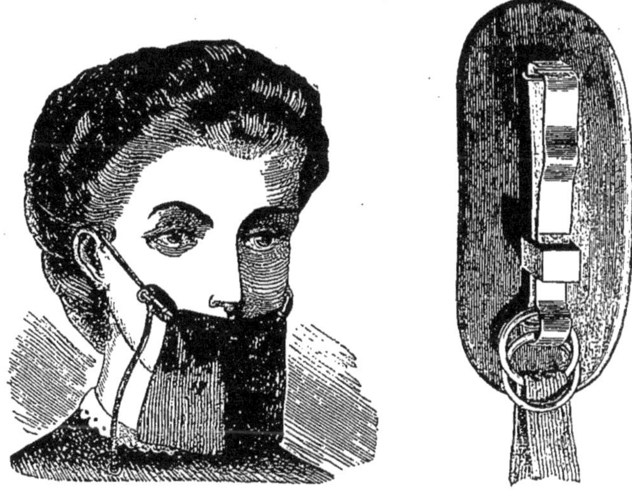

Fig. 163. — Porte-digue de Cogswell. — (A. et F.)

de Cogswell (fig. 163). Il se compose de deux plaquettes en

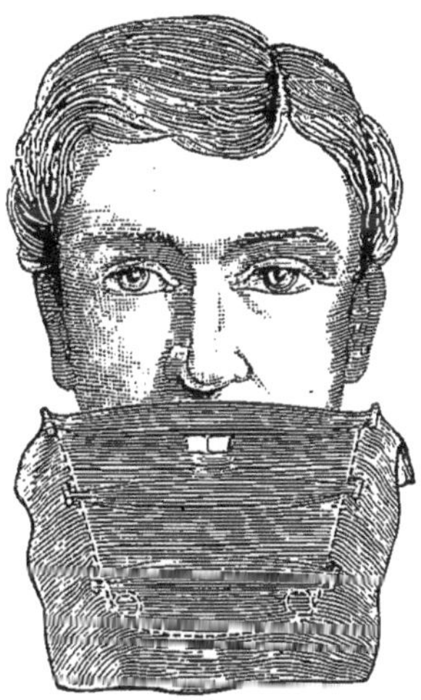

Fig. 164. — Porte-digue de Fernald. — (A. et F.)

caoutchouc durci ou en ivoire protégeant les joues, de deux agrafes à anneau tenant la feuille de caoutchouc, enfin d'une bande élastique faisant le tour de la tête. On peut dans beaucoup de cas le remplacer par celui de Fernald (fig. 164), qui n'est qu'un simple cadre métallique muni de boutons destinés à attacher la digue.

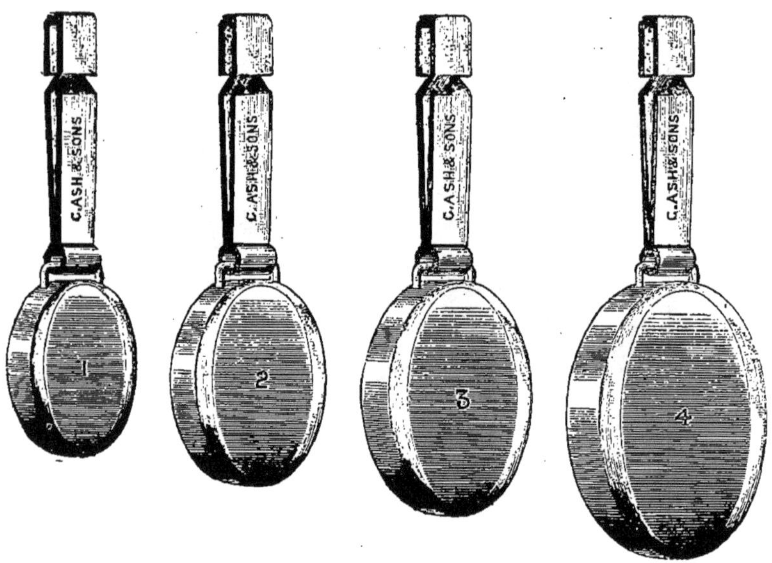

Fig. 165. — Poids pour tendre la digue. — (A. et F.)

Les **Poids** que l'on accroche à la digue ont pour but de la tendre (fig. 165).

§ 2. — Application de la digue.

Il nous reste à indiquer comment, muni de ces accessoires, on procède à l'**Application de la digue**.

Tout d'abord il faut que les dents aient été parfaitement nettoyées. On s'assure ensuite qu'il n'y a aucun danger de couper ou déchirer la digue ou de casser la soie dans les interstices où elles doivent passer, comme cela arriverait, s'il y avait des aspérités ou des bords déchiquetés sur les dents. S'il y en avait, il faudrait arrondir les bords irréguliers de l'émail et adoucir toutes les inégalités avec une scie à ruban introduite de la partie broyante vers le collet des dents.

Cela fait, l'application de la digue est chose fort simple, lorsque les dents ne sont pas trop serrées ou lorsqu'elles sont tant soit peu mobiles dans leurs alvéoles.

On prépare la digue en y perçant les *trous nécessaires* et en frottant le bord gingival de ces trous avec un petit *fragment de savon mouillé;* puis la saisissant avec les index en dessus et les pouces en dessous ou inversement, on applique un des trous sur un coin de la dent que l'on veut entourer, on l'étire légèrement de manière à augmenter la capacité de ce trou et l'on fait pénétrer l'un des bords dans l'interstice auquel il est destiné. On s'efforce alors de faire entrer toute la dent dans le trou, et de faire passer le bord opposé dans l'autre interstice. Ce même moyen peut être employé pour toutes les dents, mais il est grandement facilité par le secours d'un aide qui, tenant un fragment de soie cirée, le fait glisser par un léger mouvement de va-et-vient entre les dents et force ainsi le caoutchouc à pénétrer dans l'interstice. On obtient, il est vrai, le même résultat avec le porte-soie, mais c'est plus difficile et plus long.

Une fois le caoutchouc en place, on applique les ligatures nécessaires pour l'y maintenir solidement.

Lorsque les dents sont très serrées et que l'on ne peut pas faire passer préalablement entre elles le fil de soie explorateur, il faut les écarter l'une après l'autre à l'aide d'un coin ou d'un écarteur et, aussitôt l'écart suffisant obtenu, y faire pénétrer le caoutchouc.

On arrive ainsi au but; mais cela demande beaucoup de temps et provoque une sensibilité parfois fort désagréable. C'est le moyen le plus simple, mais lorsqu'il y a lieu d'appliquer des Crampons, comme on le fait pour les dents postérieures, il faut avoir recours à d'autres procédés.

Voici celui de Marshall Webb[1] :

On choisit la place convenable sur la feuille de caoutchouc

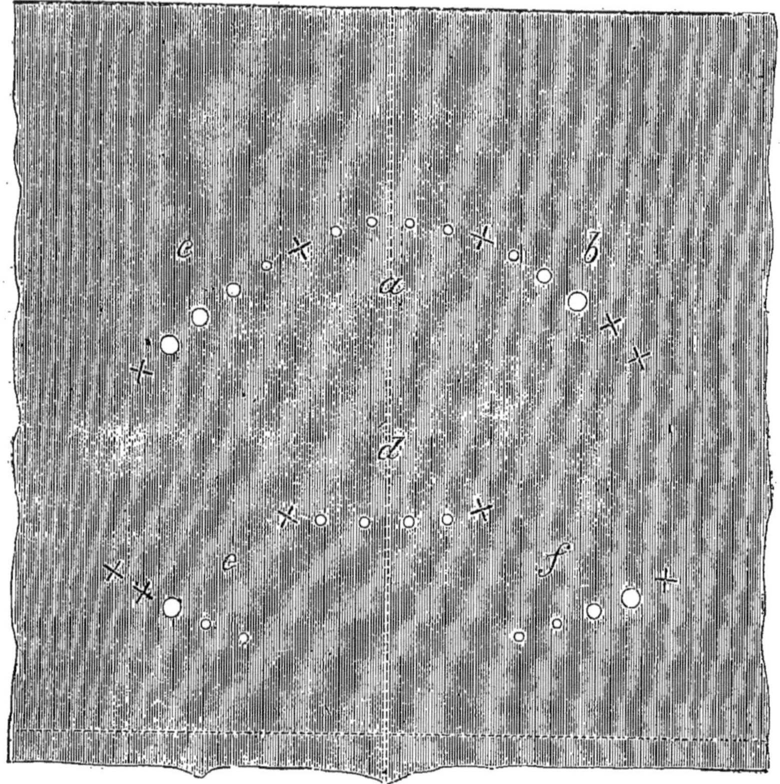

Fig. 166. — Différentes séries de trous dans une digue, avec la place qu'ils doivent occuper pour les dents sur lesquelles on opère. — (D. C.)

Tous doivent être faits dans la moitié supérieure ou inférieure de la digue (le centre étant indiqué par la ligne pointillée) et à la même distance (3 centimètres) du bord supérieur de la digue ainsi que le montrent les trous *a*; il faut les placer de chaque côté du centre indiqué par la ligne verticale pointillée.

PLACE DES TROUS POUR LES DENTS, DANS LES DIVERSES PARTIES DE LA BOUCHE

a, Trous pour les incisives centrales et latérales supérieures; *b*, Pour les bicuspidées supérieures et les premières multicuspidées, côté gauche de la bouche; *c*, pour les bicuspidées, première et deuxième multicuspidées, côté droit; (un trou de plus doit être fait en arrière de ceux-là si le crampon et la digue doivent être appliqués sur la dent de sagesse); *d*, pour les ncisives inférieures; *e*, pour les bicuspidées et la première multicuspidée inférieures, côté droit; *f*, pour les bicuspidées et les première et deuxième multicuspidées, côté gauche. Le signe × indique la place des trous pour les autres dents.

pour les trous des dents et on les y perce à l'emporte-pièce.

[1] *Dental Cosmos*, 1882, p. 458.

La figure 166 représente la place de ces trous pour les diverses dents de la bouche.

On prend alors un crampon (par exemple celui qui convient dans la série de Palmer) et, à l'aide de la pince porte-crampon, on le met en position, puis on porte la digue sur le crampon et on la pousse en place jusqu'à ce qu'elle entoure parfaitement la dent. On l'applique également sur une ou deux dents voisines placées en avant d'elle.

A mesure que la digue est forcée sur chaque couronne, le fil de soie doit être passé entre les dents pour faire entrer la partie du caoutchouc qui sépare le trou destiné à une dent du trou destiné à une autre.

Comme règle générale, il est bon de n'appliquer de crampons que sur les dents postérieures.

Une fois que la digue est appliquée, les bords en doivent être doucement attirés en arrière, sur les côtés de la face et maintenus en place à l'aide d'un porte-digue et de poids.

M. Brockway[1] conseille le procédé suivant, et pour le bien faire comprendre, il suppose qu'il s'agit d'opérer sur *une deuxième ou une troisième multicuspidée inférieure gauche.*

Le premier temps consiste à passer avec soin un fil de soie, non seulement entre ces dents, mais encore entre toutes celles qui leur sont antérieures jusqu'à la *cuspidée inférieure droite*, en ayant soin d'enlever toute accumulation de tartre.

On prend alors une feuille de caoutchouc d'une grandeur suffisante et l'on y perce les trous nécessaires pour y comprendre même les *incisives*. M. Brockway insiste pour que l'on emboîte toutes ces dents, alors que beaucoup d'opérateurs n'en emboîtent qu'une, deux ou trois, parce que, en n'agissant pas ainsi, on se prive de la liberté de la vue, ce qui est cependant la condition expresse d'une bonne opération.

[1] *Revue dentaire*, mars 1886, p. 2.

Une fois la digue perforée, on en frotte la face inférieure, le long de la ligne des trous, avec un morceau de savon mouillé, ce qui facilite l'application ; puis l'opérateur se plaçant presque en arrière et un peu au-dessus du patient, glisse la digue d'*abord sur l'incisive latérale droite* et successivement sur toutes les autres dents, avec le concours pour cette application de l'assistant muni d'un fil de soie ciré.

Au moment où il *atteint et entoure la troisième molaire*, l'opérateur mettra la digue en position pendant que l'assistant glissera sur la dent le crampon approprié.

Les bords libres de la digue seront alors tirés et portés en arrière des commissures des lèvres, à l'aide d'un porte-digue, et toute la portion de ces bords, gênante pour la vue, sera maintenue à l'aide d'un poids.

Il est inutile et même nuisible de ligaturer plusieurs dents en plus de celles que l'on opère et de les laisser ligaturées pendant des heures. Le caoutchouc a-t-il de la tendance à glisser sur les dents, le meilleur moyen d'y remédier consiste à nouer un petit morceau d'ouate au bout d'une ligature et de le passer entre les dents à l'endroit où c'est nécessaire. Un autre moyen consiste à chauffer un fragment de cire ou d'un mélange de cire et de gomme-Damar et de le pousser entre les dents de manière à l'y coller, ce qui maintiendra parfaitement la digue en place. Il est nécessaire que les dents soient bien sèches avant cette application. Cette préparation est excellente aussi pour boucher les trous qui peuvent se faire accidentellement dans la digue.

Ce à quoi M. Brockway tient avant tout, c'est à donner accès à la lumière et place à l'opérateur, avec le moins de gêne possible de la part des plis et des mouvements de la digue. Une fois l'habitude de l'appliquer de cette manière prise, il ne faut pas plus de trois à quatre minutes pour y parvenir.

Pour l'enlever, lorsqu'elle est restée quelque temps en place, il suffit de mouiller la dent, qui est à nu et sèche, avec de l'eau de savon tiède pour que la digue glisse sans effort.

M. Elliott a indiqué aussi **une méthode** qui facilite l'opération lorsqu'on n'a pas le secours d'un aide.

Lorsque les dents sont très serrées, tous les opérateurs éprouvent de la difficulté à l'appliquer aux dents du fond de la bouche ; il faut donc commencer par assurer son passage entre les dents. Pour cela, certains dentistes comme M. Ingersoll, forcent graduellement un coin métallique fait d'un alliage de nickel, entre les dents, pendant qu'ils préparent la matière obturatrice.

D'autres se servent de coins de bois dans le même but, d'autres des écarteurs de Jarwis, de Perry ou de Bogue ; on n'a que l'embarras du choix.

Une fois le passage assuré, M. Elliott prend un de ses crampons (fig. 159, p. 202) percé de deux trous par chaque mors et le saisit avec sa pince porte-crampons munie elle-même de quatre petites cornes correspondantes. Il conduit en place la digue portée sur ces mêmes cornes, et le simple relâchement des mors de la pince suffit pour détacher les bords de la digue et la laisser en place.

Cette pince (fig. 162, p. 203) remplit trois buts :

1° *Elle met en place le crampon ordinaire ;*

2° *Elle applique le crampon spécial de M. Elliott ;*

3° *Elle place la ligature de soie et rien qu'en ouvrant ses branches la ligature se trouve tendue.*

§ 3. — Remarques sur l'emploi de la digue.

A propos des crampons destinés à maintenir en place la digue, nous ferons remarquer qu'il est certains cas où les mors des crampons, ayant une tendance à monter sous les gencives, peuvent causer une certaine douleur. M. Bogue[1] a

[1] M. Bogue rapporte qu'à l'époque où il étudiait la fabrication de son écarteur, il fit cette observation que toutes les dents, depuis le sommet

remédié à cet inconvénient en construisant un crampon muni de deux crochets qui forment étriers sur

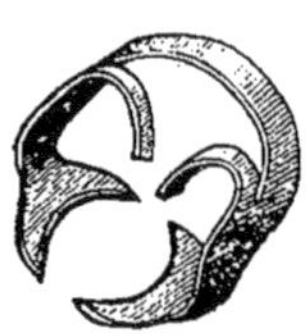

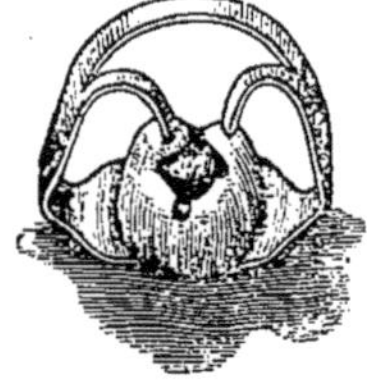

Fig. 167. — Crampons à étriers de Bogue.

les cuspides de la face broyante des dents, ce qui le tient à distance des gencives (fig. 167).

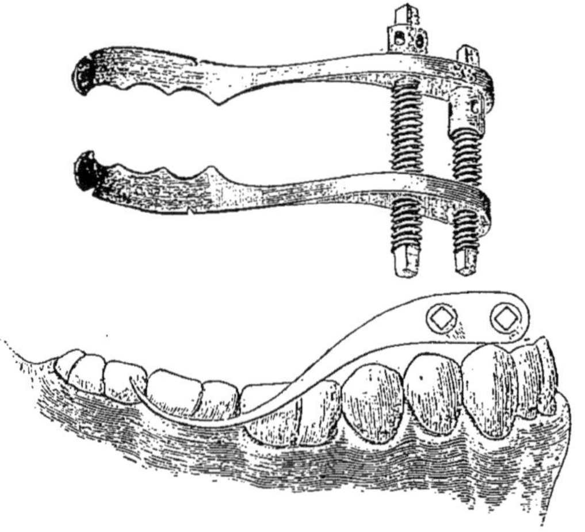

Fig. 168. — Crampon universel et clef pour tourner les vis. (S. S. W.)

Il existe un autre crampon, dit « Universel » qui peut s'appliquer à n'importe quelle dent et qui maintient parfaitement la digue en place (fig. 168).

de la couronne jusqu'à leur collet, sont d'une longueur presque uniforme, non pas seulement les dents d'une même personne, mais les bicuspidées et les multicuspidées de presque tout le monde ; d'où il conclut à la possibilité de construire un crampon à étriers.

Il permet au patient de fermer la bouche par intervalles, sans danger de blesser les gencives.

Il embrasse plusieurs dents à la fois, ce qui lui permet de

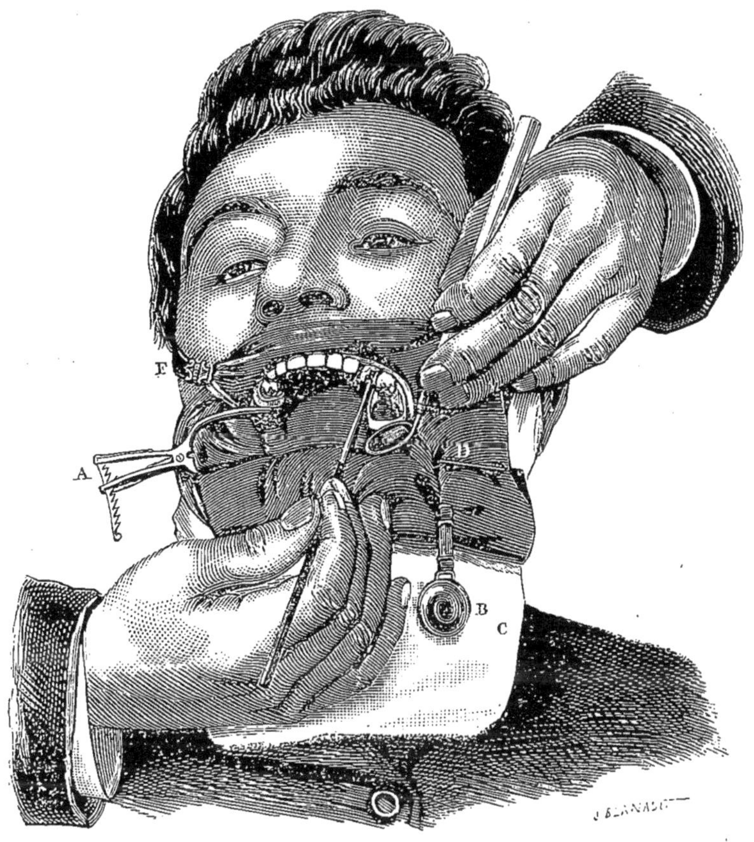

Fig. 169. — Digue appliquée à la mâchoire supérieure pour la restauration du contour d'une bicuspidée. — (E. B.)

maintenir les dents branlantes et d'y pratiquer des opérations durables, tout en faisant gagner beaucoup de temps.

Enfin, il peut être appliqué sans causer la moindre douleur au patient et sert de point d'appui pour les doigts de l'opérateur.

On conçoit facilement les avantages qu'avec un peu d'habitude on peut retirer de l'emploi de cet instrument.

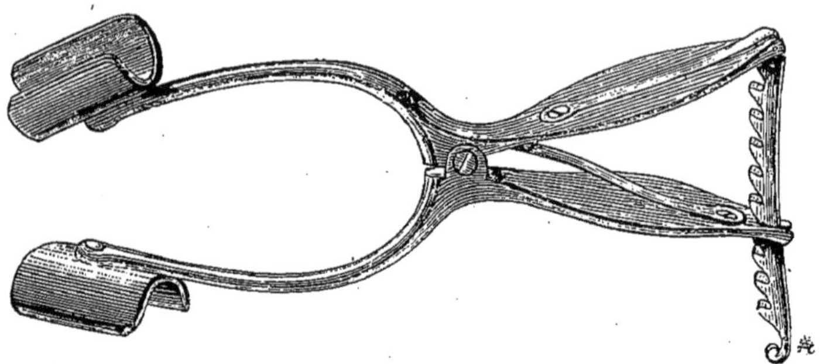

Fig. 170. — Ouvre-bouche de M. Brasseur indiqué dans la figure 169 par la lettre A et destiné à maintenir la bouche ouverte pendant l'obturation.

Un des grands avantages de la **Digue** est qu'elle rend libre la main gauche et lui permet de venir en aide à la droite pendant les divers temps du remplissage de la cavité.

On n'a pas, en effet, l'habitude de l'appliquer avant que la préparation de la cavité ne soit achevée. Cependant il est certains opérateurs qui l'appliquent aussitôt après l'ablation de la carie et avant de donner la forme définitive à la cavité ; ce temps de l'opération étant ainsi, d'après eux, rendu plus facile et moins douloureux.

S'il arrivait que l'introduction de la digue dans la bouche donnât des nausées, il serait bon de prier le patient de se rincer préalablement la bouche avec une solution de bromure de potassium ou d'ammonium, ou de lui badigeonner la langue et le voile du palais avec un pinceau imbibé de cette solution [1].

La figure 169 tirée de l'ouvrage de M. Brasseur [2] représente la digue appliquée dans la bouche.

[1] Bromure de potassium 10 grammes, eau 100 grammes, pour solution.

[2] *Chirurgie des dents et de leurs annexes*, Paris, 1885. (*Encyclopédie internationale de chirurgie.*)

§ 4. — Desséchement de la cavité.

Grâce à la digue la dent a été protégée contre l'afflux de la salive, il s'agit maintenant de **dessécher entièrement la cavité** avant de l'obturer.

Dans la figure 169, la bouche est maintenue ouverte au moyen d'un ouvre-bouche spécial (fig. 170) inventé par M. Brasseur.

La meilleure de toutes les substances desséchantes ou absorbantes de l'humidité est sans contredit, le **Papier japonais.** M. Elliott[1] l'a demontré par les expériences suivantes :

Le coton préparé absorbe en	1 minute	5 centigr.	d'eau
L'amadou — — —	1 —	5 —	—
L'éponge — — —	5 secondes	10 —	—
Le papier buvard français —	5 —	20 —	—
Le papier japonais — —	5 —	35 —	—

C'est donc ce dernier dont nous conseillons l'emploi.

Ajoutons que, comme il est très fibreux et très résistant, on peut le rouler en un mince cône et le plonger dans le canal pulpaire, sans risquer de le rompre en le retirant. Il peut aussi servir à boucher une fuite dans la digue, sans qu'on soit obligé, au milieu du travail, de l'enlever de la bouche.

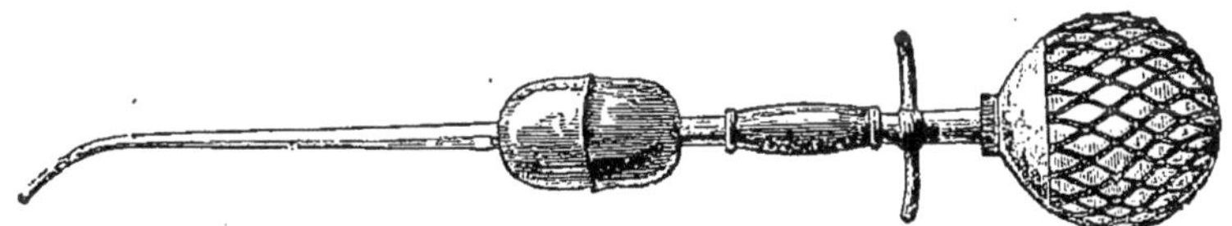

Fig. 171. — Seringue à air chaud de Moffatt. — (A. et F.)

Mais l'emploi des absorbants ne suffit pas toujours, et l'on est parfois amené à se servir des **Seringues à air chaud**. Les plus connues sont celles de Moffatt (fig. 171) et le modèle américain (fig. 172). Dans ce dernier instrument la chambre

[1] *Dental Cosmos*, 1878, p. 117.

à air se chauffe à la flamme de l'alcool ou du gaz. Elle est munie d'une soupape qui, dans le mouvement d'aspiration de l'air, sous l'action de la poire, peut y laisser entrer la flamme

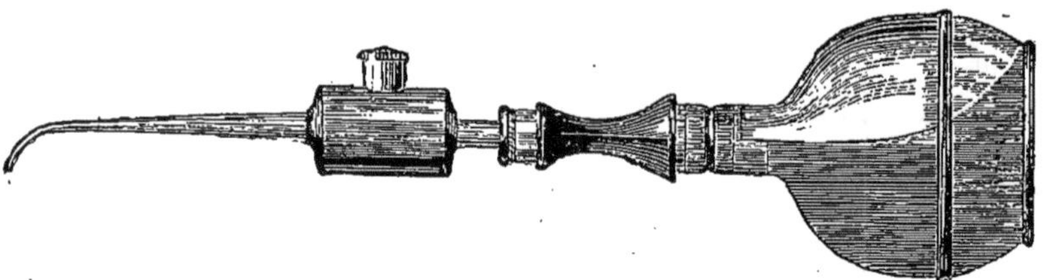

Fig. 172. — Seringue à air chaud, modèle américain. — (A. et F.)

chauffante. Un écran de toiles métalliques l'empêche d'aller plus loin.

L'instrument est muni d'une pièce isolante en ébène, et la poire de caoutchouc est protégée et soutenue en partie par une enveloppe métallique. Cependant ces instruments sont loin d'avoir les avantages de celui que M. Brasseur a inventé et qu'il a appelé **Thermo-injecteur** (fig. 173)[1].

Dans cet appareil la chambre de chauffage A est formée par un tube roulé en spirale qui, déployé représente une surface de chauffe de plus de 30 centimètres de longueur. Au centre de cette spirale se trouve un petit tube à l'extrémité duquel brûle un très léger filet de gaz. Le tirage se fait grâce aux ouvertures que laissent entre eux les différents tours des spirales. De plus ces mêmes ouvertures permettent à l'air ambiant de circuler librement et évitent ainsi un trop haut degré de température. Un isolateur d'ivoire empêche la chaleur de se communiquer trop facilement au manche de l'instrument rempli d'une substance non conductrice et que l'opérateur tient entre ses doigts. Ce manche est très court, la chambre de chauffe devant être éloignée le plus possible de la bouche, afin qu'elle ne touche pas les lèvres du patient.

[1] *Revue odontologique*, 1883, p. 48.

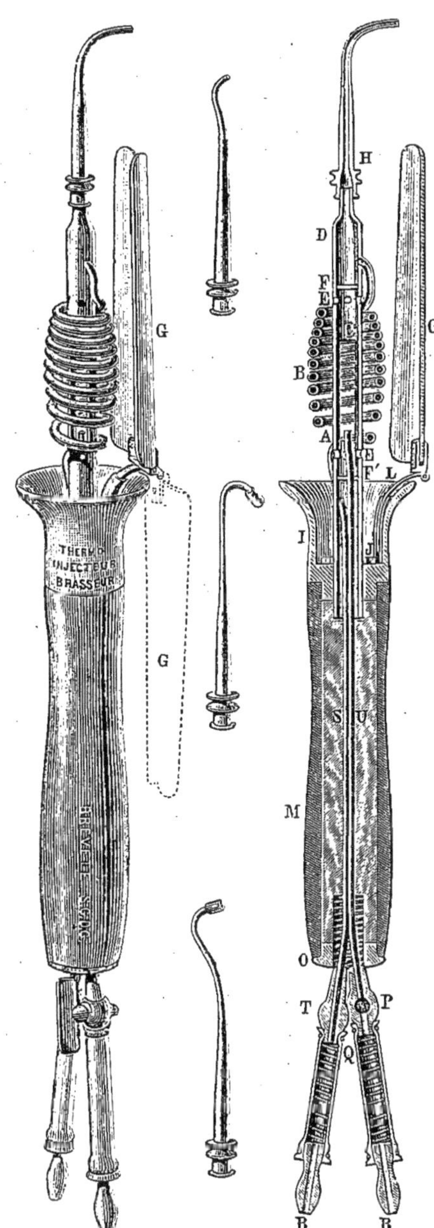

A, bec de gaz faisant suite au tuyau à gaz, en communication avec le robinet P : B, spirale creuse communiquant par le tube S avec la soufflerie ; C, tube en cuivre, ouvert au milieu, en forme de lanterne, pour permettre au gaz de brûler ; D, chambre à air chaud ; FK", trous à air pour permettre au gaz de brûler bleu ; F, bouchon de métal fermant la chambre à air ; G, écran en ivoire servant à protéger les joues, les lèvres, du contact de l'instrument chaud, qui peut se retirer à volonté et se plier à angle droit ; H, canule courbe mobile pouvant être remplacée par d'autres de diverses formes ; J, monture en métal servant à fixer l'écran sur le manche ; I, godet isolateur en ivoire ; O, écrou tenant tout l'instrument, et percé à jour pour laisser passer l'air à travers toute la longueur du manche ; P, robinet à gaz ; Q, spirale servant à soutenir le tube en caoutchouc pour l'empêcher de se plier, à angle droit, pendant la manipulation de l'instrument ; R, olive en métal, sur laquelle vient se placer un tube en caoutchouc, qui établit la communication avec le gaz ; T, prise d'air.

Fig. 173. — Thermo injecteur de M. Brasseur. — (E. B.).

Ainsi construit, le bec de l'instrument peut pénétrer jusqu'à la dernière molaire, et les spirales restent encore suffisamment éloignées de l'entrée de la bouche. Pour plus de précaution un écran B en caoutchouc vulcanisé et mobile protège les lèvres contre la chaleur et les met à l'abri du contact de l'instrument qui, dans un mouvement brusque, pourrait occasionner une brûlure.

Le manche d'ébène renferme deux petits tubes de métal. L'un est muni du robinet C qui sert à régler la quantité de gaz

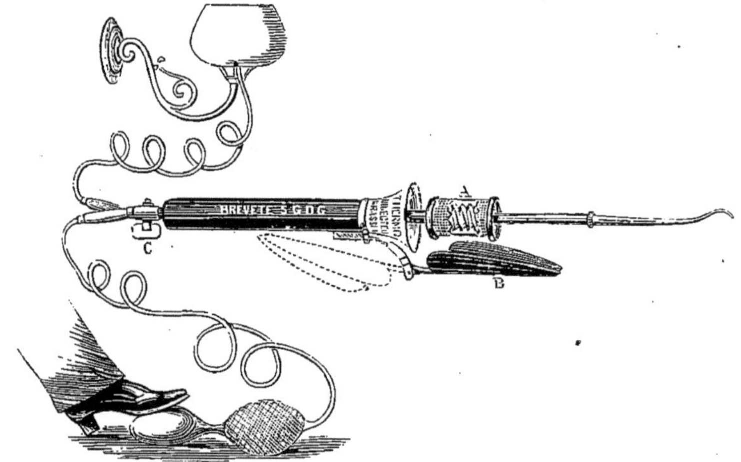

Fig. 174. — Thermo-injecteur monté. — (E. B.)

qui doit alimenter le petit brûleur situé au centre de la spirale; l'autre communique avec une soufflerie qui, mue par le pied, laisse libres les mains de l'opérateur (fig. 174).

A la partie supérieure du thermo-injecteur, à l'extrémité du tube qui fait suite à la spirale, se trouve un pas de vis, sur lequel on peut fixer, suivant les besoins, une canule métallique droite ou courbe d'où s'échappe l'air surchauffé.

La température de cet air peut facilement s'élever à 45° C., mais 38 ou 40° C. sont bien suffisants. C'est déjà une assez haute température, lorsqu'il s'agit d'un organe aussi sensible que la dent humaine.

Lorsque l'on n'a pas le gaz à sa disposition on peut ajouter au soufflet un petit tube en caoutchouc qui, communiquant avec un flacon dans lequel se trouve un peu d'essence minérale, donne passage à la *gazeline*, ou gaz de *Mille*, qui brûle parfaitement dans le petit brûleur modifié du thermo-injecteur.

ART. II. — REMPLISSAGE DE LA CAVITÉ

Le **Remplissage de la cavité** comprend l'*étude des substances dont on se sert pour la remplir et celle des procédés opératoires suivis pour effectuer l'opération.*

Les Substances d'obturation actuellement en usage **sont des matières plastiques** ou des **matières métalliques simples**. Les premières sont employées à l'état de *ciments ou d'amalgames*, les secondes à l'état de *métaux purs*, *en feuilles ou en cristaux.*

Parmi les premières sont : la *gutta-percha*, les *oxychlorures*, les *oxyphosphates*, les *oxysulfates de zinc* et les diverses variétés d'*amalgames ;* parmi les autres se trouvent l'*étain*, le *platine* et l'*or*.

Mais, nous devons le reconnaître, pas une de toutes ces substances ne réunit à elle seule les qualités voulues pour faire une obturation absolument parfaite ; de sorte que l'on est obligé de se contenter, après avoir acquis une exacte connaissance de leurs propriétés particulières, de les appliquer avec tout le discernement possible aux seuls cas où leur emploi peut être suivi des meilleurs résultats.

En effet la substance **idéale** d'obturation devrait réunir les conditions suivantes :

1° Avoir la propriété **d'adhérer et de s'incorporer**, pour ainsi dire, aux *parois de la cavité* de manière à y former un joint **étanche**. Les ciments seuls, oxychlorures, oxyphosphates, etc., de zinc sont dans ce cas, puis, mais à un degré moindre, la gutta-percha et enfin quelques amalgames. On conçoit, en effet, qu'il est impossible d'obtenir mécaniquement ce joint étanche avec des feuilles ou des cristaux métalliques simplement appliqués contre ces parois [1]. Il en est de même avec la plupart des amalgames qui ont une tendance à changer de forme et à s'éloigner des bords de la cavité ;

2° Être **capable de résister** à toutes les forces de **destruction** et **de décomposition** *auxquelles elle est exposée dans la bouche.* Sous ce rapport l'or est la substance par excellence ; puis viennent les amalgames ; les autres plastiques ont peu de résistance et n'ont qu'une durée relativement limitée ;

3° **Imiter absolument les dents**, comme *densité, texture, nuance de couleur, brillant* et *transparence,* de manière à rendre l'obturation aussi peu visible que possible. Cette condition est toujours à l'état de desideratum ;

4° Être **facile et rapide à insérer**, de manière à ce que l'obturation des dents ne soit pas le privilège d'une seule classe de la société, mais que tout le monde puisse jouir des bienfaits de l'art du dentiste. Les plastiques, sous ce rapport, répondent presque entièrement au but désiré ;

5° Être **en harmonie parfaite avec le tissu dentaire** sous le rapport de la conductibilité, en ce qui concerne les changements thermiques, les courants électriques et autres, de manière à ne pas altérer l'équilibre de la santé de la dentine et de la pulpe. Les ciments et la gutta-percha remplissent à peu près cette condition, mais les amalgames et surtout l'or s'en éloignent beaucoup.

Or, chacune des substances que nous avons énumérées a presque autant de défauts que de qualités ; et, cependant, grâce à elles, nous pouvons arriver à conserver un nombre incalculable de dents. Que devons-nous donc en conclure, si ce n'est,

[1] Théoriquement, c'est indiscutable. En fait, on obtient avec l'or noncohésif, l'étain et quelquefois, mais bien rarement, avec l'or cohésif, des joints suffisamment imperméables pour la préservation des dents.

avec M. Thompson[1], que, attendant encore et devant peut-être attendre longtemps la découverte de la substance obturatrice idéale, la seule ressource, dans cette pénurie, est d'être éclectique dans notre choix et de nous efforcer de tirer le meilleur parti possible de celles qui sont à notre disposition ? Du reste, nous allons reprendre en détails l'étude de chacune d'elles.

Quant aux procédés suivis pour les employer, comme ils diffèrent le plus souvent du tout en tout, et que leur connaissance est d'une absolue nécessité pour l'opérateur, nous les décrirons avec le plus grand soin dans des chapitres spéciaux. Il serait impossible d'en généraliser utilement la description.

Nous ferons donc successivement l'étude des *obturations plastiques*, celle des *obturations à l'amalgame*, et enfin celle des *obturations avec les substances métalliques simples*.

[1] *Dental Cosmos*, 1879, p. 71.

CHAPITRE III

OBTURATIONS PLASTIQUES

Les **Obturations plastiques** sont celles qui sont faites avec certaines substances qui, réduites par un moyen quelconque (action de la chaleur ou mélange d'une matière solide et d'un liquide) à l'état de pâte malléable, sont insérées, sous cette forme, dans les cavités préparées à cet effet, et, une fois en place, y durcissent par le refroidissement ou par l'effet du phénomène que l'on nomme la *prise*[1].

Les **Substances plastiques** sont: la *Gutta-percha*, l'*oxychlorure de zinc*, l'*oxyphosphate de zinc*, l'*oxychlorure de magnésie*, l'*oxynitrate* et surtout l'*oxysulfate de zinc*, les *amalgames*.

ART. I. — GUTTA-PERCHA

Signalée pour la première fois au milieu du XVIIe siècle par Tradescant qui, l'apporta en Angleterre où elle prit le nom de « Mazer-wood » la **Gutta-percha** resta un pur objet de collection[2]. Elle était, d'après Peyne[3], employée depuis fort longtemps chez les Malais, mais elle ne fut connue du Dr Montgomerie qu'en 1822, époque à laquelle il se trouvait à Singapore

[1] On appelle « prise des ciments » le phénomène par lequel les ciments, une fois gâchés, se solidifient.

[2] *Le Caoutchouc et la Gutta-percha*, par Ed. Damain, Paris, 1888.

[3] *Dental Cosmos*, 1884, p. 212.

comme chirurgien au service de l'Angleterre, et encore n'est-ce qu'en 1842 qu'il s'en occupa. En 1843, d'Almeïda de Singapore en envoya des échantillons en Angleterre, et, un peu plus tard, Montgomerie en fit connaître toute l'importance.

C'est le produit de l'Isonandra-gutta, arbre du sud des Indes orientales et des grandes îles de l'archipel Asiatique. De 1843 à 1847 Morse s'en servit pour revêtir ses fils télégraphiques.

Depuis cette époque elle prit une place importante en médecine et en chirurgie ; attelles, sondes, etc.

Sa solution dans le chloroforme est employée comme le collodion ; elle produit par l'évaporation une membrane adhésive qui maintient réunies les parties séparées par une incision et elle forme ainsi une peau artificielle, lorsque la vraie a été enlevée par une maladie ou autrement.

Le suc des arbres abattus était le meilleur ; celui des arbres ponctionnés était moins bon, mais meilleur cependant que celui que nous avons actuellement, parce que, dans le but d'augmenter son poids, on lui ajoute une foule de substances étrangères : des matières terreuses, de la poix ou du goudron, qui nuisent à sa résistance.

C'est encore cette dernière altération qui est la plus nuisible pour l'emploi qu'en font les dentistes [1].

Il est donc important de purifier la gomme avant d'y ajouter les poudres nécessaires pour en faire des articles commerciaux.

Elle est composée de : carbone 86,36, hydrogène 12,15 et

[1] Dans les quatre premières années, pour satisfaire aux demandes d'Europe et d'Amérique, on abattait les arbres pour recueillir la gutta-percha. Les natifs en coupèrent 70,000. Le gouvernement de l'île s'en inquiéta, et l'on adopta alors un système de ponction qui donna un produit de moins bonne qualité que celui qu'on obtenait par l'abatage, la gutta-percha retirée de la partie interne de l'écorce et de la partie externe du tronc décortiqué ayant le double des qualités de solidité et de ténacité. (PEYNE, *loc. cit.*)

oxygène 1,49 p. 100 parties de substance, comme le caoutchouc, moins cependant l'oxygène, qui manque dans ce dernier. L'alcool, l'acide chlorhydrique, les solutions alcalines, les huiles grasses, les liqueurs fermentées n'ont aucun effet sur elle. Elle se dissout dans l'essence de térébenthine, le bisulfure de carbone, le goudron de houille et le chloroforme. *Elle est insoluble dans l'eau* à toutes les températures.

De 0 à 22° C. la gutta-percha pure a la ténacité du cuir; quoique non élastique, elle est flexible. Elle peut être laminée et moulée de 65 à 70° C., et, dans cet état, elle acquiert l'élasticité du caoutchouc; mais elle la perd par le refroidissement, tout en conservant la forme qu'on lui a donnée, pendant qu'elle était chaude. On peut la chauffer et la refroidir un certain nombre de fois, alternativement, sans qu'elle perde ses qualités.

Sa densité est de 98. *Elle est mauvais conducteur de la chaleur et de l'électricité.*

Ses **applications en Dentisterie** sont très importantes. Depuis quarante ans elle est employée comme matière obturatrice. C'est **Asa Hill** qui s'en servit le premier dans ce but, en Amérique, vers 1848, et un peu plus tard **Delabarre fils**, en France; mais la préparation de ce dernier était bien loin de valoir celle de Hill. Flagg, qui a fait une étude spéciale des obturations plastiques [1], dit que les préparations actuelles de gutta-percha sont de trois espèces suivant le degré de chaleur qu'il faut pour les ramollir:

1° *Celle qui a une suffisante plasticité pour être manipulée à une température de* 60 *à* 94° *C.* On la chauffe toujours dans l'eau. Elle ne s'emploie que pour les obturations intérieures: *plancher des cavités*, *canaux dentaires*, etc., mais jamais pour les extérieures, car elle ne saurait résister à la trituration [2];

[1] *Plastics and plastic filling*, Foster Flagg, 1883 (Philadelphie), 2e édition.

[2] Il ne s'agit ici que des espèces inférieures de gutta *blanche*, car la gutta *rouge* pour plaques-bases est une substance obturatrice fort utile qui demande pour être employée une chaleur de 70 à 80° C.

2° *Celle qui devient plastique entre* 94 *et* 100° *C*. On peut encore la chauffer dans l'eau, ce qui empêche de la brûler ou de la roussir, comme cela arrive lorsqu'on la chauffe trop à la flamme de l'alcool. *On fait avec elle des obturations durables ;*

2° *Celle enfin qui demande de* 102 *à* 110° *C.*, et qui ne se ramollit pas dans l'eau bouillante. Elle doit être chauffée sur une plaque de métal ou de porcelaine, ou à la flamme de l'alcool ; mais il faut beaucoup de précautions pour ne pas la brûler et, à cause de cela, il convient de ne la chauffer que graduellement.

Toutes choses égales d'ailleurs, la **Gutta-percha, qui pour devenir plastique demande le plus haut degré de chaleur, est d'autant meilleure qu'elle est moins mélangée de substances étrangères.**

Presque toutes les sortes de gutta de bonne qualité, pour l'obturation, sont mélangées d'*oxyde de zinc ;* mais, comme pour bien d'autres produits, la qualité dépend bien plutôt du mode de préparation que des matières qui les constituent.

La gutta-percha a été préconisée comme substance d'*obturation temporaire* pour les dents délicates et pour celles des enfants. Beaucoup de praticiens s'en servent non pas seulement pour les obturations temporaires, mais encore **pour les permanentes**. Dans ce cas, comme elle ne saurait résister longtemps à la mastication ni au frottement de la brosse, même lorsqu'elle est de la meilleure qualité, il faut en restreindre l'emploi aux cavités qui n'y sont pas exposées, c'est-à-dire aux cavités bien circonscrites, sur les faces mésiale et distale des incisives, cuspidées ou bicuspidées, ayant une paroi coronale capable de résister à la mastication, et enfin aux larges cavités buccales des multicuspidées à parois minces et fragiles.

Les préparations les plus employées et celles dont nous avons retiré le plus d'avantage sont certainement celles de **Hill**, de **White** et de **Jacob**.

ART. II. — OXYCHLORURE DE ZINC

Le **Ciment d'Oxychlorure de zinc**, appelé aussi *os artificiel*, *ostéo-dentine*, *pâte ostéo-plastique* et de bien d'autres noms plus impropres les uns que les autres, a été découvert en 1855 par Sorel chimiste à Paris.

Voici comment on obtient la poudre et le liquide qui servent à préparer le ciment, au moment de l'emploi.

Pour la Poudre : on mélange 500 grammes d'oxyde de zinc bien pur, avec 60 grammes de silice pulvérisée ; on met le tout dans un creuset et on calcine à la chaleur rouge pendant cinq minutes ; on laisse refroidir le mélange et on l'enferme dans un flacon hermétiquement bouché pour empêcher l'absorption de l'humidité.

Pour le Liquide : on dissout 60 grammes de chlorure de zinc granulé, bien pulvérisé, dans 60 grammes d'eau distillée [1].

Mais comme, dans le commerce, on trouve rarement les matières premières à l'état de pureté, M. Didley conseille de les *préparer soi-même*, afin d'éviter la présence de l'acide chlorhydrique, du plomb, de l'arsenic, etc., qui sont fort nuisibles, en faisant l'oxyde avec le zinc métallique pur et le chlorure avec le zinc métallique et l'acide chlorhydrique purifié de toute trace d'arsenic [2].

[1] DIDLEY. *Progrès dentaire*, 1875, p. 178.

[2] M. Petey de Besançon a donné la formule suivante :

1°	Verre blanc pilé.	10 grammes.
	Oxyde de zinc.	30 —
	Mêlez.	
2°	Borate de soude.	1 gramme.
	Chlorure de zinc	40 —
	Eau distillée	15 —
	Mêlez.	

L oxyde de zinc doit être exempt de carbonate. On dissout le borax

Fletcher a fait observer que le durcissement de l'oxychlorure de zinc ne dépend pas de la combinaison d'un mélange d'oxyde de zinc et de chlorure, mais de la *formation d'un hydrate.* En effet, après avoir chauffé un bloc de ciment jusqu'à ce que l'eau en soit partie et jusqu'à ce que les vapeurs acides commencent à se montrer, si l'on broie ce bloc dans un mortier, il redeviendra dur, rien qu'en y ajoutant de l'eau, exactement de la même manière que le plâtre de Paris. D'après lui, la seule substance inerte que l'on puisse ajouter à ce ciment, c'est l'argile qui a le pouvoir de résister à la pénétration des liquides et d'augmenter l'insolubilité. Toutes les autres substances sont nuisibles. L'*addition de borax* à la solution rend le *ciment, lorsqu'il est pris, moins dur* et donne lieu à de sérieuses objections. Il décompose lentement la solution pour former un borate de zinc qui cristallise et la rend d'un emploi très difficile. Il retarde la prise au point que l'on éprouve de grandes difficultés pour maintenir assez longtemps le ciment à l'abri de l'humidité. Cependant la décomposition de la solution peut être empêchée par l'addition de 0,5 à 2 p. 100 d'acide borique à la poudre d'oxyde ; mais dans ce cas il faut que la solution soit très concentrée [1].

Les ciments d'oxychlorure de zinc, quelque bien préparés qu'ils soient, sont bien variables au point de vue de leur durée dans la bouche. Bien qu'ils aient quelquefois fort longtemps résisté à l'action des liquides buccaux, **ils ne peuvent cependant pas être regardés comme des substances d'obturation permanente.** La mastication les use très rapidement, et lorsqu'ils sont placés près de, ou sous la gencive, ils se détruisent rapidement. A quoi cela tient-il ? Fletcher [2] dit que l'insolubilité

à chaud dans l'eau distillée et l'on verse la dissolution dans le chlorure de zinc; on colore en jaune avec un peu d'ocre.

[1] FLETCHER. *British journal of dental science*, 1873.

[2] FLETCHER. *Progrès dentaire*, 1876, p. 375.

des oxychlorures dépend, en grande partie, sinon complètement, de l'insolubilité des oxydes employés, ou plutôt de celle de l'oxyde restant soit à l'état de faible combinaison, soit à l'état libre.

On obtient la limite de permanence en se servant d'un oxyde ayant juste le degré de solubilité suffisant pour se combiner avec le chlorure dans un temps raisonnable. S'il était absolument insoluble, il n'aurait aucune utilité pratique.

Mais comment expliquer les résultats irréguliers de l'emploi des oxychlorures? En règle générale, ils se désagrègent d'abord au bord cervical, ce que l'on attribue à la présence plus ou moins supposée d'une acidité plus considérable des secrétions gingivales. Mais un bon oxychlorure offre au moins autant de résistance à l'action de l'acide chlorhydrique dilué que l'émail lui-même, si ce n'est plus[1]; au contraire, avec un alcali caustique, l'oxychlorure se désagrège rapidement et disparaît d'une manière complète.

Aucun oxychlorure, quelle que soit sa composition ou sa forme, n'est capable d'offrir quelque résistance pratique à l'action des alcalis, quand on le compare, sous ce rapport, à l'émail dentaire vivant.

En résumé, *ce Ciment manque d'une propriété essentielle* comme matière obturatrice, la *durée*. Mais il a d'autres avantages qui en font une substance précieuse pour le dentiste. Il est *antiseptique*, et, lorsque la pulpe n'est pas dévitalisée par son action escharotique, *il favorise à la longue le durcissement et*, d'après quelques auteurs, *la récalcification de la dentine ramollie*. A cause de cette propriété escharotique il ne convient pas pour coiffer les pulpes, à moins que l'on n'interpose entre

[1] L'expérience d'une dent extraite que l'on obture avec de l'oxychlorure jusqu'à affleurement de l'émail, que l'on plonge ensuite dans de l'acide chlorhydrique dilué, et où l'oxychlorure résiste, en est la meilleure preuve.

lui et la pulpe un vernis ou un autre corps inerte comme l'amiante ; mais il est *excellent pour insensibiliser la dentine*, dont il dévitalise une légère couche, *tout en limitant son action*, pour obturer la chambre et les canaux pulpaires et enfin pour le lambrissage des cavités avant l'obturation.

Parmi les nombreuses préparations vendues chez les fournisseurs, comme ciments d'oxychlorure de zinc, celle qui nous a toujours donné les meilleurs résultats est le plombage blanc de Guillois.

ART. III. — OXYPHOSPHATE OU PYROPHOSPHATE DE ZINC

D'une manière générale, on peut dire que les **Ciments phosphatiques** sont composés d'un liquide qui est de l'*acide phosphorique* et d'une poudre qui est de l'*oxyde de zinc* réduit [1].

En effet, lorsque ces deux substances sont mélangées, il se produit, partiellement ou en totalité, un nouveau corps qui est du **Phosphate de zinc**. Si toute la poudre est convertie, il se forme un sel absolument insoluble dans les liquides de la bouche. Or, ce n'est pas ce qui arrive pour les trois quarts des préparations vendues dans le commerce.

D'après Niles [2], les *Oxydes de zinc les plus foncés en couleur sont les plus durables et les moins solubles*. Cela tient à ce qu'ils ont été réduits plus près de l'état métallique. Les différents degrés de réduction donnent une va-

[1] On y ajoute souvent un peu de phosphate d'alumine, ou un peu de silicate d'alumine ; mais ces deux corps sont inertes, dans ce cas, et ne sont là que pour retarder la prise.

[2] NILES. *Dental Cosmos*, 1883, p. 317.

riété de couleurs dont on peut se rendre compte par le diagramme ci-joint :

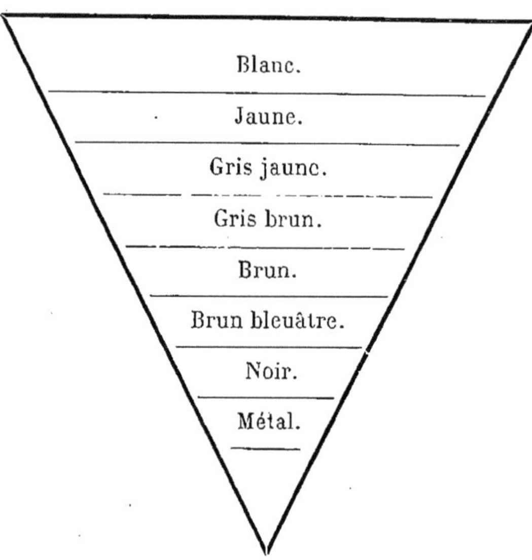

Le procédé de réduction est le suivant :

On met l'oxyde à réduire dans un creuset de Hesse fermé avec de l'argile réfractaire. On le place dans un fourneau et on chauffe vivement. Aucune portion d'oxygène ne se porte sur l'oxyde, dont l'oxygène au contraire s'en va avec sa couleur, à mesure que la chaleur augmente, dans l'ordre indiqué dans le diagramme, jusqu'à ce que l'état métallique soit atteint. Ce n'est que par la pratique dans la conduite du feu que l'on peut arriver à la chaleur voulue pour obtenir le sous-oxyde désiré.

Quant à l'*Acide phosphorique*, il est fort difficile à préparer. On en a généralement deux variétés pour les usages dentaires : *l'une peu dense, liquide, de la consistance de la glycérine*, qui s'unit à l'oxyde en moins de quatre minutes et la convertit en phosphate ; *l'autre ou variété anhydre, sous forme de cristaux, de pâte ou de sirop très épais*. En mélangeant avec l'oxyde cet acide modérément chauffé et en l'introduisant dans la cavité de la dent, *la prise ne s'opère que lorsqu'une humidité suffi-*

sante provenant de la salive lui permet d'agir sur l'oxyde; or, cette action continue ensuite pendant plusieurs jours et même des semaines, ce qui fait que l'obturation ne *devient qu'à la longue dure et insoluble*[1].

Ces deux préparations ne diffèrent que par la quantité d'eau qu'elles contiennent; mais comme, pour la seconde, la quantité d'eau absorbée ne peut être réglée, et que la surface de l'obturation en absorbe quelquefois trop, ce qui la rend molle et écailleuse, il vaut mieux dans le plus grand nombre de cas, se servir de la première et employer les ciments qui prennent rapidement. Il suffit alors de mettre les obturations à l'abri de l'humidité jusqu'à ce qu'elles soient assez dures pour ne pas être affectées par les liquides de la bouche.

L'acide phosphorique est un absorbant puissant de l'humidité, à ce point qu'il est impossible de l'en préserver entièrement dans des récipients bouchés avec du caoutchouc ou du liège;

[1] Il y a quatre acides dérivés du phosphore, acides qui, bien qu'ils diffèrent seulement, dans leur composition, par deux ou trois molécules d'eau, forment, lorsqu'ils sont combinés avec les bases, des sels bien différents : acide phosphorique anhydre, métaphosphorique, pyrophosphorique et orthophosphorique.

Tous ces acides, à l'exception du premier, sont vendus sous le nom général d'acide phosphorique. Mais ordinairement l'on a affaire à l'acide pyrophosphorique, appelé aussi acide glacial.

La plus grande partie de l'acide glacial est une préparation allemande qui contient 20 à 30 p. 100 de phosphate de soude, et c'est cet acide qui est universellement employé pour la préparation des substances obturatrices. Or, comme le liquide qui nous est fourni pour les ciments phosphoriques est mélangé presque par moitié de phosphate de soude, c'est-à-dire d'une substance inerte parfaitement soluble dans l'eau, dont la présence ne fait que régler le temps de la prise, en modérant l'action de l'acide et en satisfaisant partiellement son affinité, il en résulte que ce mélange ne peut être que nuisible à la durée de ce genre d'obturation.

Pour remédier à cet inconvénient, M. Niles mélange proportionnellement les quatre acides à l'état pur, et les fait bouillir jusqu'à ce qu'ils atteignent un certain poids spécifique. Il obtient ainsi un liquide gris brun qui donne avec l'oxyde de zinc un composé absolument insoluble, aussi bien dans les acides que dans les alcalis. (*Progrès dentaire*, 1883, p. 24.)

aussi le liquide se détériore-t-il constamment. Il en est de même de la poudre, qui absorbe l'humidité, à la façon du plâtre de Paris, et qui, en peu de temps, devient impossible à employer. Le meilleur moyen de les conserver consiste à sceller à part, dans des tubes fermés à la lampe, la quantité de poudre et celle de liquide nécessaires pour une opération. On obtient, par ce moyen, un ciment qui ne se détériore pas et qui, une fois introduit, à l'abri de l'humidité, est une excellente substance d'obturation dentaire [1].

La permanence dans la bouche des ciments d'oxyphosphate varie avec l'état des fluides de cette cavité; mais il est un fait certain, c'est que *plus les patients se tiennent la bouche propre, plus ce genre de ciments a de durée*. Nous connaissons de ces obturations qui durent depuis plus de six ans, sans avoir subi autre chose qu'un peu d'usure. Mais cela est fort rare, et le plus souvent, au bout de deux ou trois ans et même moins, on est obligé de les renouveler. Ils résistent mieux à la mastication que les ciments d'oxychlorure.

Ils trouvent leur emploi :

1° Pour les *dents antérieures et la face mésiale des bicuspidées* chez les personnes qui redoutent la couleur trop visible de l'or, *à la condition, toutefois, que l'obturation ne s'avance pas sous les gencives et ne soit pas en contact avec elles* [2];

[1] M. Frailey a indiqué le moyen suivant de rendre à l'acide phosphorique que l'on vend dans les dépôts la faculté qu'il perd, au bout d'un certain temps, de se bien mélanger avec l'oxyde de zinc, par suite du changement chimique qui accroît son acidité. Comme son affinité pour l'oxyde de zinc augmente en proportion de cette acidité, il en résulte qu'au moment du mélange, la réaction est tellement vive et rapide que la masse devient granuleuse et inutilisable. Pour y remédier, on prend un morceau de borax bien propre, du volume d'un pois, on le triture dans un mortier de verre avec quelques gouttes de l'acide phosphorique, puis l'on ajoute de ce mélange la quantité voulue dans le reste du liquide pour neutraliser l'excès d'acide. (*Progrès dentaire*, 1883, p. 427.)

[2] Au collet des dents, ils sont cependant plus durables que les oxychlorures.

2° Pour toutes *les dents des enfants*, dans lesquelles on ne juge pas à propos de mettre de l'amalgame. Ils ont en effet une grande qualité, celle de *prendre, même dans la salive*, bien que, dans ces conditions ils soient cependant un peu moins durables ;

3° Pour les *cavités profondes* dont on en remplit un tiers ou la moitié pour terminer avec de l'or ou de l'amalgame. Dans ce cas, ils forment une base d'obturation solide et non conductrice de la chaleur ou de l'électricité ;

4° Enfin, pour *coiffer les pulpes* mais à la condition d'interposer un corps isolant, vernis ou amiante, entre eux et elles, comme on le fait pour l'oxychlorure, et cela dans le but d'éviter l'effet irritant de l'acide si, par hasard, il se trouvait en excès.

Somme toute, **lorsque les phosphates sont bien préparés ils sont moins irritants que les oxychlorures**, et, lorsqu'on les applique directement sur des tissus sensibles, ils ne produisent pas, comme eux, d'irritation ni de douleur.

Actuellement les meilleurs oxyphosphates vendus chez les fournisseurs sont, à notre avis et d'après notre expérience, ceux de Fletcher, de Friese, et le phosphoric rock cement de Ash.

ART. IV. — AUTRES CIMENTS DENTAIRES

Il existe d'**autres Ciments dentaires** que les oxychlorures et les oxyphosphates de zinc ; mais ils sont peu employés, ou du moins ne servent que dans certains cas particuliers ; tels sont : l'**Oxychlorure de magnésie,** qui est antiacide et, par cela même, indiqué pour le coiffage des pulpes ; mais il faut deux ou trois jours avant qu'il n'ait acquis la dureté nécessaire pour servir de base à l'or ou à l'amalgame ; l'**Oxynitrate et surtout l'Oxysulfate de zinc** [1] ; mais pour ce dernier, comme le sulfate et

[1] Comme le sulfate de zinc ne forme pas une solution suffisamment forte, il est nécessaire de chauffer le sulfate métallisé dans un creuset

l'oxyde de zinc sont mélangés en poudre, il suffit d'y ajouter un peu d'eau pour le gâcher et obtenir un ciment qui forme une excellente base pour les aurifications, en ce sens qu'il atteint très vite son maximum de dureté et qu'il est dénué de toute action irritante ; enfin le **Silicate double d'alumine et de chaux**, qui est un véritable ciment hydraulique et qui prend sous l'eau mieux pour ainsi dire qu'à l'air libre [1]. D'après Fletcher, il résiste à l'épreuve de l'ammoniaque caustique, de l'acide chlorhydrique concentré, du vinaigre fort et de l'acide tartrique.

ART. V. — AMALGAMES

Les **Amalgames** sont des alliages dont le mercure est l'un des constituants. Ce sont des combinaisons cristallisables en proportions définies, dissoutes dans un excès de mercure ou mélangées avec un excès d'autre métal [2].

Leur introduction dans la Dentisterie comme substance d'obturation date de 1826. C'est un **dentiste français, Taveau**, qui le premier en fit l'application. L'amalgame qu'il employait était composé de limailles d'argent amalgamées avec un excès de mercure qu'il exprimait ensuite. Depuis cette époque *la quantité des amalgames que l'on a préconisés est considérable ; mais le nombre de ceux qui ont les qualités voulues pour faire une bonne obturation est fort restreint.*

§ 1. — Métaux employés pour composer les amalgames dentaires.

Un grand nombre de métaux ont été essayés pour composer

jusqu'à ce que toute l'eau en soit partie, et de broyer le résidu avec trois ou quatre fois son poids d'oxyde. (Fletcher.)

[1] *Gazette odontologique*, 1879, p. 60.

[2] *Dictionnaire de chimie pure et appliquée* de Wurtz.

les amalgames dentaires : l'*or*, l'*argent*, le *platine*, le *palladium*, l'*étain*, l'*antimoine*, le *cuivre*, le *plomb*, le *bismuth*, le *cadmium* et le *mercure*.

Fletcher[1] a fait sur ces métaux ainsi employés des expériences remarquables dont voici le résumé :

Or. — La présence de l'Or dans les amalgames rend ces composés plus propres et plus agréables à manipuler, mais *diminue leur propriété de prise* ou de solidification, et probablement *aussi leur retrait*.

Argent. — Tous les amalgames d'Argent *se dilatent plus ou moins en durcissant*. Avec l'argent précipité la combinaison a lieu avec tant de rapidité que la masse se solidifie en quelques secondes avec un développement considérable de chaleur. On réduit cette rapidité en employant un mélange d'argent précipité et de limailles. Si le précipité est en excès, et que l'on introduise dans la cavité la masse avant qu'elle ait commencé de se solidifier, on court le risque de faire éclater la dent par l'expansion graduelle du composé. Quand l'amalgame de Taveau est bien fait, il se dilate légèrement, pendant et après sa solidification, et conserve convenablement les dents ; mais il a le défaut de prendre une teinte noire au bout de très peu de temps. Une petite *proportion de cuivre ajoutée à l'argent rend cet amalgame plus facile à manipuler, mais augmente sa tendance à noircir*.

Platine. — Le Platine donne aux amalgames la propriété de *durcir rapidement* et de conserver leur forme après la prise ; mais l'amalgame ainsi fait *tache les mains* qui le malaxent, et la *seule manière de remédier à cet inconvénient consiste à ajouter une forte proportion d'or fin*. Certains fabricants ont

[1] *Progrès dentaire*, 1882.

l'habitude de remplacer le platine par du cuivre, qui accélère aussi la solidification du composé, mais sans l'empêcher de changer de forme après durcissement, ce qui est un inconvénient. Cependant ce changement de forme, qui se produit par disparition de matière à la surface, n'a pas grande gravité, parce que l'adaptation aux parois de la cavité persiste et, par conséquent, l'imperméabilité.

Palladium. — C'est le métal précipité que l'on emploie pour les amalgames dentaires. Il se *solidifie très rapidement* quand on le mélange avec du mercure, d'où la nécessité de se hâter quand on veut réussir à faire une bonne obturation. L'amalgame de palladium renferme 70 à 80 p. 100 de mercure [1].

Etain. — *L'Étain entre dans la composition de la plupart des amalgames.* Avec 5 parties d'étain et 4 d'argent on obtient un amalgame qui est d'un emploi général, *mais qui se déforme toujours, après durcissement.* Les bords de l'obturation se soulèvent au bout de quelque temps de séjour dans la bouche. Avec un composé d'étain 10, argent 8, or 1, que l'on trouve très fréquemment chez les fournisseurs, on obtient un amalgame plus agréable à manipuler que le précédent, mais avec des résultats aussi incertains. Celui qui contient : étain 10, argent 8, or 1 et cuivre 1, et qui est très répandu dans la profession sous le nom d'amalgame d'or ou de *platine*, dont il ne contient pas une trace, est assez bon, quoique ses résultats soient moins certains que lorsque le platine remplace le cuivre.

[1] D'après M. Bogue, l'amalgame de palladium permet de faire le contour rapide et immédiat. Il s'applique aussi vite que l'oxyphosphate de zinc, est aussi dur que l'amalgame de cuivre et reste sans retrait. On lui reproche sa dureté et son changement de couleur. Mais sa dureté n'est pas un défaut, et son changement de couleur ne gagne pas la dentine. Il durcit en quelques secondes.

Cuivre. — L'amalgame de Cuivre, connu sous le nom d'**Amalgame de Sullivan**, *est une substance d'obturation absolument permanente*, parce que les sels de cuivre pénètrent dans la dent et la conservent parfaitement. La *coloration noire* intense, des dents ainsi obturées est la seule objection à l'emploi de ce composé, qui serait *délétère en solution*, mais dont il se dissout si peu dans la bouche, que l'on n'a à en redouter aucun effet fâcheux. Pour le préparer, on précipite du cuivre d'une solution faible de sulfate de cuivre au moyen de bâtonnets de zinc pur ; on lave le précipité avec de l'acide sulfurique concentré [1], et l'on ajoute du mercure dans la proportion de 6 à 7 parties pour 3 de cuivre. Cet alliage se ramollit par la chaleur pour durcir ensuite au bout de quelques heures.

Cadmium. — Les amalgames malléables qui doivent leurs propriétés particulières à la seule présence du Cadmium *ne sauraient être trop fortement condamnés*. C'est Thomas Evans qui le premier proposa leur emploi sous forme d'alliage d'étain et de cadmium.

Antimoine. — On a essayé comme alliage pour amalgame le composé suivant : antimoine 4, étain 5, argent 4 ; mais on ne lui a pas trouvé de propriétés différentes de celles des autres amalgames ordinaires sans antimoine.

Bismuth. — L'addition de Bismuth aux amalgames *les rend excessivement tenaces et adhésifs* et nécessite en même temps une augmentation dans la proportion du mercure. Des amalgames contenant une trace de bismuth adhèrent parfaitement à une surface plate et sèche. Un alliage composé de 3 parties de bismuth, d'or fin et de platine, avec 15 p. 100 d'argent pur

[1] L'addition d'une petite quantité de nitrate de mercure facilite grandement l'opération.

et 10 d'étain ressemble beaucoup au palladium précipité et a pu être substitué à ce métal coûteux.

Mercure. — Le Mercure pour les usages dentaires doit être aussi pur que possible. Pour le purifier, on le fait bouillir dans l'acide azotique étendu d'eau pendant deux ou trois heures ; ou bien en l'agitant dans de l'acide sulfurique un peu étendu, jusqu'à ce que l'acide cesse de se troubler ou de dissoudre les matières étrangères.

§ 2. — Préparation des alliages pour amalgames.

Essig[1], à propos de la **préparation des alliages pour amalgames**, fait observer que l'*incorporation des constituants d'un alliage composé*, comme ceux pour amalgames, d'*étain*, d'*argent*, d'*or* et de *platine n'est pas bien difficile*, parce qu'elle n'exige pas un haut degré de chaleur, et peut être accomplie dans un fourneau comme celui dont on se sert ordinairement pour la cuisine, ou mieux dans le petit fourneau à réverbère de Fletcher. *La seule difficulté réside dans l'oxydation de l'étain* et dans la formation de certains composés définis ayant une tendance à se séparer de la masse, ce qui donne un lingot qui n'est pas homogène.

L'oxydation de l'étain se produit au moment de l'union avec le platine, qui demande un grande élévation de température. C'est pour cela que le platine ne doit pas être à l'état de trop fine division, parce que cet état accélère beaucoup la combinaison et, par conséquent, augmente l'intensité de la chaleur qui accompagne le phénomène.

On commence par fondre une certaine quantité de borax dans le creuset, avant que les métaux n'entrent en fusion, et

[1] *Dental Cosmos*, 1879, p. 343.

cela dans le but de prévenir l'adhérence aux parois, de faciliter la coulée et de dissoudre tout oxyde qui peut se produire. En dernier lieu, on place sur toute la masse, avant de chauffer, une couche de charbon cassé qui sert de moyen de protection contre l'oxydation.

Comme la formation d'alliages définis se fait, avec le refroidissement graduel de la masse, selon le point de fusion, et comme la densité de ces alliages est plus grande que celle de ceux qui restent liquides, ils manifestent une tendance à aller au fond du creuset et, dans quelques cas, à ne pas l'abandonner, lorsque l'on coule le lingot dans la lingotière, de telle sorte que le lingot n'a pas la composition désirée. Il faut tourner cette difficulté en portant la chaleur au point de complète fusion et en coulant le lingot, pendant que la masse est très chaude, avant la tendance à la séparation.

L'oxydation de la surface, par suite du contact avec l'atmosphère, retarde l'amalgation ; il est donc bon de ne pas réduire tout de suite le lingot entier à l'état de fine division. Il s'unit mieux au mercure lorsqu'on ne le lime qu'au moment de l'emploi. On se sert pour cela de limes à vulcanite.

Un autre moyen de faire l'alliage consiste à fondre l'argent tout d'abord, et, lorsqu'il est au degré de chaleur qui le fait bouillir, à ajouter le platine par petits fragments, puis l'or et enfin l'étain. Une fois la masse bien fondue, on l'agite et on la verse immédiatement dans la lingotière.

Mais ce procédé ne vaut pas celui d'Essig, parce que, entre l'étain et les métaux du groupe du platine, il y a une affinité considérable, et que, lorsqu'on fond ensemble l'étain et le platine, ces deux métaux se combinent avec une telle avidité qu'il y a incandescence, et cela à une simple chaleur de 325° C.

§ 3. — Conditions d'un bon amalgame. Essai des amalgames.

D'après Hollander [1], un bon amalgame doit remplir les conditions suivantes :

1° *Ne contenir aucun métal qui puisse former un sel nuisible à la santé, à la bouche ou à l'estomac;*

2° *N'éprouver ni contraction ni dilatation, une fois l'opération terminée ;*

3° *Durcir rapidement ;*

4° *Ne pas changer de couleur ;*

5° *Rester parfaitement adapté aux parois de la cavité.*

Aucun ne les remplit intégralement; mais plusieurs les remplissent suffisamment pour que l'on puisse les employer avec toutes chances de succès.

Essai des Amalgames. — On a indiqué un grand nombre de procédés pour essayer les amalgames vendus chez les fournisseurs. Essig, Hitchcok, Fletcher, Tomes ont étudié cette question avec soin, et M. Bogue, qui a fait un nombre considérable d'expériences sur les propriétés physiques et l'action physiologique des amalgames, est arrivé aux conclusions suivantes :

Trois mois d'action chimique sur les amalgames, assez puissante pour désagréger l'émail des dents soumises à l'essai, *ont à peine diminué le poids des fragments d'amalgame* qui ont été soumis aux mêmes essais, en même temps que les dents et leurs obturations ; c'est-à-dire que l'augmentation, par addition d'oxygène, provenant de l'oxydation de la surface de certains fragments, a été presque balancée par la perte

[1] *Revue odontologique*, 1882.

de poids d'autres fragments, l'amalgame de cuivre étant celui qui avait le plus perdu [1].

Les liquides qui avaient servi à ces expériences ont été tous essayés, au point de vue du mercure, par Chandler, qui n'y en a trouvé aucune trace; **d'où la nullité des effets des obturations d'amalgame sur l'économie.**

Au point de vue des **propriétés physiques et mécaniques,** tous, moins deux, se sont contractés plus ou moins, de $\frac{1}{424}$ de pouce à $\frac{1}{1,300}$ de pouce. Des deux qui se sont dilatés d'une manière permanente, celui de palladium et d'argent, le dernier s'est dilaté deux fois plus que le premier, dont la dilatation a été très faible, d'où la saillie, après l'obturation achevée, des anciens amalgames faits avec la monnaie d'argent, comme si quelque force, agissant au-dessous d'eux, les chassait de la cavité [2].

Une chose remarquable, dans les expériences avec les acides, a été la bonne qualité des bords de presque toutes les obturations; ce qui permet d'avancer que, bien employés, les amalgames peuvent parfaitement préserver les dents.

En ce qui concerne le **changement de couleur,** Fletcher [3] dit

[1] M. Bogue a essayé les amalgames de **Lawrens** (argent, étain, cuivre); de **Rubencame et Barker** (argent, étain, or et platine); de **Johnson et Lund** (argent, étain, or, platine et traces de cadmium); de **Walker** (argent, étain, or et platine); de **Holme** (argent, étain et or); d'**Arrington** (argent et étain); de **Towndsend** (argent et étain); de **Fletcher** (or, platine, argent et étain); de **Hood** et **Reynold** (argent, étain et or), et les amalgames de **cuivre précipité,** de **palladium précipité** et d'**argent précipité.** (*Dental Cosmos*, 1875, p. 119.)

[2] Cette saillie des amalgames a été attribuée tantôt à la tendance à l'état sphénoïdal dont nous parlerons plus loin, tantôt à la dilatation, tantôt enfin, comme le pense Fletcher, à un soulèvement opéré, soit par la décomposition de la substance dentinaire et la formation de gaz sous l'obturation, soit par la pénétration au-dessous d'elle d'aliments qui s'y accumulent. Il ajoute cependant qu'il n'a rencontré cette saillie de l'obturation qu'avec les amalgames qui se contractent, et l'amalgame d'argent n'est pas dans ce cas, puisqu'il se dilate légèrement.

[3] *Progrès dentaire*, 1876, p. 345.

que, toutes conditions égales d'ailleurs, si l'on expérimente avec un amalgame type, l'intensité de l'altération de couleur est rigoureusement proportionnelle à la quantité du mercure contenu dans l'obturation. De deux obturations faites avec le même amalgame, dans une même bouche, l'une conserve sa couleur et l'autre devient noire, si la première n'a que 60 p. 100 de mercure et l'autre 70 p. 100. D'où l'on peut conclure *a priori* que les amalgames de palladium, d'argent et de cuivre doivent changer de couleur à cause de la forte proportion de mercure dont ils s'emparent ; ce qui est exact.

Avec les amalgames d'argent cependant, il existe une autre cause qui influe sur leur changement de couleur ; c'est l'hydrogène sulfuré qui se trouve dans la bouche et qui les noircit en formant un sulfure d'argent noir.

Mais, nous devons le reconnaître, *tous ces modes d'essai*, quelle que soit la valeur de leurs indications, sont plutôt *théoriques que pratiques*, et, en définitive, il n'y a qu'un seul procédé dans lequel on puisse avoir confiance ; c'est **l'essai dans la bouche** et le résultat qu'il donne *après plusieurs mois*.

§ 4. — Amalgame sans mercure [1].

Il y a une dizaine d'années, Slayton, de Florence, chercha à répandre dans la profession une substance métallique de son invention que l'on appela **Amalgame sans mercure** et qui rappelait assez bien l'or en éponge, moins la couleur.

D'après l'inventeur, cette composition n'altérait pas la couleur de la dent obturée ; elle ne changeait pas elle-même de couleur, à l'intérieur de la bouche, même après un long temps de séjour ; elle n'était pas affectée par les liquides buccaux ; elle

[1] Mauvaise expression que l'usage a cependant consacrée, car ce soi-disant amalgame est composé bien probablement de parties égales d'or et d'étain.

se solidifiait d'une manière parfaite, même au contact de la salive ; elle ne renfermait aucune substance nuisible ; enfin elle se laissait manipuler avec facilité.

Elle était fort utile pour l'obturation des dents temporaires, parce qu'elle se soudait et consolidait bien, même dans l'eau, sans que l'on fût obligé d'avoir recours à une trop forte pression ;

Pour les cavités approximales, sa nature fibreuse en facilitait l'emploi et lui permettait de s'appliquer presque aussi aisément que l'amalgame ordinaire ;

Enfin, à l'état sec, on pouvait y faire adhérer de l'or, de sorte que, commençant une obturation avec elle, on pouvait achever avec de l'or.

Et, cependant, actuellement, *la vérité est que, malgré toutes les qualités que lui assignait son auteur, presque personne ne s'en sert plus.* Elle ne répond donc pas aux conditions d'une bonne matière obturatrice. D'ailleurs, n'en connaissant pas d'une manière précise la composition, nous ne saurions la recommander.

Il est probable qu'elle a beaucoup de ressemblance avec ce que l'on appelle, en Amérique, **Robinson's textile metallic filling**, — substance d'obturation métallique textile de Robinson — qui, entre les mains de certains praticiens, a remplacé l'emploi des amalgames. Nous n'en connaissons pas davantage la formule.

§ 5. — Formules d'amalgames.

Il ne manque pas de formules d'Amalgames ; chaque fournisseur a la sienne qu'il vante comme bien supérieure à toutes les autres. La vérité est qu'il existe très peu de bons amalgames et que l'on est obligé de les essayer pour connaître leur qualité.

Voici une liste de formules d'alliages qui nous ont paru les meilleures à l'user :

Essig. —	Argent	40	grammes
	Étain	60	—
	Or	3	—
	Platine	3	— [1]

Chase. — N° 1 : Or, argent, étain, un tiers de chaque.

On mélange avec 60 à 80 p. 100 de mercure. L'amalgame prend très vite et devient dur au bout de quelques minutes.

N° 2 : Or 25, argent 39, étain 36.

On mélange avec 40 à 60 p. 100 de mercure. Prise moins rapide ; dureté suffisante.

N° 3 : Or 20, argent 40, étain 40.

On mélange avec 30 à 50 p. 100 de mercure. Ce composé est plus plastique et se solidifie encore moins vite que le numéro 2.

Rogers. — Amalgame de cuivre.

Préparation : Dans une solution saturée de sulfate de cuivre on suspend des lames de zinc décapées, jusqu'à ce qu'il se soit produit un dépôt de cuivre sur le zinc et au fond du vase, puis on verse une quantité abondante de mercure. Au bout d'un ou deux jours l'amalgamation du cuivre est faite.

Le composé, sous forme d'une masse parfaitement molle est alors manipulé avec les mains, lavé avec de l'eau, puis exprimé dans une toile pour chasser l'excédent de mercure, et enfin mis de côté pour le laisser solidifier.

Une fois durci, on le ramollit par la chaleur, on le triture à diverses reprises et on l'exprime, répétant ainsi ces opérations 20 ou 30 fois peut-être, jusqu'à ce que la masse ne laisse échapper que très peu de mercure, par sa compression dans une peau de daim.

[1] Une plus grande proportion d'or ou de platine rend l'alliage cassant et diminue son affinité pour le mercure.

On le roule alors en bâtonnets de la grosseur d'un crayon, dont on détache un fragment au moment de l'emploi[1].

Bonwill. — Poudre métallique :

Étain pur	60 grammes
Argent pur	40 —

Liquide : Mercure dans lequel on a fait dissoudre 25 p. 100 d'or. C'est ce qu'il appelle « Mercure aurifère ».

Fletcher. —	Or	3,60
	Platine	3,30
	Argent	37,63
	Étain	55,47

Lawrence. —	Argent	47
	Etain	47
	Cendre	5
	Or	1

Flagg. — Pour dents antérieures :

Argent	50
Étain	42
Or	5
Zinc	3

ART. VI. — MANIÈRE D'EMPLOYER LA GUTTA-PERCHA

Bien que les substances plastiques s'emploient toutes à peu près de la même manière, excepté la gutta-percha, cependant, qui a besoin d'être chauffée, il est certaines différences dans les procédés et instruments qu'il est bon de faire observer.

Commençons par la **Gutta-percha**. Tout d'abord il est bon d'avoir un **petit appareil destiné à chauffer à la fois la gutta-percha et les instruments**. Celui que Flagg a inventé répond bien à ce but. Il se compose d'une *espèce de tambour* dont la

[1] On chauffe ce fragment jusqu'à apparition de globules mercuriels, puis on le pulvérise dans un mortier ; la poudre, reprise ensuite dans la main, devient suffisamment plastique pour faire une obturation.

ligne pointillée dans la figure 175 marque la section. Ce tambour avec centre creux est entouré d'un récipient pour l'eau, ce qui permet, par le chauffage de la plaque centrale et du récipient,

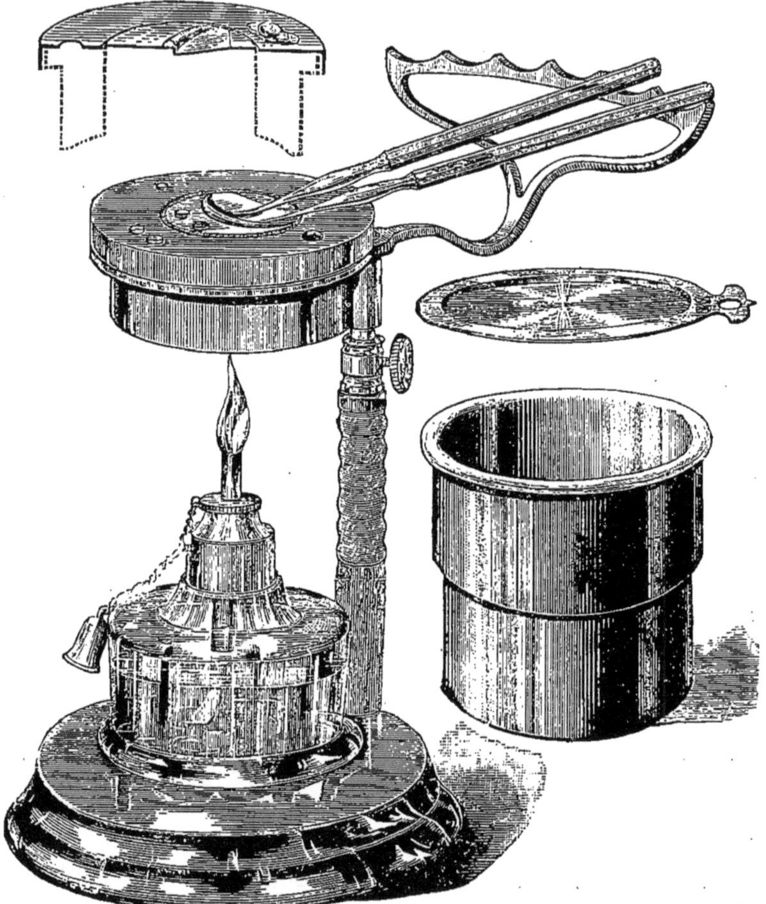

Fig. 175. — Appareil de Flagg pour ramollir la gutta-percha et chauffer les instruments. — (A. et F.)

d'obtenir en même temps une chaleur sèche et une chaleur humide. La chaudière placée à droite de la figure est destinée à conserver de l'eau tiède toujours prête, et le couvercle peut servir au besoin à chauffer l'or en feuilles.

On chauffe la gutta-percha soit sur la plaque de métal du tambour, soit dans l'eau. Quant aux instruments ils sont également chauffés sur cette plaque et tous à la fois. De cette manière on les a toujours chauds, au moment où on les ôte de la plaque, pour façonner la gutta-percha, à mesure qu'on la met en place. Ainsi chauffés, ils en laissent la surface toujours nette et lisse.

Les instruments à pointe dentelée servent pour l'introduction et les brunissoirs pour le polissage (fig. 176).

En ce qui concerne la préparation de la cavité, il convient contrairement à ce que nous avons dit plus haut, à ce propos, de laisser la plus grande quantité possible d'émail sain au pourtour de l'orifice.

Une fois les instruments convenablement chauffés, ainsi que la gutta-percha, on porte celle-ci, à l'aide d'une sonde et par petits fragments, l'un après l'autre, dans la cavité. On en garnit d'abord toutes les parois, puis on la remplit. Si les fragments se déplacent, avant d'être soudés aux autres, on les maintient avec la sonde pendant qu'on les foule, puis on détache la sonde avec précaution.

Une *chose essentielle c'est de ne mettre que juste la quantité de gutta nécessaire*, afin qu'il y ait le moins possible d'excès à enlever ; et lorsque cela arrive, il faut toujours chasser *ce surplus, en le repoussant du centre vers la périphérie.* C'est le moyen de maintenir l'obturation à niveau et bien accolée aux parois [1].

Pour ce dernier temps de l'opération, il ne faut pas craindre l'humidité, car, au lieu de nuire, elle aide plutôt à couper l'excès de gutta.

[1] L'emploi du chloroforme, pour niveler la surface des obturations à la gutta, est tout ce qu'il y a de plus nuisible. Le chloroforme, qui dissout la gutta-percha, est sans action sur les matières étrangères qui y sont incorporées, d'où il résulte que la surface, au lieu d'être polie, devient rugueuse et d'un aspect grenu fort désagréable.

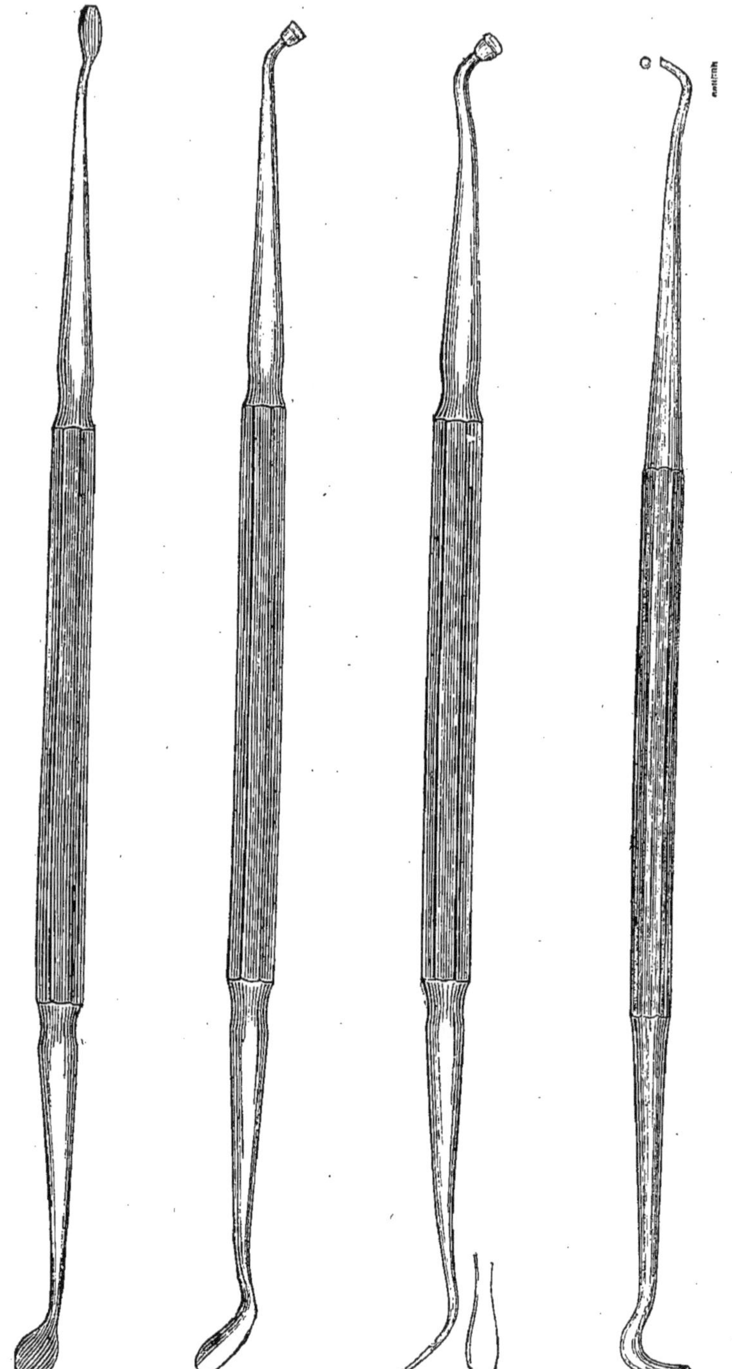

Fig. 176. — Fouloirs de Woodson pour la Gutta-Percha. — (A. et F.)

Il n'en est pas de même dans le premier temps, bien que l'on ait dit et répété que l'on peut faire une obturation convenable avec la gutta blanche dans une cavité humide, car, pour ne pas s'exposer à des insuccès, *il est essentiel que la gutta soit introduite sèche dans une cavité sèche.* Dans le cas où ce serait impossible, il vaudrait mieux employer la gutta-percha rouge pour plaques-bases, la chauffer dans l'eau et se servir pour son introduction d'instruments froids que l'on frotte sur un tampon huilé pour prévenir leur adhérence à la gutta. La gutta-percha blanche n'est bonne que pour les cavités sèches.

ART. VII. — MANIÈRE D'EMPLOYER LES CIMENTS

Pour préparer **le Ciment d'Oxychlorure de zinc,** on verse une quantité du liquide, quelques gouttes, sur une plaque de verre épais, dépoli et, à côté, mais à une petite distance un peu de la poudre ; puis, avec **une Spatule un peu rigide à lame de platine,** on pousse dans le liquide la quantité de poudre nécessaire pour que, en la malaxant, on obtienne une pâte plus ou moins épaisse suivant les besoins.

Quelques opérateurs ont l'habitude de faire cette pâte claire pour l'étendre sur le fond et les parois de la cavité, puis de remplir le reste avec une pâte très épaisse.

On se sert pour cette manipulation des instruments représentés figure 177.

On remplit peu à peu la cavité et l'on exerce avec les fouloirs une pression suffisante pour que la masse devienne compacte. Cela fait, avec un *brunissoir légèrement chauffé* que l'on passe à la surface, ou bien, avec un peu de poudre de talc que l'on y répand, *on active la prise.*

Dès que le ciment commence à prendre, on le polit avec un **Brunissoir d'agate** (fig. 178). Il ne reste plus qu'à le protéger pendant quelques heures, contre l'humidité, avec le **Vernis de**

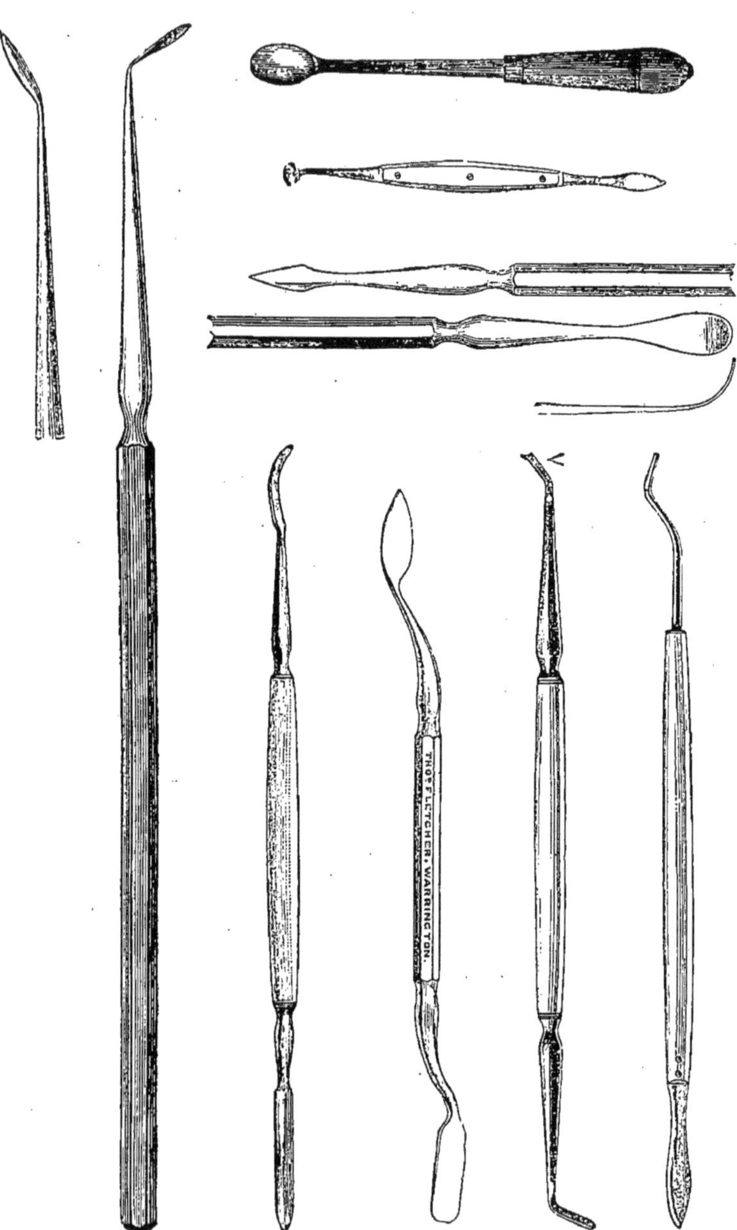

Fig. 177. — Spatules diverses pour ciments. — (A. et F.)

Fletcher, c'est-à-dire avec *une dissolution de cire dans du chloroforme,* bien préférable à celle de gutta-percha qui, par suite de

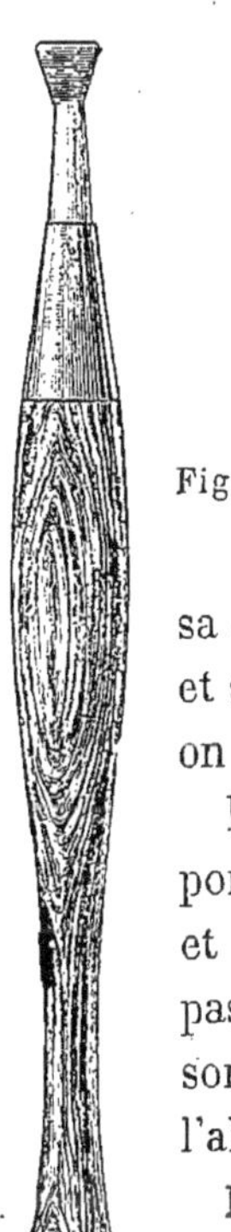

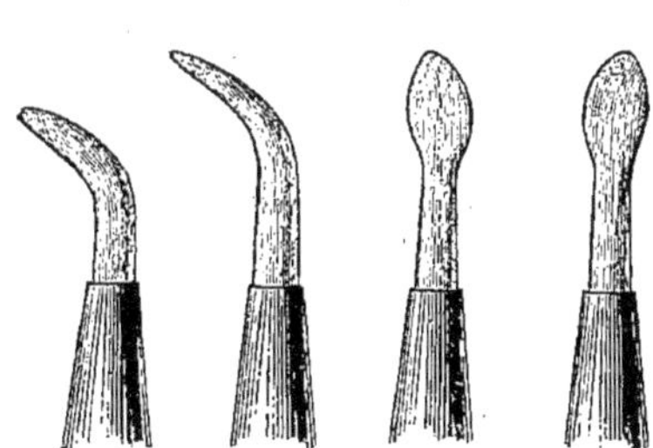

Fig. 178. — Brunissoirs d'agate pour polir les obturations. (A. et F.)

sa contraction inégale et irrégulière, se déchire et se détache rapidement de l'endroit sur lequel on l'a appliquée.

Le vernis de cire d'abeilles adhère à n'importe quelle surface avec une ténacité extrême et n'est pas perméable à l'eau ; il ne s'infiltre pas non plus dans la masse de l'obturation avant son durcissement, comme le font les vernis à l'alcool, ce qui retarde la prise [1].

Les Oxyphosphates se manipulent moins facilement que les oxychlorures et demandent beaucoup plus de soin pour le mélange de l'acide et de l'oxyde. Si on les gâche trop clairs, il en résulte une masse peu commode à utiliser ; si on les gâche trop serrés, ils se brisent en fragments.

Pour s'en servir convenablement, il faut les amener à une forme de pâte telle que l'on puisse en rouler la masse entre le

[1] Au point de vue du vernissage, comme le composé obturateur est un hydrate qui ne prend qu'une certaine quantité d'eau, il faut avoir recours à une protection quelconque jusqu'à combinaison complète ; l'eau s'y introduirait sans cela et rendrait la surface poreuse. C'est pour la même raison que le brunissage de la surface est un avantage en ce qu'il la durcit.

pouce et l'index sans qu'elle y adhère ou se réduise en miettes.

Pour cela on prend environ parties égales de poudre et de liquide et on les malaxe sur une plaque de verre avec une **spatule rigide en platine.** Une fois le mélange bien fait on réunit le tout en une masse que l'on roule entre les doigts et que l'on place immédiatement dans la cavité à obturer.

Il est nécessaire, avant même que l'on opère le mélange des constituants du ciment qui, d'ailleurs, prend rapidement, que la cavité soit absolument desséchée et mise à l'abri de l'afflux de la salive[2]. Si, en effet, l'on attendait trop longtemps pour l'insérer, il ne serait plus malléable. Aussi, lorsque l'on a des anfractuosités ou des espaces évidés à remplir, ou des parois très minces à consolider, y a-t-il avantage à s'y prendre en deux fois, c'est-à-dire à lambrisser d'abord les parois de la cavité avec une première quantité de ciment, puis à en préparer immédiatement une seconde pour achever le remplissage.

On se sert dans ce but des mêmes **Instruments que pour les oxychlorures** (fig. 177), ou de ceux de Flagg (fig. 179); mais il n'y a pas lieu d'activer la prise avec un brunissoir chaud comme on peut le faire pour ces derniers. Il faut se contenter de polir la surface une fois qu'elle est dure et d'y appliquer

[1] On est toujours désireux que le ciment prenne rapidement et ne demande que le temps nécessaire pour son introduction. Cela peut se régler, soit par la proportion des acides, soit par la réduction de la poudre par la calcination. Il est manifeste, par l'élévation de la température et la disparition de l'acide lorsqu'il est mélangé avec la poudre, qu'il se produit une action chimique qui entraîne la formation d'un phosphate. Il est évident aussi qu'une certaine quantité d'acide peut seulement s'unir à une certaine quantité de poudre pour satisfaire son affinité, et que, s'il y a excès de poudre, le composé devient friable, cassant, et prend l'humidité; et que, d'un autre côté, s'il y a excès d'acide, il se forme une substance dangereuse, soluble dans l'eau et destructive de la dent; d'où la nécessité d'obtenir, par de justes proportions, une substance neutre. Il est d'ailleurs facile de s'en assurer en pulvérisant un fragment de la matière obturatrice, en le mélangeant avec de l'eau distillée et en l'essayant avec du tournesol.

soit le vernis de cire dont nous avons parlé plus haut, soit l'**Enduit** de **Flagg**, qui, une fois appliqué, possède un degré remarquable de durée.

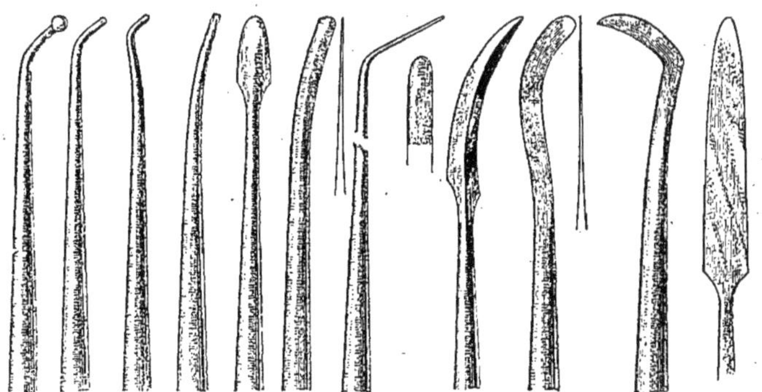

Fig. 179. — Instruments de Flagg pour les ciments. — (A. et F.)

Cet enduit se compose d'une partie de cire blanche et de cinq parties de résine que l'on fond et malaxe ensemble, et que l'on roule ensuite en petits bâtons.

Pour l'appliquer, on se saupoudre les doigts d'un peu de poudre de savon, pour les empêcher d'y adhérer, puis on fond le mélange à l'aide d'un brunissoir plat, chauffé, dont on se sert pour étendre l'enduit à la surface de l'obturation.

ART. VIII. — MANIÈRE D'EMPLOYER LES AMALGAMES

Avant de donner la manière de remplir une cavité avec un amalgame, nous devons insister sur la manière spéciale de préparer cette cavité.

§ 1. — Forme à donner à la cavité.

La cavité doit être préparée *avec le même soin que pour une aurification.* Les bords en doivent être très résistants, ses parois nettes, polies et sans angles. S'il en existe, il faut les arrondir de manière qu'une fois l'obturation terminée la périphérie de la masse obturatrice n'ait ni bord mince, ni angles aigus, mais un bord épais et rectangulaire. C'est là un point capital pour réussir dans l'emploi de l'amalgame.

Mais, outre cette forme habituelle de cavité, il en existe une autre sur laquelle M. Smith Dodge a attiré l'attention et qui est destinée à remédier à la **tendance qu'ont les amalgames à prendre la forme sphéroïdale**[1].

Au point de vue de la durée des obturations d'amalgame, cette tendance a une si grande importance que nous croyons devoir ici donner une idée succincte du mémoire de M. Dodge.

La **tendance à la forme sphéroïdale**, comme cela se remarque dans une goutte de mercure, est le résultat de l'attraction mutuelle de toutes les molécules qui les arrange symétriquement autour d'un centre. C'est cette direction que les molécules, lorsqu'elles sont libres, prennent aussi directement que possible. S'il y a quelque obstacle, elles cherchent à s'en rapprocher le plus possible, avec plus ou moins de succès, la tendance générale étant de se rapprocher de la forme d'une sphère ayant la même contenance en cube. D'où l'on peut établir la loi suivante: Lorsqu'une masse irrégulière tend à prendre la forme sphéroïdale, chaque point de la surface qui est plus distant du centre géométrique de la masse que le rayon d'une sphère d'égal volume se rapproche du centre, et chaque point qui en est plus rapproché s'en éloigne; ou, en d'autres termes, **tous les longs diamètres se raccourcissent et les courts s'allongent.**

Supposons la masse entourée par une matrice inflexible excepté d'un côté (fig. 180 et 181); le diamètre transversal ne pouvant pas s'allonger, l'effet ne pourra être qu'une adaptation plus intime aux parois E et F, mais le diamètre vertical peut

[1] *Dental Cosmos*, 1884, p. 393.

s'allonger et faire proéminer la masse du côté de la face libre H; et ce phénomène est encore augmenté par la contraction des angles A, B, C, D, et aussi par la poussée contre la paroi restante J, de telle sorte que la *proéminence résulte de la*

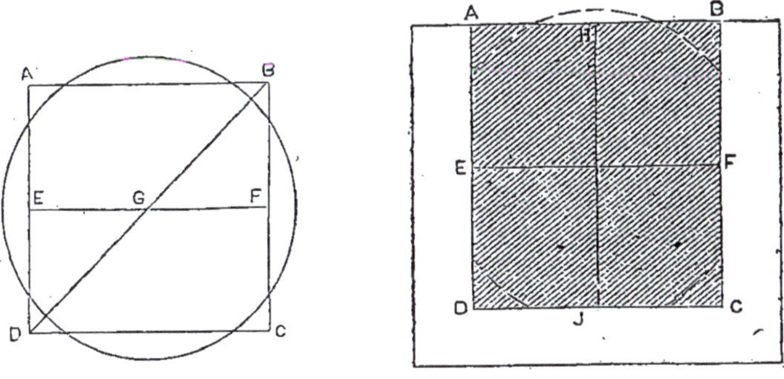

Fig. 180, 181. — Expériences de M. Dodge sur la tendance sphéroïdale des amalgames. — (D. C.)

contraction des longs diamètres et de l'expansion des courts, en un mot, que *la masse aura une tendance à sortir de la matrice.* Ajoutons que, la masse étant solidement maintenue dans la matrice, il se formera un sillon en A et en B.

Changeons les proportions de la masse comme dans la figure 182. Ici la masse est large et peu profonde ; la tendance sphéroïdale raccourcira le diamètre E F et allongera H J. *La*

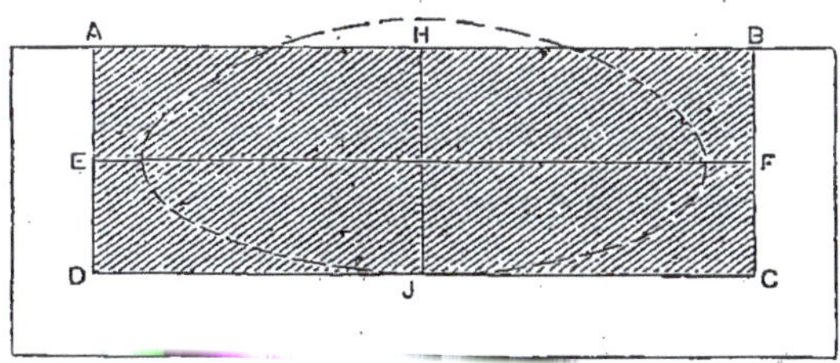

Fig. 182. — Expérience de M. Dodge sur la tendance sphéroïdale des amalgames. — (D. C.)

conséquence sera l'éloignement de la masse des parois; le sillon s'étendra jusqu'au fond de la matrice, et la masse pourra s'échapper si l'on retourne cette matrice.

Une autre forme (fig. 183) présente un autre résultat.

Elle est plus compliquée, mais les mêmes principes peuvent être appliqués. Le diamètre E F tend à s'allonger et augmente le contact contre les parois; le diamètre H J tend à se raccourcir et attirera la partie extérieure contre les bords de la matrice, alors que les angles D et C ne pourront pas s'éloi-

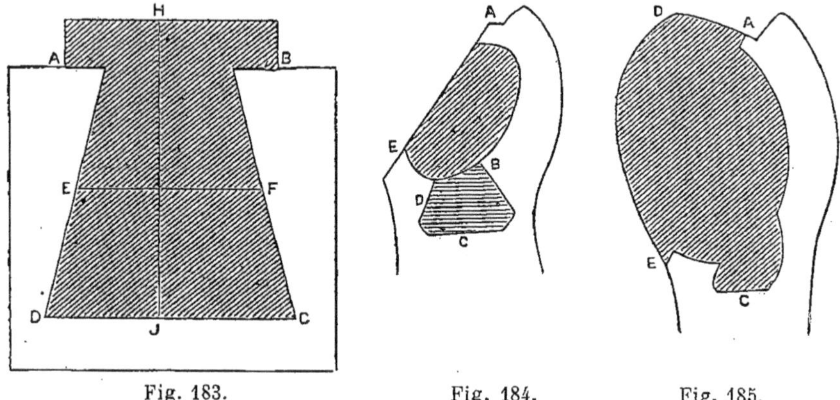

Fig. 183. Fig. 184. Fig. 185.

Fig. 183, 184, 185. — Expériences de M. Dodge sur la tendance sphéroïdale des amalgames. — (D. C.)

gner de leur position; *de telle sorte que la même tendance qui* (fig. 182) *rendait la masse mobile dans la matrice resserre son adaptation* dans la figure 183. Telle est la théorie; passons à l'application dans la pratique.

La figure 184 représente la coupe longitudinale d'une petite molaire dont la chambre pulpaire a été obturée par une des faces approximales et dont les parois ont été taillées en biseau en A et en E. ABDE représentent l'amalgame; BCD représentent l'oxyphosphate de la chambre pulpaire. Si l'amalgame employé a la tendance sphéroïdale, il se raccourcira dans la direction AE et se retirera des espaces évidés sous-marginaux qui le retiennent, tandis qu'il s'allongera dans le sens opposé et dépassera la cavité; *il n'y aura donc pas d'adaptation parfaite.* Faisons l'obturation d'une autre manière (fig. 185); la chambre de la pulpe fait partie maintenant de la cavité et l'amalgame garnit le tout, la surface ADE étant libre ; le résultat sera que le court diamètre AE s'allongera et augmentera l'adaptation, tandis que le diamètre DC aura une tendance à se raccourcir sans détruire l'adhérence en A et en E. *D'où la nécessité de donner à la cavité une forme comme celle ou se rapprochant de celle de la figure 183.*

Une fois la cavité préparée suivant l'un des deux modes que nous avons indiqués, il faut la remplir. On la dessèche d'abord, puis on la met à l'abri de l'afflux de la salive ; il est même bon dans certains cas, d'appliquer la digue ; *on la vernit alors* [1], et, si l'on craint l'influence des changements thermiques, on ajoute par-dessus le vernis, dans les cavités profondes, *un plancher de feutre d'amiante.*

Cela fait, on prépare l'amalgame.

§ 2. — Préparation de l'Amalgame au moment de l'emploi.

Il y a diverses manières **de préparer l'Amalgame.** Comme une des conditions essentielles du succès réside dans la proportion de mercure que l'on ajoute à l'alliage, *il est bon d'en mesurer la quantité.* A ce point de vue les indications des fournisseurs, dans les prospectus qui accompagnent leurs produits, sont le plus souvent erronées [2].

[1] Voir plus loin le chapitre *Lambrissage des cavités.*

[2] A ce propos, Essig dit, en parlant du **Standard Alloy** dont le prospectus indique la proportion de cinq parties de mercure pour six d'alliage, que cette quantité de mercure est beaucoup trop considérable. C'est presque moitié trop. Il donne le moyen suivant de s'assurer de la quantité de mercure qui convient à chaque alliage : on prend une petite quantité de ce dernier, 1 gramme par exemple, et après avoir pesé le mercure, on l'ajoute doucement et avec soin, en mélangeant par frottement, jusqu'à ce que la masse paraisse semi-cohésive. On pèse le mer-

Différents moyens ont été indiqués pour mesurer cette quantité. *Le plus commun consiste à mélanger l'alliage avec un grand excès de mercure* et à exprimer le surplus, soit par *compression avec les doigts*, soit *à travers un fragment de basane ou de peau de chamois*[1]. Fletcher, d'un autre côté, dit qu'il faut se garder d'ajouter à l'alliage un excès de mercure et que, dans le cas où cela arriverait, il faudrait y remédier, *non en exprimant le mercure, mais en ajoutant de l'alliage.*

Pour trouver la quantité convenable de mercure, il a inventé

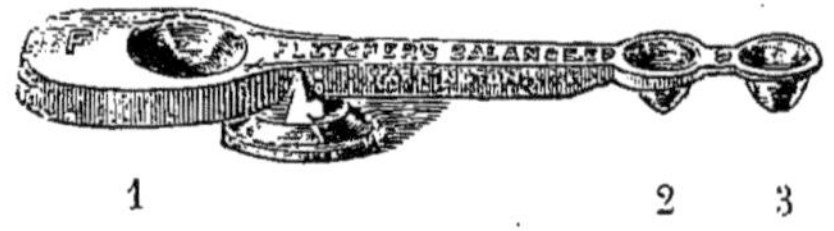

Fig. 186. — Balance de Fletcher pour peser les constituants de l'amalgame. (A. et F.)

une **Balance** dont on se sert en plaçant la limaille dans le plateau n° 1 et le mercure dans les godets 2 ou 3, suivant la nature de l'alliage dont on se sert (figure 186). Il faut que l'équilibre s'établisse entre les deux extrémités de la balance[2]. Une petite **Bouteille à mercure** en buis (fig. 187) à ouverture

cure, et l'on obtient ainsi le poids de celui qui a été employé. On introduit alors la masse dans un tube et on la condense à l'aide d'instruments légèrement chauffés. Si la proportion n'est pas bonne, ce que l'on reconnaît à la non-malléabilité du composé, on recommence et l'on augmente ou diminue la quantité de mercure jusqu'à réussite. La quantité de mercure requise pour chaque alliage est probablement définie, ou du moins on peut l'obtenir très approximativement par des essais méthodiques. (*Dental Cosmos*, 1879, p. 340.)

[1] Avec les doigts, il y a perte d'une petite quantité de l'alliage qui s'élimine avec le surplus du mercure.

[2] L'importance de la quantité convenable de mercure à employer est considérable. S'il y a excès de mercure, il vient à la périphérie, la masse est inégale, non homogène, il y a chances de contraction, tendance à la forme sphéroïdale, enfin il y a perméabilité le long des parois par lente évaporation. La quantité voulue rend inutile le lavage de l'amalgame, parce qu'il se forme peu d'oxyde et qu'il devient inutile de l'éliminer. (HITCHCOCK. *Dental Cosmos*, 1875, p. 243.)

capillaire, est fort commode pour verser le mercure dans les godets.

M. Rich[1], **pour faciliter la préparation de l'amalgame,** a indiqué le moyen suivant :

Il a 60 petites fioles ayant la forme de tube à essai, sans épaulement, de manière à ce que le contenu en puisse sortir aisément. Ces 60 fioles sont divisées en 3 groupes de 20 fioles chacun. 10 fioles de chaque groupe contiennent l'alliage et 10 le mercure, le tout prêt à être employé. Chacune de celles qui contiennent l'alliage en contient assez, bien pesé, pour former, lors de l'union au mercure contenu dans une des fioles du même groupe, une obturation d'un certain volume.

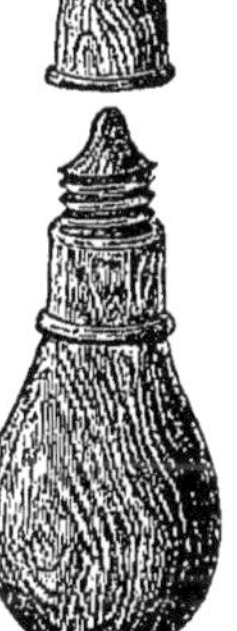

Fig. 187. Flacon à mercure. (A. et F.)

10 des fioles du premier groupe contiennent chacune 20 centigrammes d'alliage et chacune des autres 5 centigrammes de mercure ;

10 des fioles du deuxième groupe contiennent chacune 40 centigrammes d'alliage et chacune des autres 10 centigrammes de mercure ;

10 des fioles du troisième groupe contiennent chacune 60 centigrammes d'alliage et chacune des autres 15 centigrammes de mercure.

Cette manière de peser d'avance les quantités de substance permet de gagner beaucoup de temps au moment de l'obturation. Il suffit, en effet, de mettre le contenu de deux fioles d'un même groupe dans la paume de la main recouverte d'un fragment de digue de caoutchouc, pour que, grâce à une légère manipulation, il se forme une substance couleur de plomb, ressemblant à du sable, qui est prête pour l'obturation.

Pour faire le mélange du mercure et de l'alliage, on peut pro-

[1] *Dental Cosmos*, 1880, p. 81.

céder comme nous venons de l'indiquer, ou **même à nu dans la paume de la main.**

Un autre moyen consiste, une fois les quantités pesées, à **mettre le tout dans un fragment de basane** taillée en cercle et placée dans la paume de la main gauche. On relève les bords de façon à former une espèce de sac. On saisit ce sac, juste au-dessus du contenu, avec les trois premiers doigts de la main droite et on le frotte vivement contre la paume de l'autre main. L'union des substances est ainsi rapidement effectuée [1].

M. Bonvill regarde comme inutile de peser le mercure et l'alliage. Il se contente de mettre du mercure dans le creux de

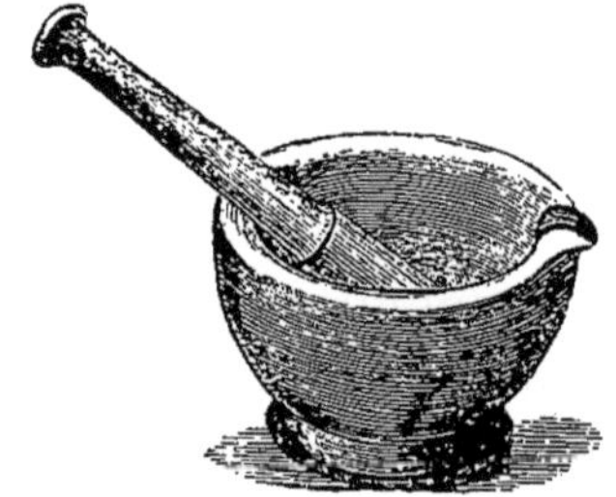

Fig. 188. — Mortier et pilon pour préparer les amalgames. — (A. et F.)

sa main gauche, à peu près la moitié en volume de la grosseur de l'obturation, puis il ajoute la quantité d'alliage nécessaire pour obtenir un amalgame convenablement malléable.

On peut aussi se servir de petits **Mortiers en porcelaine** ou **en wedgwood**; mais ils ne remplissent pas absolument le but, à cause du brunissage qui s'opère dans l'amalgame par suite du frottement du pilon (fig. 188).

Le mortier de caoutchouc (fig. 189) n'a pas cet inconvénient, mais le procédé de Fletcher est encore préférable; il consiste, une fois la quantité d'alliage et de mercure pesée, à introduire le tout dans un **Tube long et étroit** (fig. 190) et à secouer ce

[1] W.-H. Rollins. *Progrès dentaire*, 1876, p. 276.

tube pendant quelques secondes. La force de percussion suffit pour obtenir l'union.

Pour le Palladium, les proportions du mercure ne sont pas

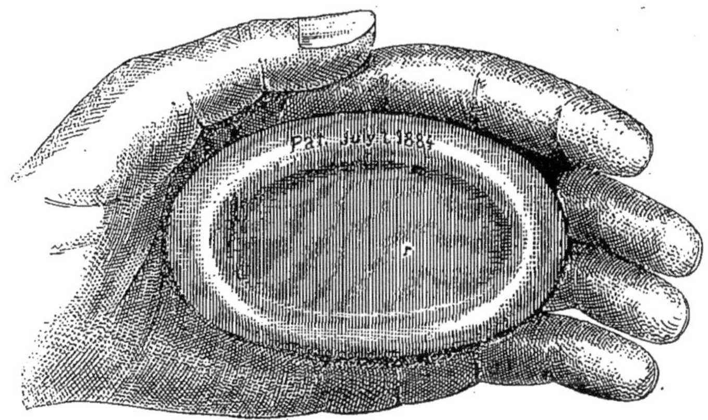

Fig. 189. — Récipient-mortier en caoutchouc pour amalgames. — (S. S. W.)

les mêmes, et *le mélange demande à être rapidement manipulé*. Lorsque l'on se sert de la balance de Fletcher, il faut renverser les proportions indiquées plus haut et, au lieu d'avoir 75 p. 100 d'alliage et 35 p. 100 de mercure, il faut 75 p. 100 de mercure et 35 p. 100 de palladium (Bogue).

L'amalgamation se fait en frottant fortement le mélange dans

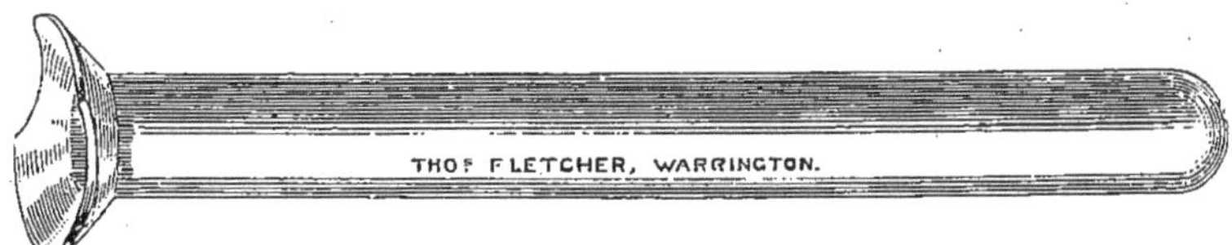

Fig. 190. — Tube de Fletcher pour préparer les amalgames.

un mortier. Dès qu'elle commence, l'amalgame devient mou ; mais il durcit tellement vite que l'on a à peine le temps de l'introduire dans la cavité. Il se produit un grand développement de chaleur et parfois même une explosion. *Pour éviter cet inconvénient il faut avoir recours au moyen de Hitchcock*, *c'est-à-dire à ne se servir que de mercure tenant en dissolution 1 p. 100 d'or pur.* Du reste l'addition d'or l'empêche de noircir tout à fait autant, tout en permettant de le manipuler un peu plus facilement, lors de l'introduction dans la dent[1].

§ 3. — Introduction et Consolidation. — Procédé ordinaire.

Pour l'introduction et la consolidation de l'amalgame il existe de nombreux procédés. Le plus simple consiste à séparer la quantité préparée d'amalgame en plusieurs fragments, à les

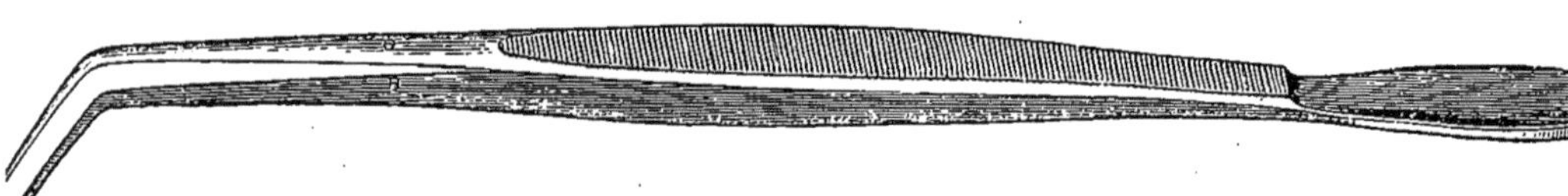

Fig. 191. — Pince pour porter les amalgames dans les cavités. — (A. et F.)

porter l'un après l'autre dans la cavité avec une pince et à les y condenser au fur et à mesure qu'on les introduit (fig. 191).

Les instruments dont on se sert pour la condensation sont des fouloirs de diverses formes et courbures comme ceux de Weston (fig. 192), ou d'Arrington (fig. 193).

Au lieu de couper l'amalgame en fragments, Fletcher a inventé un petit appareil, pour le **mouler en cylindres**, qui est fort commode.

Il se compose d'un **Mortier en noyer** de 1 centimètre de diamètre avec un trou au centre dans lequel on foule l'amalgame à l'aide **d'un Piston** (fig. 194). Les petits cylindres ainsi formés sont facilement portés dans la cavité à l'aide d'une pince. C'est un des bons moyens de rendre transportables dans la bouche, les amalgames secs, sans qu'ils s'émiettent.

[1] *Dental Cosmos*, 1875, p. 241.

M. Brasseur a remplacé ce mortier par un instrument fort

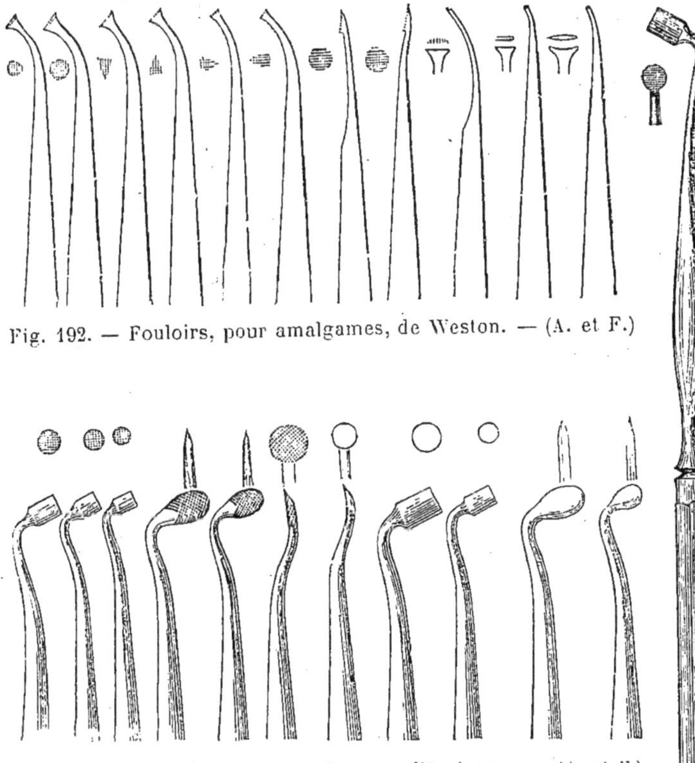

Fig. 192. — Fouloirs, pour amalgames, de Weston. — (A. et F.)

Fig. 193. — Fouloirs, pour amalgames, d'Arrington. — (A. et F.)

ingénieux qu'il a appelé **Condensateur automatique** et grâce auquel, tout en gagnant du temps, on obtient plus d'homogénéité dans l'amalgame (fig. 195 et 196).

Il existe plusieurs espèces de **Porte-amalgame**, qui peuvent trouver leur emploi pour l'introduction dans certaines cavités difficiles à aborder (fig. 197) Dans les numéros 1, 2 et 3, le piston fixe est recouvert par un tube mobile; celui-ci est maintenu par un ressort.

Mais ces porte-amalgames ne sont vraiment utiles que pour les amalgames qui, lors de leur introduction, ont un certain degré de malléabilité. Pour les amalgames granulés, secs, à

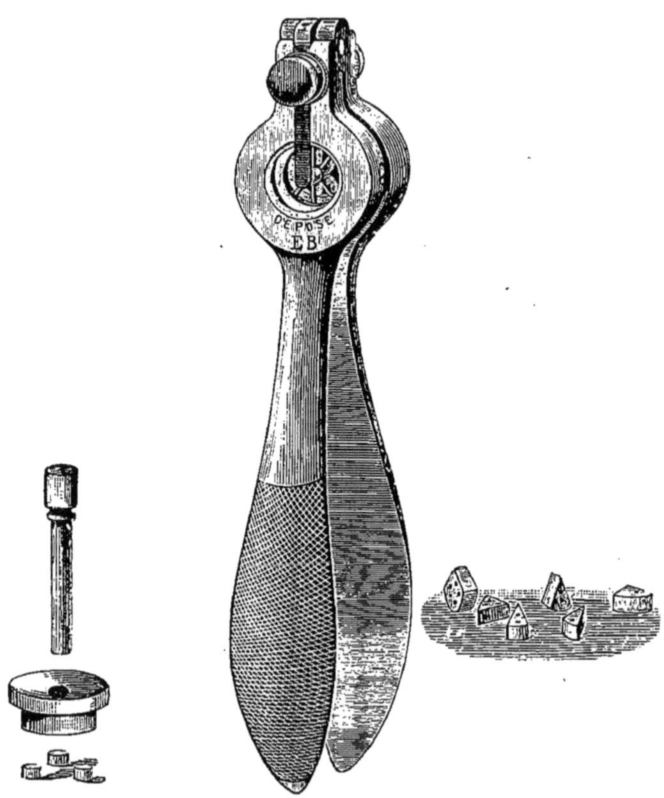

Fig. 194. — Mortier pour fractionner l'amalgame et le mouler en cylindres. — (Fletcher.)

Fig. 195 et 196. — Condensateur automatique pour amalgame de M. Brasseur — (E. B.)

défaut des cylindres de Fletcher, il vaut mieux avoir recours à la **Cuillère de Mullett** (fig. 198), que l'on tient de la main gauche et qui permet à l'opérateur de faire l'obturation sans toucher avec ses doigts la matière obturatrice.

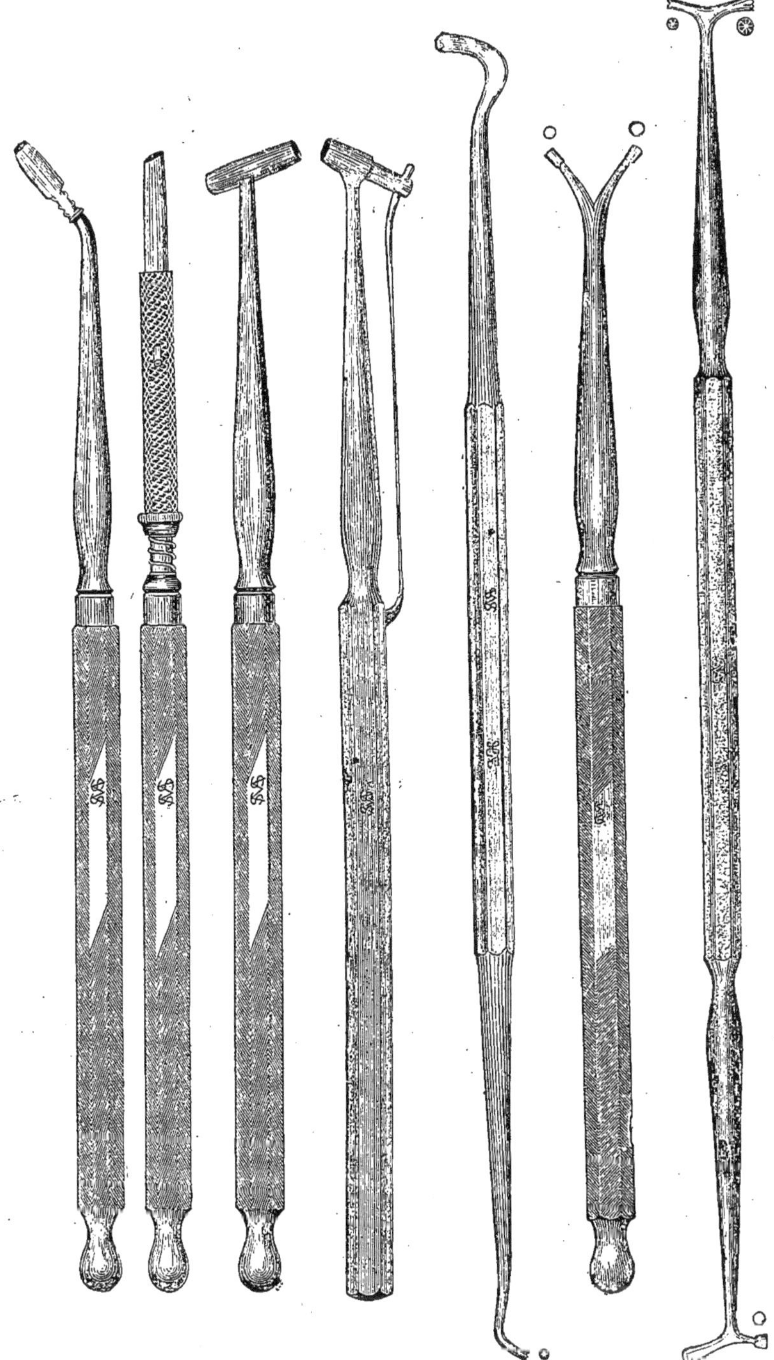

Fig. 107. Divers modèles de Porte-Amalgames et Fouloirs. — (S. S. W.)

§ 4. — Procédé de Rich.

Nous avons dit, plus haut, comment M. Rich, une fois la quantité d'alliage et de mercure mesurée et contenue dans des fioles spéciales, mélangeait les deux substances et les amenait à une forme pour ainsi dire granulée. Pour l'introduction, il porte une partie de cet amalgame absolument sec dans la cavité, l'y comprime et la brunit avec un instrument convenable jusqu'à ce qu'il se forme au fond de la cavité une couche brillante, semblable à de l'argent bruni. Cela fait, il en introduit une

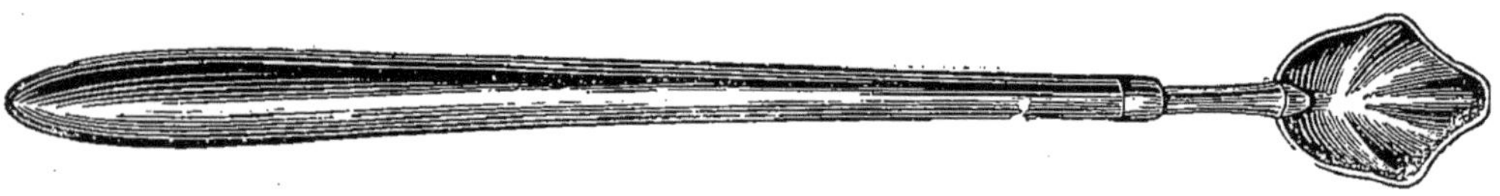

Fig. 198. — Cuillère de Mullett pour amalgames.

nouvelle quantité de manière à obtenir une deuxième couche appliquée sur la première, et ainsi de suite, jusqu'à ce que la cavité soit remplie[1].

Au lieu d'introduire l'amalgame en grains, on peut, tout d'abord, avec l'instrument de Fletcher ou celui de M. Brasseur, le réduire en petits disques ou fragments *très peu condensés*, suffisamment seulement pour que les particules se tiennent ensemble. On les traite dans la cavité exactement comme les grains.

Lorsque la cavité est considérable, il vaut mieux préparer consécutivement, et suivant le besoin, plusieurs quantités du premier groupe de fioles, que de préparer immédiatement une trop grande quantité d'amalgame. Par ce moyen, dit M. Rich, on obtient une parfaite homogénéité de structure et une adhérence intime aux parois de la cavité.

[1] RICH. *Dental Cosmos, loc. cit.*

§ 5. — Procédé de Land.

Une fois la cavité préparée, on prend une petite quantité d'alliage proportionnée aux dimensions de la cavité, on la place dans un morceau de chamois et l'on y ajoute la proportion de mercure nécessaire. On les tord immédiatement ensemble dans la peau de manière à exprimer tout le mercure en excès. On se hâte alors de porter l'amalgame dans la cavité et l'on y ajoute successivement de l'*alliage sec* (sans mercure), en l'y condensant jusqu'à ce que l'on soit arrivé à peu près à la forme désirée. **Alors avec un maillet léger et un fouloir pédiforme large**, on continue d'enfoncer l'alliage sec, jusqu'à ce qu'il refuse de pénétrer. Le mercure qui, par suite de la pression, sort de la première couche, suffit pour imprégner l'alliage et l'amalgamer. Il ne reste plus qu'à brunir la surface.

Voici, d'après M. Land, les avantages de cette manière de faire :

Le mortier et le pilon sont inutiles et, par conséquent, il y a moins d'oxydes formés par le contact de l'air atmosphérique ; il y a moins de mercure employé, ce qui est une des conditions importantes de la perfection de l'obturation ; le moment où se fait la combinaison des corps, c'est-à-dire l'amalgamation, est précisément celui où l'opérateur doit agir, et c'est à ce moment qu'il ajoute de l'alliage pour s'emparer de l'excès de mercure ; enfin on évite le lavage à l'alcool, qui devient inutile puisqu'il n'y a pas d'oxyde à éliminer [1].

§ 6. — Procédé de Bonwill.

Pour condenser solidement l'amalgame, il ne faut pas se servir d'un brunissoir à nu. Il faut, à mesure que l'on met

[1] C.-H. LAND. *Progrès dentaire*, 1877, p. 328.

l'amalgame en place, prendre un peu de papier buvard japonais ou d'amadou de la grandeur de la cavité et le presser sur l'amalgame en frottant le brunissoir sur lui. L'excès de mercure s'échappe sur les côtés ; puis on ajoute une nouvelle couche de substance et l'on continue jusqu'à remplissage complet[1].

§ 7. — Procédé de Reese.

Lorsque l'amalgame est préparé, M. Reese sèche la cavité avec une seringue à air chaud et la maintient sèche à l'aide de papier buvard, la digue ayant été préalablement appliquée. Il garnit alors les parois avec de l'oxyphosphate de zinc et, pendant que ce dernier est encore mou, il introduit et condense l'amalgame avec soin, tout en exprimant l'excès de mercure. Il répare les bords de manière à ce qu'aucune trace d'oxyphosphate ne paraisse à la vue, il ajoute une dernière couche d'amalgame et termine comme d'habitude[2].

Obturées de cette manière les dents conservent leur teinte première et l'amalgame lui-même ne change pas de couleur entre la paroi de la dent et l'obturation. L'oxyphosphate s'attache aux parois, et, en foulant l'amalgame sur lui avant qu'il ne soit dur, il se produit une union des deux substances, de telle sorte que le retrait, s'il existe, se trouvant au-dessous de la surface, devient sans danger.

§ 8. — Procédé de Bodeker.

M. Bodecker se basant sur ce que l'amalgame de cuivre forme une obturation plus imperméable et plus conservatrice du tissu dentaire que les autres substances du même genre,

[1] W.-G. A. BONWILL. *Dental Cosmos*, 1888, p. 85

[2] REESE. *Dental Cosmos*, 1886, p. 762.

regarde comme d'une bonne pratique **d'obturer le fond de la cavité avec cet amalgame** jusqu'à faible distance de l'orifice, et ensuite, pour éviter les inconvénients du changement de couleur inhérent à tout amalgame de cuivre, **d'achever l'obturation avec un autre amalgame** dont la surface conserve sa nuance[1].

§ 9. — Achèvement de l'obturation.

Après avoir enlevé tout excès de substance obturatrice, on met, lorsque la cavité est coronale ou approximo-coronale, l'obturation à l'articulé, c'est-à-dire qu'on la pare de telle sorte qu'elle ne gêne pas les dents antagonistes lors du rapprochement des mâchoires; puis, pour éviter, dans la limite du possible, le changement de couleur de l'amalgame, si l'on tient, ce qui est de la plus haute importance, à son adaptation et à son adhérence parfaites aux bords de la cavité, il faut **polir avec le plus grand soin et brunir la surface de l'obturation.** Si la prise n'a pas été assez rapide pour que cela puisse se faire dans la même séance, il est nécessaire de remettre l'opération à un autre moment; mais *il ne faut jamais négliger de la faire.* En effet, en finissant bien une obturation d'amalgame, on évite le séjour des sécrétions buccales sur ses bords, et c'est là une des conditions essentielles du succès.

§ 10. — Causes des insuccès des obturations d'amalgames.

Les insuccès des obturations d'amalgames sont presque toujours dus à des causes qu'il est au pouvoir de l'opérateur de surmonter. Ces causes sont au nombre de trois.

[1] A ce point de vue, on pourrait tout aussi bien se servir du Palladium qui forme une obturation absolument imperméable.

1° *L'emploi des amalgames pour des cavités de dents incurables*, dont les couronnes sont complètement détruites, dont la racine est atteinte de périostite alvéolo-dentaire chronique, avec abcès alvéolaire et fistule ;

2° *La mauvaise forme donnée à la cavité et l'imperfection du contour de l'obturation ;*

3° *Le défaut d'incorporation de l'alliage et du mercure*, *l'excès du mercure*, qui amène le retrait, le manque d'homogénéité de la masse.

De **ces trois causes la première**, qui dépend de la dent elle-même, du jugement de l'opérateur et du diagnostic qu'il porte, est facile à éviter. Il suffit pour cela d'un peu d'étude ou de pratique de la part du dentiste, et surtout de fermeté envers le client qui, trop pusillanime pour accepter l'extraction, demande souvent de conserver *quand même* des dents incurables.

Une dent, dont il ne reste pour ainsi dire plus que la racine atteinte de périostite alvéolo-dentaire chronique, avec abcès alvéolaire et fistule, n'est justiciable que de l'extraction.

La **deuxième** s'efface devant un peu de savoir et d'habileté, et surtout devant la conscience de l'opérateur, qui ne doit jamais épargner son temps pour la formation de la cavité suivant les règles d'une saine pratique.

Enfin la disparition de la **troisième** n'est qu'une affaire d'expérience, en ce sens qu'il faut avoir toujours à sa disposition des matières premières capables de donner un bon alliage, ou, à leur défaut, un alliage bien préparé suivant une formule ayant la sanction des meilleurs praticiens ; qu'il faut savoir éviter tout excès de mercure qui rend l'amalgame friable ; qu'il faut introduire avec soin l'amalgame, le condenser et ne le fouler que par pesées successives ; qu'enfin, une fois l'obturation durcie, il ne faut jamais négliger d'en polir et brunir la surface et surtout les bords.

§ 11. — Remarques sur l'emploi des amalgames.

Comme on a pu le voir par la description que nous avons faite d'un grand nombre de procédés, l'emploi de l'amalgame a mis à contribution l'esprit plus ou moins inventif de tous les praticiens. Pour mieux dire, chacun a pour ainsi dire son procédé spécial. Il est donc bon d'essayer les principaux et de choisir celui qui donne les meilleurs résultats.

Pour nous qui avons fait ces essais, nous **nous sommes arrêté au suivant** qui, simple, commode, donne des obturations durables et ne changeant que fort peu de couleur.

Dans un mortier de Wedgwood nous mettons *une petite quantité de mercure en rapport avec la grandeur de la cavité, à peu près un tiers de son volume ;* puis nous ajoutons, par **petites quantités à la fois,** autant de poudre d'alliage[1] qu'il en faut pour former, à l'aide du pilon, une **pâte semi-cohérente et sèche.** Nous la transportons ensuite dans le moule à cylindres de Fletcher et nous obtenons la quantité de cylindres nécessaire pour remplir la cavité. Nous introduisons dans la cavité et condensons chaque cylindre l'un après l'autre jusqu'à remplissage complet. Nous façonnons les bords avec soin, à l'aide d'un brunissoir *très légèrement chauffé*[2] et, une fois que l'amalgame est durci, soit dans la même séance, soit et mieux, un ou deux jours après, nous finissons la surface en la **polissant et la brunissant** absolument comme celle d'une aurification.

Ce procédé n'est peut-être pas le meilleur aux yeux de tous les praticiens, mais ce que nous pouvons affirmer, c'est que c'est celui qui nous a toujours le mieux réussi.

[1] Les alliages dont nous nous servons de préférence sont ceux d'Essig, de Fletcher, de Ash et de Robertson (Standard).

[2] Il est d'ailleurs bon de se servir, pour l'emploi des amalgames, *secs ou presque secs*, d'instruments plus ou moins chauffés suivant le degré de sécheresse de la substance.

CHAPITRE IV

OBTURATION AVEC LES MATIÈRES MÉTALLIQUES SIMPLES

Nous entendons par **Matières métalliques simples** les métaux employés à l'état de nature, *sans alliage*, quelle que soit d'ailleurs la forme qu'ils revêtent.

Les alliages pour amalgames sont bien des matières métalliques, mais ce sont des métaux ou des composés de métaux que l'on convertit *par addition d'un autre métal*, le mercure, en matières plastiques.

Les **Métaux** actuellement employés à l'état simple pour les obturations dentaires sont : l'*étain*, le *platine* et l'*or*. Des deux premiers nous ne dirons que quelques mots ; on s'en sert, du reste, rarement, et lorsqu'on s'en sert, on le fait de la même manière que du troisième sur l'emploi duquel nous nous étendrons longuement [1].

ARTICLE I. — ÉTAIN

L'**Etain** que l'on emploie, dans certains cas, pour obturer les dents des enfants et même celles des adultes, lorsque quelque

[1] Nous laisserons aussi de côté le **Plomb**, dont on s'est servi autrefois et qui s'altère facilement dans les liquides buccaux, non sans inconvénients pour l'estomac ; l'**Argent**, qui ne peut être réduit en feuilles assez minces ni assez malléables et qui d'ailleurs s'oxyde ou se sulfure rapidement dans la bouche ; et enfin l'**Aluminium**, dont les feuilles ont le défaut de ne pas adhérer entre elles et de s'écailler sous la pression.

motif empêche d'avoir recours aux plastiques ou à l'or, a ce grand avantage que *ses feuilles, molles et malléables, sont facilement manipulées* et amenées à l'état de masse compacte dans les cavités.

Malheureusement la surface des obturations d'étain *ne résiste pas longtemps aux efforts de la mastication*, et, même dans certaines bouches malades ou mal tenues, *s'altère sous l'action des acides* avec lesquels elle peut être en contact.

Si la bouche est saine et bien tenue, l'étain résiste longtemps et peut trouver son emploi, chaque fois qu'il n'y a pas lieu de se servir d'or cohésif, excepté cependant lorsqu'il s'agit des dents antérieures, à cause du changement de couleur qu'il subit.

Il est moins bon conducteur de la chaleur que l'or et, dans certains cas, à cause de cette propriété, peut remplacer avantageusement ce métal ; enfin on l'emploie plus fréquemment pour cette classe d'obturation que nous appelons **mixtes**, c'est-à-dire que l'on pratique à l'aide de feuilles métalliques différentes superposées les unes aux autres, ou bien à l'aide d'un métal pour lambrisser la cavité et d'un autre métal pour la remplir. On a obtenu de bons effets, au point de vue thérapeutique, de ce genre d'obturation.

L'Etain s'emploie absolument comme l'or non cohésif.

ART. II. — PLATINE

Le **Platine** possède quelques-unes des qualités de l'or, lorsqu'il est dans la bouche, entre autres l'*inaltérabilité*, mais, sous d'autres rapports, il est défectueux. Ainsi ses feuilles sont difficiles à amener à l'état de masse compacte. On ne peut d'ailleurs pas les préparer aussi minces que celles de l'or. Elles sont malaisées à manipuler et à condenser, et leur adaptation aux parois de la cavité n'est pas assez intime pour assurer un joint étanche. Le platine est aussi bon conducteur de la chaleur que l'or, ce qui est loin d'être un avantage au point de vue des obturations ; et sa couleur n'est pas plus satisfaisante pour les dents antérieures.

Cependant lorsqu'il s'agit d'obturer *certaines dents dont la nuance est d'un gris un peu jaunâtre*, une obturation *mixte de feuilles de platine et de feuilles d'or* superposées, ou bien de feuilles de platine légèrement dorées sur une de leurs faces, donne, sous le rapport de l'aspect, un résultat satisfaisant. C'est même à peu près le seul cas où l'on soit actuellement amené à se servir de platine.

On a bien essayé de faire des obturations avec l'**Eponge de platine** récemment recuite, et d'habiles opérateurs sont parvenus, sous ce rapport, à des résultats fort convenables ; mais la manipulation en est si difficile, et la moindre trace d'humidité est si nuisible à sa propriété de cohésion, que l'on a renoncé absolument à son emploi.

ART. III. — OR

De toutes les matières qui ont été employées pour l'obturation des dents, l'**Or** est certainement celle qui se rapproche le plus de la **substance idéale d'obturation.**

Ses qualités sont :

1° La *mollesse,* qui permet l'adaptation facile aux parois de la cavité ;

3° La *ténacité*, grâce à laquelle il peut être introduit et condensé ;

3° L'*inaltérabilité* en présence des liquides buccaux.

Ses défauts sont :

1° Sa *couleur*, et encore est-ce affaire d'appréciation, car ce qui, pour les uns, est désagréable à la vue, est au contraire, pour d'autres, d'un bon aspect;

2° La *conductibilité* pour la chaleur.

En somme, ses qualités l'emportent sur ses défauts, et c'est pour cela que, depuis que son emploi a succédé à celui du plomb qui était la substance primitivement en faveur pour l'obturation des dents [1], l'or a été regardé par les dentistes les plus consciencieux et les plus habiles comme la substance la plus satisfaisante pour remplir les dents de qualité au-dessus de la moyenne et dont le tissu est assez solide pour permettre les manœuvres que nécessite sa manipulation.

Mais ces qualités que nous venons d'énumérer, l'or ne les possède qu'à la *condition qu'il soit absolument pur*. Heureusement aujourd'hui, il nous est possible de nous le procurer dans cet état, ce qui est fort essentiel, car la présence d'un seul millième d'arsenic, d'antimoine, d'étain, etc., nuit à sa ductibilité et à sa malléabilité.

L'or pur, au point de vue de l'obturation, se trouve chez les fournisseurs sous deux formes : **en Feuilles** ou **Cristallisé.**

Les **Feuilles** sont de trois espèces : *cohésives*, *semi-cohésives* et *non-cohésives*. Elles varient d'épaisseur suivant le numéro qu'elles portent et qui indique leur poids en grains, c'est-à-dire en autant de fois 5 centigrammes qu'il y a d'unités dans le numéro. Par exemple, une feuille n° 4 représente 20 centigrammes d'or, une feuille n° 20, 1 gramme, etc. Elles sont renfermées dans des cahiers de papier où elles sont isolées et mises à l'abri des agents extérieurs.

L'**Or cristallisé** se vend en boîtes portant les numéros 1, 2, 3 et 4, suivant sa densité. Le numéro 1 est le moins dense.

[1] D'où l'expression vulgaire, mais générale, de **Plombage**, pour désigner toute espèce d'obturation.

§ 1. — Or non-cohésif [1].

Le **véritable Or non-cohésif** est celui qui, à l'état de pureté, **ne peut devenir cohésif, même par le recuit.** En cela il diffère de l'or cohésif qui, tout en perdant sa cohésivité sous l'influence de l'air atmosphérique ou d'autres causes, *peut cependant la retrouver par ce moyen.* Au point de vue de la pratique, le second peut à la rigueur remplacer l'autre, attendu que l'or cohésif bien préparé, lorsqu'il a été exposé, par exemple, aux vapeurs d'ammoniaque, est aussi malléable que l'or non-cohésif vrai.

Il y a tout avantage cependant à employer l'or non-cohésif vrai, parce que, au moment de s'en servir, on peut le recuire sans qu'il redevienne cohésif, et lui rendre la mollesse qu'il a pu perdre par suite des chocs et frottements que lui a fait subir le transport ou même le simple glissement des tiroirs dans lesquels on le conserve.

Les fabricants qui préparent de l'Or non-cohésif *vrai* n'ont jamais indiqué leur mode de préparation. On ignore si cela provient de l'addition de traces d'un autre métal ou alliage, ou bien d'un mode particulier de fabrication qui n'altère pas sa pureté. Ce dernier moyen paraît plus vraisemblable.

On sait en effet qu'en grillant une feuille d'or cohésif en contact avec une feuille de papier, jusqu'à réduction en cendres du papier, on obtient ce que l'on nomme de l'or carbonisé, c'est-à-dire un or non cohésif auquel une chaleur, suffisante pour détruire toute matière étrangère qui pourrait s'y attacher, ne peut redonner la cohésivité. Pourquoi d'autres substances n'auraient-elles pas le même pouvoir que les gaz provenant de

[1] On donne souvent à l'or non-cohésif le nom d'**Or mou**. C'est à tort, puisque l'or cohésif est tout aussi mou, si ce n'est plus, que l'or non-cohésif.

la combustion du papier ? N'avons-nous pas vu précédemment que les vapeurs du soufre et du phosphore mises en contact avec l'or cohésif lui enlevaient sa cohésivité, sans que le recuit pût la rappeler ?

L'or non-cohésif pur bien préparé est tout aussi mou et plus malléable que l'étain; mais il a sur ce métal, entre autres avantages, celui de se durcir beaucoup plus que lui sous l'action du brunissoir.

§ 2. — Or cohésif[1].

L'**Or cohésif** existe sous deux formes : l'or **cohésif en Feuilles** et l'or **Cristallisé**.

Les **Feuilles** ont la propriété, lorsqu'on les applique l'une sur l'autre et qu'on exerce sur elles une pression, de s'unir assez intimement pour qu'on ne puisse plus les séparer, en un mot de se souder entre elles.

C'est ce qu'on appelle la **Cohésivité**, c'est-à-dire la propriété qu'ont entre elles les diverses parties de même nature de s'attacher les unes aux autres grâce à la force de **Cohésion**. Lorsque les feuilles d'or ont cette propriété, on les dit **Cohésives**.

La pureté absolue de l'or n'est pas une condition *sine qua non* de la cohésivité ; ainsi, par exemple, l'argent allié à lui dans *de faibles proportions* augmente plutôt cette propriété, mais il en atténue une autre, la *mollesse*.

Cet état de Cohésivité peut être donné à toute espèce d'or préparée par les moyens ordinaires, du moment qu'elle approche de l'état de pureté. C'est du reste ce qui arrive pour beaucoup

[1] On le nomme aussi **Adhésif**. Mais c'est à tort, parce que le mot *adhésif* n'est pas applicable à l'union des molécules d'un même corps, lorsqu'on les met en contact, mais bien à l'union des molécules de substances différentes.

de métaux, et probablement pour tous, lorsqu'ils sont placés dans certaines conditions[1].

Pour les feuilles d'or, la condition essentielle est que, comme dernier temps de sa préparation, **elles soient Recuites** et que, lorsque, pour une raison ou une autre, cette propriété a été détruite ou atténuée, **elle puisse être Restaurée en les recuisant à nouveau.**

La raison en est que la cohésivité ne peut exister qu'entre molécules se touchant immédiatement, sans substance étrangère interposée et que, lorsque cette propriété disparaît, c'est que la surface des feuilles s'est recouverte d'une couche de vapeurs ou de gaz[2] qui s'y est attachée; *d'où la réapparition de la cohésivité, sous l'action de la chaleur qui détruit cette couche* (à moins qu'elle ne soit composée de vapeurs de soufre ou de phosphore).

Black, qui a fait des travaux importants sur ce sujet[3], dit qu'un moyen d'empêcher que les substances nuisibles à la cohésivité s'attachent aux feuilles d'or et les rendent défec-

[1] Deux surfaces d'étain avivées, mises en contact, se soudent sous l'influence d'une certaine pression; de même l'éponge de platine, etc.

[2] Tous les métaux condensent des gaz à leur surface. Comme exemples : la feuille de palladium à une température au-dessous de 100° C. condense 643 fois son volume d'hydrogène ; une feuille d'or flotte sur l'eau, quoiqu'elle soit 9 fois plus lourde qu'elle. Cela tient aux gaz qui adhèrent à sa surface. C'est aussi ce qui lui enlève sa propriété cohésive. La cohésivité dépend en effet de la propreté chimique des surfaces. L'or absolument propre est cohésif ; mais il n'échappe pas aux lois de la condensation des gaz et de l'adhérence des substances étrangères à la surface : humidité atmosphérique, fumée, corpuscules de l'air, vapeurs, exsudation sébacée naturelle et continue qui se fait à la surface de l'épiderme, etc. Il en résulte une couche imperceptible à nos regards, mais suffisante pour s'opposer à la cohésion. (FINLEY THOMPSON. *Dental Cosmos*, 1881.) C'est de là aussi que proviennent ces phénomènes bizarres que l'on a appelés les « caprices de l'or », c'est-à-dire la difficulté de se laisser travailler, sans autre motif que l'existence de certaines influences ambiantes.

[3] BLACK. *Dental Cosmos*, 1875, p. 139.

tueuses, consiste à les enfermer dans un tiroir contenant un flacon d'ammoniaque liquide, dont les vapeurs, s'attachant aux feuilles, les préservent du contact de ces substances délétères et peuvent elles-mêmes disparaître par l'effet du

Recuit.

Plus la chaleur du recuit est élevée et plus la cohésivité est considérable, d'où la possibilité d'obtenir de l'or cohésif à divers degrés : **Or Extra-cohésif, Cohésif, Semi-cohésif.**

En résumé, en ce qui concerne la cohésivité, on peut dire, avec Essig, que la surface de l'**Or non-cohésif Vrai est Carbonisée** ; que l'**Or extra-cohésif est recuit dans la flamme Bleue** et le **semi-cohésif dans la flamme Jaune.** Enfin, pour en finir avec ce qui a trait à cette importante propriété de l'or, voici, d'après M. Bogue, comment agit le fabricant pour la préparation de l'or à aurifier :

Il prend un lingot qu'il a coulé lui-même, et il en coupe un fragment qu'il essaye pour savoir s'il est dans de bonnes conditions. S'il en est ainsi, il fait trois parts du lingot. Avec l'une il obtient l'or *Non-cohésif*, avec la deuxième l'or *Semi-cohésif*, et avec la troisième, l'or *Extra-cohésif.*

Au dire du fabricant, les trois spécimens, au point de vue de leur composition, seraient exactement les mêmes ; ils seraient absolument purs. La seule différence viendrait :

1° *Des fondants employés.* La première portion est fondue à nouveau avec un fondant ; la deuxième l'est trois ou quatre fois de suite avec un fondant différent ; la troisième de même.

2° *De l'espèce de combustible*, dont les uns ont du soufre, d'autres de l'arsenic, d'autres du phosphore, etc. (ce qui, d'après M. Bogue, indiquerait que les ors ainsi obtenus ne sont pas chimiquement purs).

Quoi qu'il en soit du mode de préparation, *les Feuilles d'or Non-cohésif, lorsqu'on les plie ou les froisse, ne font entendre aucune crépitation; les feuilles Semi-cohésives en font entendre une légère, et les Extra-cohésives un bruit exactement semblable à celui de l'étain*[1].

C'est M. Arthur[2] qui le premier a révélé cette propriété de cohésivité comme inhérente à l'or et sut en tirer parti au grand profit de la dentisterie.

L'or cohésif est, pour le dentiste, une substance d'obturation qui rend les plus grands services, lorsqu'il est pur et bien préparé, car, alors, il est très malléable. Malheureusement celui que l'on trouve chez beaucoup de fournisseurs n'est pas toujours dans ce cas. Aussi est-il souvent dur et d'une adaptation difficile. Il suffit pour cela qu'il contienne des traces de platine, de cuivre, de zinc, etc.; non pas parce que la présence de ces métaux lui enlève de la cohésivité, mais parce qu'elle lui ôte de la mollesse et de la malléabilité.

L'**Or Cristallisé**, que l'on appelait autrefois « **Or en Eponge** », est actuellement nommé « or cristallisé », à cause des modifications que l'on a introduites dans sa préparation.

C'est en 1853 que A.-J. Watts introduisit cet or dans la pratique dentaire, et c'est vers cette même époque que Dwinelle[3] le préconisa avec raison comme une substance merveilleuse d'obturation.

C'était alors un simple précipité obtenu par l'acide oxalique. On reprenait ce précipité par l'acide nitrique que l'on neutralisait à l'aide de l'ammoniaque, et l'on obtenait ainsi un or en éponge qu'on lavait le mieux possible et qu'on chauffait ensuite au rouge dans un moufle.

Un autre procédé consistait à le reprendre par le mercure pur; on le soumettait à une chaleur douce, puis on enlevait le mercure avec de l'acide nitrique dilué.

[1] Aucun degré de chaleur ne peut rendre les premières cohésives, et pourtant, le fabricant affirme qu'elles sont d'or chimiquement pur. Où est la vérité?

[2] *Adhesive gold foil*, 1857.

[3] *American journal of dental science*, 1855.

Le nitrate de mercure s'en allait par le lavage; on chauffait au rouge dans un moufle et l'on avait ainsi de l'or tout prêt pour l'emploi.

Aujourd'hui on le prépare par l'*Electrolyse* et l'on obtient de **l'Or en véritables cristaux** qui possède au plus haut degré la cohésivité et la plasticité.

§ 3. — Modifications de formes de l'or en feuilles.

Nous avons parlé, plus haut, de l'Or en Feuilles, il nous reste à indiquer les diverses modifications que les fabricants font subir à ces feuilles pour faciliter le travail de l'obturation et faire gagner un temps précieux à l'opérateur.

Autrefois tous les praticiens manipulaient eux-mêmes les feuilles d'or suivant le mode qui s'adaptait le mieux à leur manière d'opérer. Il en est même actuellement encore qui

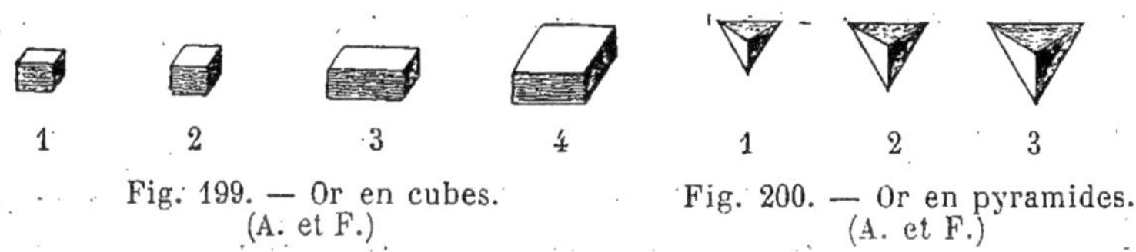

Fig. 199. — Or en cubes. (A. et F.)

Fig. 200. — Or en pyramides. (A. et F.)

agissent de même, prétendant qu'ils sont, par ce moyen seul, sûrs du résultat de leur travail[1]; mais nous regardons cette manière d'agir comme défectueuse, en ce qu'elle fait perdre beaucoup de temps, et que les fabricants ont atteint, par des moyens mécaniques, dans la préparation des diverses formes d'or en feuilles, une perfection que nous ne saurions atteindre nous-même, sous le rapport *de la régularité de volume, de la variété ou de l'uniformité de la densité.*

[1] Nous indiquerons plus loin, au fur et à mesure que nous décrirons les diverses méthodes d'aurification, leur manière de procéder.

On trouve chez les fournisseurs des **Blocs en Cubes et en Pyramides et des Cylindres**.

Les **Cubes** de la maison Ash et fils (fig. 199) sont de quatre grosseurs numérotées de 1 à 4. Ceux qui portent le numéro 4 sont les plus volumineux.

Les **Pyramides** (fig. 200) sont de trois grosseurs de 1 à 3, le numéro 1 étant le moins volumineux.

Ces cubes ou pyramides sont contenus dans des boîtes ne renfermant qu'un seul numéro ou des numéros assortis.

Les **Cylindres** sont de trois espèces, suivant qu'ils sont d'une texture plus ou moins serrée.

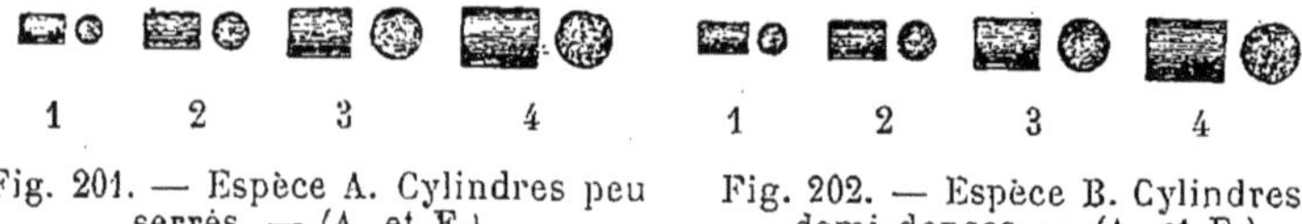

Fig. 201. — Espèce A. Cylindres peu serrés. — (A. et F.)

Fig. 202. — Espèce B. Cylindres demi-denses. — (A. et F.)

L'espèce A (fig. 201), la moins serrée, comprend 4 numéros suivant le volume du cylindre, le numéro 1 étant le plus petit.

L'espèce B (fig. 202), un peu plus serrée, comprend de

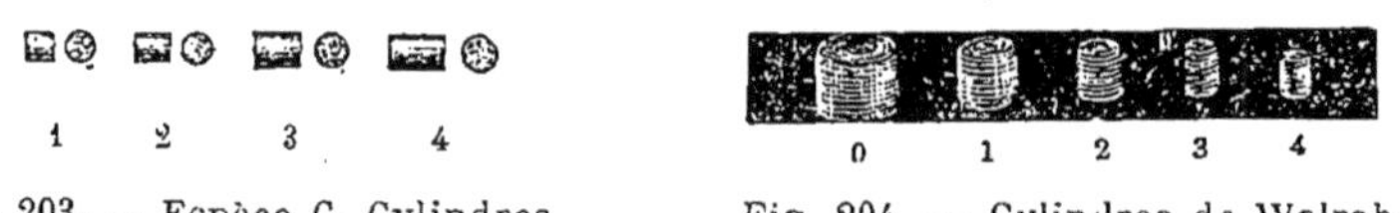

Fig. 203. — Espèce C. Cylindres très serrés. — (A. et F.)

Fig. 204. — Cylindres de Wolrab. (A. et F.)

même 4 numéros, comme l'espèce C qui est très serrée et très dense (fig. 203).

Il existe encore d'autres cylindres comme **ceux de Wolrab**, spécialement destinés aux aurifications par la méthode par rotations, système de Herbst (fig. 204), numérotés 0, 1, 2, 3, 4 ; ceux de White (fig. 205) et un grand nombre d'autres formes comme les **Cylindres en pointe** pour l'obturation des racines, les **Cylindres et des Blocs** longs de 6 à 7 centimètres, les

Blocs rugueux, etc. ; mais on ne les emploie que dans des cas exceptionnels, et celles que nous avons tout d'abord indiquées sont les principales et les plus employées.

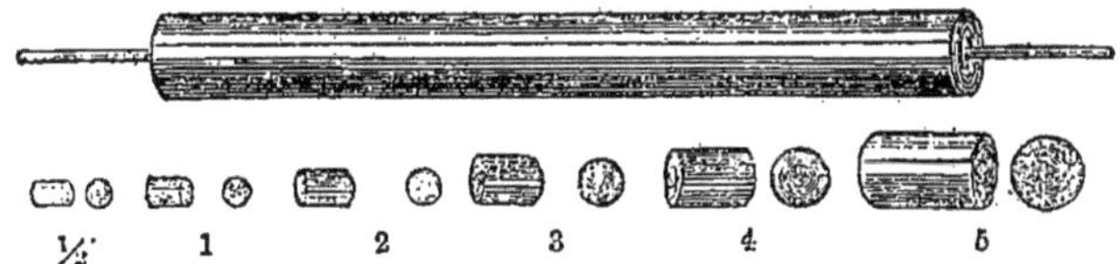

Fig. 205. — Cylindres longs de White. (S. S. W.)

Toutes sont *non-cohésives* ou *cohésives*, ou bien *non-cohésives*, *mais pouvant devenir cohésives par le recuit.*

CHAPITRE V

DE L'AURIFICATION

Le mot **Aurification** s'applique à toute obturation faite avec de l'or employé sous n'importe quelle forme, et le mot **Aurifier** à l'action même d'obturer une cavité avec ce métal.

Il y a **trois méthodes principales** d'aurification, ou mieux trois principes qu'il est nécessaire de bien connaître pour réussir dans l'accomplissement de cette importante opération. Ces trois principes sont : le *coinçage*, le *soudage* et la *rotation*.

Coinçage. — Nous entendons par Coinçage le principe opératoire par lequel, une fois l'or non-cohésif introduit dans une cavité préparée pour le recevoir, on l'y consolide par **Pression latérale** contre les parois, en se servant d'instruments à extrémité active **en forme de Coin**[1]. C'est le principe qui servait de base à la méthode d'aurification la plus ancienne, à celle que suivaient les praticiens qui faisaient leurs obturations avec des feuilles de plomb ou d'étain et plus tard d'or, méthode qui actuellement encore, malgré l'extension de la méthode par soudage, est suivie par la grande majorité des dentistes, *du moins en Europe et surtout en France.*

Soudage. — Le principe du Soudage (nous pourrions ajouter

[1] Coinçage de Coincer : Enfoncer des coins (*Dictionnaire* de Littré); par extension, agir à l'aide de coins.

« autogène ») est celui d'après lequel on soude par **Pression directe**, et l'un après l'autre, des fragments d'or cohésif, en feuilles ou en cristaux, sur des fragments déjà consolidés, jusqu'à remplissage de la cavité, ou mieux jusqu'à restauration de la forme primitive de la dent[1]. C'est le principe généralement suivi en Amérique.

Rotation. — Quant au principe de la Rotation, appliqué aux aurifications, on y a recours pour consolider l'or dans la cavité, par **le Frottement à l'aide de Brunissoirs** montés sur le tour dentaire. C'est le principe adopté en Allemagne, mais qui n'a pas encore obtenu la sanction générale des dentistes des autres pays.

ART. I. — AURIFICATION PAR COINÇAGE (AVEC L'OR NON-COHÉSIF)

Pour faire une aurification par cette méthode, il faut se servir uniquement d'**Or non-cohésif** et surtout de celui que **le recuit ne peut pas rendre cohésif**. En effet, comme la solidité d'une aurification ainsi faite repose sur l'appui que prend l'or sur des parois préparées à cet effet et sur lesquelles on l'applique par pression latérale à l'aide de fouloirs tenus à la main, il est nécessaire que cet or, pour que le joint soit bien étanche, conserve pendant l'opération une certaine élasticité ou tension qui *rende l'adaptation de plus en plus exacte, à mesure que l'opération avance.*

Que cet or soit plié en *rubans*, tordu en *cordelettes* peu serrées, coupé en *lanières*, roulé en *boules*, préparé en *blocs ou en cylindres*, toutes formes qui impliquent autant de procédés opératoires différents, il n'en reste pas moins que le principe d'action est toujours le même, celui du **Coinçage**.

[1] Soudage. Action de souder. — Soudage autogène. Action de souder le métal avec lui-même sans le secours d'aucun alliage ou soudure. (ANDRIEU. *Traité de Prothèse buccale et de Mécanique dentaire.*)

§ 1. — Préparation de la cavité.

La cavité pour ce genre d'obturation doit être taillée de telle sorte que les **Parois**, ayant toujours *une épaisseur suffisante pour résister à la pression qui sera exercée contre elles*, soient presque perpendiculaires au fond de la cavité ; ou mieux que, l'orifice étant à peine plus étroit que le fond, ces parois soient très légèrement inclinées en dedans, *de manière à former une cavité en queue d'aronde circulaire peu prononcée.*

Les **Bords de l'orifice** seront parfaitement réguliers, sans fragments d'émail en surplomb, sans craquelures et *polis avec le plus grand soin* [1].

On ne doit jamais négliger ces détails qui sont d'une importance capitale pour le succès et la durée de l'obturation. Il est presque inutile, lorsque la cavité a été ainsi préparée d'y pratiquer des sillons ou trous de rétention. Ils ne pourraient le plus souvent, en pareil cas, servir qu'à nuire à la perfection de l'adaptation et à la solidité des bords de l'orifice. Mais lorsque la place qu'occupe la cavité n'a pas permis de lui donner la forme précédente, il convient alors de pratiquer sur les parois soit des **Sillons**, soit des **Espaces évidés**, destinés à servir de moyens d'**Ancrage** à l'obturation.

Une fois la cavité préparée, il faut, chaque fois que la chose est possible, empêcher la salive d'arriver à son contact. Pour cela l'emploi de la digue est certainement le procédé le plus sûr ; mais pour les aurifications à l'or non-cohésif, cet emploi n'est pas d'une nécessité absolue, et il suffit, la plupart du temps, d'un fragment d'ouate, d'un linge ou d'un morceau d'amadou convenablement placé et maintenu avec les doigs de la main gauche, pour pouvoir opérer à l'abri de l'humidité.

[1] Au besoin il faut se servir de la loupe pour bien se rendre compte de l'état des bords de l'orifice.

C'est ici que le crampon avec protège-langue de Stokes trouve son utilité, en ce que, grâce au papier-charpie qu'il maintient en place, il s'oppose suffisamment à l'accès de la salive.

Du reste, nous verrons bientôt qu'en se servant d'or non-cohésif vrai il ne faut pas trop redouter l'humidité, puisqu'il est possible, avec cet or et surtout avec les feuilles épaisses des numéros 20, 40 et même 60, bien que ce ne soit pas une méthode susceptible d'une application générale, de faire des *obturations sous l'eau*, parfaitement solides et conservatrices.

§ 2. — Introduction de l'or.

Il s'agit maintenant d'**introduire l'Or** ; mais le procédé diffère suivant que l'on se sert de cordelettes, de rubans, de lanières, de boules, de cylindres ou de blocs.

Cordelettes. — Pour préparer les Cordelettes, on coupe une feuille d'or (n° 4 ou 5), avec des ciseaux à or (fig. 206), en

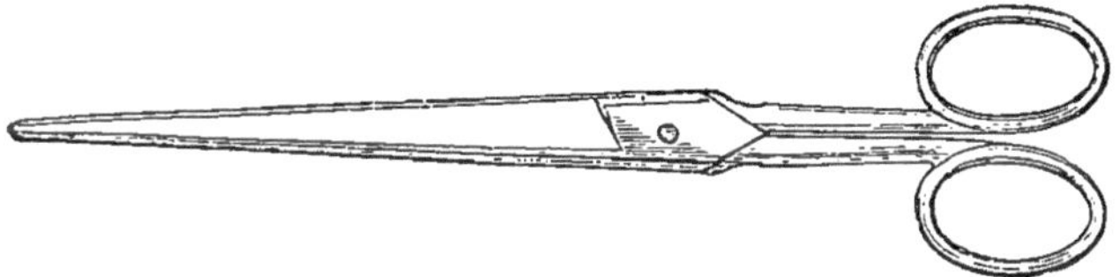

Fig. 206. — Ciseaux pour couper les feuilles d'or. — (A. et F.)

bandes de 2, 3 ou 4 centimètres de largeur, suivant le diamètre de la cavité, puis on tord chaque bande, dans le sens de sa longueur, de manière à en faire une espèce de tortis ou cordelette lâche ou mieux d'autant moins serrée que la pointe active des fouloirs dont on se servira pour les introduire et les consolider, sera plus volumineuse, et inversement.

Il est bon de *renforcer une des extrémités de la cordelette* en la repliant sur elle-même, et en y faisant comme une *boule un peu plus large que la cavité* dans laquelle on veut l'insérer. Saisissant alors cette extrémité renflée de la cordelette avec une **Pince-fouloir** (fig. 207, 208, et 209), on l'introduit dans la cavité et on *la place contre la paroi* par laquelle on veut commencer l'aurification[1].

Comme le renflement de la cordelette a dû être préparé d'un volume suffisant pour toucher à la fois deux parois opposées, la cordelette se trouve par cela même assez retenue en position pour que l'on puisse, en faisant glisser avec précaution

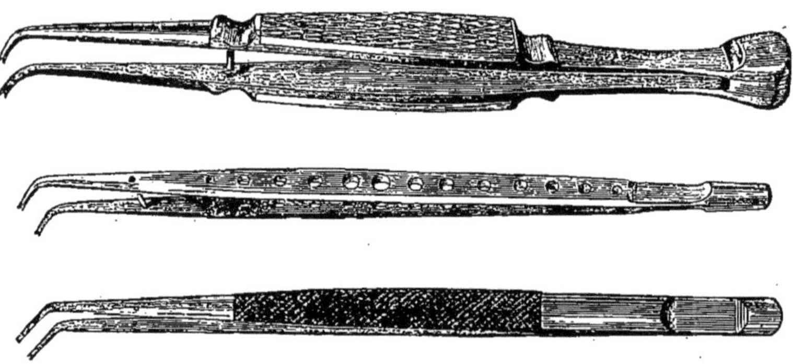

Fig. 207, 208, 209. — Trois modèles de pince-fouloir. — (A. et F.)

les mors de la pince un peu en arrière de l'extrémité introduite, la rabattre sur elle-même en la pliant à une distance de 2 à 3 millimètres *au-dessus du niveau des bords de la cavité*, et l'appliquer *contre la portion déjà placée*, de manière à former une première couche composée de deux épaisseurs et *perpendiculaire au fond de la cavité.*

Si la cordelette n'est pas assez large pour prendre un point d'appui suffisant sur deux parois opposées, on passe, une fois l'extrémité de l'or introduite, la pince dans la main gauche et, prenant de la main droite un **Fouloir** dans le genre ceux de Stevens

[1] Cette paroi diffère suivant la place qu'occupe la cavité. Ainsi, pour les cavités approximales, c'est la paroi cervicale; pour les cavités coronales, c'est la distale.

(fig. 210), à **stries longitudinales et non transversales**, on s'en sert pour former le premier pli. On en forme un second de la même manière, puis un troisième, et ainsi de suite. La chose importante, pendant cette intro-

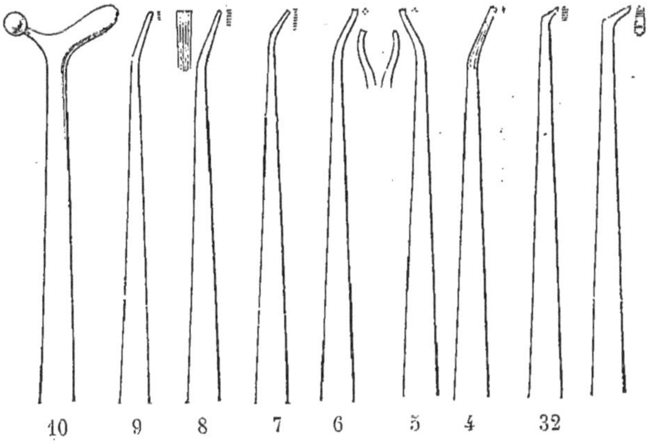

Fig. 210. — Fouloirs de Mt Stevens. — (A. et F.)

duction de l'or, est d'obtenir une adaptation parfaite aux parois, tout en **évitant de rendre compacte le centre de l'obturation.**

Lorsque la cavité est remplie et que l'on est sûr de l'exactitude de l'application aux parois, on prend un fouloir à pointe cunéiforme, comme les numéros 5, 6, 7 et 8 de la série (fig. 211), mais de petit volume, *on l'enfonce au centre de l'obturation et l'on cherche à refouler en tous sens l'or contre les parois.* On obtient ainsi un premier trou dans lequel on fait pénétrer une pointe du même genre un peu plus volumineuse et avec laquelle on force de la même manière jusqu'à ce que la résistance de l'or empêche d'agrandir le trou ainsi obtenu. Autant que possible *il est bon que ce trou atteigne le fond de la cavité.*

On y introduit alors une cordelette plus petite et on l'y force avec des fouloirs cunéiformes, jusqu'à ce qu'il soit impossible de pénétrer dans la masse. C'est alors seulement que l'on passe à la condensation.

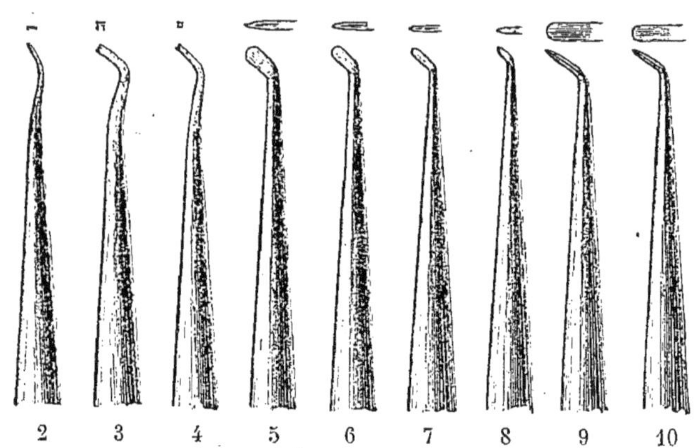

Fig. 211. — Série de fouloirs pour aurifications. — (A. et F.)

Rubans. — La meilleure manière, à notre avis, de plier l'or en Rubans consiste à se servir d'une feuille de carton bristol de la même grandeur que le cahier qui contient l'or, c'est-à-dire un peu plus grande que la feuille d'or.

On a préalablement coupé, à l'aide d'une pointe de canif et d'une règle, *un quart ou la moitié de l'épaisseur de ce carton*, suivant une ligne qui traverse sa surface de haut en bas sur sa partie médiane, puis on l'a plié suivant cette ligne de manière à ce que la partie entamée par le canif se trouve à l'extérieur, et l'on a ainsi obtenu deux surfaces (ou feuillets) entre lesquelles on peut placer et comprimer les feuilles d'or.

On prend la totalité, la moitié, le tiers ou le quart d'une feuille d'or n° 4 ou 5 et, tenant le carton ouvert dans la main gauche, on y place à l'aide du couteau à manipuler l'or (fig. 212), tenu de la main droite, la feuille ou fraction de feuille métallique, de manière

1

à ce que sa partie médiane réponde à la charnière du carton et que l'on puisse *la plier longitudinalement en deux parties égales.* On applique alors le tranchant du couteau sur le milieu de la feuille d'or pendant que de la main gauche on ferme le carton ; on enlève le couteau et l'on exerce, par un mouvement de glissement de la main droite sur l'extérieur du carton, une pression suffisante pour que la feuille d'or reste pliée.

Cela fait, on ouvre le carton, puis, ramenant la feuille ainsi diminuée de moitié de sa largeur au centre du carton, on la

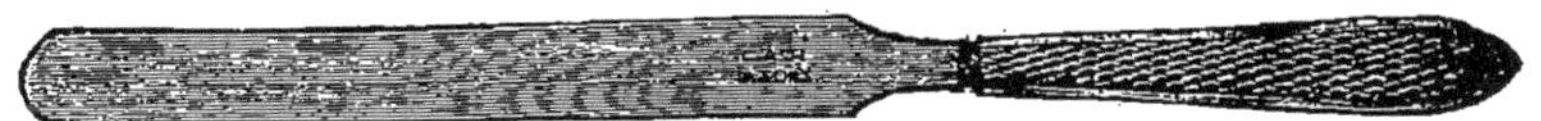

Fig. 212. — Couteau à manipuler l'or. — (A et F.).

replie sur elle-même de la même manière, en son milieu, et l'on agit ainsi autant de fois que cela est nécessaire pour amener le ruban à la largeur même de la cavité à obturer [1].

Une fois les rubans ainsi obtenus, et il faut en préparer d'avance de plusieurs largeurs pour les différentes phases de l'introduction, on procède de la même manière qu'avec les cordelettes, *par plis successifs, perpendiculaires au fond de la cavité,* jusqu'à remplissage complet. Il reste à introduire les instruments cunéiformes au centre de l'obturation, *mais dans le sens des plis*, de manière à y faire un ou plusieurs trous successifs que l'on remplit avec un ruban plus étroit, et enfin à passer à la condensation.

Les meilleurs instruments pour former les plis dans la cavité sont ceux à stries longitudinales peu profondes comme les fouloirs de Mr Stevens (fig. 210); ils ont, en effet, l'avantage

[1] Il existe de ces rubans tout préparés chez les fournisseurs ; mais comme on ne les y trouve pas toujours de la largeur voulue, il vaut mieux savoir les préparer soi-même, ce qui demande d'ailleurs fort peu de temps.

d'appliquer les plis très exactement les uns sur les autres, en laissant entre eux le moins d'intervalle possible.

Lanières. — Au lieu de faire des rubans avec de l'or en *feuilles minces* des numéros 4 ou 5, on se sert de *feuilles épaisses des numéros 20, 40 et même 60* que l'on coupe en **Lanières** de diverses largeurs. On opère avec ces lanières et à l'aide des mêmes fouloirs, exactement comme avec les rubans.

Nous ajouterons qu'avec ces lanières on peut faire non seulement des aurifications ordinaires parfaites, mais encore des **Aurifications sous l'Eau,** c'est-à-dire **en pleine salive,** avec plus de certitude de succès et beaucoup moins de difficultés qu'avec les autres formes d'or non cohésif. Comme la feuille est épaisse et qu'elle exige beaucoup moins de plis pour remplir la cavité; comme d'ailleurs ces plis sont simples et que les surfaces mouillées sont relativement en petit nombre; comme, de plus, ces surfaces sont libres de chaque côté, ce qui n'existe pas pour les rubans dont la manipulation première a produit des entrefeuillets qui, une fois mouillés et plissés en sens inverse, lors de leur introduction dans la cavité, sont sans issue, il en résulte une plus grande facilité et en même temps une plus grande certitude de *chasser toute l'humidité de la cavité, au fur et à mesure des contacts successifs produits sur chaque pli par la pression du fouloir.*

Boules. — On coupe ou déchire une feuille n° 4 ou n° 5 en un certain nombre de fragments, suivant le volume que l'on veut donner aux boules, puis on roule chaque fragment entre les doigts comme on agirait pour faire une boulette de papier; seulement il faut que ces boules *ne soient pas trop serrées,* afin qu'elles puissent se prêter aux manipulations consécutives de l'obturation.

Une fois la cavité préparée, comme pour le remplissage avec des cordelettes, et maintenue sèche, on prend, à l'aide d'une pince à aurifier, une boule dont le volume soit à peu près le même que celui de la cavité, on l'y introduit aux trois quarts, jusqu'à ce qu'elle en touche le fond, puis avec des fouloirs cunéiformes, à pointe active de plus en plus grosse, on pénètre au milieu de cette boule et on la distend dans tous les sens, de manière à ce que sa périphérie s'applique le mieux possible contre les parois. Il en résulte, au milieu de cette première boule, un trou que l'on comble avec une boule un peu moins grosse. On agit de même pour cette seconde boule et pour les suivantes jusqu'à ce que la cavité soit entièrement remplie.

Toutes ces boules sont de plus en plus petites, mais peu compactes, excepté la dernière, qui est d'un tissu assez serré pour que l'on puisse la forcer dans le dernier trou.

A propos de l'emploi des Boules, nous ferons observer *qu'il n'y a plus ici de plis rangés parallèlement aux parois de la cavité*, capables de s'y maintenir par leur position même, et qu'il est nécessaire, pour la solidité de l'obturation, de se servir, conjointement avec les instruments cunéiformes, de **Fouloirs à pointe vivement dentelée** dont les dents aiguës, poussées contre les parois de chaque trou creusé par les coins dans la boule précédemment introduite, y font pénétrer chaque point qu'elles touchent. Il en résulte *une espèce d'enchevêtrement qui donne de l'homogénéité à l'obturation et l'empêche de se désagréger.*

Le procédé d'aurification par les Boules est certainement, avec celui des Cordelettes, parmi les plus anciens. Il a produit des aurifications qui ont duré trente ans et plus, et il serait à conserver, si ces aurifications n'avaient pas toutes une tendance à s'excaver à la surface. Il est vrai que cette excavation ne nuit pas à l'adaptation de la périphérie de l'or aux bords de l'orifice de la cavité, ce qui est le point capital pour la durée de l'obturation et la conservation de la dent obturée; mais, comme on échappe à cet inconvénient par le procédé des rubans ou des cylindres, nous ne conseillons d'avoir recours aux boules que dans certains cas exceptionnels.

Cylindres. — Nous avons dit précédemment que l'on trouve chez les fournisseurs des Cylindres et des Blocs d'or tout préparés et que nous regardons comme du temps perdu et de la fatigue inutile de les préparer soi-même ; cependant, comme pour une raison ou une autre il arrive que l'on ne peut pas s'en procurer, il est bon de savoir les confectionner.

Pour les Cylindres, on replie une feuille d'or n° 4 un certain nombre de fois sur elle-même et l'on coupe l'espèce de matelas ainsi obtenu *en bandes un peu plus larges que la profondeur de la cavité.* Puis, prenant une bande entre l'index et le pouce de la main gauche, on en plie l'extrémité sur le bout d'un instrument fait avec un vieil excavateur limé en pointe effilée comme une sonde, mais triangulaire.

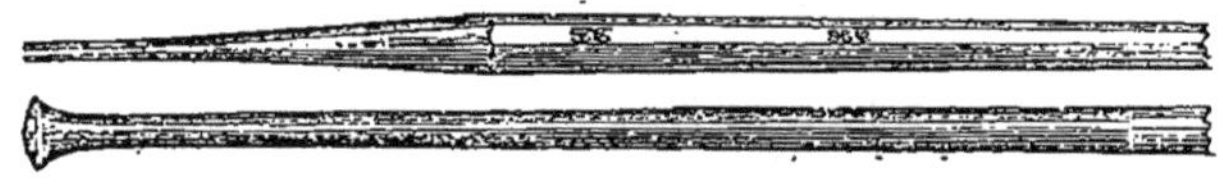

Fig. 213. — Mandrin à extrémité bifide pour la préparation des cylindres. — (S. S. W.)

Cette forme permet d'accrocher et de maintenir l'or sur l'instrument pendant qu'en faisant tourner celui-ci avec la main droite on forme le cylindre de la grosseur que l'on juge convenable.

On en prépare ainsi une quantité suffisante de diverses grosseurs et densités pour remplir la cavité. On en prépare aussi de coniques, en serrant le cylindre plus fortement d'un bout que de l'autre. Ils ont leur utilité en ce sens que, lors de l'introduction, on les place la base ou la tête première, suivant la forme de la cavité.

Au lieu d'un vieil excavateur on peut employer comme mandrin un **mince Équarrissoir de bijoutier,** ou mieux un instrument, fabriqué dans ce but par les fournisseurs, *dont l'extrémité est bifide et permet ainsi de saisir entre les deux branches le bout de la bande d'or* (fig. 213).

Une autre manière de préparer les cylindres consiste à couper une feuille d'or du numéro 4 en deux ou trois fragments et à rouler chaque fragment diagonalement sur une broche d'acier d'un diamètre correspondant à la profondeur de la cavité. On ôte alors la broche et l'on aplatit le long rouleau ainsi produit entre deux feuilles de carton; il ne reste plus qu'à rouler, sur une broche triangulaire très fine, ce rouleau ainsi aplati pour obtenir un cylindre plus ou moins dense suivant que l'on serre plus ou moins les spirales.

Lorsqu'il s'agit d'obtenir des **Cylindres très fermes** pour faciliter les derniers temps du remplissage, il vaut mieux se servir de feuilles d'or plus épaisses et capables de donner à ces cylindres une rigidité suffisante pour leur permettre d'entrer à force dans le dernier trou pratiqué au centre de l'obturation.

Une fois les cylindres, quels qu'ils soient, préparés, on les met dans une **boîte de bois garnie de velours ou d'amadou** et *non de métal ou de verre*, dans le but d'éviter le contact de corps capables de condenser l'humidité de l'air, et l'on procède à l'introduction dans la cavité.

Il est bon d'avoir **deux Pinces-fouloirs**, l'une courbée, à angle obtus, et l'autre à angle presque droit; toutes deux à mors pouvant s'ouvrir suffisamment pour saisir et porter en place toute espèce et grosseur de cylindre.

Les précautions nécessaires ont été prises contre l'accès de la salive dans la cavité; la digue est en place et la cavité desséchée est prête à recevoir l'or; *avec la pince courbe on prend le plus gros cylindre et on le place dans la cavité, perpendiculairement à son plancher, à l'endroit par où l'on veut commencer l'obturation;* on le foule légèrement contre la paroi avec la pince; on en *place un second à côté de celui-là,* puis un autre, et ainsi de suite, en les consolidant **faiblement** jusqu'à ce que la cavité soit remplie.

Pour l'adaptation aux parois et le remplissage de la cavité, les meilleurs instruments, conjointement avec les pinces, sont, à notre avis, les **Fouloirs de Bing**, à stries longitudinales (fig. 214).

Une fois tous les cylindres placés parallèlement entre eux

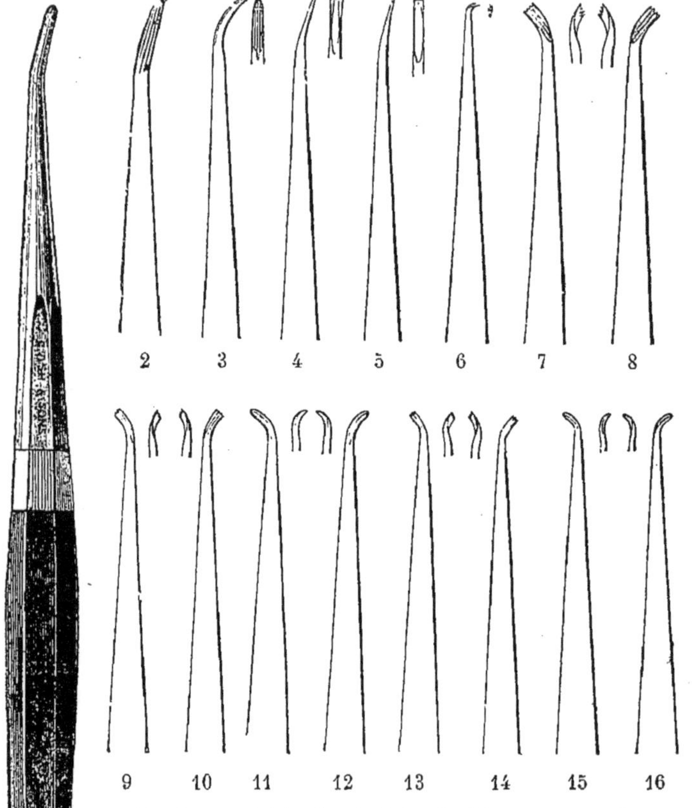

Fig. 214. — Série des fouloirs de Bing. — (A. et F.)

(« comme des cigares dans un verre », suivant l'expression pittoresque de M. Bogue), mais assez peu serrés, les uns contre les autres, pour que, en introduisant un fouloir cunéiforme entre ceux qui garnissent le milieu de la cavité, *on puisse, par une pression latérale de plus en plus forte, former un trou médian que l'on remplira suivant le même procédé, avec des cylindres plus petits;* on fait entre ces derniers un nouveau trou que l'on comble de la même façon, et ainsi de suite jusqu'à remplissage absolu. On passe ensuite à la condensation.

Blocs. — L'introduction des Blocs, qu'ils soient de forme cubique ou pyramidale, se fait de la même manière que celle des cylindres, c'est-à-dire en les plaçant parallèlement aux parois et perpendiculairement au plancher, *ou mieux de champ sur le fond de la cavité.* Si on les mettait à plat, l'obturation s'écaillerait et n'aurait aucune solidité.

Pour préparer les Blocs soi-même, voici comment l'on procède : on plie une feuille n° 4 autant de fois sur elle-même que cela est nécessaire pour former l'épaisseur désirée ; on coupe, avec des ciseaux, cette espèce de matelas en bandes d'une largeur un peu plus grande que la profondeur de la cavité, puis ces mêmes bandes en fragments carrés ou triangulaires.

Mais, et il est bon d'insister sur ce point, les blocs ainsi préparés sont loin de valoir ceux que l'on trouve tout faits chez les fournisseurs, parce que leurs bords coupés avec des ciseaux sont déjà durcis par l'action de l'acier et ont, par conséquent, moins d'élasticité.

Tels sont les principales formes d'or en feuilles et les méthodes les plus suivies d'introduction dans la cavité jusqu'à remplissage complet ; il s'agit maintenant de durcir la surface des aurifications ainsi commencées de manière **à la rendre résistante et absolument imperméable** ; c'est l'objet de la condensation.

§ 3. — Condensation.

On comprend facilement que, si l'introduction et le remplissage ont été faits avec soin, suivant les règles indiquées plus haut, et que, si surtout on a **laissé saillir d'environ 1 à 2 millimètres, au delà des bords de la cavité**, chaque pli ou cylindre de substance obturatrice, il soit très simple d'opérer la condensation de la surface.

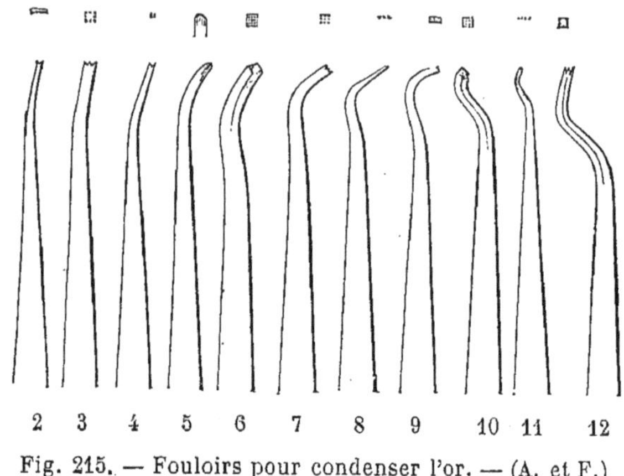

Fig. 215. — Fouloirs pour condenser l'or. — (A. et F.)

Pour cela on emploie des **Fouloirs condensateurs** à pointe plus ou moins large et dentelée, suivant que l'on commence ou achève la condensation ; les pointes les plus larges pour commencer et les plus étroites pour finir.

Ces fouloirs ont leur tige plus ou moins courbée selon les exigences de la cavité, mais doivent toujours être assez forts pour résister à une pression manuelle parfois énergique (fig. 215 et 216).

Pour les **obturations coronales**, nous nous servons volontiers du **Condensateur simple du Dr Gaillard**, dont l'efficacité est due à l'action des muscles élévateurs de la mâchoire du patient, sans fatigue pour l'opérateur, et même avec soulagement pour l'opéré (fig. 217).

Cet instrument est des plus simples. Il se compose d'un disque en acier dont la face supérieure est garnie d'un bouton de caoutchouc

1

résistant, quoique souple et quadrillé, et dont la face inférieure est munie d'une tige d'acier.

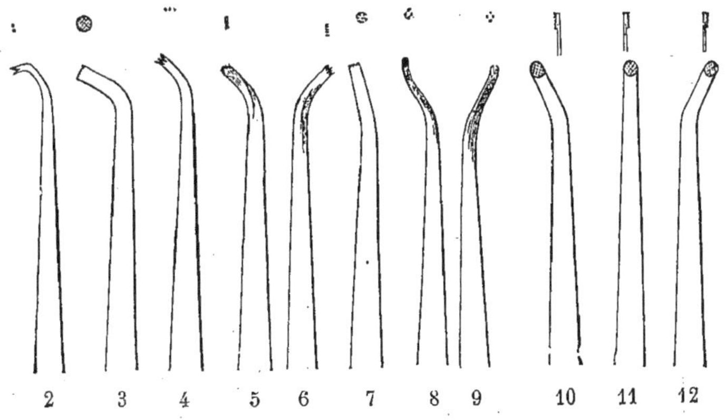

Fig. 216. — Fouloirs pour condenser l'or. — (A. et F.)

La pointe active de cette tige peut être changée à volonté suivant la force à employer, la surface à condenser et la destination qu'on lui assigne. C'est ainsi qu'on peut remplacer les pointes à condenser par des brunissoirs et même par des ciseaux destinés à la préparation de la cavité[1]. Il est évident qu'un instrument comme celui-là, agissant par l'action d'une puissance musculaire considérable, demande à être manié avec certaines précautions. Il faut d'abord se souvenir que la force condensante obtenue est en raison inverse de la surface employée à condenser, puis, une fois l'instrument placé par l'opérateur à l'endroit voulu, qu'il faut agir avec douceur et n'augmenter l'effort que lentement et progressivement.

Pour les **aurifications approximales**, nous avons recours aux **Daviers Condensateurs de Flagg** (fig. 218), ou mieux aux Condensateurs articulés du Dr Gaillard,

[1] Au lieu de changer les pointes, il vaut mieux avoir des manches en nombre suffisant, garnis chacun d'une pointe différente.

qui, grâce à une articulation nouvelle et à un très petit nombre de branches séparées, permettent d'obtenir une série d'instruments que l'opérateur peut immédiatement combiner à son gré, sans être obligé de quitter le patient, une seule main suffisant à ces modifications (fig. 222, 223, 224).

En écartant l'une de l'autre les branches du davier, ces deux parties se séparent d'elles-mêmes ; en les appliquant l'une sur l'autre, elles se réunissent avec la plus grande facilité. Les

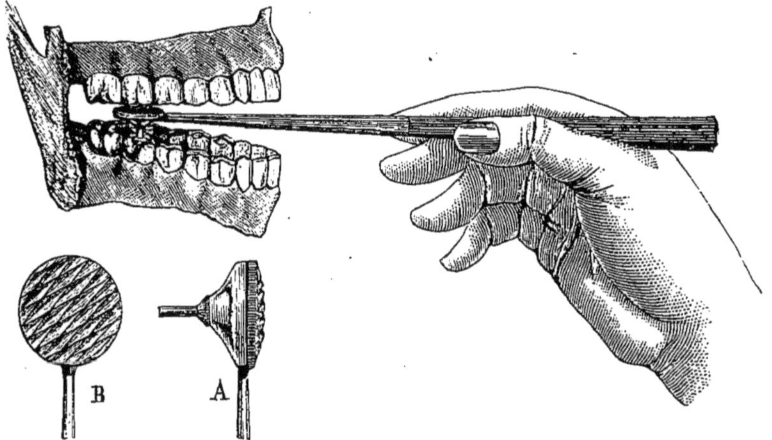

Fig. 217. — Condensateur simple du docteur Gaillard. — (G. G.)

mors sont variés et répondent aux cas les plus fréquents de la pratique.

Si l'on se sert des fouloirs à main, pour la condensation, aussi bien d'ailleurs que des daviers, on commence par **condenser le pourtour de l'obturation**, en ayant soin de ménager les bords de la cavité et de ne pas les ébrécher, **puis l'on avance peu à peu vers le centre** par lequel on termine.

Avec les fouloirs à main, comme on est obligé de déployer une certaine force, il faut avoir soin de toujours prendre *un point d'appui sur les dents voisines avec le pouce de la main qui tient l'instrument;* c'est le moyen de ne pas glisser, de ne pas produire d'échappée capable de briser les bords de la cavité et de modérer à volonté la force de la pesée. Cette recommandation est, du reste, applicable au maniement de tous les fouloirs cunéiformes employés pour l'introduction de l'or dans les cavités.

La condensation peut être faite aussi à l'aide des **Maillets à Main** ou **Automatiques** dont nous parlerons plus loin.

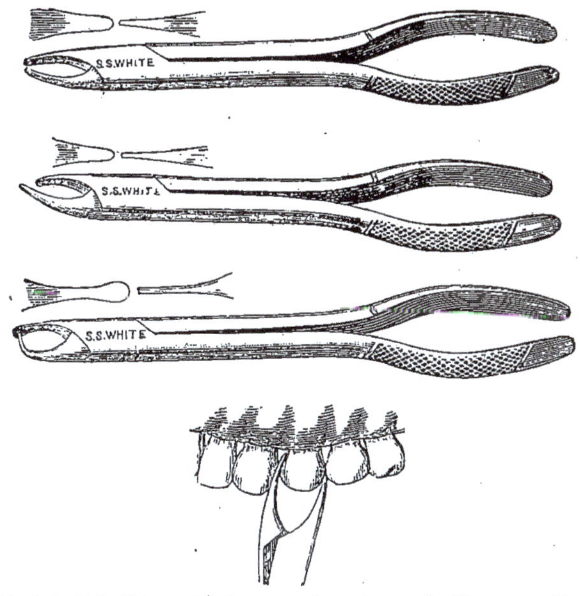

Fig. 218, 219, 220, 221. — Daviers condensateurs de Flagg. — (S. S. W.)

Avec l'emploi des cordelettes ou des boules, le maillet avait sa raison d'être, en ce sens que l'on s'en servait pour consolider successivement chaque portion d'or à mesure qu'on l'introduisait dans la cavité, ou pour la condensation finale de l'obturation. Avec les rubans et les lanières et surtout avec les cylindres, son usage est devenu inutile. Pourquoi, en effet, faire endurer au patient des secousses plus ou moins désagréables, alors que la condensation peut s'opérer avec la plus grande facilité par la simple pression manuelle ?

Une fois la condensation achevée on passe à **l'Essai** de l'obturation, *c'est-à-dire qu'avec un fouloir*

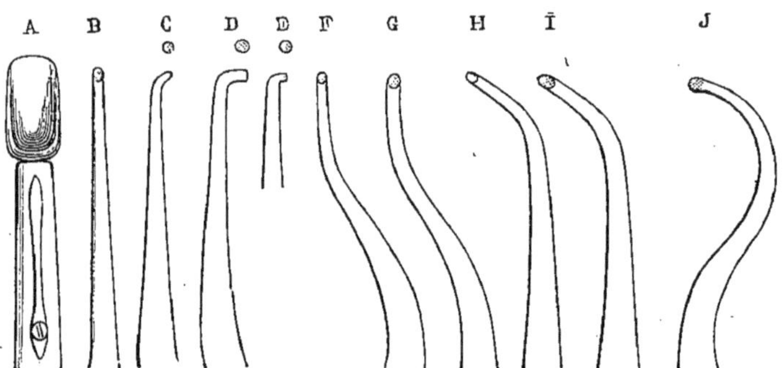

Fig. 222 — Condensateur articulé du Dr Gaillard. — (G. G.)

à pointe cunéiforme on cherche à pénétrer dans sa masse, sur chaque point de sa surface.

Si c'est impossible, on passe au polissage ;

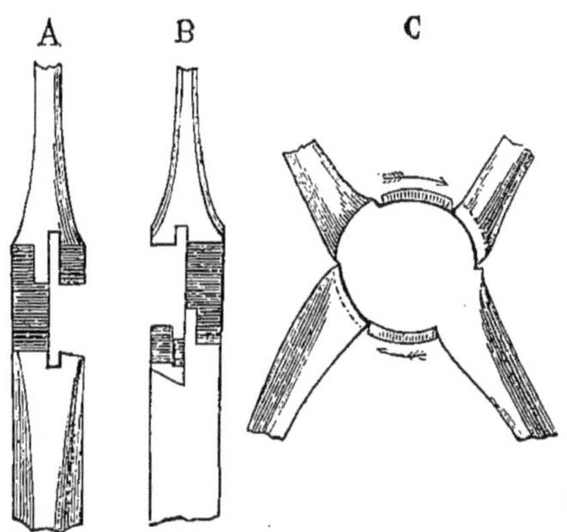

Fig. 223. — Mode d'articulation des branches du davier condensateur Gaillard. — (G. G.)

si, au contraire, c'est possible, on force le coin dans la dépression ainsi produite, on agrandit la dépression et on la remplit avec un peu d'or, pour revenir à la condensation.

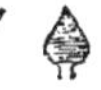

§ 4. — Achèvement de l'aurification.

L'Achèvement de l'aurification comprend trois temps : 1° le *dressage*, c'est-à-dire la mise à niveau de la surface de l'obturation avec les bords de la cavité et

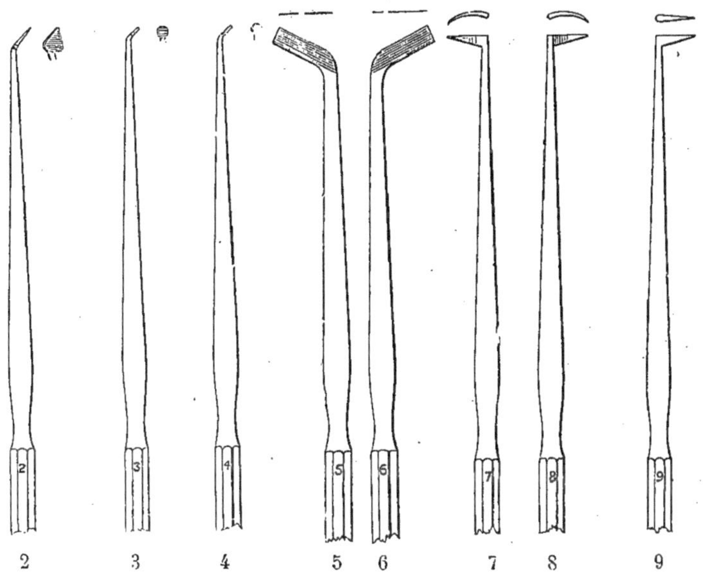

Fig. 224. — Rifloirs pour dresser les aurifications. — (A. et F.)

son articulation avec la ou les dents antagonistes ; 2° le *polissage*, c'est-à-dire l'égalisation parfaite de cette surface, de manière à ce qu'elle soit absolument unie et polie ; 3° enfin le *brunissage*, qui lui donne le dernier fini.

Dressage. — Le Dressage se fait à l'aide de **Limes et**

Rifloirs de diverses formes (fig. 224), ou mieux avec des **Fraises à finir**, des **Disques et Pointes de corindon** de modèles variés montés sur le tour dentaire (fig. 225).

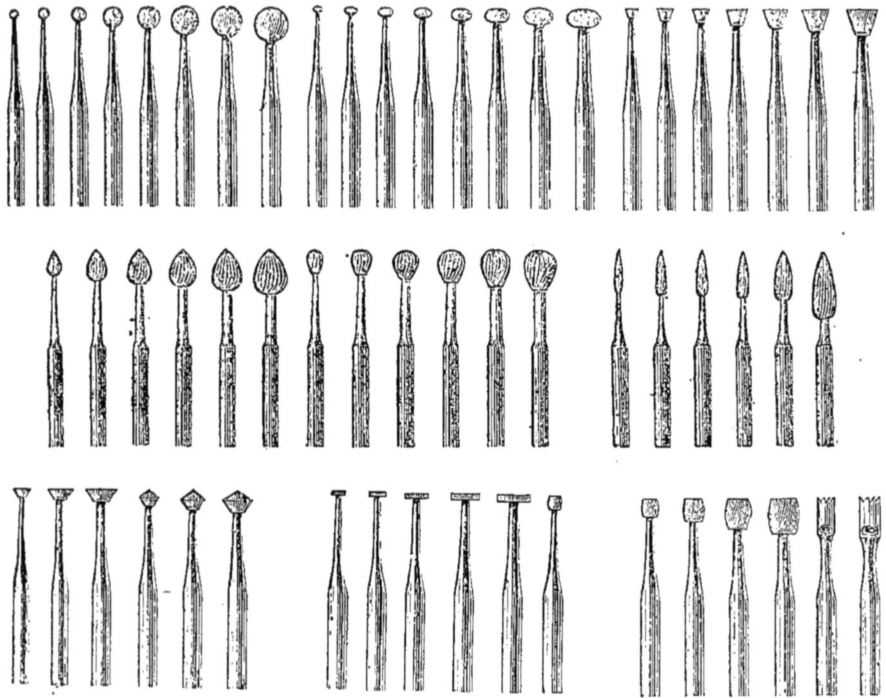

Fig. 225. — Fraises à finir les aurifications. — (A. et F.)

Le point essentiel est d'obtenir une surface parfaitement nivelée et facile à nettoyer.

Polissage. — Pour polir l'obturation, on se sert de **Pointes de corindon** tenues à l'aide d'un **Manche en forme de porte-crayon** et muni d'un anneau glissant (fig. 226 et 227), de **Disques ou Pointes en caoutchouc mou plissé** chargés de poudre à polir (voir fig. 98 et 99, p. 123), de **Disques en toile d'émeri**, en **papier de verre**, en **feutre** (fig. 229, 230, 231); de **Pointes**

en **pierre d'Arkansas**, d'**Ecosse**, d'**Hindoustan** (voir fig. 86, p. 116) ou de **bois**, le tout monté sur le tour dentaire.

Les **Poudres à polir** se composent soit de corindon en poudre

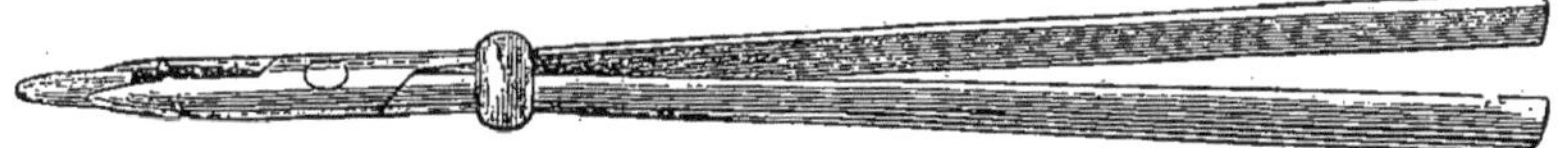

Fig. 226. — Porte-pointes pour pointes de corindon. — (A. et F.)

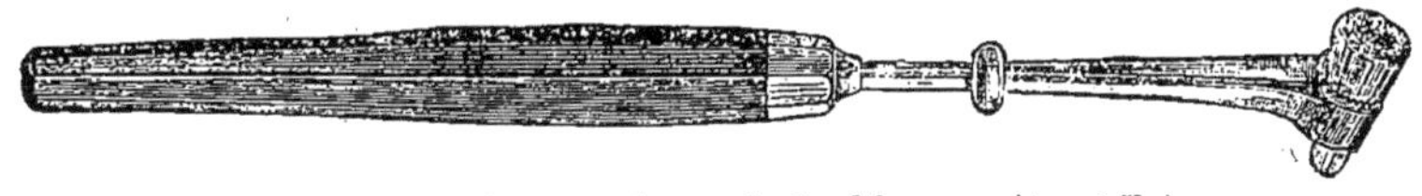

Fig. 227. — Porte-pointes de Lyddon. — (A. et F.)

soit de ponce très fine, soit de craie, soit de rouge d'Angleterre. Il en existe aussi de pierre d'Arkansas, d'émeri et de pierre d'Hindoustan.

Lorsqu'il s'agit de polir les aurifications approximales et que

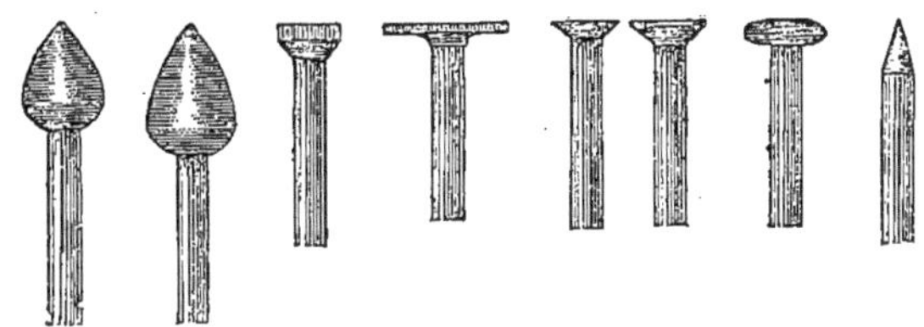

Fig. 228. —Disques et pointes à polir en caoutchouc et corindon. — (A. et F.)

leur position empêche de se servir du tour, il faut alors employer les **Rubans d'émeri** ou de **toile de crocus**, qui, étant très

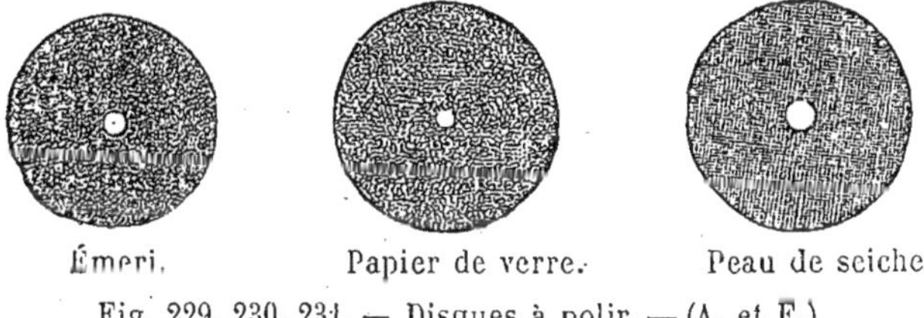

Émeri. Papier de verre. Peau de seiche.

Fig. 229, 230, 231. — Disques à polir. — (A. et F.)

minces, passent dans des interstices où les disques ne sauraient tourner sans s'accrocher et se déchirer.

Brunissage. — Le brunissage se fait à l'aide de **Brunissoirs**

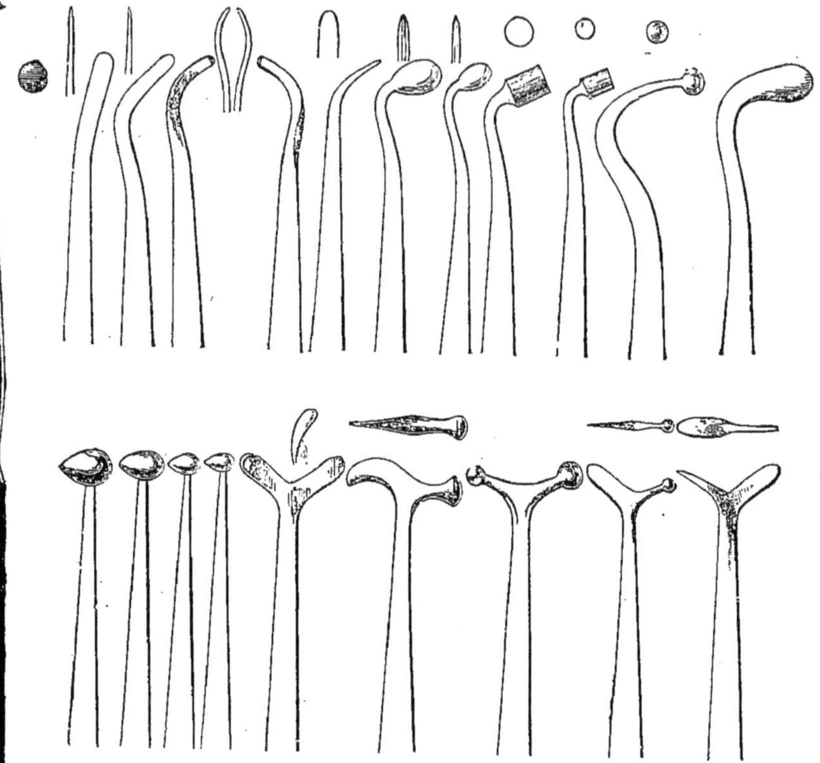

Fig. 232. — Brunissoirs à main. — (A. et F.)

d'acier ou d'agate avec manches à main (fig. 232), ou mieux d'acier, **avec ou sans côtes,** montés sur le tour dentaire (fig. 233).

§ 5. — Remarques sur les obturations à l'or non-cohésif.

En résumé, les traits essentiels de la méthode d'aurification avec l'or non-cohésif, traits qu'il faut toujours avoir présents à l'esprit, sont les suivants :

1° *En ce qui concerne la cavité : forme en queue d'aronde circulaire* très peu prononcée, avec fond aussi plat que possible ; *parois résistantes* sans espaces évidés sous l'émail, sans sillons de rétention, ou tout au moins, s'ils sont nécessaires, avec sillons superficiels et en gouttière arrondie ; *bords nettement coupés* sans ébréchures, ni craquelures, bien polis ; *sécheresse de la cavité*, autant du moins que le cas le permet [1].

2° *En ce qui concerne l'aurification : parallélisme des*

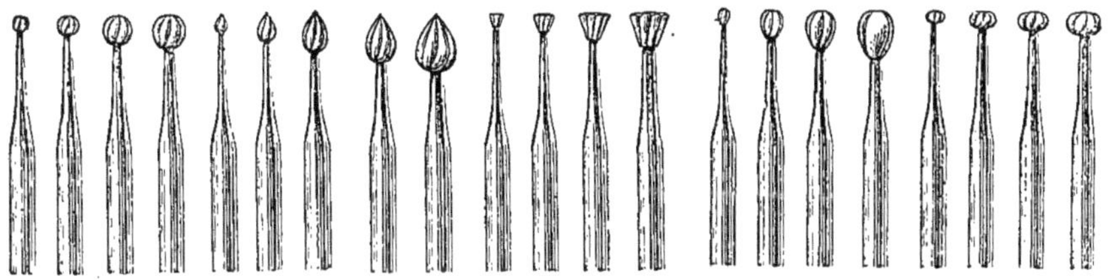

Fig. 233. — Brunissoirs pour le tour dentaire. — (A. F.)

cylindres ou des plis placés de champ sur le fond de la cavité sur lequel ils doivent tous s'appuyer ; *application parfaite contre les parois* avec *saillie de 1 à 2 millimètres* environ de chaque cylindre ou pli hors de la cavité, de manière à obtenir par la condensation une surface solide, incapable de céder à la pression ; *nivellement de cette surface avec les bords de la cavité*, de manière à empêcher l'adhérence et le séjour des aliments et à faciliter le nettoyage ; *enfin polissage soigné et brunissage parfait* de cette surface.

Et maintenant, si nous voulons nous reporter un instant à

[1] Nous n'insistons pas outre mesure sur le desséchement de la cavité et l'application de la digue, parce que, avec l'or non-cohésif, et c'est là un des avantages de son emploi, l'éloignement absolu de l'humidité n'est pas une condition *sine qua non* d'une obturation durable. Avec l'or en rubans épais et même en cylindres, on peut à la rigueur faire de bonnes aurifications sous l'eau. Nous en pourrions citer que nous avons faites de cette manière il y a plus de quinze ans et qui tiennent encore parfaitement.

l'histoire de l'emploi de l'or non-cohésif pour les aurifications, emploi le premier en date et qui a commencé la réputation si méritée de l'or comme substance obturatrice, nous pouvons dire qu'il y a eu, avant le procédé des cylindres qui en est l'apogée, deux procédés principaux suivis pour cet emploi :

1° Celui qui consiste à rouler des bandes de feuilles d'or en cordelettes avec une extrémité plus volumineuse, suffisamment renflée pour garder sa position au moment où on la place dans la cavité, puis à replier le reste progressivement jusqu'à remplissage de la cavité, tout en ayant soin d'incorporer chaque nouvelle portion dans la précédente, à l'aide de fouloirs cunéiformes, de manière à obtenir une masse obturatrice compacte.

Le procédé des boules n'est qu'une modification de celui des cordelettes. Il est démontré par des milliers d'exemples que de pareilles aurifications, faites avec soin, quoique peu artistiques, ont donné d'excellents résultats au point de vue de la conservation des dents.

2° Celui par lequel, après avoir plié des feuilles d'or plus ou moins épaisses en rubans de la même largeur que la cavité, on place ces rubans, plis à plis, perpendiculairement au fond de la cavité, dans un ordre régulier, à l'aide de fouloirs pédiformes, sans les engréner ensemble, mais de manière à les appliquer intimement les uns contre les autres et aussi contre les parois.

C'était déjà un progrès considérable sur le premier procédé ; mais il n'est pas applicable à tous les cas, et, tout bien considéré, il est loin de valoir celui plus récent de l'emploi des cylindres.

Grâce à ce dernier, en effet, l'aurification est maintenue en place, non seulement par son adaptation exacte à la forme de la cavité, mais aussi et surtout par son expansion latérale contre les parois, d'où l'imperméabilité et le joint étanche de la périphérie avec ces parois. Les diverses parties de l'aurification n'étant que *mécaniquement* appliquées les unes sur les autres, *sans soudage, il en résulte* **une certaine élasticité de la** masse *qui lui permet, lors des changements de température, de rester en contact parfait avec les parois.*

Comme les cylindres sont placés perpendiculairement au fond de la cavité, l'aurification ne peut pas s'émietter et, par suite, ne peut que demeurer en place ou sortir en bloc, ce qui au point de vue de la préservation de la dent est un avantage considérable, en ce sens que le patient est toujours prévenu à temps de la chute de son obturation et peut la faire refaire immédiatement.

Enfin, les cylindres étant préparés d'avance, on gagne, toutes choses égales, d'ailleurs, en ce qui concerne la perfection de l'opération, un temps précieux; ce qui n'est pas à dédaigner, tant au point de vue du bien-être de l'opéré qu'à celui de la fatigue subie par l'opérateur.

C'est donc à ce procédé que nous conseillons d'avoir recours *lorsqu'il s'agit de se servir d'or non-cohésif en feuilles.* C'est le plus simple, le plus facile, le plus expéditif, et nous pourrions ajouter, avec l'autorité que nous donne notre déjà longue expérience, le plus salutaire pour la préservation des dents.

ART. II. — AURIFICATION PAR SOUDAGE (AVEC L'OR COHÉSIF)

Nous avons dit plus haut qu'il y a deux espèces d'**Or cohésif**, l'or en **Feuilles** et l'or en **Cristaux**.

Nous commencerons par décrire l'aurification avec l'or en feuilles sous les diverses formes qu'on lui donne.

Le principe du **Soudage** appliqué aux aurifications consiste à insérer tout d'abord des fragments d'or cohésif dans des trous de rétention creusés dans ce but et à les y consolider, puis à bâtir sur ces premiers fragments servant de fondations le reste de l'obturation **en soudant par pression directe chaque fragment l'un après l'autre à celui déjà soudé qui le précède, jusqu'à terminaison de l'opération.**

Il n'y a plus à compter ici sur l'élasticité de l'or ni sur sa tension contre les parois ; la masse, qui ne tient dans la cavité que par simple adaptation, doit former un **lingot unique**, sous peine de se désagréger et de s'échapper en autant de morceaux qu'il y a de fragments non soudés.

Le principe du **Soudage** est donc absolument opposé à celui du **Coinçage**, et nous verrons bientôt que le mode opératoire du soudage diffère totalement de celui que l'on suit pour le coinçage.

§ 1. — Or cohésif en feuilles.

On trouve chez les fournisseurs l'Or cohésif en Feuilles sous diverses formes : 1° *en Feuilles rangées dans des cahiers* sous les numéros 4, 6, 10, 20, 40, 60, 80, 120 et même sous des numéros plus élevés ; 2° *en Cylindres* et *en Blocs*.

De ceux-ci nous ne dirons rien, la direction des fragments de feuille, leur mode d'enroulement ou d'application les uns sur les autres par les procédés mécaniques, n'ayant pas, avec l'or cohésif, la même importance au point de vue de la construction de l'aurification qu'avec l'or non-cohésif[1]. Nous indiquerons seulement les diverses formes que le dentiste donne lui-même aux feuilles au moment de s'en servir. Ce sont les rubans et les cordelettes.

Rubans. — Lorsque la feuille d'or est très épaisse, ces rubans *sont coupés simples, c'est-à-dire en lanières*, puis divisés transversalement en fragments de toutes dimensions ; lorsqu'elle est mince, comme celle des numéros 4 ou 5, *on la rabat plusieurs fois sur elle-même*, en pliant en même temps les feuillets

[1] Ce qu'il faut simplement, c'est que ces fragments, quelle que soit la forme qu'ils revêtent, puissent être soudés les uns aux autres de manière à ne former qu'une seule masse.

du cahier qui la contient, *de manière à ne pas serrer les plis* (ce qui est d'une extrême importance), puis on divise l'espèce de matelas ainsi fait en autant de portions qu'on le juge nécessaire[1]. Le matelas peut se composer d'un nombre d'épaisseurs plus ou moins considérable, mais ne dépassant généralement pas 32. Les fragments ainsi obtenus rappellent les blocs d'or non-cohésif faits à la main que nous avons déjà décrits.

Cordelettes. — On prend un quart, un tiers ou une moitié d'une feuille n° 4, on la plie lâchement une ou deux fois sur elle-même, puis on lui imprime un léger mouvement de torsion, mais toujours **sans que la cordelette ainsi obtenue soit serrée.** C'est la condition absolue du succès pour le recuit dont nous parlerons bientôt. On divise ensuite la cordelette en fragments de diverses grosseurs.

Quelle que soit la forme adoptée, qu'elle soit achetée toute préparée ou façonnée à la main, tous les morceaux d'or cohésif en feuilles doivent subir le **Recuit** au moment même où ils seront portés dans la cavité. C'est indispensable, et cela pour deux raisons : la première, parce que la surface de cet or se salit si facilement au contact de l'atmosphère que la cohésivité disparaît ; la seconde, parce qu'il faut retrouver la mollesse nécessaire à son adaptation, mollesse tout aussi nécessaire pour l'or cohésif que pour l'or non-cohésif.

§ 2. — Recuit.

Il y a deux manières de recuire l'or :

1° *En le passant directement dans la flamme d'une lampe à alcool ;*

[1] Une fois les plis ainsi faits, on ôte les feuilles de papier ; la feuille d'or garde la marque des plis, et il est facile de les réappliquer les uns sur les autres *sans les serrer*. Le même résultat peut être obtenu en se servant de peau de chamois à la place de papier.

2° *En le plaçant sur un petit plateau de platine ou de mica fixé à la partie supérieure de la lampe* et chauffé en dessous par la flamme (fig. 234 et 235).

Un autre moyen de **rappeler la Cohésivité** disparue consiste *à faire bouillir l'or pendant quelques minutes dans une solution très étendue d'acide sulfurique dans l'eau distillée* (40 gouttes pour 2 décilitres d'eau), qui détruit toute matière

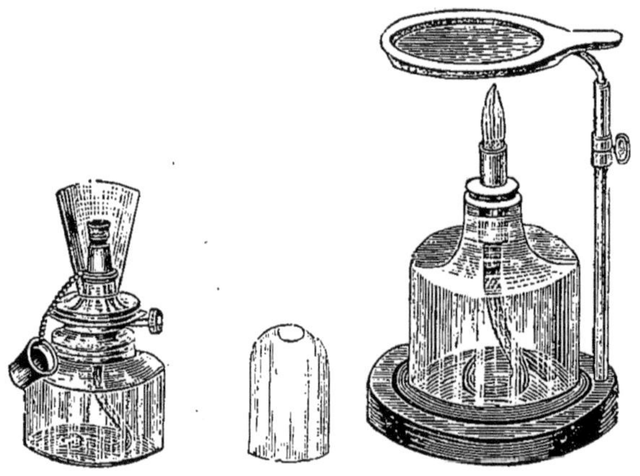

Fig. 234. 235. — Lampes à alcool pour recuire l'or. — (A. et F.)

étrangère fixée à sa surface. Ainsi nettoyé, puis séché, l'or redevient immédiatement cohésif. Mais ce procédé est long et incommode ; il n'est applicable qu'avant de façonner les feuilles sous les formes qu'on veut leur donner, et par cela même l'expose de nouveau à être altéré avant qu'il ne soit porté dans la cavité ; le premier, au contraire, est applicable une fois les manipulations achevées et doit, par conséquent, être préféré.

§ 3. — Forme de la cavité.

Le point essentiel pour la forme à donner à la cavité est que l'opérateur, une fois cette forme obtenue, **puisse exercer sur** chaque fragment d'or qu'il y introduira une pression directe. Le soudage ne peut, en effet, se bien faire qu'à cette condition, et c'est pour cela qu'il est nécessaire de réséquer toute portion même saine des parois qui pourrait y mettre obstacle. Il faut encore que les bords de l'orifice soient parfaitement nets et polis[1], et que la cavité soit, ou bien creusée de trous ou sillons de rétention, ou bien munie de vis d'ancrage capables de fournir un point d'appui solide à l'obturation. Quant au nettoyage de la cavité dans toutes les directions, sauf aux approches de la chambre pulpaire et au polissage minutieux des parois dont nous avons déjà indiqué l'utilité pour les aurifications par coinçage, nous devons dire **qu'ils sont ici d'une nécessité absolue**. En effet, le soudage ne permettant pas de compter sur la tension latérale de l'or, il ne nous reste que l'exactitude de l'adaptation de la masse aux parois pour obtenir un joint aussi imperméable que possible. *D'où il résulte que plus les parois seront lisses et polies et plus l'adaptation de l'or à ces parois sera rigoureuse.*

Une fois la cavité préparée, il faut la **dessécher à fond et la mettre à l'abri de l'humidité**. C'est ici une condition *sine qua non* du succès. **L'emploi de la Digue est donc indispensable.**

§ 4. — Du soudage.

Le soudage s'obtient par deux moyens : par *Pression manuelle* ou par *Percussion*.

En appliquant un fragment d'or en feuilles cohésif parfaitement recuit sur un autre fragment semblable et en exerçant sur les divers points de sa surface une *pression directe*, même modérée, à l'aide d'un fouloir à pointe mousse ou dentelée,

[1] C'est pour ce genre de travail qu'il est absolument utile de suivre les règles du clivage de l'émail que nous avons mentionnées p. 190.

tenu dans la main, on obtient une union des deux fragments assez intime pour que l'on ne puisse plus les séparer. C'est ce qu'on appelle le **Soudage par pression manuelle directe**.

Si au lieu d'un instrument simplement poussé par la main, on se sert, pour actionner le fouloir, soit d'un **Maillet à main**, soit d'un **Maillet mécanique** qui permette d'agir à petits coups sur deux fragments d'or superposés de la manière indiquée plus haut, on obtient aussi leur union, mais d'une façon peut-être plus parfaite encore. C'est le **Soudage par percussion**.

De ces deux moyens le premier sert à souder aussi bien l'or cohésif en feuilles que l'or en cristaux, tandis que le second ne s'applique réellement qu'au soudage de l'or en feuilles.

§ 5. — Instruments pour le soudage.

Les instruments pour le soudage de l'or cohésif sont des *fouloirs* et des *maillets*.

Fouloirs. — Parmi les fouloirs les uns sont à pointe **mousse et lisse** comme celle d'un brunissoir, les autres sont **à pointe dentelée circulaire ou rectangulaire**. La pointe des fouloirs mousses peut être *en ivoire, en verre, en or*, et surtout *en acier*.

Les **Pointes d'ivoire** ont l'inconvénient d'avoir à leur surface une matière huileuse capable de nuire à la cohésivité ; nous n'en conseillons donc pas l'emploi ; mais on peut les remplacer avec avantage par celles **en verre** de Perry que l'on prépare de la manière suivante : on prend un tube de verre que l'on ramollit à la flamme de l'alcool jusqu'à malléabilité convenable, on l'étire en pointe et l'on varie sa forme à volonté [1].

[1] *Dental Cosmos*, 1887, p. 309.

Les **Pointes d'or** préconisées par Chance [1], sous le prétexte qu'une surface d'or, après avoir été foulée par une pointe d'acier dentelée, se trouve assez altérée pour s'opposer à une cohésion parfaite, auraient l'avantage de produire une cohésion plus complète entre les particules d'or, d'exiger moins de dépense de forces que par la méthode ordinaire, d'obtenir une plus intime adaptation du métal aux parois de la cavité (celui-ci ne se relevant pas à sa périphérie), enfin de provoquer une certaine sensation de « peau de chamois » dans la manipulation de l'or, sensation qui rendrait l'opération moins désagréable pour l'opéré et plus facile pour l'opérateur. L'or de ces fouloirs est à 800 millièmes. Nous avons essayé ces fouloirs pendant un certain temps, mais nous les avons abandonnés pour ceux à pointe d'acier en forme de brunissoir.

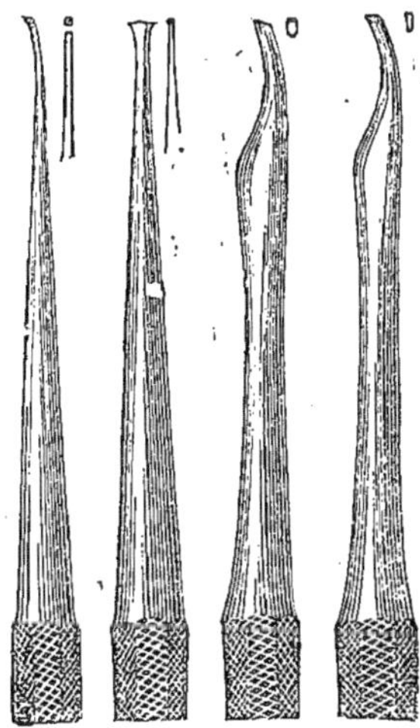

Fig. 236. — Fouloirs de Chappel, à main.

Quant aux fouloirs **d'acier à Pointe dentelée,** leurs dentelures doivent être très fines. Ces dentelures servent à unir l'or non seulement grâce à la cohésivité, mais encore par un effet d'engrenage avec la couche précédente (fig. 236 et 237).

Les Fouloirs pour maillets à main ressemblent beaucoup aux précédents, mais l'extrémité de leur manche est combinée de manière à pouvoir recevoir directement et franchement le coup de maillet (fig. 238 et 239).

[1] *Progrès dentaire*, 1874, p. 8.

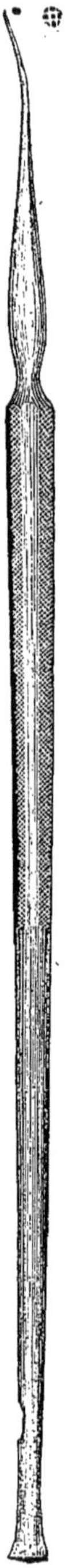

Maillets. — Les maillets sont de plusieurs espèces : maillets à main, maillets automatiques, maillets pneumatiques, maillets pour tour dentaire et maillets électro-magnétiques.

Maillets à main. — C'est Atkinson qui le premier, il y a une cinquantaine d'années, se servit du maillet

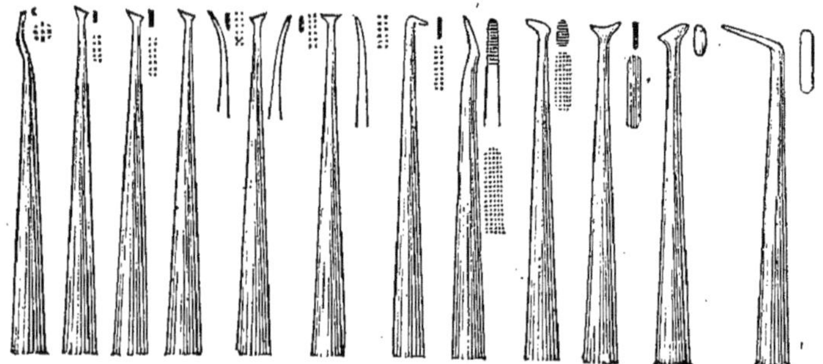

Fig. 237. — Fouloirs de Mill, à main.

à main pour consolider ses aurifications. Depuis cette époque, l'usage s'en est répandu rapidement et l'on en a employé de tous poids, depuis les plus lourds, en plomb, jusqu'aux plus légers en bois, et de toutes formes depuis la face convexe du marteau de cordonnier jusqu'à la face concave du marteau d'acier (fig. 240).

Le **Maillet de plomb** produit le coup « **mort** » ; il est surtout employé pour étaler l'or et principalement l'or épais ; il est bien moins désagréable au patient que le **Maillet d'acier**. Celui-ci, qui donne le coup « **sec** » et vif, sert pour les feuilles minces et surtout pour achever le contour des aurifications.

Maillet automatique. — Comme le maillet à main nécessitait la présence d'un aide, on a essayé de remédier à cette complication, et ce fut vers 1865 que

Snow et Lewis d'abord, puis *Salmon*, ensuite *Kirby* et récemment enfin *Frank Abbott*, inventèrent le maillet automatique (fig. 241, 242, 243 et 244).

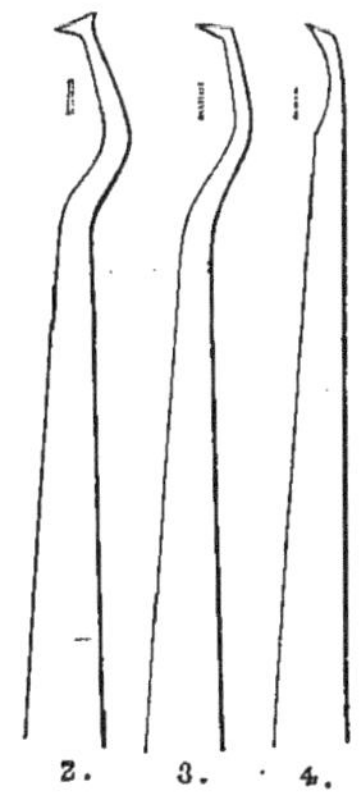

Fig. 238. Fouloirs de Redman pour maillets à main. (A. et F.)

Celui de **Kirby** est construit de manière à donner des coups de diverses forces et réglés par la pression que l'on opère sur la pointe.

Celui de **Snow et Lewis** permet de varier et de régler les coups au moyen de la vis placée à la tête de l'instrument. De plus, à l'aide de la bague mobile on peut augmenter ou diminuer l'énergie de la détente. Cette même bague sert à fixer la douille mobile qui reçoit les pointes à aurifier, ce qui permet de s'en servir comme d'un fouloir ordinaire à main.

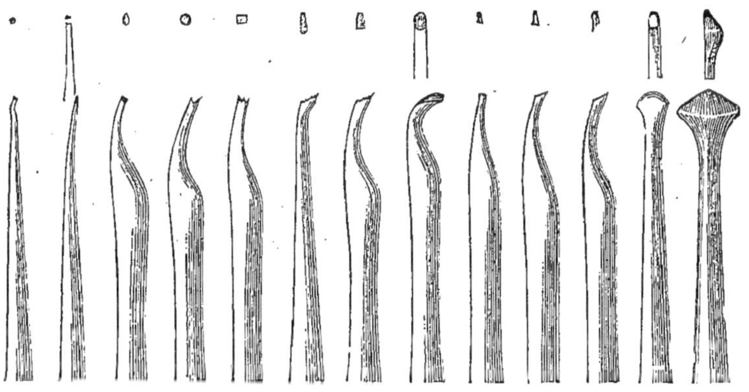

Fig. 239. — Fouloirs d'Atkinson pour maillets à main. — (A. et F.)

Celui de **Salmon** est basé sur le même principe, mais c'est une simple cheville qui fixe la douille mobile lorsqu'on veut se servir de l'instrument comme d'un fouloir à main.

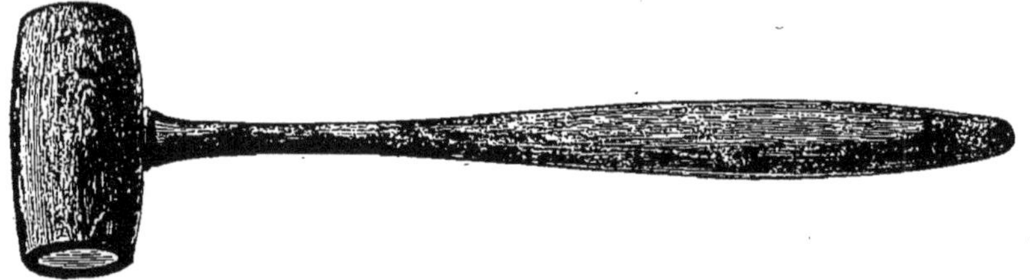

Fig. 240. — Maillet en bois garni de plomb intérieurement. — (A. et F.)

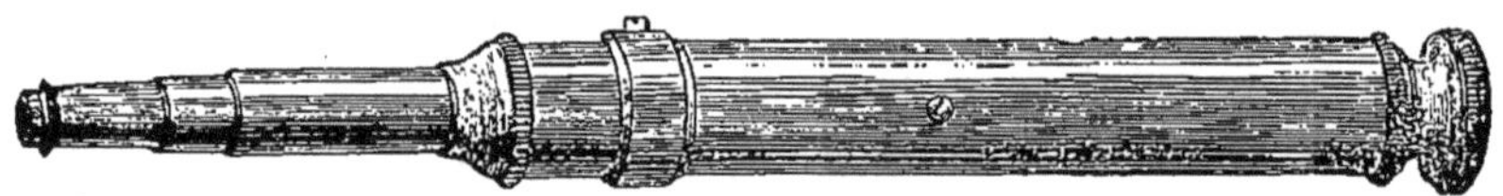

Fig. 241. — Maillet automatique de Snow et Levis.

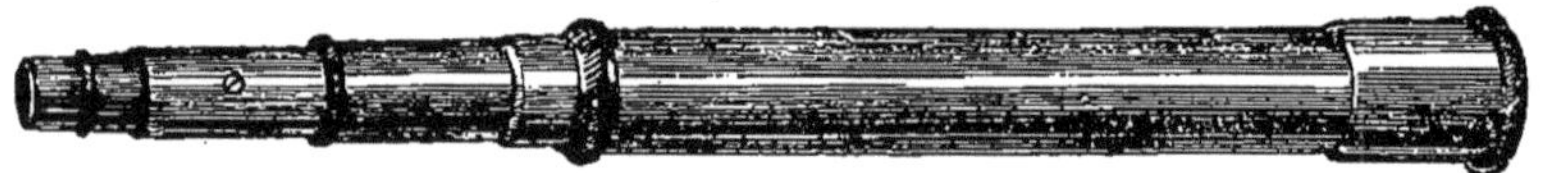

Fig. 242. — Maillet automatique de Salmon.

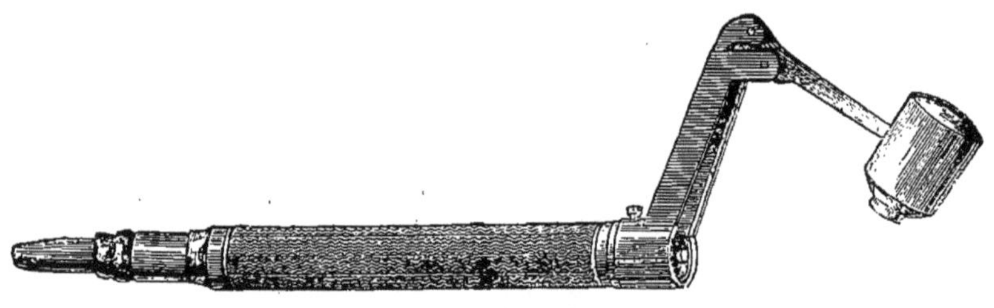

Fig. 243. — Maillet automatique de Kirby. — (A. et F.)

Tous ces maillets frappent d'avant en arrière, mais non d'arrière en avant.

M. Michaëls, professeur à l'École dentaire de France, fut, croyons-nous, le premier qui trouva le moyen d'obtenir à la fois du même instrument la percussion d'arrière en avant aussi bien que d'avant en arrière. Ce moyen consistait dans une tige supplémentaire en acier qui s'adaptait à tout maillet automatique et qui, recourbée à une de ses extrémités,

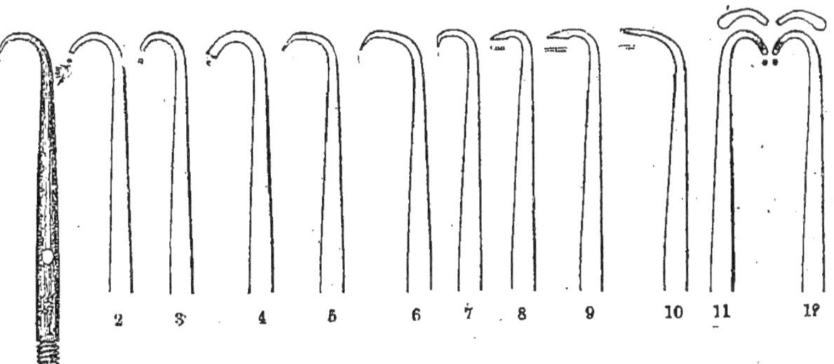

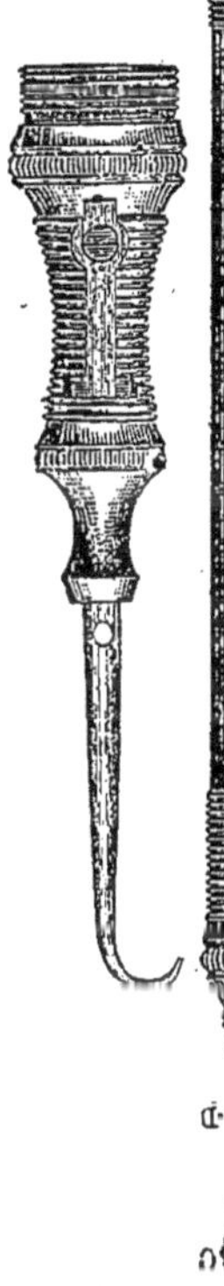

Fig. 244. — Maillet de Frank Abbott permettant de donner le coup en tirant et en poussant. (S. S. W.)

s'emboîtait par cette extrémité dans la tige porte-instrument du maillet. Cette tige supplémentaire, placée le long du corps du maillet, passait dans un collier libre qu'il dépassait de 3 centimètres et était maintenue en ligne droite par ce collier. Son extrémité libre était munie d'un pas de vis avec virole destiné à donner attache au fouloir recourbé [1].

Un peu plus tard, M. Daly, d'Angoulême, membre de la Société odontologique de France, en inventa un autre du même genre, doué également de la faculté de frapper dans les deux sens, soit en poussant sur la pointe comme tous les maillets connus, soit en tirant, comme faisait celui de M. Michaëls [2].

[1] *Revue odontologique*, 1885, p. 97.

[2] M. Saussine. Communication à la Société odontologique de France, séance du 8 janvier 1885.

Le maillet d'Abbott (fig. 244), récemment inventé, répond au même but et est certainement le plus pratique.

Maillets électro-magnétiques. — Après les maillets automatiques viennent les maillets électro-magnétiques (fig. 245) dont il existe au moins trois ou quatre modèles. Bonwill inventa le premier vers 1871 [1], puis Jack le modifia, et enfin Marshall Vebb lui fit subir quelques changements notables et en réduisit le volume.

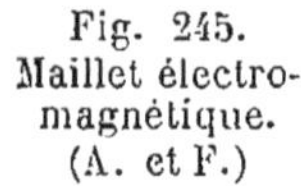

Fig. 245. Maillet électro-magnétique. (A. et F.)

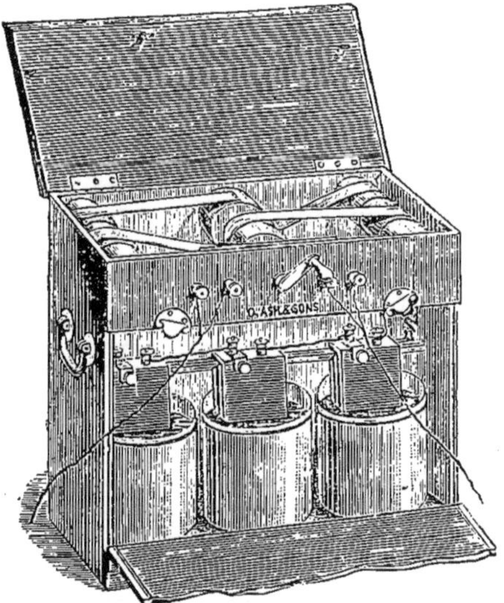

Fig. 246. — Batterie pour le maillet électro-magnétique. — (A. et F.)

[1] La même année Green en avait inventé un du même genre, ce qui amena de nombreuses discussions sur la priorité de l'invention ; mais il est admis aujourd'hui que celui de Bonwill fut le premier en date.

Ce dernier possède les avantages suivants :

1° *La force de la percussion est absolument sous le contrôle de l'opérateur ;*

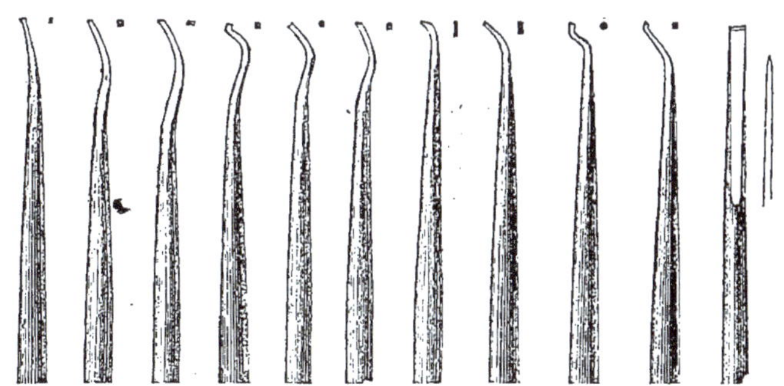

Fig. 247. — Pointes pour le maillet électro-magnétique. — (A. et F.)

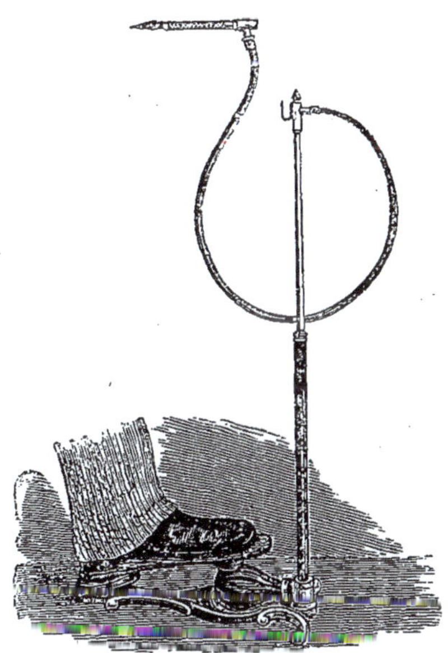

Fig. 248. — Maillet pneumatique de Kirby. — (A. et F.)

2° *Il condense l'or également dans toutes les parties de la masse obturatrice ;*

3° *L'or peut être foulé avec la plus grande facilité dans les cavités à parois minces, sans risquer de les briser;*

4° *Enfin, il y a pour l'opérateur économie de temps et de travail.*

Maillet pneumatique. — On se sert aussi du Maillet pneumatique de Kirby (fig. 248) qui permet de frapper depuis le coup le plus léger, jusqu'au plus fort.

Maillet mécanique. — Le Maillet mécanique se monte sur le tour dentaire. Celui de Power est certainement le meilleur (fig. 249); son coup est rapide et ressemble beaucoup à celui que produit le maillet électrique.

Presque toutes les pointes des maillets déjà connus peuvent servir pour ce maillet, entre autres celles du maillet électrique de Vebb (fig. 250).

On a beaucoup discuté, dans ces derniers temps, sur la valeur comparée du maillet électro-magnétique et du maillet mécanique monté sur le tour dentaire. A notre avis, le maillet mécanique est certainement aussi désagréable à l'opéré que le maillet électrique, mais nous croyons que la différence, si elle existe, ne tient pas au coup en lui-même qui n'est pas plus pénible avec l'un qu'avec l'autre, mais bien *au bruit de bourdonnement du maillet électrique* qui est extrêmement désagréable à certains patients.

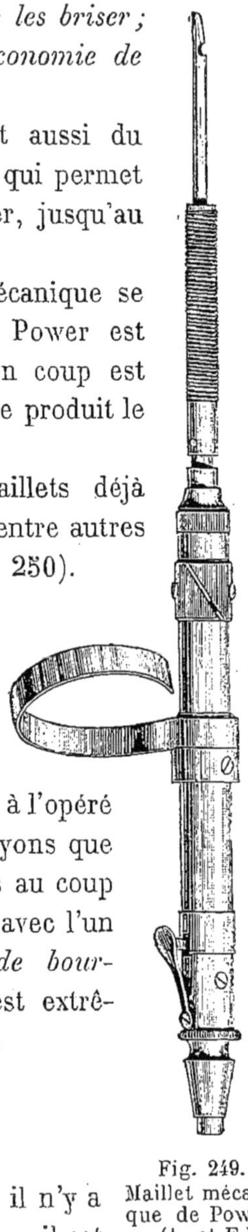

Fig. 249. Maillet mécanique de Power. (A. et F.)

§ 6. — Mode opératoire.

Dans ce genre d'aurification, comme il n'y a que simple contact entre l'or et la dentine, il est nécessaire de fixer solidement les premières portions d'or dans les trous ou sillons de rétention. La solidité des portions insérées consécutivement ne repose que sur la solidité de celles qui les ont précédées, **d'où la nécessité d'un ancrage parfait.** Une fois cette base de l'aurification bien fixée, comme il n'y a que le soudage pour unir le reste de l'obturation à cette base, et qu'il n'y a aucune élasticité sur laquelle on puisse compter pour l'adaptation aux parois, il est nécessaire que **chaque petit fragment**, qui se durcira à mesure qu'il sera soudé, **soit placé et travaillé à la place même qu'il devra occuper.** Il est nécessaire **que chaque**

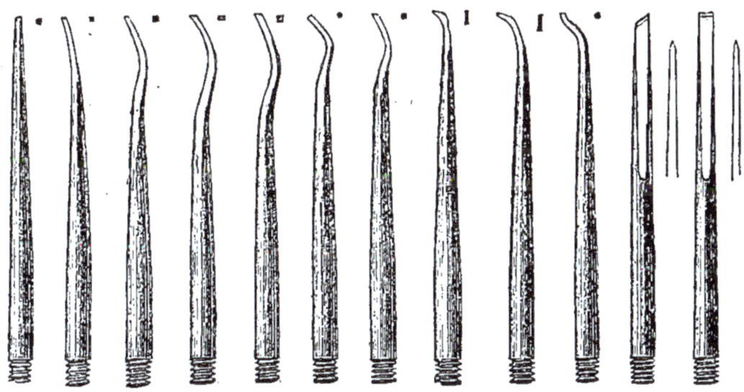

Fig. 250. — Pointes pour le maillet de Power.

couche de l'aurification, du fond à l'orifice et d'une paroi à l'autre, **soit parfaitement solidifiée avant qu'il ne soit question de la suivante**, en un mot que le niveau de la construction s'élève de toutes pièces, sans vides ou intervalles capables, sous une pression produite à faux ou sous un coup de maillet donné indirectement, de changer la position de la masse.

Lorsque malheureusement un pareil accident arrive, il n'y a aucun espoir que les portions suivantes d'or que l'on placera, fassent reprendre à la partie dérangée sa position primitive ; il faut donc recommencer tout le travail ou du moins le reprendre jusqu'à la portion solidement fixée.

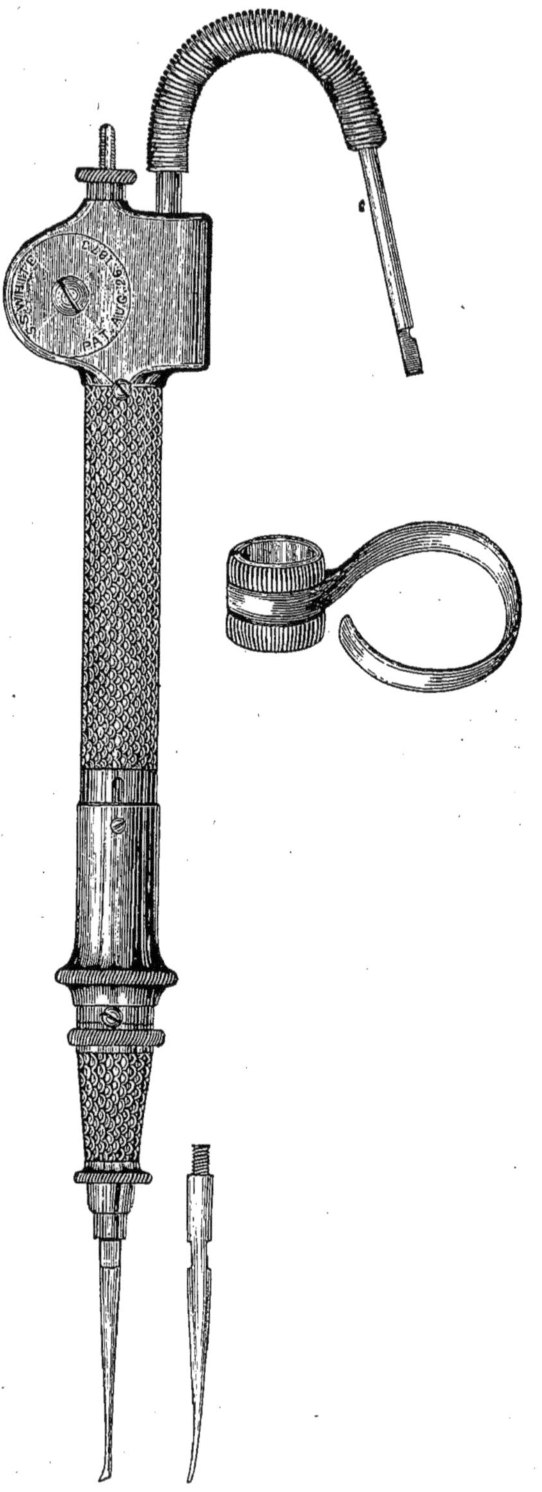

Fig. 251. — Maillet mécanique-automatique de Buckingham. — (S. S. W.)

§ 7. — Introduction et consolidation[1].

Pour introduire et consolider l'or, on prend avec une pince très mince un petit morceau d'or, cylindre, bloc ou fragment de feuille, on le passe dans la flamme de l'alcool, puis on le porte au fond d'un des trous de rétention.

Pression manuelle. — Si l'on agit par pression manuelle et si l'on se sert d'**un fouloir à pointe lisse**, on en prend un à pointe plus étroite que le diamètre du trou et, portant la pointe sur l'or, *on lui imprime*, en exerçant une pesée de force moyenne, *une très légère rotation* (de 5 à 10 degrés pas davantage), sur son axe. Cela suffit pour que l'or se fixe au fond du trou. Pardessus on ajoute un second fragment d'or également recuit, on le presse de la même manière, avec le même petit mouvement de rotation, et on le fixe ainsi au premier. On continue avec d'autres fragments jusqu'à ce que l'or affleure l'orifice du trou. On remplit de même le ou les trous antagonistes du premier et *l'on passe au remplissage de la cavité.*

Pour cela, on prend un fragment de feuille ou un bloc *assez grand pour recouvrir à la fois les deux ou trois points de rétention* déjà remplis ainsi que les parois voisines, et, avec le même instrument, on soude chaque *point du nouvel or à celui des trous;* puis on change de pointe, on en prend une un peu plus volumineuse et l'on étend avec soin, toujours en faisant le même mouvement de rotation et en exerçant une douce pression, chaque portion de ce nouvel or sur la surface qu'il recouvre.

On conçoit facilement que ce travail fort minutieux demande une extrême précision, car **l'or cohésif n'est « docile »** qu'à la

[1] Avec l'or cohésif, il n'est plus question de condensation semblable à celle que nous avons indiquée pour l'or non-cohésif, après l'achèvement du remplissage ; il faut que chaque fragment soit consolidé isolément au moment de sa mise en place.

condition de **ne pas être « brutalisé ». Dès qu'il est travaillé, il se durcit, devient rétif et perd sa cohésivité,**

Ce sont toujours les parties les plus éloignées et les plus difficiles d'accès qui doivent être remplies les premières. Une fois les fondations de la masse bien construites, le reste est affaire de temps, de patience et d'habitude.

C'est dans cette opération qu'il faut toujours « *se hâter lentement* » pour réussir. La pression ne doit pas dépasser un ou deux kilogrammes, à la rigueur trois. Si l'or ne se soude pas, on ôte le fragment indocile, et l'on gratte, avec une pointe d'excavateur, l'or sous-jacent de manière à aviver sa surface, puis on le recouvre d'un fragment neuf bien recuit.

Ce qu'il est urgent de surveiller avec le plus grand soin, en remplissant la cavité, *c'est l'application de l'or sur les parois*, car *l'adaptation parfaite peut seule assurer le plus haut degré d'imperméabilité*.

Une fois la cavité remplie jusqu'à restauration un peu amplifiée de la forme de la dent, et l'or bien consolidé sur le pourtour de l'orifice, on pare et achève l'obturation, comme nous l'indiquerons plus loin.

Si l'on se sert de fouloirs à main, **à pointe finement dentelée**, le mode opératoire change. *Il faut éviter tout mouvement de rotation ou frottement* et avoir recours à une pression un peu plus forte pour souder les fragments nouveaux aux fragments sous-jacents. Avec ce genre de fouloir, il est plus facile d'opérer qu'avec ceux à pointe lisse, parce que l'on est sûr d'éviter le glissement et les échappées de l'instrument. Ce sont eux, du reste, qu'ont adoptés les sept dixièmes des dentistes qui se servent d'or cohésif; ce sont eux aussi dont on se sert avec le maillet. Quant au soudage, il s'obtient aussi bien avec les uns qu'avec les autres. Mais le grand avantage des fouloirs à pointe lisse est que, sous leur action, l'or s'adapte plus facilement aux parois, n'a pas de tendance à s'en éloigner et ne se relève pas à la périphérie, comme cela arrive avec les fouloirs dentelés, bien que, disent les opérateurs qui ne se servent que de ces derniers, ce ne soit qu'une pure affaire d'habitude !

Percussion. — Lorsque l'on opère à l'aide des **maillets à main**, il ne faut jamais oublier que **le coup doit être direct, et que la pointe du fouloir ne doit jamais être placée sur une portion d'or risquant de se déranger par le choc.** Un ou deux coups au plus sur chaque endroit sont tout ce qu'il faut pour la consolidation. Lorsque l'on arrive à la fin de l'opération, un seul suffit, et cela d'autant mieux que les pointes sont plus petites.

Pour diriger le fouloir, l'opérateur prenant un point d'appui sur un endroit voisin convenable, *avec le médius qui fait ressort*, tient l'instrument avec les deux premiers doigts, pendant que l'aide frappe avec le maillet. Celui-ci tient le maillet délicatement, le manche entre le pouce, l'index et le médius, de manière à ce que, à chaque coup l'extrémité vienne s'arrêter contre la paume de la main. Si l'aide n'est pas attentif et adroit de ses mains, capable de suivre et de comprendre les diverses phases de l'opération de manière à augmenter ou à diminuer la force du coup, suivant la place sur laquelle agit la pointe du fouloir et suivant le degré de résistance des parois, il vaut mieux s'en passer et avoir recours, soit à la pression manuelle, soit aux autres espèces de maillet.

En ce qui concerne **les Maillets automatiques** dont le type est **celui de Snow et Lewis**, on peut leur faire un reproche, c'est que le coup est un peu trop sec pour la sécurité de l'émail et désagréable pour le patient.

M. Bennett a indiqué le moyen suivant de remédier à ces inconvénients[1] : il consiste à verser une goutte ou deux d'huile de castoreum sur la tête du maillet que l'on ôte, pour cela, de sa gaine. Le coup se trouve ainsi amorti, en partie, par le peu d'huile qui reste sur la tête du maillet et, en partie, par celle qui gagne le pourtour du maillet dans son

[1] *Dental Cosmos*, 1886, p. 93.

enveloppe à mesure qu'il agit. Quant au ressort, on peut en varier à volonté la force.

Lorsque l'on se sert de ces espèces de maillet, il est utile, pour ne pas perdre de temps à changer les pointes, d'avoir plusieurs instruments, sous la main, munis chacun d'une pointe appropriée aux diverses phases de l'opération.

C'est avec la plus grande attention que l'on doit en surveiller la pointe, lorsque l'on place l'or près des bords de la cavité, en ce sens qu'il faut toujours une couche d'or suffisante interposée entre l'émail et la pointe de l'instrument, de peur de léser la dent par l'effet des chocs répétés de l'acier.

Il convient d'ailleurs de savoir s'arrêter à temps dans ce travail, pendant lequel le bruit seul, plus ou moins sourd, plus ou moins clair, de l'instrument sur l'or, indique que la consolidation est achevée, car la pression prolongée sans nécessité ne peut que nuire à l'opération.

Ce maillet possède un pouvoir de pénétration considérable. Il *trouve surtout son emploi lorsqu'il s'agit de faire entrer l'or et de le consolider dans les trous de rétention et dans les sillons des cavités approximales;* mais beaucoup de praticiens s'en servent pour tous les temps de l'aurification.

Avec le maillet électro-magnétique de Bonwill perfectionné par Webb, actionné par une batterie à 4 éléments de Bunsen, on obtient une rapidité de coups considérable qui permet de promener la pointe du fouloir sur l'or, comme une plume à écrire sur le papier, et qui produit ainsi une consolidation peut-être plus stable que par n'importe quel autre moyen. Avec ce maillet on peut appliquer l'or sur des bords très délicats sans crainte de les fracturer, et c'est là un grand avantage. On le tient, avons-nous dit, comme une plume à écrire (fig. 252), l'index passé dans l'anneau qui se trouve au-dessous de la partie renflée de l'instrument. *Il ne faut exercer aucune pression avec la pointe, mais seulement tenir celle-ci en simple contact avec la surface de l'or;* car la moindre pression produit une sensation très pénible et même intolérable chez le patient. Les coups produits par le maillet magnéto-électrique ne doivent avoir *qu'un effet purement superficiel* et c'est pour cela qu'il est possible d'y avoir recours lorsqu'il s'agit de dents à parois minces et surtout à bords fins et délicats que l'on briserait bien certainement sous l'action d'autres instruments.

Le Maillet pneumatique de Kirby n'agit plus de la même manière que le maillet électro-magnétique. *Il est destiné à agir*

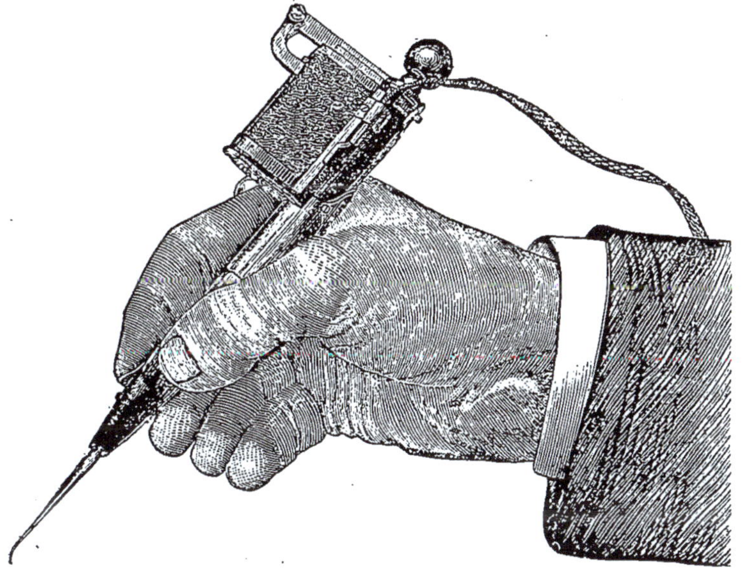

Fig. 252. — Manière de tenir le maillet électro-magnétique de Webb. (A. S. D.)

plus ou moins profondément sur l'endroit où est appliquée sa pointe, bien plutôt qu'à donner une succession rapide de coups. Il est actionné par une poire élastique sur laquelle on pose le pied pour la comprimer et on refouler l'air à volonté dans le corps de l'instrument.

Quant aux **Maillets mécaniques** montés sur le tour dentaire, leur action est presque la même que celle du maillet électro-magnétique, et l'on s'en sert exactement de la même manière.

§ 8. — Or cristallisé.

Comme nous l'avons déjà dit, l'or cristallisé est une espèce d'or cohésif. Il se manipule **d'après le même principe que les feuilles cohésives** c'est-à-dire d'après celui **du soudage**.

Lorsque Dwinelle, il y a bientôt quarante ans, l'introduisit dans la profession, il exécuta avec cet or des restaurations de contour et des travaux si remarquables que l'on put croire un instant que son emploi supplanterait celui des autres formes d'or. Il n'en fut rien. Quelques années après, l'or cristallisé fut négligé par les trois quarts des Dentistes, et ceux-là seuls continuèrent à s'en servir « qui l'avaient bien connu et qui avaient appris à l'aimer[1] ». Aujourd'hui encore, il est délaissé pour l'or cohésif en feuilles, bien qu'il lui soit peut-être supérieur au point de vue de la facilité de la manipulation ; nous parlons de l'or en cristaux obtenu par l'électrolyse[2]. C'est une préparation essentiellement cohésive qu'*il convient de travailler avec le même soin minutieux que l'or en feuilles,* **par petits fragments,** *avec la certitude que le fragment précédent a été parfaitement soudé avant d'ajouter un nouveau fragment.*

Si, en effet, l'on veut introduire à la fois des masses d'or cristallisé presque aussi volumineuses que les cavités à remplir, comme le font certains opérateurs, il n'est pas douteux que le résultat sera un insuccès. Il y a impossibilité absolue de revenir sur ses pas, une fois la face supérieure d'un fragment consolidée et de parfaitement souder la face inférieure de ce fragment s'il est un tant soit peu épais. La moindre pression exercée sur cet or avant de l'avoir placé à l'endroit même qu'il doit

[1] Hodson. *Dental Cosmos*, 1883, p. 402.

[2] Cette préparation se distingue par sa forme en feuilles de fougère en or entrelacées dans tous les sens, tandis que les autres variétés ne sont qu'une masse amorphe de particules granuleuses et ternes.

occuper, lui est nuisible. Aussi y a-t-il tout avantage à se servir du n° 1 qui n'a pas été condensé dans un moufle comme les nos 2, 3 et 4, dans le but d'augmenter sa densité.

Pour obturer avec cet or, on se sert **de fouloirs à pointe très**

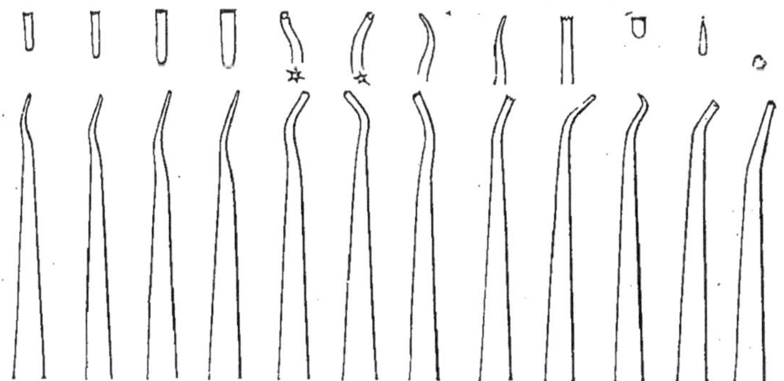

Fig. 253. — Fouloirs de Head pour l'or cristallisé. — (A. et F.)

finement dentelée, plus ou moins large, pour mettre les fragments en position, mais étroite pour terminer le soudage (fig. 253 et 254).

Ce sont du reste à peu près les mêmes pointes que celles

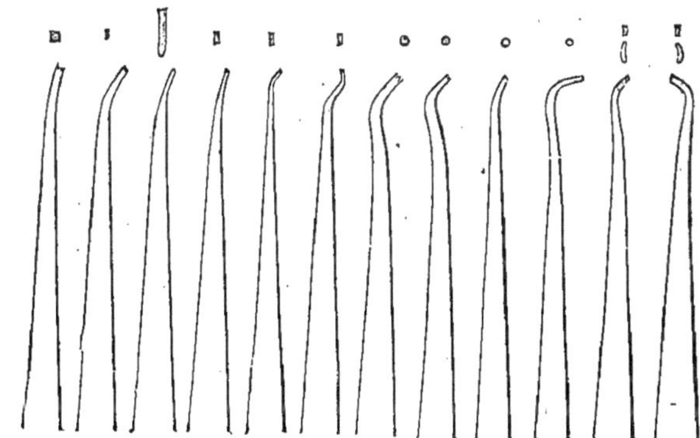

Fig. 254. — Fouloirs de Ellis pour l'or cristallisé. — (A. et F.)

dont on se sert pour l'or cohésif en feuilles. Une des meilleures est celle que l'on obtient en cassant avec des pinces une petite tige d'acier trempé que l'on retrempe ensuite convenablement.

On peut, du reste, opérer par les mêmes procédés que pour l'or en feuilles, c'est-à-dire **par pression manuelle** ou à l'aide des **diverses espèces de maillet**; mais, à notre avis, la pression manuelle est bien suffisante et, à coup sûr, moins désagréable que la percussion pour l'opéré.

Lorsque la cavité a été préparée comme pour une aurification avec l'or cohésif en feuilles, c'est-à-dire avec des parois bien lisses, des bords nets et bien polis; lorsque les sillons ou trous de rétention ont été creusés de manière à fournir un bon ancrage à la masse obturatrice; lorsque la digue a été placée et la cavité bien desséchée, *on procède à l'introduction de l'or.*

Celui-ci a été préparé à l'avance, c'est-à-dire *coupé, avec un rasoir ou un bistouri,* en tranches d'épaisseur et longueur variées, chaque grandeur disposée séparément, sur une mousseline claire, dans un plateau spécial, recouvert d'une cloche de verre semblable à celles dont les horlogers se servent pour mettre les mouvements de montre à l'abri de la poussière. Ainsi divisé il est prêt pour l'usage, et *il suffit d'en recuire la quantité nécessaire pour chaque cas particulier.*

Un autre procédé consiste, au lieu de se servir d'un instrument coupant pour diviser l'or, ce qui condense toujours un peu la périphérie des fragments, **à becqueter** pour ainsi dire, **à arracher avec des pinces à pointes très fines** de petits fragments de diverses grosseurs que l'on porte ensuite dans la flamme de l'esprit-de-vin pour les recuire et, de là, dans la cavité. Par ce moyen on ne mutile pas les cristaux et l'on conserve leur entrelacement, ce qui est certainement un avantage.

On porte ainsi les premiers fragments dans les sillons ou trous de rétention et on les y consolide jusqu'à remplissage, puis on bâtit l'aurification, *couches par couches, toujours très minces*, en partant du fond de la cavité pour arriver à la surface.

Il n'est utile, à notre avis, de se servir du maillet que pour fixer les premières couches autour des sillons ou trous de rétention; pour le reste, la pression manuelle est largement suffisante.

§ 9. — Achèvement de l'obturation.

Lorsque la masse obturatrice produite par l'or cohésif a atteint le volume voulu pour que le contour vrai ou idéal de la dent puisse être obtenu, et que toute sa surface est parfaitement consolidée, **on dresse cette surface**, soit avec des limes ou des fraises, soit avec des pointes ou des meules de corindon montées sur le tour dentaire; absolument comme nous l'avons indiqué pour l'achèvement des aurifications à l'or non-cohésif. On articule s'il y a lieu l'obturation avec les dents antagonistes, puis on passe au **Polissage** et enfin au **Brunissage**.

Nous n'avons rien à ajouter à ce que nous avons dit de ces deux dernières opérations, si ce n'est qu'elles donnent à l'obturation un brillant qui n'est pas toujours d'un aspect agréable, surtout lorsqu'il s'agit des dents exposées à la vue.

Aussi a-t-on cherché à remédier à cet inconvénient en faisant passer sur toute la surface de l'or, une fois que le brunissage est accompli, une pointe de bois mouillée, chargée de pierre-ponce ou de rouge, jusqu'à ce que la lumière ne s'y reflète plus, et l'on y est parvenu dans de certaines limites.

§ 10. — Remarques sur les obturations à l'or cohésif.

Quelle que soit la forme d'or cohésif que l'on emploie, la préparation de la cavité est à peu près la même. Les bords doivent être taillés et polis de la même façon, les trous de rétention creusés et remplis de manière à fournir un bon ancrage au reste de la matière obturatrice.

Au point de vue de l'introduction et de la consolidation de l'or, les trois conditions essentielles sont :

1° *L'exclusion absolue de l'humidité ;*

2° *La nécessité de ne souder que de petits fragments sur des fragments déjà parfaitement consolidés ;*

3° *L'adaptation absolue de l'or aux parois et surtout aux bords de la cavité.*

De ces trois conditions les deux premières sont, avec un peu d'attention et d'habitude, faciles à remplir ; quant à la troisième, il n'en est pas de même, et c'est presque toujours par adaptation défectueuse que pèchent les obturations à l'or cohésif. C'est donc sur ce point que doit se porter tout spécialement l'attention de l'opérateur pendant la construction de l'aurification.

Beaucoup d'opérateurs, qui se servent d'or cohésif en feuilles, préfèrent, pour être plus sûrs d'atteindre ce but, se servir, le long des parois, d'or semi-cohésif qui reste un peu plus longtemps malléable sous le fouloir que l'or extra-cohésif. Celui-ci, en effet, se durcit immédiatement sous la moindre pression ; d'autres, tapissent les parois, suivant la méthode de Herst que nous allons bientôt décrire, et remplissent ensuite le reste de la cavité par les procédés indiqués plus haut ; pour nous, du moment que nous avons recours à l'or cohésif, nous obtenons une adaptation bien plus exacte avec l'or cristallisé et, par conséquent, un joint plus étanche avec les parois. Aussi croyons-nous qu'il est préférable d'avoir recours à cet or, pour les restaurations de contour. Seulement, nous le reconnaissons, sa manipulation est encore plus difficile et exige plus de temps que celle de l'or cohésif en feuilles.

Un point qu'il ne faut jamais oublier dans son emploi c'est que les fragments doivent être assez petits pour pouvoir être portés directement dans la cavité, sans en toucher les bords, et être placés, du premier coup, à l'endroit même où l'on veut les fixer, avant de commencer à les consolider. Il faut aussi qu'ils soient assez minces pour pouvoir être soudés dans chacune de leurs parties, ce qui est impossible lorsque les fragments sont trop épais. Il se forme, en effet, à leur surface sous l'action du fouloir, une croûte très dure, alors que la portion sous-jacente ne se soude pas et devient impossible à consolider. C'est là la principale cause d'insuccès des obturations à l'or cristallisé, celle qui, quelques années à peine après son introduction dans la pratique dentaire, a fait délaisser cette forme d'or par beaucoup d'opérateurs qui s'en servaient comme s'il s'était agi d'or non-cohésif et qui comptaient sur sa plasticité pour l'introduire dans les cavités comme de l'amalgame.

ART. III. — AURIFICATION PAR ROTATION (MÉTHODE DE HERBST)

La méthode d'aurification par Rotation est basée sur ce *principe que, sous l'action du frottement par rotation, l'adaptation de l'or aux parois de la cavité est beaucoup plus intime que par toute autre méthode : coinçage ou soudage.*

Par la rotation l'or pénètre dans toutes les anfractuosités et s'applique sur toutes les inégalités si exactement que la loupe ne peut découvrir aucune imperfection à cette adaptation, d'où l'imperméabilité absolue de l'obturation et son efficacité assurée pour la préservation des dents.

Cette méthode est celle qu'a décrite M. Herbst de Brême ; mais M. Herbst n'est pas le premier qui se soit appuyé sur le principe du frottement pour consolider l'or[1]. Il en a seulement fait *le premier* l'application à l'aide de la rotation produite par le tour dentaire. A ce titre cette méthode mérite de porter son nom. A force de recherches et de travaux il est parvenu à créer

[1] Au congrès international de 1881, on a pu voir quelques spécimens d'aurification par M. Blount de Genève, obtenus par le brunissage de l'or contre les parois à l'aide d'instruments lisses de manière à former une première couche d'adaptation avant de compléter l'obturation.

une méthode efficace, sûre et expéditive de faire les aurifications, en se servant des moyens opératoires que nous possédions, et c'est de cette manière qu'il a fait œuvre d'inventeur.

« C'est ainsi, dit M. Bogue [1], qu'il se sert du tour dentaire (Morrison), de la digue de caoutchouc (Barnum), de la matrice et des brunissoirs ronds (Jack) ; qu'il met à profit la cohésivité de l'or à la température ordinaire (Vestcott, Arthur, Dwinelle) et sa non-cohésivité lorsqu'il est recouvert de vapeurs étrangères (Black). » Mais il n'en reste pas moins que cette méthode par rotation est une heureuse addition à celles qui composaient déjà l'arsenal de la Dentisterie opératoire, et que son principe est digne d'y figurer à côté du coinçage et du soudage par pression ou percussion.

§ 1. — Préparation de la cavité.

La préparation des cavités simples est la même que pour l'emploi de l'or non-cohésif, avec cette légère différence cependant que les bords en doivent être légèrement arrondis.

Les trous de rétention ne sont pas, ou du moins sont peu nécessaires ; mais il est bon de creuser quelques sillons et de rendre la cavité un peu plus large à l'intérieur qu'à l'orifice. Quant aux cavités composées, il faut les ramener, à l'aide de matrices, à l'état de cavités simples, d'après les procédés qui seront décrits plus loin. C'est même là un des avantages de la méthode, en ce sens que des opérations parfois fort difficiles sont singulièrement facilitées.

§ 2. — Instruments de Herbst.

Les instruments de M. Herbst ne sont que des **Brunissoirs** lisses ordinaires de diverses formes. Ils sont de deux espèces :

[1] *Dental Cosmos*, 1886, p. 595.

les brunissoirs à main (fig. 255) et ceux pour le tour dentaire (fig. 256).

Les numéros 1, 2, 3 et 4 des instruments à main servent

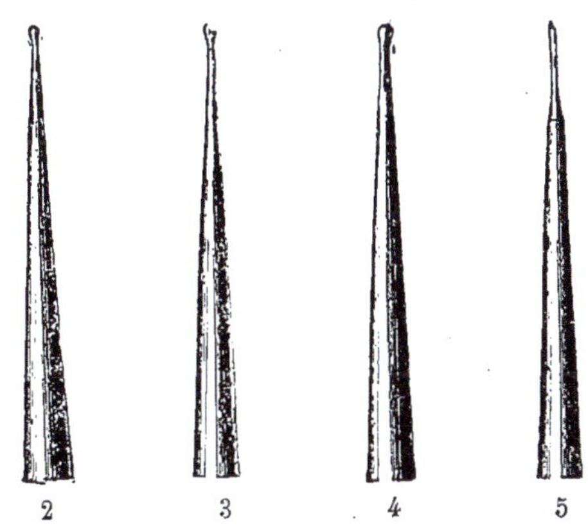

Fig. 255. — Brunissoirs à main de Herbst. — (A. et F.)

à condenser et à mettre en place l'or, avant d'employer les brunissoirs montés sur le tour. Le n° 5 est une sorte d'explorateur que l'on presse sur la surface de l'or, surtout de la première couche, pour découvrir les endroits imparfaitement adaptés.

Le plus important des instruments à tour est celui qui est désigné par la lettre G dont il faut plusieurs grosseurs [1] : il sert à fouler l'or dans les dépressions des cavités. Après lui, le plus utile est l'instrument S ; les autres ne sont que des polissoirs. Les instruments C, D, E font double emploi avec ceux à main indiqués plus haut qui, dans la pratique, les ont remplacés. Ils

[1] M. Herbst le prépare en se servant soit d'une fraise, soit d'un foret cassé qu'il ajuste sur la pièce à main du tour dentaire, sans le recuire. Le tenant alors comme une plume à écrire, il en applique l'extrémité sur une pierre d'Arkansas sèche et met le tour en mouvement. Il obtient par ce moyen une pointe en « accent circonflexe très ouvert ».

sont peu employés pour les aurifications et sont réservés pour les obturations à l'amalgame, de même que ceux désignés par les lettres A, B et I.

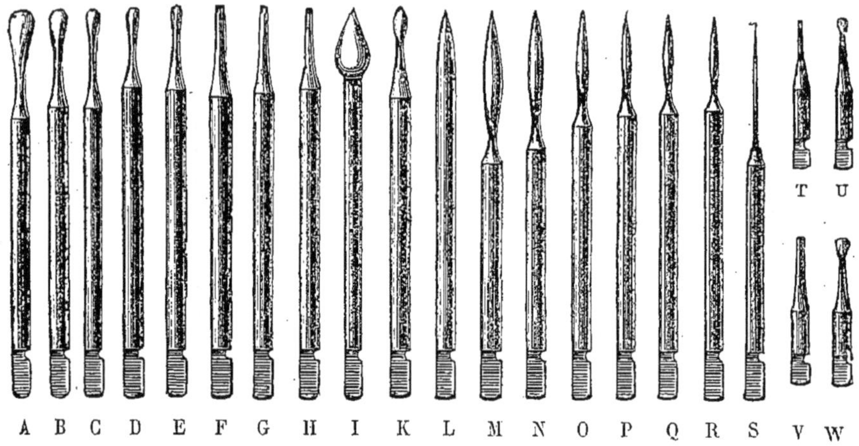

Fig. 256. — Instruments à tour de Herbst. — (A. et F.)

Toutes les pointes de A à K peuvent être avec avantage remplacées par des pointes d'agate, mais à la condition qu'elles soient bien montées, car elles sont exposées à se briser avec la plus grande facilité (fig. 257).

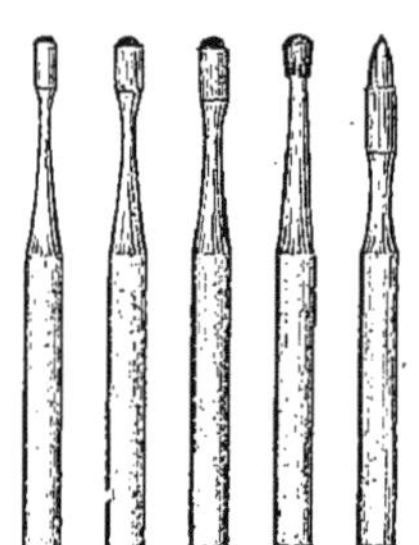

Fig. 257. — Pointes d'agate de Herbst. (S. S. W.)

Tous ces instruments, quand ils sont en acier, se couvrent rapidement d'une couche d'or qui y adhère, il faut donc les nettoyer, pendant leur emploi, et, pour cela il suffit de les frotter sur un fragment d'étain.

§ 3. — Forme de l'or.

On peut se servir indistinctement d'or non-cohésif ou d'or cohésif; mais, dans le cas d'or non-cohésif, il faut qu'il soit préparé de manière à pouvoir le devenir soit par le recuit, soit par la rotation. Le meilleur pour cet usage est, sans contredit, **celui de Wobrab**, à cause de sa mollesse et de sa cohésivité. La forme en cylindres est préférable. Ces cylindres sont numérotés de 0 à 4 (le 0 étant le plus volumineux). Les numéros 0, 1 et 2 sont les plus employés.

Si l'on se sert de feuilles d'or, il faut qu'elles soient absolument molles. On se sert des n°s 3 à 60. On coupe les feuilles, soit en 2, 4 ou 6 bandes, d'après leur épaisseur, que l'on roule en cordelettes et que l'on divise ensuite en fragments de la longueur désirée, soit en carrés dont on forme des boules de diverses grosseurs.

On peut aussi se servir des **cylindres et des blocs non-cohésifs** (mais pouvant le devenir) que l'on trouve tout faits chez les fournisseurs.

§ 4. — Introduction et condensation.

Une fois la digue appliquée et la dent parfaitement desséchée, on prend avec une pince quelques cylindres d'or non recuits et on les condense au fond de la cavité avec les instruments à main ; puis, avec un des brunissoirs C, D, E, de volume convenable, monté sur le tour dentaire, et auquel on imprime une rotation lente, on termine la condensation.

Si l'or n'adhère pas bien aux parois, on ajoute quelques cylindres que l'on comprime en place et condense avec un des instruments à main, pour passer ensuite à la rotation avec le tour. On obtient ainsi une couche solidement adaptée, sur laquelle il s'agit d'en fixer une seconde.

On éprouve souvent de la difficulté à appliquer cette première couche d'or, surtout dans les cavités considérables et peu profondes dans lesquelles on n'a creusé que de petits espaces évidés. Dans ces cas, il faut agir autrement.

Après avoir introduit, sans les serrer, une quantité suffisante de cylindres, *on prend un morceau de coton assez gros pour remplir la cavité*, on le comprime sur l'or et on le condense à l'aide d'un des instruments C ou E montés sur le tour dentaire. Une fois le coton enlevé, l'or se tient parfaitement à sa place et **l'on peut essayer sa surface** avec l'explorateur à main n° 5. Si cet instrument s'enfonce en certains endroits, cela prouve que la condensation y est défectueuse, et il faut alors se servir d'un instrument de la forme G, plus petit, pour la parfaire. On ajoute de petits fragments d'or destinés à remplir ces trous, on les y condense et on égalise toute la surface avec des brunissoirs.

Pour fixer une seconde couche, comme l'or de la première a été bruni et que l'adhérence ne pourrait plus se faire à sa surface, on se sert d'un instrument semblable à celui désigné par la lettre G *que l'on fait danser sur cette surface*, *pour la dépolir* jusqu'à ce qu'elle devienne mate. L'action de cet instrument amène un retrait considérable du métal et le condense complètement, bien que l'on n'exerce qu'une pression ordinaire. La pointe de l'instrument doit avoir une dimension relative correspondante à la grandeur de la cavité; si, en effet, elle était trop fine il en résulterait des creux dans la masse obturatrice.

La pression sur l'or doit être intermittente, et cela dans le but d'éviter un développement de chaleur, qui ne serait pas sans produire de la douleur et amener de l'irritation de la pulpe.

Sur cette couche d'or, on fixe la seconde en procédant de la même façon; après celle-ci une autre, et ainsi de suite jusqu'à remplissage, en ayant soin, lorsque l'on approche de la fin, de recuire les derniers fragments d'or [1].

§ 5. — Achèvement de l'aurification.

Pour l'achèvement de l'aurification nous n'avons rien à ajouter à ce que nous en avons dit à propos des autres métho-

[1] Cludius de Grenoble. *Revue odontologique*, 1884, p. 237.

des. Le travail est exactement le même. Une fois terminée, l'obturation ainsi faite est tout aussi dure et a tout aussi bel aspect que les aurifications obtenues par le coinçage ou le soudage.

§ 6. — Remarques sur la méthode de Herbst.

Tous ceux qui ont eu recours à la rotation conviennent que l'ébranlement et la souffrance qu'elle cause sont bien moindres qu'avec le maillet, quelle que soit, d'ailleurs, la pression employée ; ajoutons à cet avantage la parfaite adaptation aux parois ainsi que la rapidité d'exécution, et nous aurons une idée juste de sa valeur.

Au point de vue de la **densité de l'obturation** aussi bien que de la **rapidité d'exécution** M. Bodecker a fait des expériences qui sont concluantes, et dont voici le tableau[1] :

AURIFICATIONS FAITES AVEC :

	Poids en grains.	Adaptation.	Temps pris par l'opération.
	—	—	— minutes.
Le maillet électrique.	18	imparfaite	40
Pression manuelle.	13 1/4	—	18
Instruments à main d'Abbott. .	17 1/4	presque parfaite	8
— — de Herbst .	15 1/2	—	9 1/2
Instruments pour le tour, de Herbst, en acier.	17 3/4	absolum. parfaite	12 1/2
Instruments pour le tour, de Herbst, en agate	16 1/2	—	11
Instruments à main de Herbst conjointement avec ceux d'agate montés sur le tour.	18 1/16	—	19

D'où il faut conclure que l'emploi des instruments à main suivi de celui des instruments à pointe d'agate donne le meilleur résultat sous le rapport de la condensation.

[1] *American system of Dentistry*, p. 207, vol. II.

Cependant, M. Rhein qui a beaucoup pratiqué cette méthode, tout en lui reconnaissant de grands avantages, sous le rapport de l'adaptation, du confort de l'opéré, de la facilité et de la rapidité d'exécution, conteste que la surface de l'obturation soit aussi fortement condensée que par le maillet électrique ; aussi recommande-t-il de faire la première portion de l'aurification par la rotation et la seconde par la percussion avec le maillet électro-magnétique. Il n'est pas douteux, en effet, que par ce moyen l'on n'obtienne une aurification parfaite.

En résumé par la méthode de Herbst, il suffit de mettre l'or en place, de l'y fixer plus ou moins fortement et de passer à la rotation pour le condenser et le consolider.

L'or, très mou, très flexible, très malléable est poussé dans chaque dépression où il se modèle, et ce métal, grâce à sa cohésivité, forme une masse parfaitement homogène.

C'est tout ce qu'il faut pour produire une obturation efficace et durable.

CHAPITRE VI

OBTURATIONS MIXTES

Sous le nom d'**Obturations mixtes** nous comprenons les obturations faites de plusieurs substances obturatrices simples ou composées, *conjointement* ou *consécutivement* insérées dans les cavités : *or et platine*, *or et étain*, *or et amalgame*, *or et ciment d'oxychlorure ou d'oxyphosphate de zinc*, *amalgame et oxychlorure*, *ciment et gutta-percha*, etc. Tous ces genres d'obturation ont leur raison d'être, et c'est à l'opérateur de discerner les cas où ils sont applicables.

ART. I. — OR ET PLATINE

Comme nous l'avons fait remarquer précédemment, le **Platine** n'est pas employé seul comme substance obturatrice, mais, **mélangé avec l'Or**, il peut produire des obturations d'un aspect plus satisfaisant, dans certains cas, au point de vue de la couleur, que les aurifications pures.

Pour cela on place une feuille de platine du n° 4 sur une feuille d'or du même numéro, et, pliant à la fois les deux feuilles en deux, à l'aide d'un fragment de carton bristol et du couteau à or [1], on divise l'assemblage en bandes dont la largeur répond à la profondeur de la cavité ; puis, à l'aide d'un petit équar-

[1] Voir aux pages 289 et 290.

rissoir de bijoutier ou d'un instrument à extrémité bifide on saisit l'une des extrémités de chaque bande et, tournant l'instrument sur lui-même, on obtient autant de *cylindres* que de bandes. C'est exactement le procédé que nous avons indiqué pour la préparation des cylindres d'or. L'obturation se fait suivant la même méthode [2].

On peut aussi se servir de *cordelettes* composées d'une feuille de platine et d'une feuille d'or, roulées ensemble, que l'on plisse dans la cavité.

Le résultat de cette alternance de la couleur gris blanc de la feuille de platine avec la couleur jaune de la feuille d'or, donne une teinte qui répond assez bien à celle de certaines dents de nuance gris sale.

ART. II. — OR ET ÉTAIN

L'Étain qui possède des propriétés antiseptiques, lorsqu'il est mis en contact avec la dentine, sert souvent à lambrisser les cavités, *surtout à la paroi cervicale des cavités approximales ;* mais pour qu'il ne se détériore pas et ne se convertisse pas en une pâte noirâtre, comme cela arrive dans certains cas où il est en contact avec de la dentine de qualité au-dessous de la moyenne, il faut qu'il *forme une couche d'une assez grande épaisseur, c'est-à-dire d'un quart au moins de l'obturation.* Dans ce cas, on commence l'obturation avec de l'étain et on l'achève avec de l'or.

Une autre manière **d'associer l'Étain à l'Or** consiste à placer une feuille n° 4 d'étain sur une feuille d'or du même numéro, à diviser l'assemblage en deux bandes, à placer l'or d'une moitié sur l'étain de l'autre, ce qui donne quatre épaisseurs dans lesquelles on découpe soit des *blocs*, soit des *rubans* que l'on roule ensuite en *cylindres*. Ainsi préparé le mélange des

[1] Voir à la page 294.

deux métaux forme une excellente base ou lambrissage pour les aurifications.

Une troisième manière consiste à découper à part une feuille d'or du n° 4 et une feuille d'étain de même épaisseur, en bandes d'environ deux centimètres de largeur ; à tordre une des bandes d'étain en une cordelette et à la détordre de façon à former une espèce de rouleau très lâche que l'on place sur une bande d'or bien recuite, posée elle-même sur une serviette ; à ramener les deux côtés de la bande d'or sur le rouleau d'étain de manière à le recouvrir complètement, et à presser enfin le tout entre deux cartons ; on obtient ainsi un *ruban que l'on peut employer comme de l'or cohésif*.

L'obturation peut se faire entièrement avec ce mélange de métaux, mais on peut aussi ne s'en servir que pour combler les huit dixièmes de la cavité et achever l'obturation avec de l'or cohésif.

Dans ce cas, il faut s'arranger de manière à obtenir, à l'aide d'un fouloir à dentelures un peu plus marquées que d'habitude, une union mécanique entre la première couche d'or et la fondation d'or et étain[1].

ART. III. — OR ET AMALGAME

L'**Or** et l'**Amalgame** peuvent être associés pour l'obturation de trois manières :

1° Après avoir obturé de grandes cavités avec de l'amalgame, on laisse durcir l'obturation ; puis, au bout de quelques jours, dans le but d'éviter l'émiettement des bords de l'amalgame (ce qui amènerait forcément le retour de la carie) on *creuse à sa périphérie, moitié dans l'amalgame, moitié dans la dent, un*

[1] Le mélange d'or et d'étain ne doit jamais être préparé longtemps d'avance, parce qu'il faut que l'or soit recuit au moment même où l'on s'en sert pour l'obturation. (Palmer. *Dental Cosmos*, 1887, p. 745.)

sillon que l'on remplit d'or. C'est là un procédé que nous n'avons pas essayé, mais qui a été indiqué par M. Perry[1] comme excellent pour la durée des grandes obturations d'amalgame.

2° On commence avec de l'amalgame pour remplir les trois quarts de la cavité et pour couvrir les bords jusqu'à l'émail, mais sans envahir celui-ci; on laisse durcir, puis, trois ou quatre jours après, on enlève du pourtour tout ce qui, une fois l'or placé, pourrait se voir; on pratique des trous ou sillons de rétention dans l'amalgame et l'on achève l'obturation avec de l'or. *De cette manière l'or seul est visible, l'amalgame, absolument à l'abri du contact des liquides de la bouche, ne change pas de couleur, et l'obturation reste parfaitement solide.*

Par le même procédé une restauration de couronne avec de l'amalgame peut être recouverte d'or aux endroits en vue et offrir à l'œil un aspect moins désagréable. Mais cette manière de faire demande deux séances, une pour placer l'amalgame et une deuxième pour creuser l'amalgame aux endroits en vue et remplacer la partie enlevée par de l'or. Il se fait entre les deux substances une espèce d'union chimique, grâce à laquelle, avec de faibles trous ou sillons de rétention, l'adhérence devient parfaite.

Dans d'autres cas, on peut commencer par obturer le côté buccal de la cavité avec de l'or et finir en obturant le côté lingual avec de l'amalgame; mais, lorsque l'on agit aussi, il faut se servir d'amalgame presque sec.

3° *Au lieu de faire le travail en deux séances*, on peut le faire en une seule, dans certains cas, par exemple, de cavités s'étendant d'une ou des faces approximales à la face coronale.

On condense l'amalgame sec *avec un maillet léger, puis on continue l'obturation avec des cylindres d'or non-cohésif*, jusqu'à ce que le niveau de l'amalgame soit dépassé, enfin l'on achève, au niveau de l'émail, avec de l'or cohésif.

[1] *Progrès dentaire*, 1884, p. 339.

Au lieu d'amalgame ordinaire on peut se servir du plombage textile (amalgame sans mercure) de Robinson ou de celui de Slayton qui trouve son application dans les larges cavités coronales pour faire les deux premiers tiers de l'obturation que l'on achève ensuite avec de l'or. *Le travail se fait en une seule séance.* On emploie aussi cette préparation pour la paroi cervicale des cavités approximales où elle peut remplacer l'étain sans désavantage.

ART. IV. — OR ET CIMENT (OXYCHLORURE OU OXYPHOSPHATE DE ZINC)

Nous indiquerons bientôt la manière de lambrisser les parois et le fond des cavités avec les ciments, pour procéder ensuite à l'aurification. Nous dirons seulement ici que les *obturations d'or et de ciment associés ne sont durables qu'à la condition que la couche de ciment n'atteigne pas l'émail des bords de la cavité et se trouve absolument mise à l'abri de l'action des liquides de la bouche par l'aurification qui la recouvre.*

Dans ces conditions toutes les petites anfractuosités des grandes cavités, tous les espaces évidés qui affaiblissent les parois et les angles où il est si difficile de condenser sûrement l'or, se trouvent absolument remplis, et l'aurification est singulièrement facilitée.

ART. V. — AMALGAME ET CIMENT D'OXYPHOSPHATE DE ZINC

On commence par tapisser la cavité avec de l'oxyphosphate gâché *un peu clair*, puis, avant qu'il ne soit durci, on introduit un peu d'amalgame *assez mou* dans le centre de la cavité, et, avec un brunissoir, on l'applique *contre les parois jusqu'aux bords de l'émail qu'il ne doit cependant pas recouvrir.* On gratte ces mêmes bords jusqu'à ce qu'il n'y reste aucune trace d'oxyphosphate et l'on achève de remplir *avec de l'amalgame* **presque sec.**

Grâce à l'oxyphosphate qui est mauvais conducteur, on n'a à redouter aucun trouble thermique, et l'obturation ainsi faite est d'une grande solidité.

La contraction ne se produit pas dans ces conditions, et le pourtour est exempt de la carie de retour.

Nous ajoutons, ce qui n'est pas sans intérêt, que si l'on a eu soin de mettre la digue, l'amalgame ainsi appliqué ne change pour ainsi dire pas de couleur.

ART. VI. — CIMENT ET GUTTA-PERCHA

On a souvent essayé d'obtenir des *Obturations permanentes* avec l'oxychlorure ou l'oxyphosphate de zinc et l'on est parvenu à des résultats relativement satisfaisants à ce point de vue, tantôt avec l'un, tantôt avec l'autre, suivant l'état des liquides de la bouche, mais dans les cas seulement où le ciment n'était pas exposé *à la mastication et ne se trouvait pas en contact avec les gencives.*

Contre l'**Usure** produite par la mastication les ciments n'ont pas de résistance ; mais contre la **Désagrégation** provenant du contact ou du voisinage de la gencive, surtout à la paroi cervicale des cavités approximales, on peut lutter avec avantage et prolonger la durée de l'obturation en en faisant le tiers environ, celui qui est en contact avec la gencive, avec de la **pâte de Hill**, et les deux autres tiers avec du ciment. C'est une ressource pour les cavités approximales des dents antérieures, lorsqu'elles s'étendent jusqu'au collet.

CHAPITRE VII

LAMBRISSAGE ET VERNISSAGE DES CAVITÉS

Il n'est pas toujours bon, ni possible, de mettre les substances d'obturation comme l'or, les amalgames et quelquefois même les ciments, *en contact direct avec les parois des cavités cariées;* il peut se produire, dans ces cas, des effets plus ou moins désagréables tels que : *sensibilité aux impressions thermiques, changement de coloration de la dent, irritation de la pulpe, retour de la carie et chute des obturations.*

Avec les Aurifications l'impression produite par les changements thermiques et l'irritation consécutive de la pulpe sont quelquefois assez pénibles pour que l'on soit obligé d'enlever des obturations d'ailleurs très bien faites.

Avec les Amalgames le changement de couleur de la dent est si fréquent qu'il est une des raisons, sinon la seule, qui les a fait proscrire de la pratique de beaucoup de dentistes. Les liquides de la bouche s'infiltrent entre l'amalgame et le tissu dentaire, et il en résulte une oxydation ou une sulfuration des métaux qui tache la dentine.

Quant à l'irritation, à l'inflammation et même à la mort de la pulpe, elles peuvent survenir non seulement par l'effet des changements thermiques indiqués plus haut, mais encore par suite de l'action de l'acide phosphorique en excès des ciments phosphatés.

Personne n'ignore que, si l'obturation, quelle qu'elle soit, n'est pas imperméable ou bien est construite sur des bases défectueuses qui lui permettent de se déranger dans sa cavité, il en résulte un retour de carie d'autant plus trompeur qu'il reste tout d'abord inaperçu. Un beau jour l'obturation tombe tout d'une pièce ou par fragments, laissant une cavité bien plus considérable qu'elle n'était avant l'obturation première. Ajoutons à ces causes de la chute des obturations la fragilité des parois trop minces qui se rompent et le défaut d'adhérence de la matière obturatrice aux tissus de la dent, défaut qui tient à l'**incompatibilité** plus ou moins grande des diverses substances, avec les tissus vivants, c'est-à-dire au pouvoir inhérent à certaines substances d'exciter les efforts de l'organisme vivant pour expulser les matières étrangères ou pour protéger les tissus contre leur action irritante [1], et nous aurons l'ensemble des causes qui ont conduit à trouver un moyen de s'opposer à cette chute.

On a essayé dans ce but tantôt de **revêtir les cavités d'une mince couche de ciment plastique** (oxychlorure ou oxyphosphate de zinc), de manière à les **lambrisser** pour ainsi dire, tantôt simplement de les **vernir**.

Dans les cavités à parois minces ou friables, à travers lesquelles on voit facilement la couleur de l'obturation et qui demandent à être renforcées, on applique à l'intérieur de ces parois une mince couche d'un ciment dentaire d'oxychlorure ou d'oxyphosphate.

Comme les oxyphosphates sont plus adhérents que les oxychlorures, on les préfère pour les parois latérales et les oxychlorures pour le plancher de la cavité.

Les oxychlorures auraient cependant d'après quelques auteurs une qualité que n'ont pas les oxyphosphates, celle de provoquer à la longue la récalcification du tissu dentaire, ce qui fait

[1] En matière *d'incompatibilité* avec les tissus dentaires, l'expérience a démontré que les métaux, à l'exception du plomb, sont plus incompatibles que les autres substances, d'où il résulte que, les canaux dentaires étant remplis de substance vivante, il est d'une mauvaise pratique de mettre cette matière vivante en contact avec les métaux.

que l'on devrait dans certains cas s'en servir plutôt que des oxyphosphates ; mais cette propriété n'est pas absolument démontrée, bien qu'elle soit fort probable.

Le nitrophosphate de zinc est aussi très adhérent, et, comme il prend très vite, on est heureux d'avoir recours à lui, lorsque l'on ne dispose pas de beaucoup de temps ; malheureusement il est d'une manipulation difficile et demande, pour être convenablement employé, une grande habitude.

En somme les **Oxyphosphates forment d'excellents revêtements** capables de soutenir les parois des cavités minces et exposées à se briser sous le moindre effort ; mais ils ont la propriété, à cause de l'excès d'acide phosphorique qu'ils contiennent le plus souvent, de dévitaliser insensiblement la pulpe dentaire ; aussi, à cause de cela, est-il bon d'interposer sur le fond de la cavité, entre l'obturation et la chambre pulpaire, un fragment de gutta-percha ou, comme l'a indiqué M. Michaels, une lamelle de feutre d'amiante.

Lorsque l'on se sert d'oxychlorure comme revêtement, il convient de le choisir un peu plus clair de couleur que la dent elle-même, l'absorption de l'humidité suffisant le plus souvent pour rendre plus foncée la couleur du revêtement.

Dans tous les cas, que l'on se serve d'oxychlorure, d'oxyphosphate ou de nitrophosphate, *il faut les gâcher en consistance assez molle et les appliquer sur les parois, avec une spatule préalablement frottée sur un coussin en cuir huilé, en fragments plus ou moins gros que l'on étale ensuite sur place et qu'on laisse prendre.*

Une fois le durcissement opéré, on enlève toute la portion du revêtement qui a pu s'attacher au pourtour de l'orifice de la cavité jusqu'à une profondeur d'un millimètre ou un peu plus. *Lorsque les bords sont ainsi parés* on peut passer à l'obturation définitive.

Au lieu du **Lambrissage** qui n'est applicable qu'aux grandes cavités, on peut se contenter pour les petites cavités des dents antérieures et des bicuspidées d'un **simple Vernissage** ; *mais il faut bien se souvenir que les cavités seules, que l'on peut dessécher à fond, peuvent être enduites de vernis.*

Le vernis laisse sur les parois de la cavité un revêtement mince, blanc, semi-opaque, mauvais conducteur de la chaleur, imperméable et insoluble.

Comme elle est mince, la couche ne tient pas beaucoup de place et en laisse le plus possible à l'obturation. Sa demi-opacité empêche de voir à travers l'émail la couleur de la substance obturatrice. Sa non-conductibilité protège la pulpe et la met à l'abri de l'irritation provoquée par les changements thermiques. Il rend la dentine imperméable aux sels métalliques, en obturant l'entrée de ses canalicules, et arrête même l'exsudation qui, sans cela, pourrait se faire par ces canalicules dans la cavité. Enfin, comme il est insoluble, il a toutes les chances possibles de durée et, par cela même, prévient le retour de la carie.

L'opération du **Vernissage** est très simple :

Lorsque la cavité a été mise à l'abri de l'humidité et parfaitement desséchée à l'aide du thermo-injecteur de M. Brasseur ou d'une seringue à air chaud, et cela dans le but de favoriser l'adhérence du vernis, on prend une petite boulette d'ouate avec une pince très fine, on la plonge dans le vernis et on la promène dans toute la cavité, absolument comme on ferait avec un pinceau.

Dès que le vernis est sec, si l'on tient à en appliquer une double épaisseur dans le fond de la cavité, pour mettre plus sûrement la pulpe à l'abri des variations thermiques, on fait arriver un nouveau courant d'air chaud dans la cavité pour obtenir la dessiccation complète et on applique une nouvelle couche sur la première. *Une fois le vernis bien sec et les bords de l'orifice bien parés on procède à l'obturation*[1].

[1] *Dental Cosmos*, 1886, p. 73.

Tous les vernis de copal, de gomme-laque, de mastic, de sandaraque, etc., sont bons pour cet usage, pourvu qu'ils soient faits à l'alcool ou au chloroforme. L'éther en s'évaporant très vite, produit un froid trop grand et a, d'ailleurs, une odeur déplaisante pour beaucoup de patients.

Voici les formules données par M. Harrower qui a fait une étude spéciale du vernissage des cavités avant l'obturation :

Larmes choisies de sandaraque. . . .	0 gr. 15 c.
Alcool absolu	3 grammes.

Le vernis à la gomme-Dammar est très bon aussi, à cause de sa résistance à l'action de l'eau et de la ténacité de l'enduit qu'il forme. On le prépare en dissolvant dans de l'alcool chaud la plus grande quantité possible de gomme. Ce vernis est très résistant, mais il est moins opaque que celui de sandaraque.

En mélangeant les deux vernis on obtient une nouvelle préparation qui possède les qualités des deux, c'est-à-dire la force et la résistance à l'action des liquides de la bouche de la gomme-Dammar et l'opacité de la sandaraque.

On peut d'ailleurs varier la proportion des deux vernis suivant les besoins ; mais le vernis composé de parties égales de chacun d'eux est celui que l'on emploie le plus ordinairement.

Formule n° 1	Vernis à la sandaraque. . .	ā̄ā parties égales.
	— à la gomme-Dammar.	
— 2	Vernis à la sandaraque. . .	2 parties.
—	— à la gomme-Dammar.	1 —

CHAPITRE VIII

OBTURATION DE CHAQUE ESPÈCE DE CAVITÉS EN PARTICULIER

Après avoir décrit d'une manière générale les diverses méthodes d'obturation, il nous reste à en faire l'application aux diverses espèces de cavités en particulier.

Nous divisons les cavités en **Cavités simples** et **Cavités composées**.

Les **Cavités simples** sont celles qui sont situées sur une *seule face* de la couronne; elles sont tantôt *uniques*, tantôt *formées par la réunion naturelle* ou *artificielle* de plusieurs cavités *primitivement isolées*[1].

Les **Cavités composées** sont celles qui ont leur siège sur *plusieurs faces à la fois* de la couronne; elles sont tantôt *uniques* c'est-à-dire ne formant qu'une seule cavité, tantôt *multiples* c'est-à-dire formées par la réunion *naturelle ou artificielle* de plusieurs cavités dont chaque orifice propre était primitivement situé sur une face distincte.

Nous donnons ici le tableau de la classification de ces cavités; mais il nous semble nécessaire pour le faire mieux comprendre d'insister, ici encore, sur quelques dénominations dont le sens pourrait, sans cela, ne pas être très clair.

Ainsi le mot *Coronale* s'applique à la face triturante des

[1] *Naturelle*, c'est-à-dire provenant des progrès de la carie ; *artificielle*, c'est-à-dire faite par le dentiste dans un but opératoire.

dents postérieures, bicuspidées et multicuspidées ; le mot *incisal* au bord tranchant des incisives et le mot *cuspidale* à la pointe des canines ou cuspidées, ce bord tranchant et cette cuspide remplaçant, pour les dents antérieures, la face coronale des dents postérieures.

Grâce à ce moyen, il est facile de se rendre immédiatement compte de l'état et du siège d'une cavité, ce qui est d'une grande utilité dans la pratique.

CLASSIFICATION DES CAVITÉS CARIÉES

- Cavités simples
  - Coronales — (ou incisales, ou cuspidales).
  - Buccales.
  - Linguales.
  - Approximales
    - Mésiales.
    - Distales.
- Cavités composées
  - Approximo-coronales. (Approximo-incisales ou approximo-cuspidales).
    - Mésio-coronales — (ou mésio-incisales, ou mésio-cuspidales).
    - Disto-coronales — (ou disto-incisales, ou disto-cuspidales).
    - Mésio-disto-coronales — (ou mésio-disto-incisales, ou mésio-disto-cuspidales).
  - Approximo-buccales.
    - Mésio-buccales.
    - Disto-buccales.
    - Mésio-bucco-distales.
  - Approximo-linguales.
    - Mésio-linguales.
    - Disto-linguales.
    - Mésio-linguo-distales.
  - Bucco-linguo-approximales[1].
    - Bucco-mésio-linguales.
    - Bucco-disto-linguales.
    - Bucco-mésio-linguo-distales.
  - Bucco-linguo-approximo-coronales[2] — (ou bucco-linguo-approximo-incisales) — (ou bucco-linguo-approximo-cuspidales).

Les cavités ainsi classées sont les principales, c'est-à-dire

[1] Cavités formant une sorte de *collerette* autour de la dent, ordinairement près de son collet.

[2] Destruction à peu près complète de la couronne.

celles que l'on rencontre le plus souvent ; mais on conçoit que le nombre des cavités varie à l'infini. Il est inutile, pour la pratique, de pousser à l'extrême cette classification et d'y faire entrer les cavités qui peuvent se rencontrer sur les cuspides elles-mêmes ou sur les angles ou bords qui séparent les faces entre elles. Ce sont des cas exceptionnels sur la dénomination desquels il serait trop long d'insister.

D'une manière générale on peut dire que les dents de la mâchoire supérieure sont plus faciles à obturer que celles de l'inférieure. En effet, les premières sont implantées dans une arcade qui, une fois la tête bien prise et appuyée dans la têtière du fauteuil, est immobile, tandis que la mâchoire inférieure est d'une mobilité qui fait le désespoir du dentiste et qu'il ne peut paralyser, en partie, qu'en la maintenant avec la main gauche, ce qui le prive d'un secours parfois très utile. De plus, s'il s'agit des dents antérieures, les cavités approximales de la mâchoire supérieure peuvent être abordées le plus souvent par la face linguale, tandis que celles de l'inférieure ne peuvent l'être pour ainsi dire que par la face buccale, ce qui constitue une difficulté à vaincre par rapport à l'aspect des dents obturées.

A cette dernière mâchoire, s'il s'agit des dents postérieures, la lumière arrive moins facilement aux dents lors de la préparation des cavités, à cause des mouvements incessants de la langue qui vient les recouvrir et de l'afflux constant de la salive ; d'où la nécessité de se servir presque invariablement de la digue, des pompes salivaires ou d'un sac-bavette. L'opérateur est obligé, dans beaucoup de cas, de se placer derrière son patient dont il a renversé le fauteuil en arrière, tantôt à gauche, tantôt à droite, et de le dominer pour ainsi dire, pour arriver à bien voir ce qu'il fait, position qui, longtemps prolongée, est très fatigante.

Mais, en somme, le mode opératoire, au point de vue de la préparation de la cavité, de l'obturation et des instruments employés, est le même pour les dents des deux mâchoires; la position respective de l'opérateur et de l'opéré varie seule, suivant la place que les dents occupent dans les arcades dentaires.

ART. I. — CAVITÉS SIMPLES

Les cavités simples sont *coronales* (incisales ou cuspidales), *buccales, linguales* ou *approximales*, suivant qu'elles occupent telle ou telle face de la couronne des dents.

§ 1. — Cavités coronales [1].

Ces cavités se présentent sous la forme de cavités centrales ou presque centrales, de fissures entre les cuspides, ou de cavités se prolongeant dans les fissures.

S'il s'agit de *cavités centrales*, on prépare la cavité d'après les procédés que nous avons indiqués à propos de l'obturation en général, puis on les obture soit avec de l'or non-cohésif, par la méthode des rubans, des blocs ou mieux des cylindres, soit avec de l'or cohésif en feuilles ou en cristaux par les moyens déjà décrits : Pression manuelle ou percussion.

Ce genre de cavités étant celui de la cavité type, et les procédés opératoires étant ceux qui ont servi à notre démonstration des méthodes obturatrices, nous n'avons pas besoin d'y revenir.

Ces cavités, quand elles sont très profondes, peuvent être obturées en deux assises, la première composée d'oxychlorure ou d'oxyphosphate de zinc, qui sert de plancher pour la seconde, et celle-ci formée d'une aurification ou d'un amalgame; ou bien la première composée d'une aurification à l'or

[1] Situées à la face broyante des dents postérieures.

non-cohésif, et la seconde d'une aurification à l'or cohésif; enfin, elles peuvent être entièrement composées d'un amalgame ou d'une fondation en amalgame de cuivre pour le plancher et d'une aurification pour le reste de la cavité. Il est inutile de répéter ici que l'exclusion de l'humidité est, dans presque tous les cas, un auxiliaire presque indispensable pour l'obturation de ce genre de cavité.

S'il s'agit de *Fissures* cariées, on les prépare à l'aide de ciseaux ou de fraises à fissures de manière à former des cavi-

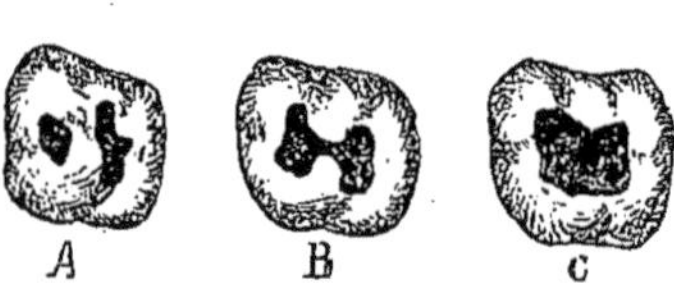

Fig. 258. — Cavités coronales préparées pour l'aurification.

A. 2 cavités isolées. — B. 2 cavités réunies. C. Grande cavité unique.

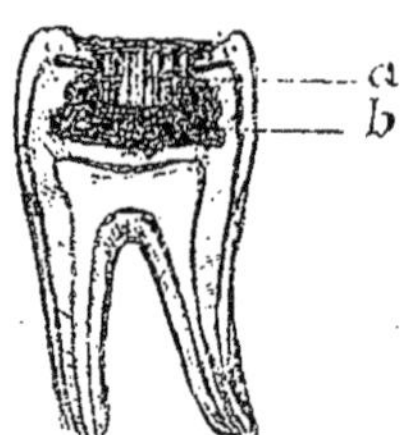

Fig. 259. — Cavité coronale. Obturation mixte.

A. Aurification. — B. Ciment ou amalgame.

tés à orifice aussi large que le fond, et l'on creuse et agrandit ces fissures *jusqu'à ce que l'on soit sûr, non seulement qu'il ne reste pas de points cariés, mais qu'il n'existe pas d'émail en surplomb.*

Ces fissures, lorsqu'elles ne sont pas profondes, doivent être aurifiées avec de l'or cohésif et, lorsqu'elles sont profondes, moitié avec de l'or non-cohésif et moitié avec de l'or cohésif. Elles peuvent aussi être remplies avec de l'amalgame.

Enfin si la cavité centrale s'étend vers les fissures ou bien est en communication avec elles, il faut *ramener le tout à une seule cavité avec prolongements* à bords bien définis et bien nets, sans que l'on soit cependant obligé d'élargir les prolongements au point de leur donner l'étendue de la cavité centrale. Il suffit que la communication entre eux soit franchement établie et que les parois soient bien polies pour que l'obturation puisse se pratiquer dans de bonnes conditions. En pareil cas, on commence par niveler le fond ou le plancher de la cavité à l'aide d'or non-cohésif, d'amalgame de cuivre ou de ciment, et l'on achève avec de l'or cohésif.

On pourrait croire que l'union de ces deux ors est chose difficile à obtenir; c'est une erreur, si l'on opère de la manière suivante :

Une fois la première assise faite avec de l'or non-cohésif, comme la surface obtenue avec les instruments cunéiformes est rugueuse et laissée rugueuse à dessein, on applique sur elle un fragment de feuille d'or semi-cohésif ou cohésif n° 20 très légèrement recuit, on l'y condense avec un fouloir à dents un peu plus longues que d'ordinaire, et sur cette feuille, lorsqu'elle est bien consolidée, on termine l'aurification avec l'or cohésif.

On pourrait tout aussi bien procéder, pour remplir le fond, par la méthode de Herbst qui, dans les cavités profondes, permet d'obtenir une adaptation parfaite et, pour achever, avec de l'or cohésif.

Dès que le remplissage est terminé, et au moment de passer au polissage, le **point essentiel pour les obturations coronales est que l'articulation des dents antagonistes, lors du rapprochement des mâchoires, ne soit pas gênée par un excès d'or.**

Dans ce but, après avoir enlevé la digue, on pratique à la surface de l'aurification une ou plusieurs dépressions capables de loger la ou les cuspides correspondantes des dents antagonistes. Le meilleur moyen, en pareil cas, d'agir avec précision, consiste à placer sur la face coronale de la dent aurifiée un fragment de **Papier à articuler**, c'est-à-dire d'un papier qui, enduit sur l'une de ses faces d'une couche grasse, bleue ou noire, et placé entre les dents, imprime sur l'or en excès, sous l'action de la pression des cuspides antagonistes, des points de repère indicateurs des endroits précis que devront occuper les dépressions.

Il vaut mieux, à ce point de vue, *creuser plus que moins*, de manière à donner « *du jeu* » à l'articulation, car rien n'est plus nuisible au succès de l'opération qu'un excès d'or qui, lors du rapprochement des mâchoires, supportant à lui seul tout l'effort musculaire de la mastication, transmet la pression à la dent obturée et de là à son périoste, ce qui amène invariablement une irritation ou même une inflammation aiguë de cette membrane.

§ 2. — Cavités buccales [1].

Ces cavités, s'il s'agit des multicuspidées, siègent soit près du bord de la gencive, soit au centre de la face buccale.

On prépare les premières avec des ciseaux et des fraises en forme de cône renversé, très courtes et montées sur la pièce à main directe ou sur l'angle droit du tour dentaire, de manière à ce que le fond de la cavité soit un *peu, mais très peu, plus large que l'orifice*, dans le but de faciliter l'ancrage de l'obturation. Quant aux secondes on les prépare absolument comme les cavités coronales.

Lorsque la dent est bien préparée, on applique la digue et on la maintient à l'aide d'un crampon qui a l'avantage, non seulement de refouler la digue et la gencive, mais encore d'éloigner la joue ; puis on remplit ces cavités soit avec de l'or non-cohésif en cylindres, soit avec de l'or cohésif, soit avec de l'amalgame de cuivre [2].

Lorsque l'on se sert d'or non-cohésif, on commence par placer les cylindres, sur la portion la plus éloignée de la cavité, contre la paroi distale et l'on continue en avançant vers le

[1] Cavités situées à la face buccale (labiale ou génale) de la couronne.

[2] La teinte noire que prend cet amalgame n'a pas une grande importance pour les deuxième et troisième multicuspidées, parce que ces cavités ne sont pas en vue. Il n'en est pas de même de la première, pour laquelle il vaut mieux se servir d'or.

côté mésial. La condensation est facilement effectuée avec les daviers condensateurs du docteur Gaillard. Si l'on se sert d'or cohésif, les trous de rétention préalablement creusées à chaque extrémité, distale et mésiale, de la cavité, seront tout d'abord parfaitement remplis ; on les recouvrira ensuite d'un bloc très mince mais assez étendu pour pouvoir, à la fois, atteindre l'or inséré dans les trous et garnir le fond de la cavité. Enfin, le reste de l'aurification sera construit, pièce à pièce, sur cette première couche.

S'il s'agit des incisives, cuspidées et bicuspidées, la cavité presque toujours située près du bord de la gencive s'étend souvent sous elle. En pareil cas, bien que ce soit contraire à notre habitude, en ce sens que moins on la laisse longtemps en place mieux cela vaut pour le bien-être du patient, *il est préférable d'appliquer la digue avant de creuser la cavité* de manière à refouler convenablement la gencive et à rendre absolument libre le bord cervical de la cavité. Des crampons spéciaux (fig. 260) sont fort utiles pour remplir ce but.

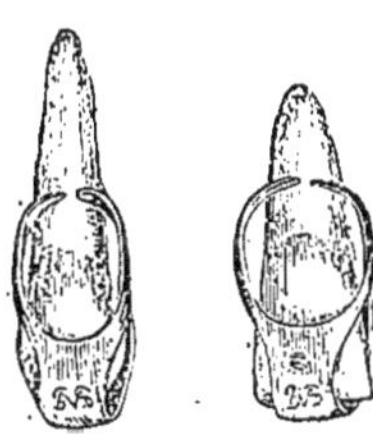

Fig. 260. — Crampons pour refouler la gencive. — (A. S. D.)

On se servira pour la préparation des parois, des mêmes ciseaux et fraises en cône renversé que pour les autres cavités buccales. Cela est suffisant pour ancrer l'or non-cohésif en cylindres ; mais si l'on veut se servir d'or cohésif, il faut un trou de rétention à chaque extrémité latérale.

A propos de la préparation de cette espèce de cavités nous appellerons l'attention sur deux points :

Le premier, c'est que le fond de la cavité doit autant que possible être plat ;

Le second, c'est qu'il est absolument nécessaire que les bords de l'orifice forment une ligne régulière bien nette.

Pour l'aurification nous préférons l'or non-cohésif en cylindres à l'or cohésif et surtout à l'or cohésif en cristaux, à cause de la couleur de ce dernier qui s'harmonise moins bien avec celle des dents [1]. Mais lorsque les dents sont d'un gris bleuâtre, comme cela se rencontre parfois, il est tout indiqué de se servir du mélange de feuilles de platine et de feuilles d'or dont nous avons parlé précédemment.

L'obturation faite avec ce mélange ne prend jamais, sous le frottement de la brosse, l'éclat d'une obturation à l'or pur, et, par cela même, est bien moins visible.

L'application des daviers condensateurs de Flagg ou du docteur Gaillard est encore ici d'une grande utilité pour la consolidation de l'or non-cohésif.

Un grand nombre de personnes ne veulent point entendre parler d'or pour les dents antérieures, et préfèrent les ciments ou la gutta-percha, décidées qu'elles sont à faire renouveler les obturations chaque fois que le besoin s'en fait sentir. Nous n'avons pas, en pareil cas, à résister à leur désir, mais seulement à *les prévenir de la non-permanence de pareilles obturations*. La gutta-percha blanche, lorsque la cavité est en partie recouverte par la gencive est préférable aux ciments ; ceux-ci et surtout les oxyphosphates sont préférables lorsque la cavité n'est pas à proximité de la gencive.

Il ne peut être question d'amalgames pour ce genre d'obturations.

§ 3. — Cavités linguales [2].

Les cavités linguales simples sont rares aux grandes incisives et aux cuspidées supérieures ; mais il n'en est pas de même

[1] C'est ici que la recommandation que nous avons faite de ne pas brunir les aurifications en vue, mais seulement de les polir à la ponce ou au rouge, trouve son application. Moins, en effet, le métal brille et moins l'obturation saute aux yeux.

[2] Les cavités linguales sont celles qui sont situées à la face linguale de la couronne.

en ce qui concerne les incisives latérales. Fréquemment, en effet, au-dessous du cingulum ou éperon d'émail, on trouve une cavité plus ou moins profonde qu'il est urgent d'obturer le plus tôt possible [1].

On se sert, pour préparer la cavité, de fraises à fissures à extrémité carrée, ou de fraises en forme de roue, et on les aurifie absolument comme les fissures de la face coronale.

Les dents antérieures et inférieures sont toujours indemnes de ce genre de carie.

Quant aux cavités linguales des dents postérieures, elles sont assez rares aux multicuspidées supérieures où on les prépare et aurifie comme les fissures des cavités coronales, et moins rares aux multicuspidées inférieures où elles ont leur siège près de la gencive. Dans ce cas, on les obture avec de l'amalgame ou, à la rigueur, avec de l'or non-cohésif ; *l'amalgame est préférable parce qu'il y est plus solide et aussi parce que sa couleur n'est pas une contre-indication dans un endroit toujours recouvert par la langue.*

Les bicuspidées supérieures et inférieures conservent leur face linguale presque toujours intacte.

§ 4. — Cavités approximales.

De toutes les obturations ce sont certainement celles des cavités approximales qui ont le plus exercé l'imagination inventive des dentistes et leur habileté manuelle. Par leur situation même ces cavités sont le plus souvent fort difficiles à aborder, et comme, pour faire une bonne obturation, il est nécessaire, avant tout, d'avoir un accès convenable à la cavité, on a inventé un grand nombre de moyens pour faciliter cet accès.

[1] Cela est d'autant plus nécessaire que la cavité pulpaire est tout à fait rapprochée de ces fissures et que, par suite, la pulpe peut y être facilement exposée.

Ces moyens déjà indiqués précédemment sont : l'écartement temporaire des dents, leur séparation permanente, la forme artificielle de la cavité.

Écartement temporaire. — De l'écartement temporaire nous n'avons que peu de chose à dire, ou du moins à ajouter à ce que nous en avons dit précédemment ; nous insisterons seulement sur ce point que, *pendant tout le travail de l'obturation, l'écartement doit être solidement maintenu* soit à l'aide des écarteurs de Perry ou de Bogue, soit à l'aide de matrices ou de chevilles de bois, soit par tout autre moyen capable de faciliter l'opération et aussi d'éviter au patient les douleurs parfois fort désagréables de la pression ou de la percussion sur des dents ébranlées par l'écartement.

Séparation permanente. — A propos de la séparation permanente nous rappellerons que le point capital pour qu'elle soit efficace, est qu'elle soit faite, aussi bien pour les dents obturées à niveau que pour les dents simplement réséquées, *de telle sorte que les surfaces obtenues puissent se nettoyer continuellement d'elles-mêmes*, c'est-à-dire *spontanément*, ou tout au moins être facilement nettoyées par le patient. Il convient donc, tout d'abord de considérer, après la qualité des dents et l'état de la bouche (questions qui ont déjà été passées en revue et seront reprises dans le cours de cet ouvrage), la forme des dents, c'est-à-dire **la largeur de leur couronne au collet relativement à cette largeur au niveau de leur bord incisif ou de leur face coronale,** et lorsqu'il s'agit des dents en vue, l'aspect qu'elles présenteront lorsque l'obturation sera achevée.

Si les dents sont *larges près de leur collet*, c'est-à-dire près du bord gingival, si elles touchent leurs voisines et qu'il y ait chance *de conserver à ce niveau un épaulement capable d'empêcher leur rapprochement, la séparation permanente est indiquée.* Les aliments, en effet, s'ils viennent à pénétrer entre les dents, ne pourront pas être poussés sur la gencive, ni s'empiler près de la paroi cervicale de la cavité obturée, là où il y a toutes chances de voir se développer la carie de retour; l'action de la capillarité ne pourra pas s'exercer suffisamment pour que les liquides viciés séjournent au point de contact de l'épaulement presque enfoui sous la pointe de gencive ou tout au moins protégé par elle.

Si donc, dans ces conditons, la séparation est faite de manière à ce que les mouvements de la langue ou les courants des liquides introduits dans la bouche dans ce but, suffisent pour nettoyer les surfaces approximales réséquées, alors on aura toutes chances, avec une obturation bien faite, de préserver les dents.

Que si, au contraire, les dents sont *resserrées à leur collet, si elles sont plus étroites près de la gencive qu'au niveau de leur bord tranchant ou de leur face broyante*, alors il convient d'agir autrement. Il faut *maintenir ou établir le contact avec les dents voisines dans ce dernier endroit et laisser libre tout le reste de l'interstice jusqu'à la gencive.*

Dans ce cas lorsque l'**écartement temporaire** permettra de pratiquer convenablement l'obturation, le contact devra s'opérer de dent à dent, où s'il faut avoir recours à la résection pour faire ensuite *une obturation de contour*, c'est la substance obturatrice elle-même qui sera en contact avec l'émail ou avec l'obturation de la dent contiguë. **C'est là une pratique absolument indispensable, selon nous, si l'on veut éviter le retour de la carie.**

Nous dirons bientôt pour chaque espèce de dents, comment, d'une part la résection devra être opérée, s'il s'agit d'une obturation à niveau, ou, d'autre part, comment la restauration devra être exécutée, s'il s'agit d'une obturation de contour.

Quant à l'aspect des dents en vue, une fois qu'elles sont obturées, il doit entrer en ligne de compte, tout aussi bien que leur préservation; et même pour certains patients et surtout pour certaines patientes il passe avant. C'est affaire à l'opérateur de chercher, dans la mesure du possible, à concilier les deux exigences.

Pour *les dents antérieures*, chaque fois que cela est compatible avec la solidité de la paroi buccale de la dent, il faut pratiquer la résection *aux dépens de la face linguale et opérer par cette face.*

Pour *les dents postérieures*, en réséquant, chaque fois que le cas le permet, aux *dépens de la face distale de la dent contiguë* placée en avant de la dent à obturer, on arrive à ne pas trop modifier l'aspect normal de la denture.

Il nous reste à parler maintenant **de la forme artificielle à donner à la cavité.**

Pour les dents antérieures, quelle que soit la position de la cavité approximale, on parvient assez facilement, soit par l'écartement temporaire, soit par la résection sur la paroi linguale, à l'obturer convenablement ; mais lorsqu'il s'agit des dents postérieures et que l'on ne veut pas, pour une raison ou une autre, pratiquer une large séparation, il faut agir autrement.

Deux cas peuvent se présenter : La cavité se trouve près de la face coronale ou bien à peu de distance du collet ; cela dépend de l'endroit qui est le siège du point de contact des dents contiguës [1].

Si **la cavité est située près de la face coronale, c'est aux dépens de celle-ci** que l'on s'y pratique un accès, en creusant une espèce de chéneau vertical en forme de queue d'aronde qui, partant de cette face, va rejoindre la cavité ; on obture ensuite à la fois chéneau et cavité.

Si **la cavité a son siège près du collet,** c'est aux dépens de **la face buccale** que l'on creuse un chéneau transversal pour lui

[1] Non pas que ce point de contact soit primitivement le siège de la carie ; nous avons, en effet, déjà dit que c'est presque toujours dans un point très voisin, situé entre lui et la gencive, que la maladie commence ses ravages.

donner la même forme et l'obturer de même façon que dans le cas précédent.

Dans ces deux cas nous n'avons plus affaire à une cavité simple, mais à une cavité composée, mésio-coronale ou disto-coronale, ou mésio-buccale ou disto-buccale.

§ 5. — Cavités mésiales. — Mâchoire supérieure.

Dents antérieures — Côté gauche. — Après l'écartement ou la séparation des deux dents contiguës il faut préparer la cavité. Si l'on a procédé à l'écartement il est nécessaire de le maintenir pendant cette préparation, soit avec un coin de bois placé au collet des dents contiguës, soit avec un écarteur. On creuse alors et nettoie la cavité suivant les principes indiqués précédemment, bien régulièrement et sans autre moyen d'ancrage, *s'il s'agit d'or non-cohésif*, qu'un petit sillon de rétention à la paroi cervicale et une légère dépression du côté du bord tranchant; *s'il s'agit*, au contraire, *d'or cohésif*, il faut deux trous de rétention à la paroi cervicale et un très léger sillon le long des parois buccale et linguale.

Pour *les substances plastiques*, comme il ne peut être question d'amalgame à propos de ces dents, et que les ciments seuls peuvent être employés, il est inutile de pratiquer des trous ou sillons de rétention.

On applique alors la digue, s'il y a lieu, et l'on commence l'aurification.

Pour l'introduction de l'or non-cohésif[1] on se sert de la pince

[1] Pour tout ce qui a trait à l'*or non-cohésif*, comme il nous est impossible de revenir sur les diverses manières de procéder que nous avons indiquées, d'une manière générale, avec les diverses formes de cet or : rubans, cordelettes, boules, etc., nous ne parlerons plus, dans nos descriptions d'aurifications à l'or non-cohésif, que du procédé par les *cylindres*, que nous regardons comme le plus facile, le plus efficace et le plus rapide.

à aurification, avec laquelle on introduit d'arrière en avant et de bas en haut, un premier cylindre assez gros pour s'appuyer sur les parois buccale et linguale et on l'applique contre la paroi cervicale, en ayant soin qu'il la déborde de un millimètre

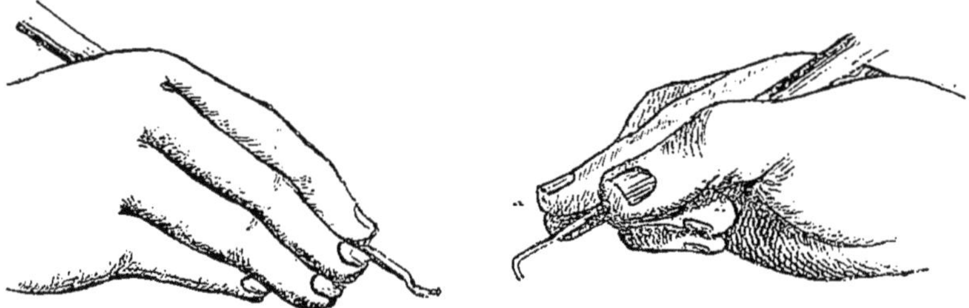

Fig. 261 et 262. — Fouloir tenu comme une plume à écrire.

au plus, et sans l'y pousser trop fortement. On introduit un second cylindre plus petit de la même manière, un troisième et ainsi de suite, suivant l'espace à remplir, jusqu'à ce que l'on

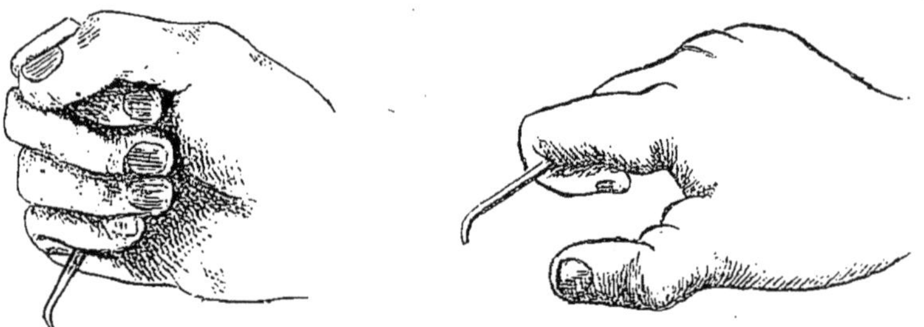

Fig. 263 et 264. — Fouloir tenu à pleine main.

ait comblé les deux tiers environ de la cavité. On remplit alors le dernier tiers *en commençant par l'angle incisif* et l'on rejoint la première partie. Cela fait on pratique le coinçage avec un instrument cunéiforme et l'on termine le remplissage. On condense *avec un davier condensateur* et l'on passe à l'achèvement de l'obturation.

Dans les diverses phases de l'**introduction**, le fouloir se tient ainsi que la pince-fouloir comme une plume à écrire (fig. 261

et 262) jusqu'à l'instant du coinçage pour lequel on le tient à pleine main, le pouce placé non loin de la pointe (fig. 263 et 264).

Lorsque la face mésiale de la dent se trouve légèrement tournée en avant, ou bien lorsque la dent se projette plus ou moins vers la lèvre, il vaut mieux opérer d'avant en arrière.

Ce qu'il faut, avant tout, pour l'opérateur, c'est qu'il puisse agir commodément.

Avec l'or cohésif le point essentiel est que la masse de l'obturation soit bien soudée à l'or qui remplit les trous de rétention de la paroi cervicale.

Pour cela, une fois l'or bien consolidé dans ces trous on applique un fragment de feuille épaisse d'or cohésif assez grand pour recouvrir cette paroi et s'étendre jusque dans le sillon des parois buccale et linguale, on l'adapte le mieux possible et on le soude avec le maillet aux points de rétention, puis on achève l'opération comme d'habitude.

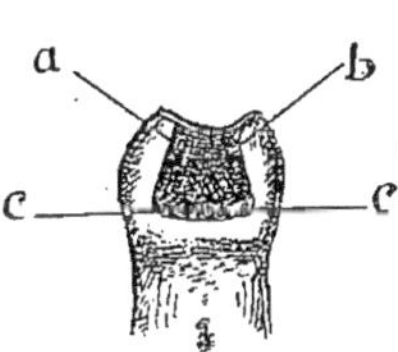

Fig. 265. — Cavité préparée pour l'aurification à l'or cohésif.

A, B, Trous de rétention. C, C, Trous et sillon de rétention à la paroi cervicale.

Les *petites cavités approximales* sont souvent plus facilement et plus solidement obturées *avec de l'or cohésif* qu'avec de l'or non-cohésif.

Pour l'aurification des faces approximales des dents antérieures et supérieures, le patient doit avoir la tête bien appuyée sur la têtière et la face tournée en haut, de manière à permettre à la lumière de bien éclairer les parties à opérer. Le dossier sera légèrement penché en arrière, et le siège suffisamment élevé pour que l'opérateur puisse agir sans fatigue. Celui-ci se tiendra à la droite du fauteuil et s'efforcera, pendant tout le travail de l'aurification, de prendre un point d'appui, soit sur quelque dent voisine, soit sur la main gauche placée dans cette intention, avec l'annulaire, le pouce ou même l'index de la main droite. C'est le seul moyen d'éviter les échappées de la pointe du fouloir dont les conséquences sont parfois fort désagréables.

Côté droit. — Pour les cavités mésiales du côté droit, les positions respectives du patient et de l'opérateur sont les mêmes que pour les cavités précédentes ; mais la tête du patient est un peu plus inclinée du côté de l'opérateur et le siège du fauteuil est un peu plus élevé.

Les fouloirs sont tenus de la même manière, mais avec la pointe tournée à gauche au lieu de l'être à droite. Pour le coinçage, cependant, le fouloir sera tenu à pleine main, mais le pouce sera isolé de façon à ce qu'il puisse s'appuyer sur les cuspides d'une bicuspidée du même côté.

§ 6. — Cavités distales. — Mâchoire supérieure.

Dents antérieures. — Pour les cavités distales du *côté gauche* on opère exactement comme pour les cavités mésiales du côté droit, avec cette différence cependant que la tête du patient doit être plus inclinée encore du côté de l'opérateur ; à moins que celui-ci ne préfère se tenir à la gauche du fauteuil, ce qui est quelquefois, quoique bien rarement, plus commode

Pour les cavités distales du *côté droit*, on agit comme pour les mésiales du côté gauche. Mêmes positions respectives, mêmes recommandations.

§ 7. — Cavités mésiales et distales. — Mâchoire supérieure.

Dents postérieures. — Nous avons dit plus haut que, lorsqu'il n'y avait pas lieu de procéder à l'écartement des dents, le meilleur moyen d'obturer les cavités approximales des dents postérieures, sans changer l'aspect de la dent, consistait à changer les cavités simples en cavités composées. Nous parle-

24

rons bientôt de l'obturation de ces cavités. Mais lorsque l'on a jugé nécessaire d'obtenir l'accès à la cavité approximale *par la séparation permanente*, alors il faut procéder autrement. Il s'agit de faire une obturation à niveau.

Prenons pour exemple une seconde bicuspidée très cariée sur sa face distale et une première multicuspidée sa voisine moins largement cariée sur sa face mésiale. La séparation sera faite, le plus possible, aux dépens de la face distale de la bicuspidée de manière à ce que l'épaulement, siège du point de contact près de la gencive, appartienne à cette dent. L'espace devra être suffisant pour permettre d'agir commodément.

Après avoir préparé avec soin la cavité de la bicuspidée, en donnant à la paroi cervicale une légère pente dirigée vers le canal de la racine; après avoir creusé une dépression au-dessus de chaque cuspide, tout en ménageant les cornes de la pulpe; après avoir rendu bien parallèles les parois labiale et linguale, de manière à ce qu'entre elles la largeur de la cavité soit la même ou à peine plus considérable que celle de l'orifice, on place la digue et l'on procède à l'aurification.

Pour ce genre de cavités nous préférons de beaucoup l'or non-cohésif, parce qu'il expose bien moins le bord cervical à la carie de retour que l'or cohésif.

Une fois les premiers cylindres placés contre la paroi cervicale, comme dans toute autre cavité, on en ajoute de nouveaux jusqu'à ce que l'on approche des dépressions creusées dans les cuspides; on remplit alors ces dépressions avec de petits cylindres et on en ajoute d'autres pour rejoindre la première partie de l'obturation. On procède au coinçage comme d'habitude, on termine le remplissage, on condense avec un davier condensateur et l'on achève l'obturation.

Les instruments dont on se sert pour consolider les cylindres sont les fouloirs de Bing: 9, 10, 11 et 12 (fig. 214, p. 295).

Dès que la cavité distale de la bicuspidée est obturée, on passe à l'aurification de la face mésiale de la multicuspidée qui se fait exactement de la même manière. Ce n'est qu'après son achèvement que l'on ôte la digue.

Lorsque ces cavités sont considérables et très accessibles, on peut commencer le remplissage avec un gros cylindre capable d'en combler à lui seul un tiers ; on gagne ainsi du temps sans nuire à la perfection du travail.

Tout ce que nous venons de dire pour l'interstice de la seconde bicuspidée et de la première multicuspidée est applicable, à très peu de modifications près, aux autres interstices des dents postérieures, alors qu'il ne s'agit, bien entendu, que de cavités approximales simples.

Les *amalgames* trouvent facilement leur emploi dans ce genre de cavités, *surtout pour les faces distales.* Ils y préservent admirablement les dents, et si l'obturation est faite suivant les règles précédemment énoncées, il est rare que la carie revienne à la paroi cervicale.

Quant aux *ciments*, *ils ne résistent pas*, *en ces endroits*, *à la désagrégation*, surtout lorsque la cavité est située près de la gencive. Cependant, en remplissant la portion cervicale avec de la gutta-percha, et en terminant le reste de l'obturation avec du ciment, on a pu obtenir des obturations relativement durables.

§ 8. — Cavités mésiales et distales. — Mâchoire inférieure.

A la mâchoire inférieure, nous l'avons déjà fait observer, les *dents antérieures* sont rarement atteintes de carie. Cependant les faces approximales n'en sont pas toujours exemptes et, lorsqu'elles sont attaquées, *ce n'est point d'arrière en avant* qu'on obture les cavités, (l'opération, vu la direction des dents, serait fort difficile), *mais d'avant en arrière.*

Que l'on ait recours à l'écartement ou à la séparation pour se donner accès, le procédé d'obturation est le même. Le point essentiel pour ces dents, comme pour les postérieures, est le *bon emploi de la digue*. La salive, en effet, les envahit rapidement et devient un obstacle fort difficile à surmonter sans son secours.

Pour les *dents postérieures*, s'il s'agit du côté droit, on se place le plus souvent en arrière du patient, de manière à le dominer, et l'on maintient solidement la mâchoire avec les trois derniers doigts de la main gauche, pendant que l'on maintient la joue et la langue avec le pouce et l'index de la même main et que l'on aurifie avec la main droite.

S'il s'agit du côté gauche, on reste à droite et un peu en avant du patient et l'on soutient son menton avec la paume de la main gauche.

Dans la première position, c'est l'index et le pouce de cette main qui, rendus libres, viennent en aide au travail de la main droite ; dans la seconde, c'est le pouce.

On peut, cependant, dans certains cas, placer le pouce sous le menton, et agir dans la bouche avec l'index et le médius ; mais, en règle générale, le pouce placé sous le menton n'est pas un soutien commode pour fixer la mâchoire.

On se sert, comme pour les cavités approximales supérieures, soit d'or non-cohésif, soit d'amalgame. L'*or cohésif a le même inconvénient à la paroi cervicale de ces cavités* qu'à celle des supérieures. Le mode d'introduction de l'or, sa condensation et l'achèvement de l'obturation n'offrent ici rien de particulier.

ART. II. — CAVITÉS COMPOSÉES

Pour l'obturation des **Cavités composées**, on a souvent recours à de petits appareils que l'on nomme **Matrices**; or, comme l'emploi de ces appareils facilite grandement l'opération dans la plupart des cas, nous commencerons par les décrire.

§ 1. — De l'emploi des Matrices à obturation.

Les **Matrices à obturation** sont de petits appareils que l'on applique temporairement aux dents *atteintes de carie approximale, approximo-coronale, approximo-buccale, dans le but de ramener les cavités composées à l'état de cavités coronales ou buccales simples.* C'est un moyen de simplifier certaines opérations parfois fort difficiles, en fournissant à la cavité une paroi temporaire qui remplace celle qu'a détruite la carie.

La première matrice en date a été bien probablement une plaque métallique quelconque d'or ou de platine ou même d'acier, comme la partie non taillée d'une lime à séparer, par exemple, introduite entre deux dents et maintenue dans l'interstice, soit par suite de la pression exigée pour son introduction, soit à l'aide d'un coin de bois introduit entre la dent voisine et la plaque [1]. C'est, paraît-il, **Dwinelle** qui eut le premier cette idée. Plus tard on en inventa de plus commodes, et l'on possède actuellement un certain nombre de modèles capables de répondre, l'un ou l'autre, à tous les cas qui se présentent dans la pratique.

Les principaux sont : la *matrice de Jack*, celles *d'Andrews, de Perry, de Truman W. Brophy*, le crochet-matrice et la

[1] M. Guilford (*Dental Cosmos*, 1886) explique l'origine de l'invention des matrices de la manière suivante : un coin de bois placé au bord cervical d'une cavité approximale, pour refouler et protéger la gencive, en surplombant légèrement le bord cervical, a probablement donné l'idée, à celui qui le premier s'est servi de matrice, de profiter du réceptacle ainsi formé pour retenir la première portion de la matière obturatrice. Le procédé ayant été trouvé bon, on a cherché tout naturellement à recouvrir davantage la cavité. La nature fibreuse du bois, n'étant pas apte à le défendre contre les coups de fouloir, fit remplacer le bois par le métal, et ce moyen primitif remplit le but, jusqu'à ce que l'obturation de contour fût en faveur, ce qui nécessita l'emploi d'une paroi concave ou matrice.

bande-matrice de *Woodward*, la matrice de *Ladmore Brunton*, celles de *Guilford*, de *Miller* et enfin la matrice et écarteur combinés de *Safford Perry*.

Matrice de Jack[1]. — La série des modèles de Jack se compose de matrices d'acier, de dimensions et épaisseurs variées, creusées d'un côté d'une dépression en rapport avec la cavité à obturer (fig. 266).

Mais cette espèce de matrice implique la présence d'une dent contiguë pour la maintenir en place, et la solidité de ce

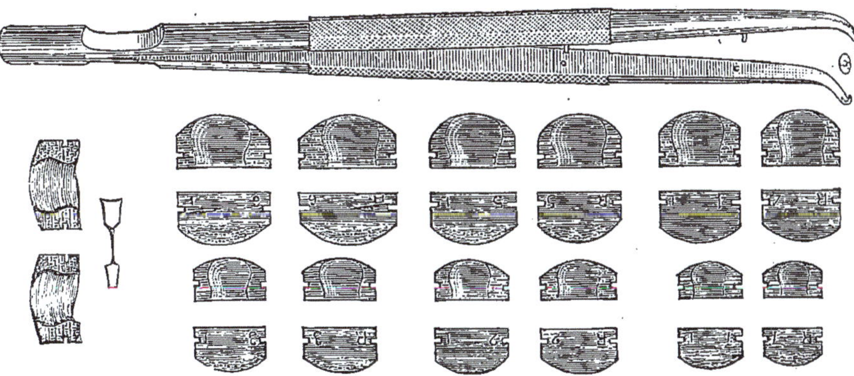

Fig. 266. — Matrice à obturation de Jack. — (A. et F.)

maintien dépend de la manière dont elle est assujettie contre les bords de la cavité. Il en existe six paires pour le côté droit, autant pour le côté gauche et une double pour les cavités approximales contiguës. On les place et on les ôte à l'aide d'une pince spéciale représentée figure 266.

Voici comment on procède :

Une fois l'écartement nécessaire obtenu, on applique la digue dans laquelle on prend non seulement les deux dents contiguës, mais aussi celle qui est en avant, que l'on ligature solidement. La matrice doit être choisie de dimensions telles que sa dépres-

[1] *Dental Cosmos*, 1885, p. 194.

sion s'étende un peu au delà des limites latérales de la cavité, que son bord gingival en dépasse un peu le bord cervical et enfin que son bord libre affleure la face coronale de la dent. S'il n'en était pas ainsi, il vaudrait mieux changer de matrice que de faire l'opération dans des conditions imparfaites.

Alors, par le côté buccal de l'interstice, on pousse un premier double coin en bois d'oranger entre la dent contiguë et la matrice, de manière à maintenir fortement cette dernière contre la dent à obturer[1]. La largeur du coin dépend de celle de l'interstice. Par le côté lingual on en enfonce un semblable; puis on les coupe tous les deux avec la précaution de ne pas léser la digue avec la pince coupante. Les deux coins, avant d'être mis en place, auront été préalablement trempés dans du vernis de sandaraque, pour éviter tout déplacement ultérieur.

Ainsi placée, la matrice permet de procéder à l'obturation. La cavité est réduite à une simple cavité coronale dont on peut enlever une paroi dès que l'obturation est achevée ; elle n'est pas beaucoup plus difficile à combler qu'une cavité de la face broyante.

Il y a cependant quelques précautions à prendre : Ainsi, lorsque l'on se sert d'or, il est nécessaire qu'à la paroi cervicale et le long de la ligne où les parois buccale et linguale rejoignent la matrice, l'or soit amené en parfait contact avec les bords de la cavité. Les deux premiers tiers de l'obturation seront faits avec de l'or non-cohésif et le dernier tiers seulement avec de l'or cohésif. On peut même faire ces deux parties de l'obturation parfaitement distinctes, c'est-à-dire qu'au lieu de chercher à faire pénétrer la première couche d'or cohésif dans la dernière d'or non-cohésif, on achève et brunit celle-ci, et que, dans la cavité restante, après avoir creusé des trous de rétention, aussi bien dans l'or que dans

[1] Double coin. Coin épais d'un côté, réduit à l'épaisseur d'une feuille de papier de l'autre, plus volumineux à une extrémité qu'à l'autre.

les parois dentaires, on fait comme une aurification séparée dans une cavité spéciale.

Lorsque le remplissage est effectué, on enlève les coins, le lingual en le poussant simplement dans la bouche, le buccal en l'attirant avec la pince, puis la matrice elle-même en engageant les mors de la pince dans les échancrures dont elle est munie.

Dès que la matrice est ôtée, comme les dents écartées tendent à reprendre leur position première, l'obturation se trouve en contact avec la face approximale de la dent contiguë. La forme de l'obturation répond à celle de la dépression de la matrice, et l'interstice triangulaire est parfaitement libre au collet. L'achèvement de l'obturation se fait alors très rapidement.

Matrice d'Andews[1]. — *La moins compliquée des matrices est, sans contredit, celle d'Andrews.* Pour la faire, il prend une bande de cuivre argenté, mince comme du papier à écrire ; il en entoure la dent et l'y maintient avec quatre ou cinq tours de soie floche. Puis, avec un brunissoir, il écarte la portion du bord de la bande qui se trouve en rapport avec l'ouverture de la face broyante, de manière à bien laisser voir toute la cavité. Il n'enlève le cuivre qu'une fois l'aurification arrivée à la phase du polissage. Cette aurification doit toujours être un peu plus volumineuse qu'elle ne le sera après son achèvement.

Matrice de Perry. — *Cette matrice est aussi fort simple.* Elle se compose d'une lame d'acier très mince dont les deux extrémités sont percées d'un trou pour le passage d'un lien destiné à fixer le tout en place (fig. 267). On l'applique dans l'interstice voulu, puis on passe le lien autour de la dent et on le noue (fig. 268). S'il se distend un peu, il n'y a pas grand inconvénient, pour cette raison qu'en introduisant la matière obturatrice il y a plus de certitude, lorsque la matrice est un

[1] *Dental Cosmos*, 1886, p. 297.

peu lâche, de bien l'adapter aux bords de la cavité. Les trous, qui sont arrondis et bien polis pour que le lien ne soit pas coupé, sont percés de telle sorte que ce lien se trouve près du bord cervical et que la matrice soit pressée contre la dent en

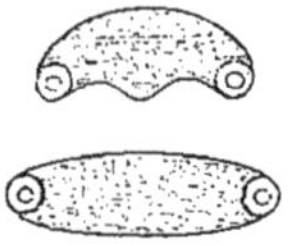

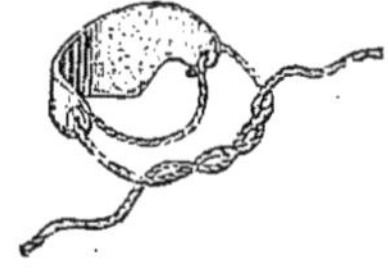

Fig. 267. — Matrice de Perry. — (D. C.)

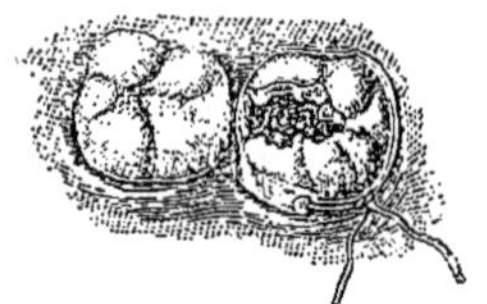

Fig. 268. — Matrice de Perry en position. — (D. C.)

cet endroit. Si cela ne suffit pas, un coin de bois plongé dans le vernis de sandaraque et passé entre la matrice et la dent voisine y supplée. Cette matrice sert aussi bien pour l'or que pour les plastiques et surtout pour l'amalgame, et, dans ce

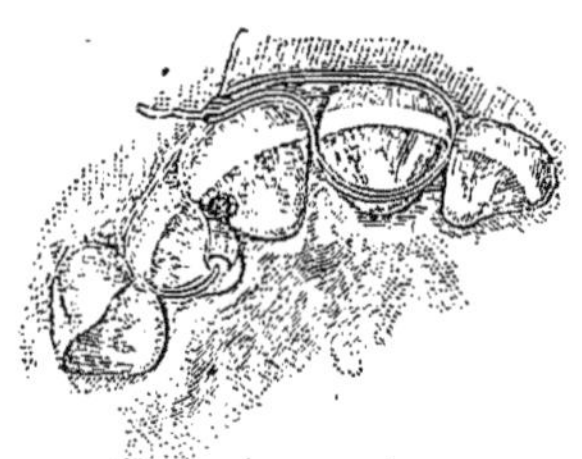

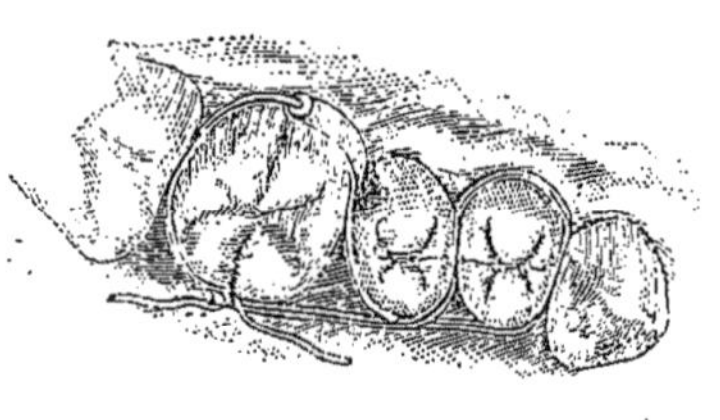

Fig. 269 et 270. — Matrice de Perry en position. — (D. C.)

cas, on peut la laisser en place pendant une nuit. On peut aussi l'adapter en la repliant, ou en l'attachant sur quelque autre dent, comme cela se voit figures 269 et 270.

Matrice de Truman W. Brophy [1]. — Cette matrice a la forme d'une bague; composée d'une lame mince d'acier à trempe de ressort, elle est, par cela même, facile à adapter à la couronne de n'importe quelle dent.

La bande est doublée ou renforcée, sur un de ses côtés, dans

[1] *Dental Cosmos*, 1886, p. 292.

un endroit où elle donne prise à une vis dont la pointe porte sur une des parois linguale ou buccale de la dent. Cette vis est actionnée, soit avec une clef de montre, soit avec un levier et, par cela même, fixe solidement la bande (fig. 271).

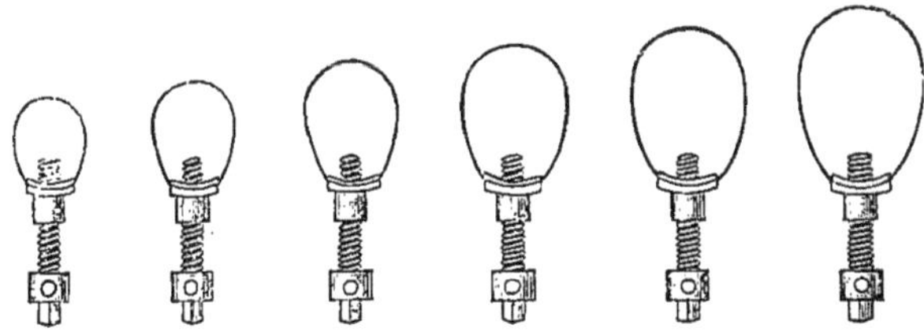

Fig. 271. — Matrice de Truman W. Brophy. — (D. C.)

Après avoir écarté les dents de manière à exposer complètement à la vue la cavité et avoir préparé cette cavité de façon à pouvoir restaurer le contour de la dent, on choisit une matrice capable de s'appliquer lâchement sur la couronne de la dent.

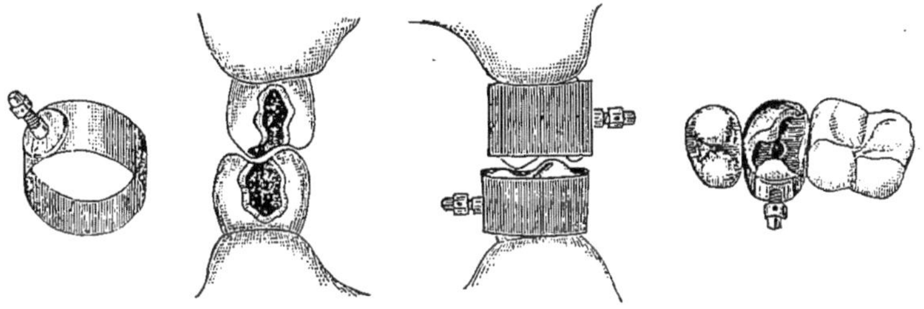

Fig. 272. — Matrice de Brophy appliquée. — (S. S. W.)

La portion mince glisse facilement entre les dents, et la dent se trouve ainsi enveloppée jusqu'à la gencive. On met alors la vis en place, on la serre, et la cavité se trouve convertie en une cavité simple.

Ces matrices sont spécialement destinées aux bicuspidées et aux multicuspidées et servent à la restauration de n'importe quelle paroi de ces dents.

Lorsqu'il s'agit des dents de la mâchoire inférieure, il vaut mieux la placer sur la paroi buccale.

Crochet et Bande-matrice de Woodward [1]. — L'efficacité du *Crochet-matrice* de Woodward est due d'abord à l'espèce d'étrier qui, s'appuyant sur la face coronale de la dent voisine, empêche la matrice de se porter vers le collet, puis aux sillons parallèles, transversaux, creusés sur la face convexe du crochet qui empêchent les coins de bois appliqués entre eux et la dent voisine de glisser vers la gencive.

Il est bon d'obtenir préalablement un espace suffisant pour admettre l'épaisseur de la matrice.

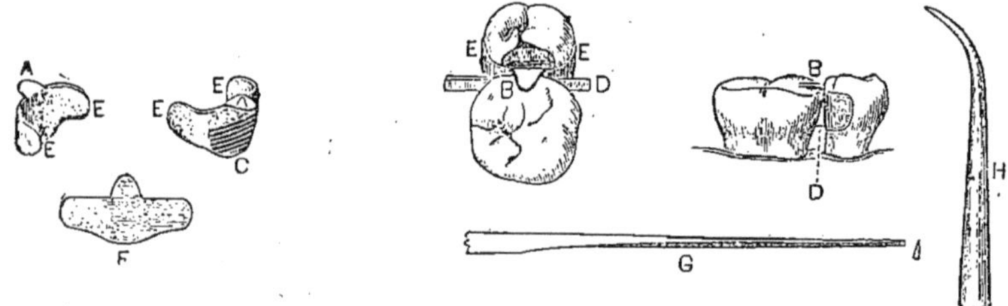

Fig. 273. — Crochet-matrice de Woodward. — (D. C.)

Si l'on se sert pour cela de l'écarteur à vis, on peut achever l'opération en une séance (fig. 273).

La matrice, par ses deux extrémités, s'appuie sur la partie saine de la dent, avec une pression modérée, suffisante cependant pour faire ressort sur la matrice et l'obliger à s'appliquer parfaitement sur le bord cervical de la cavité. Quant au bord cervical du crochet, il doit s'étendre un peu au delà du bord cervical de la cavité.

On peut préparer ce genre de matrice au moment de s'en servir. Pour cela, dès que l'épaisseur en est choisie, on taille la plaque avant qu'elle ne soit trempée, on plie l'étrier, on creuse les sillons à la lime, on imprime à la matrice la forme de la dent, enfin on lui donne la trempe du ressort.

Pour enlever la matrice on ôte le coin, on tire à soi la

[1] *Dental Cosmos*, 1885, p. 335.

matrice jusqu'à ce que les sillons mettent obstacle à sa sortie, puis, avec une sonde, on fait levier entre les dents près du collet et l'on obtient ainsi un espace suffisant pour son passage.

La Bande-mâtrice de Woodward qui est un peu plus compliquée que le crochet le remplace lorsqu'il s'agit de restaurer la totalité ou des portions considérables de la couronne des bicuspidées ou des multicuspidées. C'est une bande métallique en bronze phosphoré, près de chaque extrémité de laquelle on soude un support pour le passage de la vis. Celui qui est taraudé est situé à six millimètres de l'extrémité de la bande, et l'autre, dans lequel la vis se meut librement, est tout près de l'extrémité. Le premier peut être en argent allemand [1]. La vis est en acier avec une tête carrée à laquelle est ajustée une clef de montre montée sur un manche.

En appliquant la bande matrice sur la dent, c'est le support taraudé qui doit être placé du côté de la paroi distale, de telle sorte que la vis étant dirigée par le côté mésial, la clef puisse la faire facilement tourner.

Pour enlever la matrice, on desserre la vis, on l'ôte de son support, on redresse les extrémités de la bande, on repousse celle-ci du côté de la langue et on la fait ainsi facilement glisser.

Matrice de Ladmore-Brunton. — Cette matrice se compose d'une bande-matrice et d'un clamp spécial. La bande est percée d'un trou à chaque extrémité. Le clamp est une espèce d'étau dont les deux mors, terminés chacun par un crochet destiné à entrer dans le trou correspondant de la bande, sont actionnés par une vis qui les rapproche ou éloigne à volonté (fig. 274).

La vis est mise en mouvement par une clef munie d'un ressort en spirale qui lui permet d'agir à divers angles. Pour que la marche des deux mors soit toujours directe, le clamp est muni d'une barre parallèle à la vis, le long de laquelle les

[1] Cuivre 100, Zinc 60, Nickel 40.

mors glissent. Cette barre peut occuper diverses positions par rapport à la vis, mais doit toujours lui être parallèle.

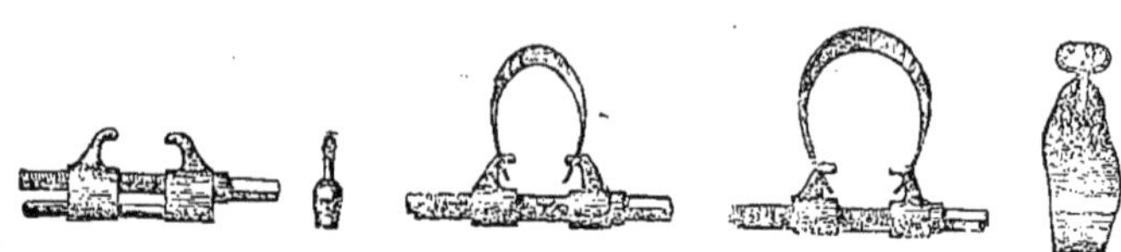

Fig. 274. — Matrice de Ladmore-Brunton. — (A. et F.)

Pour employer ce genre de matrice, on commence par mesurer, avec un fil que l'on passe autour d'elle, la circonférence de la dent. On coupe le fil à la longueur de cette circonférence, puis, s'il s'agit d'une bicuspidée, on le raccourcit de 4 millimètres, et, s'il s'agit d'une multicuspidée, de 8 millimètres. On choisit une bande-matrice, qui d'un trou à l'autre soit le mieux en rapport avec la longueur du fil, on la courbe suivant la forme de la dent avec des pinces, on introduit les crochets du clamp dans les trous et l'on place la matrice sur la dent, en ayant soin de la conduire jusqu'au-dessous du bord cervical de la cavité ; on serre alors la vis du clamp.

Lorsque cela se peut, on insère un coin de bois trempé dans de la teinture de mastic entre la dent voisine et la matrice pour maintenir celle-ci solidement contre le bord cervical.

Lorsque l'on se sert d'amalgame, on peut laisser la matrice en place jusqu'au jour suivant, *mais il ne faut pas oublier pour cela de retirer le clamp et de le remplacer par un fil métallique passé dans les trous et tordu à la pince.*

Matrice de Guilford[1]. — M. Guilford reconnaissant, d'une part, les avantages de la matrice de Jack qui

[1] *Dental Cosmos*, 1886, p. 139.

n'occupait qu'un interstice dentaire et dont le seul inconvénient était de ne pas enserrer la dent d'une manière suffisante et, d'autre part, ceux de la bande-matrice qui, tout en embrassant mieux la dent que la matrice de Jack, a le défaut d'occuper deux interstices, eut l'idée de faire une matrice, pourvue des avantages des deux précédentes et dénuée de leurs défauts, une matrice qui, tout en embrassant la plus grande partie de la circonférence de la dent à opérer, n'occuperait qu'un seul espace interdentaire et serait maintenue en place à l'aide d'un

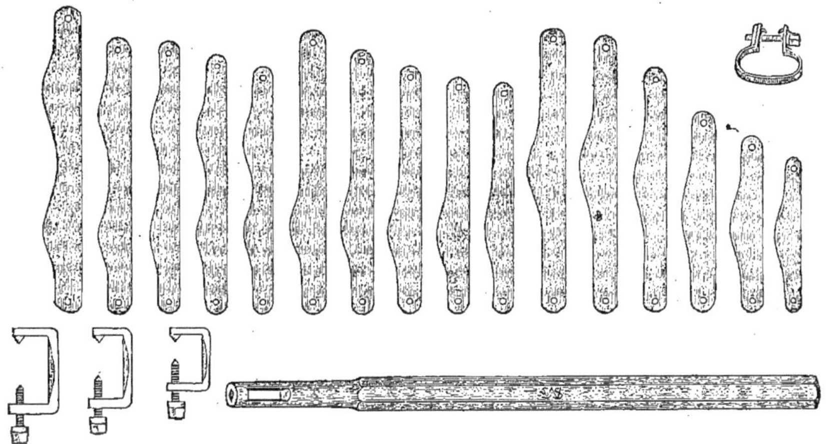

Fig. 275. — Matrice de Guilford. — (D. C.)

clamp rigide n'empêchant en rien les diverses phases de l'opération.

Il fallait de plus que l'appareil fût composé d'aussi peu de parties que possible, qu'il fût à action directe et d'une construction peu compliquée. Voici la matrice qu'il imagina (fig. 275).

Elle se compose d'une bande flexible d'acier et d'un clamp destiné à l'adaptation et au maintien en position de la bande (fig. 275).

La bande taillée dans une feuille d'acier très mince est d'une longueur suffisante pour passer au delà des parties les plus proéminentes de la dent, sur les faces linguale ou buccale. Son bord coronal est courbe ou droit, tandis que le bord gingival est muni d'un prolongement arrondi destiné à couvrir parfaitement le bord cervical de la cavité. La hauteur de la bande, excepté dans cette portion prolongée, doit être à peu près égale à la hauteur de la couronne. Les extrémités sont arrondies et percées d'un trou destiné d'un côté à la pointe de la vis et de l'autre à la pointe antagoniste du clamp.

Le clamp est composé d'une partie moyenne taillée dans une lame d'acier de 2 millimètres d'épaisseur munie de deux bras à angle droit. Un de ces bras porte à son extrémité une espèce de socle en pointe conique dirigée en dedans, tandis que l'extrémité de l'autre bras aplatie est percée d'un trou taraudé pour le passage de la vis.

La partie moyenne est chanfreinée des deux côtés de manière à pouvoir pénétrer dans le sillon qui se trouve entre les cuspides des deux dents contiguës. Si ces deux dents ne sont pas contiguës, le clamp peut être placé dans l'espace interdentaire.

Avant de mettre la matrice en place, on plie légèrement les deux extrémités de la bande, près de l'endroit où elles sont percées, de manière à pouvoir les rapprocher de l'angle formé par les dents contiguës, sans cependant qu'elles touchent la dent qui n'est pas opérée.

Lorsqu'il s'agit de l'appliquer, on courbe la bande en arc, de manière à ce que les trous arrivent jusqu'aux pointes du socle et de la vis du clamp, en ayant soin que la tête de la vis soit placée du côté de la face buccale de la dent. Dans cette position la bande se trouve appliquée sur la dent et maintenue en place par le clamp qui a ainsi sa place dans, ou au niveau de l'interstice dentaire. On tourne alors la vis à l'aide d'une clef de montre, jusqu'à ce que la bande parvienne à enserrer hermétiquement la dent et s'y maintienne fermement. A chaque tour de vis la pression exercée par la pointe du socle du clamp équivaut à celle exercée par la vis, de sorte qu'on évite ainsi l'emploi de deux vis, tout en obtenant le même résultat (fig. 276).

Il faut trois grandeurs de clamp, une pour l'interstice des bicuspidées, une pour l'interstice qui sépare la seconde bicuspidée de la première multicuspidée et une pour celui qui existe entre les multicuspidées.

Le peu de longueur des bras du clamp, obligeant sa partie moyenne à s'appuyer sur les dents, empêche la bande de glisser jusqu'aux gencives.

S'il arrivait que la portion cervicale de la bande ne s'appliquât pas hermétiquement au collet de la dent, on y remédie-

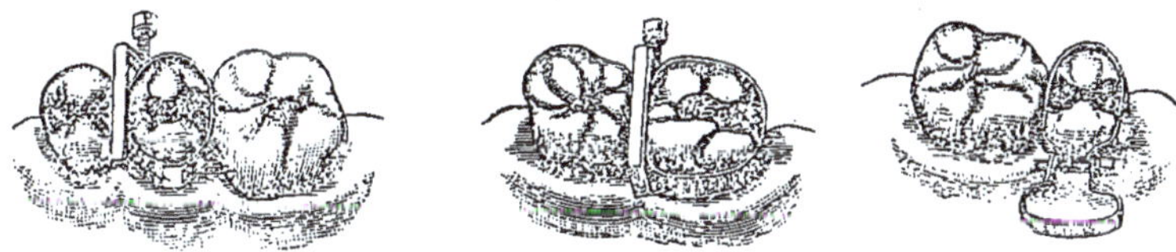

Fig. 276. — Matrice de Guilford en position. — (D. C.)

rait à l'aide d'un petit coin de bois d'oranger que l'on forcerait entre elle et la dent voisine.

La matrice de Guilford peut être modifiée de diverses manières; nous parlerons plus loin de ces modifications à propos des cas qui les concernent.

Elle sert aussi bien pour les substances plastiques que pour l'or.

Matrice de Miller (pour bicuspidées et multicuspidées). — Cette matrice est en acier laminé, mince, et ressemble aux coins à ressort des mécaniciens. La lame d'acier haute de 3 à 4 millimètres est courbée en son milieu de manière à former en cet endroit un arc de cercle faisant ressort, tandis que les deux extrémités ramenées l'une sur l'autre, lorsqu'elles sont placées dans l'interstice dentaire, tendent à se séparer lorsqu'elles sont libres.

Il en résulte que la matrice ainsi formée se maintient d'elle-même en place grâce à son élasticité. S'il faut la fixer plus solidement, par exemple pour une aurification, on introduit un coin de bois au niveau du bord cervical de la cavité, entre les deux extrémités légèrement recourbées en sens contraire dans ce but (fig. 277). On peut, en fabriquant la matrice, ajouter de petits étriers tournés en sens inverse qui, s'appuyant

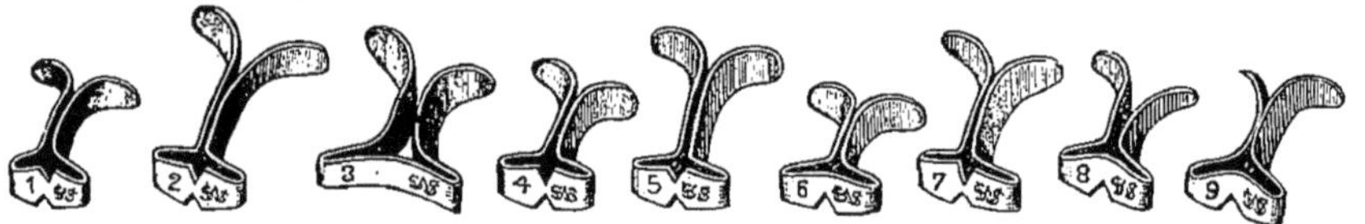

Fig. 277. — Matrice de Miller. — (S. S. W.)

sur la face coronale de chaque dent contiguë, l'empêchent de glisser vers les gencives.

Cette matrice est la même que celle de Herbst.

Matrice et Écarteur combinés. — C'est M. Darby qui eut le premier l'idée de maintenir la matrice de Woodward avec un

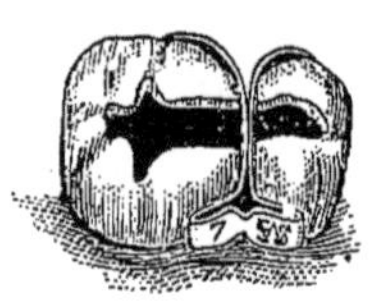

Fig. 278. — Matrice de Miller appliquée. — (S. S. W.)

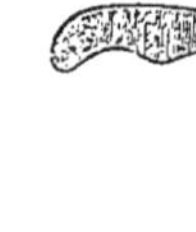

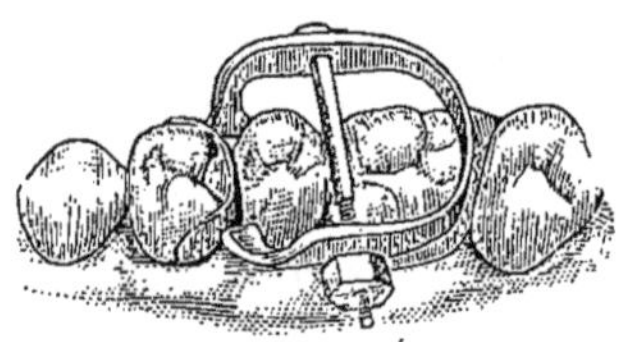

Fig. 279. — Matrice et Écarteur combinés de Safford-Perry. — (D. C.)

écarteur. Dans le même but M. Safford Perry [1], au lieu de faire ce genre de matrice en acier, le fit en laiton et lui donna la forme représentée figure 279, ce qui permet, avec l'écarteur de Perry, de maintenir le tout solidement en place.

On commence par ajuster la digue et l'on applique l'écarteur; on tourne la vis jusqu'à écartement suffisant pour permettre à

[1] *Dental Cosmos*, 1885, p. 455.

la matrice de passer. On ôte l'écarteur et l'on place la matrice, puis on remet en position l'écarteur, en appliquant les mors sur la matrice, et l'on serre la vis autant que cela est nécessaire. Une fois l'obturation terminée, on retire l'écarteur, on relève les bords de la matrice et on réapplique l'écarteur sur les dents seules.

En tournant la vis, la matrice peut être facilement enlevée et l'obturation peut être achevée sans danger de léser le contour.

La malléabilité des matrices en laiton a un grand avantage. Chaque fois qu'il s'agit de faire l'obturation en saillie, il suffit de se servir d'un maillet de plomb ou d'un maillet automatique pour obliger la matrice à céder et permettre d'achever ainsi l'obturation sans déranger le contour.

§ 2. — Cavités approximo-coronales.

Ces cavités sont formées par la réunion de cavités ayant envahi les faces mésiale et coronale ou distale et coronale des dents postérieures ou même les trois faces à la fois. Lorsqu'il s'agit des *incisives*, ces cavités s'étendent des faces mésiale ou distale au bord incisif[1] ou de ces deux faces à la fois au bord incisif[2], et lorsqu'il s'agit des *canines*, elles partent de ces faces et envahissent ou détruisent la pointe de ces dents[3].

Il est extrêmement rare qu'une carie soit limitée soit à une face approximale et au bord incisif, soit à une face approximale et à la cuspide, soit aux deux faces approximales et au bord incisif ou à la cuspide ; presque toujours une des deux faces buccale ou linguale ou toutes les deux à la fois sont

[1] Mésio-incisales ou disto-incisales (de la classification).

[2] Mésio-disto-incisales.

[3] Mésio-cuspidales, ou disto-cuspidales, ou mésio-disto-cuspidales.

envahies en même temps que les autres parties, et il en résulte comme une destruction d'une portion considérable de la dent qui n'est plus alors qu'une couronne tronquée plus ou moins irrégulière. Nous en décrirons l'obturation au paragraphe concernant ce genre de cavité [1].

Il n'en est pas de même pour les *dents postérieures* où il est très fréquent de rencontrer soit une cavité coronale allant rejoindre une cavité approximale, soit une cavité coronale ayant détruit le bord qui sépare la face coronale d'une face approximale et ayant gagné cette face, ou inversement une cavité approximale ayant envahi la face coronale.

Cavités mésio-coronales ou disto-coronales. — Si l'on a décidé de procéder à *la séparation permanente dans le but de pratiquer une obturation à niveau*, on résèque les deux angles, buccal et lingual, de la dent, et il en résulte que la face mésiale ou distale de la dent devient un plan incliné qui ne s'arrête qu'à l'épaulement qu'il convient de laisser autant que possible près du collet de la dent. La cavité, une fois creusée et préparée au centre de ce plan incliné, devient, *de cavité composée* qu'elle était, *cavité simple*, cavité facile à obturer d'après les méthodes indiquées pour les cavités simples.

Mais si l'on s'est décidé pour *une obturation de contour*, il faut agir autrement : on respecte les angles buccal et lingual de la dent, on prépare la cavité coronale qui sert alors de passage pour la préparation de la cavité approximale, on creuse un sillon sur les parois buccale et linguale de la cavité approximale un autre sur la paroi cervicale de cette cavité; puis deux trous de rétention antagonistes près de l'orifice coronal, à une petite distance du bord, et l'on passe à l'aurification. On place la digue, puis l'écarteur qui a servi à éloigner momentanément les dents et l'on procède à l'introduction de l'or,

[1] Cavités bucco-linguo-inciso-approximales ou bucco-linguo-cuspido-approximales.

On applique contre la paroi cervicale de la cavité approximale, et parallèlement à cette paroi, *un premier gros cylindre d'or non-cohésif*, puis un second et un troisième de chaque côté du premier et l'on consolide et condense le tout contre cette paroi à l'aide du maillet automatique, enfin *on achève l'aurification avec de l'or cohésif.*

C'est là un des moyens employés, mais il est quelque peu malaisé à suivre, et il vaut mieux, à notre avis, *avoir recours à l'emploi d'une matrice comme celle de Guilford.* Grâce à elle, la cavité composée est réduite à l'état de cavité coronale simple et l'obturation devient facile.

Dès que la matrice est installée et consolidée on introduit dans la cavité, *contre la paroi cervicale et parallèlement à elle, des cylindres non-cohésifs*, que l'on y couche de façon à ce qu'une de leurs extrémités aboutisse à la matrice ; on les foule et condense de manière à ce que leur adaptation soit hermétique entre le bord et les angles cervicaux de la cavité et la matrice ; on en ajoute d'autres que l'on place toujours dans le même sens et qui sont de longueur voulue pour forcer d'un côté contre la matrice et de l'autre contre la paroi centrale de la cavité, le tout jusqu'à concurrence du remplissage des trois quarts de la cavité, jusqu'au niveau des trous de rétention du bord coronal. On condense le tout aussi parfaitement que possible avec un fouloir à dents longues et aiguës et il reste une cavité plate, peu profonde, *que l'on remplit avec de l'or cohésif.*

Pour cela, sur la surface rendue rugueuse on applique, de manière à la recouvrir entièrement, un fragment de feuille cohésive n° 20 que l'on y incorpore avec le fouloir à dents aiguës pour l'y consolider ensuite avec un fouloir à dents plus courtes. On termine le remplissage avec de l'*or cohésif* comme d'habitude.

Au lieu de placer et consolider *les premiers cylindres*, à la main, dans le fond de la cavité, on obtient une adaptation plus exacte sur ses parois et sur ses bords en contact avec la matrice, **par la méthode de Herbst.** On insère ainsi d'abord de l'or non-cohésif jusqu'aux trois quarts de la cavité, puis on termine avec de l'or cohésif, soit par la même méthode, soit par celle du maillet.

Que la cavité soit mésio-coronale ou disto-coronale, l'aurification se fait de la même manière.

Cavités mésio-disto-coronales. — Ce genre de cavité qui embrasse les faces mésiale, coronale et distale de la dent, s'obture plus facilement et plus sûrement *en se servant d'une matrice comme celle de Ladmore*. Après avoir préparé, comme si elles étaient séparées, les cavités mésio-coronale et disto-coronale d'après la manière indiquée plus haut, on applique la digue, puis la matrice et l'on commence par aurifier, *avec des cylindres d'or non-cohésif*, soit **par la méthode ordinaire, soit par celle de Herbst**, les deux cavités mésiale et distale, jusqu'à ce que le niveau de l'aurification ait atteint les trous de rétention creusés autour de l'ouverture coronale ; cela fait, *on termine avec de l'or cohésif.*

Un excellent moyen d'obturer les cavités composées mésio ou disto-coronales et mésio-disto-coronales consiste, une fois la matrice en place, à faire *la première partie de l'obturation avec de l'amalgame* jusqu'au niveau des trous de rétention du bord coronal, à attendre, un ou deux jours, que l'amalgame soit bien durci, puis à *terminer l'obturation avec de l'or cohésif*[1]. Dans ces cas des trous de rétention peuvent être creusés dans l'amalgame.

§ 3. — Cavités approximo-buccales.

Dents antérieures. — Les cavités qui s'étendent d'une face approximale à la face buccale se présentent à la vue sous divers

[1] Il est facile, une fois l'amalgame en place, de boucher provisoirement le reste de la cavité avec de la pâte de Hill, d'ôter le clamp de la matrice,

aspects. Parfois elles sont circulaires, le plus souvent avec un bord ébréché. Pour les préparer on commence par réséquer, soit avec un petit ciseau à main, soit avec une pointe de corindon, toute la portion du bord de l'émail qui est trop affaiblie pour pouvoir résister aux manœuvres de l'obturation, puis on nettoie et forme le reste de la cavité comme de coutume.

Si l'on doit se servir de ciment, il est inutile de creuser des trous ou des sillons de rétention ; lorsque la cavité sera bien nette et bien propre, on la remplira avec un ciment dont la couleur se rapprochera le mieux de la nuance de la dent, *un peu plus foncée* cependant, et l'on rétablira le contour.

Nous conseillons toujours, en pareil cas, *de mettre un excès de ciment* de manière à pouvoir, deux ou trois jours après, une fois le ciment bien pris, réséquer cet excès et laisser une surface que l'on grattera ou limera pour la parer et que l'on polira ensuite le mieux possible. *Cet excès de ciment, sans empêcher l'utilité d'un vernis protecteur*, pendant ce laps de temps, *peut cependant en tenir lieu* jusqu'à un certain point, en protégeant contre la salive et jusqu'à durcissement complet la portion capitale de l'obturation.

Si l'on doit employer l'or, il est nécessaire de tailler légèrement en biais la paroi cervicale, de manière que le plan qu'elle formera s'incline un peu obliquement de la face approximale vers le canal de la racine, et d'y pratiquer deux trous de rétention, l'un près de la paroi buccale l'autre près de la paroi linguale, ou bien un seul sillon peu profond.

On fera aussi une légère dépression près du bord incisif ou près de la cuspide (pour les cuspidées), et, si la paroi linguale est assez solide, un sillon longitudinal sur cette paroi, puis on aurifiera à l'or cohésif avec ou sans le secours du maillet.

de le remplacer par un fil de platine dont on tord les deux bouts et de laisser la matrice en place jusqu'à achèvement de l'obturation.

La méthode de Herbst est fort commode pour une obturation de ce genre, en ce que l'on ne risque pas de fracturer les bords amincis de l'émail, lorsque l'on tient à en conserver le plus possible.

Une lame d'argent allemand passée entre les deux dents contiguës, pliée et appliquée, par une de ses extrémités, la postérieure, sur la face linguale de la dent que l'on opère et par l'autre, l'antérieure, sur la face buccale de la dent voisine et maintenue solidement en position à l'aide de coins de bois, forme une excellente matrice.

Il en est de même d'une simple et étroite lame d'acier introduite verticalement entre les dents, puis fixée avec de la gomme laque d'après le procédé que nous décrirons bientôt.

Dents postérieures. — Les cavités approximo-buccales des dents postérieures sont : ou bien naturelles c'est-à-dire produites par la carie elle-même, ou artificielles, c'est-à-dire que, la carie existant sur la face mésiale ou sur la face distale seule, à peu de distance du collet de la dent, il faut, pour arriver à faire l'obturation *rendre la cavité composée en l'ouvrant sur la face buccale.*

Dans le premier cas, c'est par la face buccale qu'on nettoie toute la cavité et qu'on la prépare de manière à ce qu'elle retienne l'obturation.

On se sert pour cela de fraises d'acier et d'excavateurs en cuillère. On donne à la cavité par rapport à son orifice, une forme en queue d'aronde peu accentuée ; on applique la digue puis une bande matrice *percée d'un trou à l'endroit qui est en rapport avec la portion buccale de la cavité.*

On peut aussi se servir d'une matrice en argent allemand embrassant la face linguale de la dent à opérer et la face buccale de la dent voisine, comme nous l'avons indiqué pour les dents antérieures.

Cela fait on passe à l'aurification, soit par la méthode ordinaire *avec l'or non-cohésif en cylindres*, pour la partie mésiale ou distale de la cavité, et avec *de l'or cohésif pour la partie buccale*, soit, ce qui est préférable dans ce cas, par la méthode de Herbst qui facilite beaucoup l'opération.

Si la cavité est à la fois bucco-mésio-linguale ou bucco-disto-linguale, on la prépare de même et l'on se sert d'une bande-matrice qui, enserrant toute la dent, ne laisse à découvert que l'orifice buccal par lequel on fait l'aurification comme ci-dessus.

Dans ces cas, il y a grand avantage *à se servir d'amalgame*, aussi bien d'ailleurs pour la portion linguo-distale que pour la portion linguale et la moitié de la portion mésiale, là où l'obturation ne doit pas être en vue ; le reste, c'est-à-dire la moitié de la portion mésiale et toute la portion buccale, *sera fait avec de l'or*.

Si ces espèces de cavités se trouvent sur la deuxième et la troisième multicuspidée, nous conseillons de les obturer entièrement à l'amalgame, non pas que l'on ne puisse à la rigueur le faire avec de l'or, mais parce que l'amalgame bien préparé et bien appliqué résiste mieux dans ces endroits et s'y insère plus facilement que l'or.

Cette observation est applicable avec plus de justesse encore aux cavités qui ont leur siège le long du bord gingival ou même sous la gencive et aussi aux cavités mésio-linguo-distales ou mésio-bucco-distales des multicuspidées. Nous pensons, en effet, que le plus souvent, **les bicuspidées seules**, et, à la rigueur, **la première multicuspidée** parmi les dents postérieures, doivent, être *aurifiées* dans les endroits exposés à la vue.

§ 4. — Cavités approximo-linguales

Les cavités qui s'étendent d'une face approximale à la face linguale se traitent exactement de la même manière que les précédentes, avec cette légère différence, cependant, que, une fois la matrice en place, c'est par la face linguale que l'on opère, à l'aide de l'angle droit ou obtus du tour dentaire sur lequel on monte les instruments appropriés.

Cavités mésio-bucco-distales et mésio-linguo-distales. — Lorsque la carie a envahi à la fois la face buccale et les deux faces approximales, près ou le long du bord gingival, de manière à former à la dent comme les deux tiers d'une collerette creuse, la préparation de la cavité diffère un peu des préparations précédentes. Il ne peut être question dans ce cas d'obturation au ciment ; en quelques semaines, en effet, le ciment se désagrégerait et tomberait ; mais on peut se servir de *gutta-percha blanche* qui a l'avantage d'être inattaquable par les liquides de la bouche.

Pour cela, avec une fraise en cône renversé montée sur le tour dentaire, on donne, dans toute sa longueur, au sillon carié une forme en queue d'aronde, c'est-à-dire qu'on le taille plus large au fond qu'à l'orifice, et l'on creuse, à ses deux extrémités, un trou de rétention un peu plus profond, ayant lui-même cette forme. Il ne reste plus qu'à insérer la gutta-percha.

Si l'on doit l'*aurifier avec de l'or non-cohésif*, la forme en queue d'aronde doit être un peu moins marquée, mais cependant, sans que les parois soient perpendiculaires au plancher.

On commence par placer le premier cylindre au point le plus éloigné de la face distale, puis on range les suivants, les uns à côté des autres, jusqu'à la ligne médiane de la face buccale. On agit de même pour la seconde portion du sillon, c'est-à-dire que l'on commence par le point de la face mésiale le plus éloigné, jusqu'à ce que l'on ait réjoint l'or de la première portion. On pratique alors le coinçage en deux ou trois endroits et l'on termine le remplissage.

Si c'est d'*or cohésif que l'on doit se servir*, la préparation est la même, avec cette différence toutefois qu'il faut y joindre trois ou quatre trous de rétention, un à chaque extrémité et un ou deux sur la face buccale.

S'il s'agit d'une *carie mésio-linguo-distale* du même genre. bien que le sillon puisse être aurifié de la même manière, nous préférons l'*emploi de l'amalgame* qui, dans ces conditions, résiste parfaitement, ne se voit pas, et dont l'insertion est bien plus facile.

§ 5. — Cavités bucco-linguo-approximales.

Lorsque les cavités approximales ont envahi, à la fois, la face buccale et la face linguale, la préparation des cavités est exactement semblable à celle des précédentes lorsque l'on doit employer *le ciment.* Il en est de même de leur remplissage.

Mais lorsque l'on doit *les aurifier*, les bords buccal et lingual, d'une part, doivent être un peu plus réséqués de manière à leur donner une plus grande solidité, et l'ancrage à la paroi cervicale et au bord incisif ou à la cuspide de la canine, d'autre part, doit être un peu plus profond. Ces deux endroits sont en effet, les seuls capables de concourir à la fixité de l'aurification.

On peut se passer de matrice pour ce travail ; mais une matrice dans le genre de celle que nous avons décrite plus haut, pour la méthode de Herbst, en argent allemand, facilite tellement l'opération qu'il vaut mieux y avoir recours. Elle est nécessaire si l'on opère par cette méthode.

Lorsque les deux dents contiguës sont creusées, l'une d'une cavité bucco-mésio-linguale et l'autre d'une cavité bucco-disto-linguale, le tout ne formant pour ainsi dire qu'une sorte de tunnel dans l'interstice qui les sépare, on isole successivement, si l'on opère par les procédés ordinaires à l'or cohésif, chaque cavité, au moyen de la matrice en argent allemand, puis on passe à l'aurification, mais si l'on opère par la méthode de Herbst, *il vaut encore mieux se servir d'une matrice préparée de la manière suivante :*

On prend gros comme une noix de gommo laque que l'on

commence par ramollir à la flamme de l'alcool jusqu'à consistance de mastic, puis, une fois que la digue est en place, on applique et l'on presse contre la paroi linguale des dents à opérer et de deux ou trois voisines de chaque côté, en ayant soin de recouvrir leur bord tranchant, la laque ramollie et on la laisse durcir en position. Ainsi placée la laque dépasse sans le recouvrir en avant, le bord incisif des deux dents à opérer, de 6 à 7 millimètres environ.

On l'ôte alors et l'on répare et façonne avec un canif froid toute la portion qui correspond aux cavités à obturer, de manière à lui donner exactement la forme qu'elle aurait prise, si les dents eussent été intactes. On remet la masse en place, on s'assure que tout est bien et on l'ôte de nouveau. Prenant alors un fragment de lame d'acier assez long pour qu'une fois mis en place il dépasse la dent, et d'une largeur égale à l'épaisseur de la dent à son collet, on le chauffe et on l'introduit entre les deux dents jusqu'à la ligature de la digue.

Il doit être placé de telle sorte que son bord antérieur ne dépasse pas le plan buccal des dents. Comme la lame d'acier est chaude elle pénètre facilement dans la masse de laque, par son extrémité inférieure aussi bien que par son bord postérieur, et y reste solidement fixée après refroidissement.

La cavité de chaque dent se trouve ainsi isolée et il ne reste plus qu'à l'aurifier par l'orifice buccal.

Les cavités qui forment collerette entière autour de la dent (c'est-à-dire bucco-mésio-linguo-distales), n'étant qu'une complication des précédentes, seront préparées et obturées en deux ou trois fois suivant la difficulté, par les mêmes procédés que les cavités dont elles dérivent.

§ 6. — Cavités bucco-linguo-approximo-coronales.

Quant aux cavités qui ont leur siège *sur toutes les faces à la fois de la couronne*, c'est-à-dire qui ont été produites par la destruction de la presque totalité de cette couronne, on peut encore les obturer, ou pour mieux dire, on peut faire *entièrement la restauration de la couronne.*

Il y a certains patients qui préfèrent ce genre de travail aux dents artificielles, et comme, en résumé, il est exécutable, nous n'avons aucune raison péremptoire à alléguer contre son exécution, lorsque les conditions ambiantes peuvent donner à espérer qu'on le mènera à bonne fin.

Cette opération ne s'adresse d'ailleurs qu'à des dents dont la chambre et les canaux pulpaires ont été traités par les moyens que nous indiquerons plus loin.

Le premier point, pour que le travail réussisse, est *que ce qui reste de la dent puisse supporter la couronne nouvelle*, c'est-à-dire que *sa racine soit solidement implantée dans l'alvéole* et absolument *exempte de périostite alvéolo-dentaire chronique; le second que l'on puisse y ancrer et bâtir solidement l'obturation; le troisième que l'opéré ait toute la patience voulue pour supporter les divers temps de l'opération.*

Sur le premier point nous n'insisterons pas; il est bien évident que s'il y a trace d'inflammation du périoste alvéolo-dentaire, les manœuvres faites sur la racine et surtout l'emploi du maillet ne peuvent qu'être une cause d'aggravation de la maladie.

En ce qui concerne le second, nous dirons que la difficulté de l'opération dépend de la quantité de tissu dentaire sain qui reste, des trous ou sillons de rétention que l'on peut y creuser, enfin des vis ou crochets d'ancrage que l'on peut y insérer. Les bords doivent être nettement coupés, adoucis et polis à la fraise ou à l'aide de pointes ou disques de corindon, sans ébréchures, sans fissures ou craquelures. Des sillons de rétention doivent être creusés tout autour de la cavité dans celles des parois qui sont résistantes, ainsi que des trous de fixité dans la partie saine de la dentine. Enfin il faut insérer la ou les vis d'ancrage de telle sorte qu'elles ne puissent pas se déranger.

Comme l'on ne se sert pour ce genre de travail que d'or cohésif en feuilles ou en cristaux il est nécessaire d'éviter à tout prix *le contact de l'humidité et d'appliquer la digue*. Mais cette application serait parfois fort difficile, si l'on n'avait pas recours à des crampons spéciaux pour refouler la gencive et rendre les bords absolument libres. La pompe à salive doit être installée et mise en fonction ; tout enfin doit être prêt, or et instruments, pour diminuer la longueur parfois considérable d'une restauration de ce genre.

Le troisième point n'a pas besoin de démonstration.

Les procédés d'introduction et de consolidation de l'or ne diffèrent pas de ceux que nous avons décrits. On peut même ne pas se servir de matrice ; mais cet appareil est tellement utile en pareil cas, qu'il vaut mieux y avoir recours. Celle de Brophy, qui forme un anneau complet, est la plus commode pour les restaurations complètes.

Le point capital est de ne jamais souder un nouveau fragment d'or sur un fragment qui ne soit lui-même parfaitement soudé et consolidé. Si, par hasard, il arrivait qu'à un moment donné de l'opération, pour un motif quelconque, dérangement ou déchirure de la digue, l'humidité ne pût être complètement exclue, il faudrait polir la surface de la masse déjà consolidée, réparer ou changer la digue, puis sécher la surface de l'or à l'aide de quelque substance absorbante et d'une seringue à air chaud, la gratter, la rendre rugueuse et y faire au besoin quelques trous de rétention, de manière à obtenir un nouvel ancrage.

Lorsque la restauration est effectuée, restauration toujours un peu plus volumineuse qu'elle ne devra rester, on *met sa surface broyante à l'articulé, on dresse le contour, puis on polit et brunit la surface comme d'habitude*.

Certains opérateurs font les opérations de ce genre en trois séances. Dans la première ils préparent la cavité et insèrent la vis ; dans la deuxième ils introduisent et consolident l'or ; dans la troisième enfin ils dressent et façonnent le contour et achèvent le travail.

Une pareille restauration peut être, tout aussi bien et tout aussi solidement si ce n'est plus solidement, effectuée *à l'aide d'un bon amalgame* et de la même matrice. Il y a même bien des chances pour qu'elle résiste plus longtemps aux efforts de la mastication et avec moins de risques de périostite alvéolo-dentaire.

Au lieu des Vis que nous avons indiquées comme **moyen d'ancrage** de l'obturation, M. M.-A. Webb a indiqué le procédé suivant qui est certainement plus simple et plus avantageux[1].

Supposons une incisive centrale dont il manque une bonne

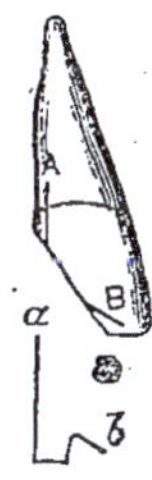

Fig. 280. — Grande incisive privée d'un tiers de sa couronne.
a, b. Fil d'or destiné à fixer l'aurification. (D. C.)

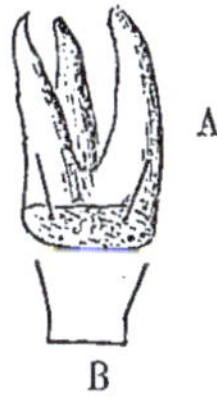

Fig. 281. — A. Multicuspidée supérieure découronnée. — B. Fil métallique d'attache. — (D. C.)

partie de la couronne (fig. 280 A), on applique la digue et prépare la cavité comme de coutume, puis on perce un trou B dans la partie restante du bord incisif, suivant une ligne formant un angle de 45° avec l'axe de la racine. On prend alors un fil d'or dur de la grosseur du foret ou un peu plus petit et on lui donne la forme représentée figure 280.

Après avoir enfoncé son extrémité dans le trou foré tout d'abord dans la paroi cervicale, on lui fait, à l'aide d'une légère pression, faire ressort et l'on introduit l'autre extrémité dans le trou incisif.

[1] *Dental Cosmos*, 1883, p. 165.

Le fil d'or représente ainsi le contour primitif, avec cette différence que ce contour étant de dimensions un peu moindres, il permet de conduire la matière obturatrice un peu au delà et reste par cela même complètement enfoui dans l'obturation. Il est donc un guide en même temps qu'un soutien contre les heurts de la mastication qui ne peuvent l'ébranler.

L'opération est simple, rapide, et ne demande pas d'instruments spéciaux. Pour les molaires on agit de même. Supposons qu'il ne reste plus que les racines coupées au niveau de la gencive. Après avoir placé la digue on dresse en biseau les bords des racines ; on fore 4 trous aux 4 coins de la dentine et suivant un angle d'environ 45° avec le niveau de la racine (fig. 281 B). On prend un fil de platine dur et l'on fait deux arceaux rétentifs (fig. 281 A) ; on place une extrémité du premier arceau dans un des trous et l'autre dans un autre trou, en faisant faire ressort au fil. Le second arceau placé de la même manière passera en croix sur le premier, au centre même de la partie à restaurer. Les fils seront placés le plus près possible de la face broyante, ce qu'il est facile d'obtenir en faisant rapprocher les dents antagonistes. La substance obturatrice, or ou amalgame, les cachera complètement et la couronne ainsi faite sera beaucoup plus solide qu'une couronne de porcelaine.

CHAPITRE IX

OBTURATIONS PROTHÉTIQUES

Nous nommons **Obturations prothétiques** celles qui sont faites à l'aide de fragments plus ou moins grands de couronnes artificielles, que ces fragments soient formés de sections de dents minérales ou composés d'un quart, d'un tiers ou même de la presque totalité d'une couronne d'or préparée dans ce but.

ART. I. — SECTIONS DE DENTS MINÉRALES

De tout temps on a cherché à utiliser des fragments de dents naturelles humaines ou d'animaux pour boucher les cavités produites dans les dents par la carie ; actuellement donc, comme, grâce au tour dentaire, on peut, à quelques exceptions près, donner aux cavités une forme qui soit la même pour tous les cas, ronde, ovale ou rectangulaire, d'après celle qu'elles avaient primitivement, il n'est pas surprenant que l'on ait songé à employer *des sections de dents minérales comme substance d'obturation.*

M. Martin de Lyon, il y a déjà longtemps, s'était adressé à la maison White pour obtenir de petits bâtons faits avec de la pâte de dents minérales ; mais l'expérience ne fut pas poursuivie [1].

[1] *Progrès dentaire*, 1880, p. 355.

Vers la même époque, un certain nombre d'opérateurs cherchèrent à insérer des fragments de porcelaine bien choisis dans la paroi buccale d'incisives ou de cuspidées, et à les y fixer avec du ciment; ils aurifiaient ensuite la petite rainure qui en résultait entre la porcelaine et l'émail, de manière à ne laisser voir qu'une mince ligne d'or[1].

En 1870, Hickman se servait de fragments de couronnes de dents minérales pour obturer les grandes cavités des faces buccale et coronale des molaires; mais il se contentait de les fixer avec de la gutta-percha ou du ciment, sans aurification.

Tout récemment M. Star fit fabriquer des blocs de porcelaine taillés en biseau que quelques tours de meule suffisaient à

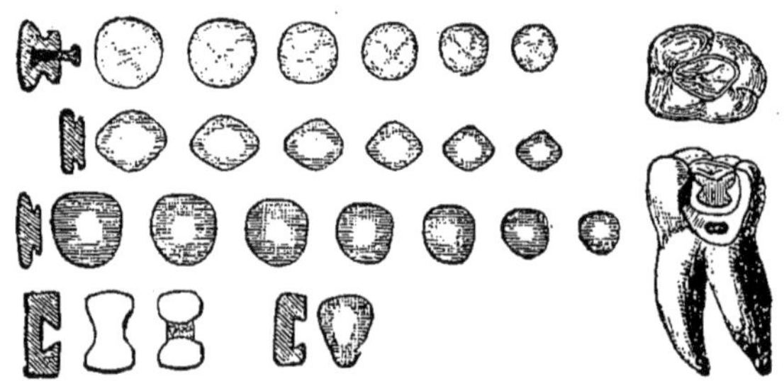

Fig. 282. — Sections de dents minérales pour obturations. — (A. et F.)

ajuster; mais ceux qui étaient munis d'une pointe de platine ne pouvaient être employés que pour les dents dont la pulpe avait été extraite.

Aujourd'hui les maisons White, Ash et autres fournissent des **Blocs de porcelaine** qui répondent à la plupart des indications des obturations prothétiques (fig. 282).

Voici, d'après M. Webb, le meilleur moyen de les insérer[2]:

Après avoir soigneusement choisi la nuance et la forme, on applique la digue, on prépare la cavité, puis le bloc, et enfin

[1] *Dental Cosmos*, 1882, p. 242.

[2] *Dental Cosmos*, 1882, p. 242.

on l'insère. Si c'est *d'une cavité coronale de molaire* qu'il s'agit, on la remplit de ciment, et pendant que ce ciment est encore plastique, on met en place le bloc de porcelaine.

L'excès du ciment s'échappe, on le supprime et l'on nettoie légèrement la surface. Lorsque le ciment est pris, on enlève la digue et l'on polit la rainure jusqu'à achèvement parfait.

Le ciment, aussi bien que la gutta-percha, s'use bien quelque peu, mais lorsque l'ajustement a été effectué avec assez de précision pour que la ligne d'union soit fort étroite, et lorsque la porcelaine n'est pas dérangée par l'effet de la mastication, il est rare que la carie revienne.

La gutta-percha est préférable aux ciments pour *la paroi buccale des molaires*, surtout lorsque la cavité s'étend jusque sous les gencives.

Lorsque le bloc est bien ajusté, la cavité bien préparée et remplie à moitié de gutta-percha, on chauffe le bloc suffisamment pour qu'il puisse ramollir celle-ci et on le met en place. Après avoir enlevé l'excès de gutta avec un brunissoir chauffé, puis avec un peu de chloroforme, l'opération est achevée, et l'on peut retirer la digue.

Il est bien évident que l'avantage que l'on tire des sections de dents de porcelaine, en ce qui concerne les dents postérieures, n'existe que pour les très grandes cavités, car pour les petites on a plus tôt fait de les aurifier ou de les amalgamer. Mais en ce qui concerne les cavités des dents antérieures, il n'est pas moins évident que *des blocs bien ajustés et bien fixés sont toujours moins visibles que l'or.*

ART. II. — COURONNES OU SECTIONS DE COURONNES D'OR ESTAMPÉES

C'est à Baers, décédé en 1874, que revient le mérite de l'idée des couronnes d'or[1]. Suivant d'autres auteurs, c'est M. Bing

[1] *Gazette odontologique*, 1881, p. 303.

de Paris, qui les imagina. Quoi qu'il en soit, l'emploi de ce genre de travail est une ressource fort utile pour la Dentisterie.

Les racines sur lesquelles on peut placer une couronne de ce genre doivent être solidement implantées dans l'alvéole. On commence par obturer la racine, puis on prépare la cavité, en ayant soin de respecter les parties saillantes de ses bords. S'il reste une portion de face approximale suffisante pour gêner le passage d'une lame d'or de l'épaisseur qu'aura la plaque dont sera formée la couronne, on donne un fort coup de lime de manière à ce que cette lame passe facilement. De même, si ce qui reste des faces buccale ou linguale est trop en saillie, on diminue cette saillie avec un disque de corindon. Cela fait, on prend l'empreinte de cette dent et de ses voisines, puis celle des dents antagonistes et l'on coule deux modèles que l'on articule.

Sur le modèle où se trouve la dent à obturer, on façonne *une dent en cire*, on moule en zinc et l'on estampe une plaque d'or à 900 millièmes, deux fois plus épaisse que celles dont on se sert pour la cuvette des pièces de dents artificielles, de manière à lui donner la forme de la couronne à remplacer.

Cet estampage, lorsque la dent est courte, n'est pas difficile, mais, lorsqu'elle est longue, il n'en est pas de même. Il faut d'abord ajuster, à la pince, une bande d'or autour du collet et de la couronne, estamper seulement la face coronale, *puis souder cette face à la bande*. Cette bande doit s'enfoncer d'environ deux millimètres *sous la gencive* que l'on a préalablement décollée.

On obtient ainsi une couronne que l'on essaye dans la bouche, avant de la fixer, non seulement au point de vue de son ajustement au collet, mais encore au point de vue de l'articulation. Si l'ajustement n'est pas parfait, on le modifie et ce n'est qu'après que l'on passe à la fixation.

Comme une vis ou des vis d'ancrage ont été préalablement enfoncées dans la racine, il suffit, pour la fixer, d'appliquer une couche d'oxyphosphate de zinc assez molle autour des parties de couronne restantes, de remplir la couronne métallique d'oxyphosphate un peu plus ferme, de la mettre en position et de la faire descendre en place en priant le patient d'appuyer avec les dents antagonistes, *pendant qu'avec un fil de soie passé autour d'elle on l'empêche de se projeter vers la langue.*

Dès que le ciment est pris et durci, on a une dent qui peut remplacer sans trop de désavantage la dent perdue. C'est en somme la couronne de Talbot légèrement modifiée[1] (fig. 283).

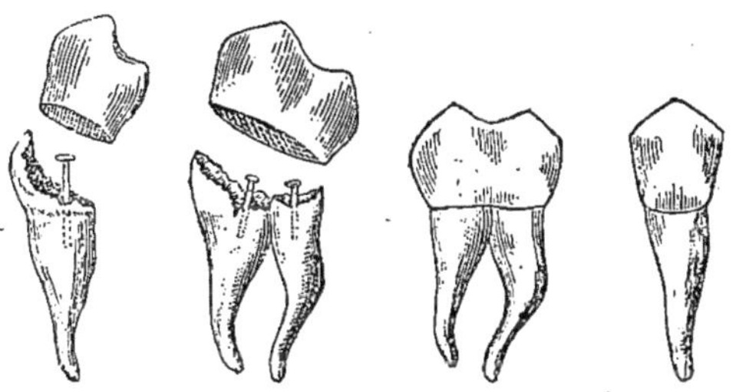

Fig. 283. — Couronnes d'or de Talbot.

S'il s'agit d'une moitié, d'un tiers ou d'un quart de couronne, le procédé est le même, on estampe le fragment de plaque sur la dent moulée en zinc, puis on soude à sa partie inférieure une ou deux tiges que l'on fixe dans la dent à l'aide de ciment.

Tel est le procédé de Baers. Quant à celui de Bing, il lui ressemble beaucoup. Le voici d'après Essig[2] : après avoir restauré à la cire le contour de la dent, on en prend une empreinte en plâtre, d'après laquelle on fait un modèle en plâtre, puis un moule en zinc. On estampe sur ce modèle une plaque d'or à 750 millièmes destinée à fermer l'ouverture de la cavité cariée. On y soude à sa partie inférieure un ou deux crampons, et *on la fixe en place avec de la pâte de Hill.*

Pour cela, après avoir obturé la dent avec cette pâte, on

[1] *Gazette odontologique*, 1881, p. 303.

[2] *Cosmos dentaire*, 1877, p. 438.

remplit la partie concave de la plaque estampée, on ramollit le tout avec un instrument chaud et l'on met la plaque en

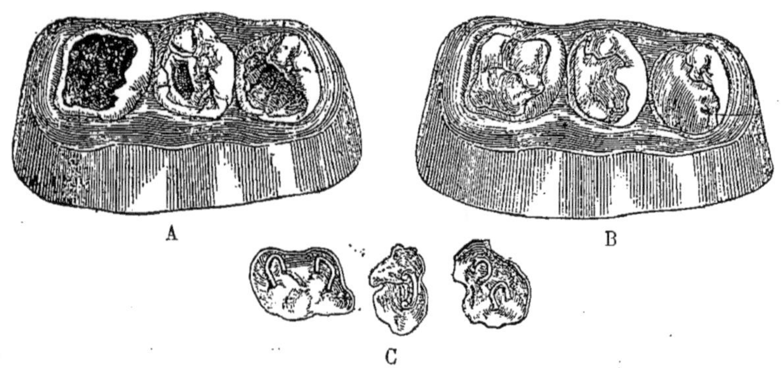

Fig. 284. — Couronnes d'or de Bing.

A. Modèle des dents cariées. — B. Modèle des dents réparées. — C. Couronnes d'or.

place. Réparation faite, l'obturation a l'air d'une véritable aurification (fig. 284).

ART. III. — CHAMPIGNONS D'OR POUR OBTURATION

M. Fish a imaginé pour protéger, les obturations à la gutta-percha des grandes cavités et les rendre durables, de les recouvrir d'**un véritable champignon d'or** formé d'une tige que l'on peut courber ou rendre rugueuse à volonté et d'une espèce d'ombrelle destinée à recouvrir la gutta-percha [1].

M. Bogue qui, en 1876, avait reçu de William de Boston plusieurs spécimens de ces champignons a indiqué la manière suivante de les mettre en place et de les fixer:

Une fois la forme de l'ombrelle bien adaptée à l'ouverture de la cavité et la cavité entièrement remplie de gutta-percha, on chauffe la face inférieure et la tige du champignon et l'on pousse celle-ci dans la gutta-percha, suivant une direction

[1] *Progrès dentaire*, 1876, p. 371.

telle que le chapeau du champignon vienne parfaitement s'appliquer sur les bords de l'orifice. Il reste à enlever l'excès de gutta-percha et à parer la ligne d'union de l'émail à l'or. Une obturation ainsi faite joue parfaitement l'aurification.

ART. IV. — DOUBLES CONES D'OR POUR OBTURATIONS

De ces procédés nous pouvons rapprocher celui d'Oakley Coles qui consiste à remplir le centre de la cavité avec un vrai lingot d'or[1].

Comme il arrive que les aurifications des grandes cavités s'affaissent au bout de quelques années, à moins qu'elles ne soient faites à l'or cohésif, Oakley Coles a cherché le moyen d'y remédier, en comblant le centre de la cavité avec un double cône d'or pur placé verticalement sur son plancher et en terminant l'obturation avec de l'or cohésif (fig. 285).

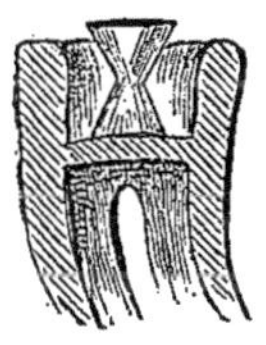

Fig. 285. Double cône d'or pour obturation.

Le double cône doit dépasser la profondeur de la cavité d'un millimètre environ et avoir un diamètre proportionné à sa largeur.

Pour le préparer on prend une tige d'or qu'on lime circulairement en son milieu et que l'on recuit. On pose le cylindre au fond de la cavité et on l'y maintient avec du ciment. On lui conserve ainsi la position verticale pendant le reste de l'obturation qui se fait avec de l'or cohésif que l'on introduit et consolide autour du cylindre.

Une fois la cavité remplie, on *rabat les bords du cône supérieur avec un fouloir et un maillet*, et l'on achève l'opération par la méthode ordinaire.

C'est un excellent moyen de gagner du temps tout en obtenant une obturation d'une grande solidité.

[1] *Progrès dentaire*, 1879, p. 234.

CHAPITRE X

PARALLÈLE ENTRE LES AURIFICATIONS A NIVEAU ET LES AURIFICATIONS DE CONTOUR

A propos des **Aurifications à niveau** et des **Aurifications de contour**, on trouve dans le *Dental Cosmos* [1] une observation citée par un dentiste, M. W.-G. Browne, concernant ses propres dents, que nous croyons intéressant de rapporter ici.

« Il y a dix ans, j'avais eu la première multicuspidée supérieure droite obturée à sa face mésiale et la seconde bicuspidée sa voisine obturée à sa face distale. Il y avait eu séparation à la lime, et depuis lors cette séparation était pour moi une source continuelle d'ennuis et de douleurs. Je ne pouvais rien mâcher sans empiler les aliments sur mes gencives, et cela m'était tellement insupportable que j'enlevai les obturations. Je ne puis décrire toutes les souffrances que j'ai endurées ; ceux-là seuls qui se sont trouvés dans le même cas peuvent s'en faire une idée.

« Je m'adressai à M. Marshall Webb qui voulut bien remplacer l'obturation à niveau que j'avais détruite par une obturation de contour faite avec son maillet électro-magnétique, obturation capable d'empêcher les aliments de pénétrer dans les interstices.

« Je remercie M. Webb chaque fois que je mange. Il com-

[1] *Dental Cosmos*, 1882, p. 277.

mença par obturer la bicuspidée, puis la multicuspidée. Le contour fut restauré de telle sorte que l'or des deux obturations se toucha près de la face coronale. Dentiste moi-même et ayant été à même de juger sur moi-même des avantages et des inconvénients des deux méthodes, je n'ai plus jamais fait de séparations, au grand avantage de mes clients. »

En lisant cette observation, on serait tenté de croire que les obturations à niveau, avec séparation des dents, sont à tout jamais condamnées ; il n'en est rien. Cette observation ne prouve qu'une chose, c'est que la séparation avait été tout d'abord mal faite, que l'on n'avait pas laissé d'épaulement pour assurer, près de la gencive, le contact des deux dents, qu'enfin, si les aliments s'empilaient sur la gencive, c'est que l'opération avait été mal conduite.

Chacune des deux méthodes a, en effet, ses avantages et ses inconvénients et c'est au jugement du dentiste qu'il appartient d'apprécier les cas où l'une convient mieux que l'autre.

Voici **les avantages des Aurifications à niveau**, du moins ceux qu'on leur attribue généralement :

1° *La préservation des dents mieux assurée que par les aurifications de contour*, à cause des qualités de l'or non-cohésif avec lequel on les fait ;

2° *Le nettoyage spontané ou facile des dents séparées*, et, par conséquent, moins de chances de voir revenir la carie ;

3° *La rapidité d'exécution*, et, par suite, *moins de fatigue pour l'opérateur et moins d'ennuis pour l'opéré ;*

4° *La conservation*, vu cette rapidité d'insertion, *d'un plus grand nombre de dents.*

Il n'est pas douteux pour nous que les obturations à l'or non-cohésif, lorsqu'elles sont réussies, **préservent les dents** tout aussi bien, si ce n'est mieux, que celles faites avec l'or cohésif. Il ne manque pas d'exemples de ces obturations ayant duré trente, quarante ans et même plus : la carie de retour à la paroi cervicale des cavités approximales était fort rare, alors que l'on ne se servait pour les obturer que d'or non-cohésif et que l'on séparait largement les dents ; tandis qu'aujourd'hui, depuis que l'on use et abuse de l'or cohésif, elle est très fréquente. Nous pourrions même ajouter que l'emploi des obturations plastiques, et surtout des amalgames, si vanté en Amérique par les partisans du **New Departure** [1], n'a trouvé la source de son exagération *que dans les insuccès des obturations à l'or cohésif.* On n'a pas fait cette distinction que l'or *non-cohésif* réussissait presque toujours, et l'on a attribué à l'or en général, pris comme substance d'obturation, les défauts qui n'appartiennent qu'à l'or cohésif. De fait, au point de vue de la préservation des dents, aucune substance n'a encore donné de résultats aussi heureux que l'or non-cohésif.

La **méthode de coinçage** suivie pour la condensation de cet or rend parfaitement compte de ses propriétés conservatrices. Quel est le but, en effet? Obtenir une adaptation aux parois de la cavité assez parfaite pour que le joint soit étanche. Or le coinçage en refoulant l'or contre les parois permet d'obtenir un joint mécanique parfait. La pression, pour s'exerçer efficacement, n'a pas besoin d'être directe et, vu l'élasticité de l'or non-cohésif dont les particules ne se soudent pas les unes aux antres, il y a toujours tendance de la masse obturatrice à s'appuyer contre les parois de la cavité ; d'où la nécessité que ces parois soient intactes ou presque intactes, ce qui est une condition de durée.

Un autre avantage du coinçage, c'est que l'instrument ne vient jamais au contact des bords de la cavité et, par conséquent, ne risque pas de les ébrécher ou de les fracturer ; enfin il permet d'exécuter, dans des endroits peu accessibles, au moyen d'instruments courbes et, au besoin, à l'aide du miroir, des obturations impossibles à faire avec l'or cohésif.

[1] **New Departure.** *Nouvelle ère* opératoire au point de vue des obturations ; remplacement aussi étendu que possible des aurifications par des obturations avec les substances plastiques.

Au point de vue **de la propreté des dents** ainsi isolées, il n'est pas douteux non plus que, lorsque la séparation a été judicieusement pratiquée, les mouvements de la langue et des joues, en promenant les liquides dans toutes les parties des arcades dentaires, les font facilement pénétrer dans les interstices ainsi agrandis et provoquent un nettoyage pour ainsi dire « *spontané* », d'où le retour moins probable de la carie.

Avec l'or cohésif et le soudage, il n'en est plus de même. La pression ne peut être que directe, surtout lorsqu'on se sert du maillet; d'où il suit que dans les cas où cette pression directe ne peut pas être appliquée, l'adaptation aux parois reste imparfaite; d'où il suit encore que si l'on veut l'appliquer quand même, il faut réséquer une grande quantité de substance saine pour se livrer passage, substance saine qu'il est nécessaire de remplacer ensuite par de l'or.

Si à chance supérieure ou même égale de préservation vient se joindre une rapidité d'exécution suffisante pour pratiquer, par exemple, en 20 minutes une obturation qui demanderait deux heures si l'on voulait la faire à l'or cohésif, pourquoi obliger le patient à conserver la digue dans sa bouche pendant des heures, à subir pendant tout ce temps le choc des coups de maillet qu'un certain nombre de personnes tolèrent, il est vrai, sans se plaindre, mais qui répugne à ce point à la grande majorité des clients, qu'il n'est pas rare d'entendre dire à certains d'entre eux qui ont goûté du maillet : « J'aime mieux le mastic que l'or, si vous devez vous servir de votre affreux marteau ? » Pourquoi aussi, lorsqu'on peut l'éviter, pousser l'application jusqu'à travailler des heures, le dos plus ou moins courbé, l'attention toujours fixée, sur le même point, sans trêve ni repos? **N'y a-t-il pas là une dépense de forces préjudiciable à la santé de l'opérateur**, sans compensation autre que celle des honoraires, à la vérité, beaucoup plus considérables, mais qui ne peuvent pas entrer en ligne de compte avec l'hygiène du praticien qui doit passer sa vie au fauteuil ?

Et si, actuellement, avec l'heureuse extension qu'ont prise les soins de la bouche, on peut rendre service à dix clients dans un jour, au lieu de n'en soigner qu'un ou deux, n'y a-t-il pas lieu d'adopter, tout au moins chaque fois que cela est possible, la méthode qui permet d'être **le plus utile à l'humanité**? Le nombre des dents sûrement conservées ne doit-il pas primer l'aspect d'une aurification considérée seulement au point de vue artistique? Il est parfaitement reconnu que certaines restaurations dentaires sont des merveilles de joaillerie. Mais, en vérité, est-ce là le but de la Dentisterie?

Pour nous le dentiste doit être tout autant médecin que dentiste, et, à cause de cela, c'est à la santé et à la conservation des dents qu'avant tout il doit viser. Une fois cette vérité bien comprise, si le patient a le temps, la tolérance physique et nerveuse, ainsi que les moyens pécuniaires voulus pour se donner le luxe d'une opération artistique, cela le regarde; la conscience du dentiste n'est plus en jeu, et c'est beaucoup!

Mais à côté des avantages des aurifications à niveau, il faut placer leurs désavantages :

1° *La diminution de la face broyante des dents* produite par la séparation;

2° Lorsque les dents ont été séparées sans qu'il ait été possible d'obtenir un épaulement capable de fournir un point de contact avec la dent voisine, *le chevauchement et le rapprochement des dents*, jusqu'à ce que le contact soit rétabli, d'où la difficulté de nettoyage ;

3° *Le séjour des aliments dans les interstices* qui prennent la forme en queue d'aronde, leur accumulation près de la gencive et *la difficulté de les déloger*, d'où la tendance à la carie de retour ;

4° *L'aspect désagréable des dents ainsi séparées.*

De ces quatres points, le premier est évident et n'est pas discutable. On peut cependant alléguer, pour en affaiblir la portée, que les personnes dont les dents ont été ainsi séparées, broient parfaitement les aliments et que, pour cela, l'intégrité de la face coronale n'est pas d'une absolue nécessité.

Ce qui est plus grave, c'est de séparer des dents sans que l'on puisse pratiquer un épaulement capable de les empêcher de chevaucher et de s'opposer à ce que les aliments s'empilent sur la gencive. C'est là en effet qu'est la seule contre-indication formelle à l'emploi de cette méthode, et c'est au jugement et à l'expérience seuls du dentiste de décider des cas où elle est applicable.

Il en est de même du troisième point auquel elle ne permet pas de remédier. Quant au quatrième, c'est une question de savoir si une dent limée n'a pas meilleur aspect qu'une dent garnie d'un clou d'or poli et brillant qui attire la vue. Sous ce rapport, nous avons toujours observé que la majorité des opérés préféraient l'aspect des dents séparées.

Et maintenant, quels sont **les avantages** préconisés par les partisans **des aurifications de contour** pour vanter l'excellence de leur méthode ?

1° *La conservation plus certaine des dents*, la dentine ne restant pas dénudée par l'action de la lime ou de la meule, puisqu'elle est recouverte par l'aurification ;

2° *L'impossibilité où*, par suite du contact absolu du contour avec la dent voisine, *se trouvent les aliments de passer entre les dents et de s'empiler sur la gencive ;*

3° *La conservation et même l'accroissement de la surface de mastication* et, par suite, la non-déviation des dents de leur position normale ;

4° *L'aspect bien préférable des dents* ainsi obturées qui ne laissent pas entre elles d'espace inaccoutumé.

Il n'est évidemment pas discutable qu'une dent recouverte de sa couche protectrice, c'est-à-dire de son émail et, à défaut d'émail, d'une couche d'or bien insérée, est moins exposée à la carie qu'une dent dénudée ; mais à cela il est facile de répondre que des dents limées, à la condition qu'elles puissent être tenues constamment propres et que les séparations soient effectuées de telle sorte que le nettoyage en soit spontané, se carient souvent moins vite que les dents recouvertes d'émail et dont les interstices sont difficiles à débarrasser des aliments qui peuvent s'y accumuler.

Et, cependant, on peut dire en faveur de l'obturation de contour, que, si elle est faite de telle sorte que le contact, avec la dent ou l'obturation voisine, n'ait lieu qu'au niveau de la face broyante et que, de ce point de contact jusqu'à la gencive, l'interstice soit assez libre et assez large pour que le nettoyage puisse se faire par de simples mouvements de succion de la langue ou même par l'emploi modéré du cure-dents, *les chances de carie sont singulièrement diminuées.*

Nous n'avons pas besoin d'insister sur l'*impossibilité où sont*, grâce au contact près de la face broyante, *les aliments de passer entre les dents*, de s'y accumuler et d'exercer une pression douloureuse sur les gencives. A ce point de vue, l'*obturation du contour donne évidemment de la sécurité;* mais nous devons rappeler aussi que, lorsque la séparation a pu être exécutée de façon à ce que le point de contact avec épaulement fût près de la gencive, on est arrivé au même but.

La conservation et même l'accroissement de la surface de mastication a une grande importance aux yeux de certains opérateurs, non seulement pour faciliter la mastication, mais encore pour empêcher le chevauchement des dents. M. Bogue dans une communication importante lue à la Société odontologique de France [1] et M. Davenport dans un mémoire remarquable présenté à la société odontologique de New-York [2] ont

[1] Des avantages de la restauration de contour. (*Revue odontologique*, 1885, p. 5.)

[2] De la signification de la forme naturelle et de l'arrangement des arcades dentaires chez l'homme. Considérations sur les changements qui résultent de leur dérangement artificiel par les extractions ou les obturations. (*Dental Cosmos*, 1887, p. 413.)

(Même mémoire traduit par le Dr MARCHANDÉ, 1887-88.)

insisté sur la nécessité des restaurations de contour; mais, à notre avis, M. Davenport a poussé à l'extrême un système qui, dans certains cas, ne soulève aucune objection, mais auquel, dans d'autres, il y a lieu de préférer la séparation permanente.

Est-il bien nécessaire d'avoir toute la surface broyante des arcades dentaires intacte pour bien mâcher les aliments? La théorie dit : oui; l'expérience dit : non. Ne voit-on pas tous les jours des personnes auxquelles il manque une ou deux dents de chaque côté des mâchoires accomplir parfaitement la fonction de mastication? Ce qui est nécessaire, ce n'est pas l'étendue normale de la surface de broyage, c'est l'articulation exacte et précise des dents restantes avec leurs antagonistes. D'où cette déduction pratique à laquelle il faut attacher toute l'importance qu'elle mérite : *la nécessité de bien s'assurer, avant de pratiquer la séparation, que l'articulation des dents séparées ne sera pas modifiée par cette séparation*, et, comme corollaire, la nécessité de faire des obturations de contour, lorsque l'articulation avec les dents antagonistes sera telle que la moindre séparation devra la déranger.

Quant à l'aspect des dents, nous avons déjà dit, à propos des obturations à niveau, ce que nous en pensons. C'est affaire d'appréciation de la part du client bien plutôt que de l'opérateur.

Les **objections** que l'on fait aux **aurifications de contour** se réduisent aux suivantes :

1° Il *entre moins d'or cohésif dans une cavité donnée que d'or non-cohésif*, d'où le remplissage imparfait de la cavité ;

2° *L'or cohésif, à la paroi cervicale des cavités approximales, ne garantit que faiblement les dents contre la carie de retour;*

3° Il faut *un temps fort long pour exécuter ces opérations*, ce qui entraîne *une fatigue considérable pour l'opérateur et pour l'opéré ;*

4° Il serait déraisonnable pour des travaux de ce genre de ne pas exiger du patient des honoraires bien plus forts que pour les obturations à niveau, d'où l'*impossibilité de généraliser la méthode et de l'appliquer à toute une catégorie de clients, la plus nombreuse.*

A propos de la **densité de l'obturation**, on peut dire qu'il ressort des expériences faites par MM. Thomas de Madrid, Imrie de Paris, Grégory de Lyon et Summer de New-York que l'assertion formulée plus haut est exactement le contraire de la vérité ; mais nous devons ajouter aussi que cette question n'est pas d'une haute importance, la première qualité d'une obturation n'étant pas d'être dense, mais surtout d'être imperméable aux liquides, qualité qui appartient au plus haut degré à l'or non-cohésif, à cause de son adaptation parfaite aux parois de la cavité.

Quant au défaut qu'aurait l'or cohésif de **ne pas garantir absolument la paroi des cavités approximales contre la carie de retour**, il n'est que trop justifié. Cela tient-il à l'existence du sillon ou des trous de rétention que l'on y creuse et qui amoindrissent la solidité de la dentine en cet endroit, au fendillement du bord de l'émail sous l'effet de la percussion du maillet ou à la difficulté du soudage des fragments d'or en cet endroit et par suite à sa mauvaise adaptation? Nous ne saurions le dire. Ce qui est certain, c'est que ce défaut n'existe pas avec l'or non-cohésif qui, sous ce rapport, lui est de beaucoup supérieur.

Nous avons déjà dit ce que nous pensons de la durée parfois insensée de certaines opérations, durée qui va quelquefois jusqu'à sept et huit heures et plus. Nous avouons qu'il faut, de la part du dentiste, une provision de patience et d'énergie physique et nerveuse considérable pour arriver à exécuter les dernières portions de pareilles obturations avec le même soin, la même minutie et la même délicatesse que les premières[1], et, de la part de l'opéré, une tolérance presque

[1] Bien que ce ne soit cependant qu'à cette condition que le travail puisse être suivi de succès.

surhumaine pour endurer la présence de la digue dans la bouche et la percussion du maillet électrique ou autre pendant quatre ou cinq heures de suite.

On trouve parfois, même en France, où c'est à coup sûr plus rare que dans d'autres pays comme l'Amérique et l'Angleterre, des natures capables de supporter un pareil supplice; mais nous sommes obligé de reconnaître que ce n'est jamais sans avoir été à même d'apprécier antérieurement sa tolérance, que l'on est en droit de condamner un patient à ce que nous appellerions volontiers un martyre.

Le quatrième point, c'est-à-dire l'**impossibilité de l'application pratique** de la méthode à toutes les classes de la société est incontestable.

En résumé, les aurifications à niveau et les aurifications de contour ont du bon et du mauvais, et le talent du praticien est de savoir profiter de leurs avantages tout en évitant leurs défauts. Le rôle de l'homme de l'art est d'être éclectique, de peser le pour et le contre, et, en définitive, de s'en rapporter à la rectitude de son propre jugement.

Voici, à ce propos, **quelques indications qui peuvent servir de règle de conduite** [1].

Pour *les cavités simples de moyennes et grandes dimensions situées sur l'une des faces coronale, buccale ou linguale*, se servir d'*or non-cohésif* et faire des obturations à niveau, ou s'éloignant, autant du moins que la matière obturatrice le permet, le moins possible de la forme primitive de la dent.

Pour *les petites cavités*, avoir recours à l'*or cohésif*, plus facile à consolider dans ce cas que l'or non-cohésif.

De même pour les *cavités simples des faces approximales*, lorsqu'il n'y a pas de dent contiguë capable de gêner l'opération, les obturer *à l'or non-cohésif*, à moins qu'elles ne soient très petites.

[1] Abstraction faite *de la qualité des dents*, qui est un facteur important pour la réussite de telle ou telle méthode et dont nous parlerons bientôt à propos du choix de la substance obturatrice.

Pour *les cavités simples des faces approximales* des dents contiguës (Bicuspidées et Multicuspidées), *que l'on amène artificiellement à l'état de cavités composées*, si l'on pratique *l'accès par la face buccale*, *se servir d'or non-cohésif;* si au contraire on l'ouvre *par la face coronale*, faire avec cet or la première partie de l'obturation jusque vers le niveau de l'émail de cette face, puis effectuer le reste, c'est-à-dire la partie exposée à la mastication, *avec de l'or cohésif.*

Pour *les cavités composées des faces approximales,* si les dents sont franchement *cuboïdes*, c'est-à-dire si leur couronne est à peu près aussi large près du collet que près de la face broyante, abattre avec le ciseau ou la meule les deux coins de la dent pour faire un plan légèrement incliné *jusqu'à l'épaulement* qu'on laissera *près de la gencive*, dans le but de maintenir le contact avec la dent voisine; effectuer ainsi une *séparation permanente*, large et nette, *se nettoyant spontanément*, puis pratiquer une obturation à niveau; si les dents, au contraire, sont resserrées vers leur collet, si *le contact existe seulement au niveau de la face coronale*, réséquer légèrement les deux coins de cette face de manière à supprimer provisoirement ce contact, obturer les deux tiers de la portion approximale de la cavité avec de l'or non-cohésif, puis *terminer l'obturation avec de l'or cohésif;* cette dernière partie, c'est-à-dire celle qui sera exposée à la mastication, devra reproduire le contour de la dent ou mieux s'en rapprocher et *venir au contact immédiat de la dent contiguë voisine.*

Il y a tout avantage, en pareil cas, pour prévenir l'extension ou le retour de la carie, à ce que tout contact des bords de l'émail de la cavité avec la dent contiguë soit évité, et que le contact soit limité à celui de la portion de l'obturation qui est au niveau de la face coronale [1]; mais, et nous insistons sur ce point, *il est nécessaire que la dent soit libre dans le reste de*

[1] *Progrès dentaire*, 1882, p. 87. (*Restaurations de contour*. MARSHALL WEBB.)

l'étendue de sa face approximale jusqu'à la gencive, de manière à rendre le nettoyage plus facile.

Pour *les cavités composées approximo-coronales, approximo-linguales ou approximo-buccales,* si les dents sont espacées et surtout si l'articulation avec les dents antagonistes est assez engrenée pour qu'elle ne risque pas de se déranger une fois l'opération faite, réséquez largement à niveau, même sans épaulement et obturez à niveau. Enfin, et comme règle générale, pour toutes les cavités simples, à moins qu'elles ne soient très petites, c'est d'or non-cohésif qu'il convient de se servir, et pour toutes les cavités composées, c'est *d'abord d'or non-cohésif pour la portion de l'obturation non en rapport avec la face broyante*, et ensuite *d'or cohésif*, pour toute la portion *qui est exposée aux efforts de la mastication.*

C'est l'avis de tous les opérateurs sérieux qui, n'ayant pas de parti pris, et ne poussant pas telle ou telle méthode à l'extrême, ne songent qu'à l'intérêt bien compris de leurs patients.

Nous ajoutons, pour terminer ce chapitre, que tout ce que nous avons dit des aurifications à niveau ou de contour, au point de vue de leurs avantages ou inconvénients, est applicable à ces mêmes obturations faites avec l'amalgame.

CHAPITRE XI

DU CHOIX DE LA SUBSTANCE D'OBTURATION

Après avoir indiqué les **propriétés des diverses substances obturatrices considérées intrinsèquement**, propriétés que nous avons résumées dans le tableau ci-joint, il nous reste à parler des **conditions extrinsèques** qui doivent présider au choix de chacune de ces substances.

PROPRIÉTÉS INTRINSÈQUES DES SUBSTANCES D'OBTURATION

	SUBSTANCES D'OBTURATION	HARMONIE de couleur avec celle des dents.	ALTÉRABILITÉ de couleur.	ALTÉRABILITÉ au contact des liquides de la bouche.	PERMANENCE et résistance.	ADAPTATION aux parois de la cavité.	VALEUR pécuniaire relative.
SUBSTANCES MÉTALLIQUES SIMPLES	Or.	Médiocre.	Nulle.	Nulle.	Très suffisantes.	Convenable pour l'or non-cohésif. Moindre pour l'or cohésif.	Grande.
	Or et platine.	Passable pour les dents grises.	Nulle.	Nulle.	Grandes.	Convenable.	Grande.
	Etain.	Médiocre.	Grande.	Grande.	Suffisantes, sauf aux surfaces de mastication.	Parfaite.	Minime.

PROPRIÉTÉS INTRINSÈQUES DES SUBSTANCES D'OBTURATION (*Suite*)

SUBSTANCES D'OBTURATION		HARMONIE de couleur avec celle des dents.	ALTÉRABILITÉ de couleur.	ALTÉRABILITÉ au contact des liquides de la bouche.	PERMANENCE et résistance.	ADAPTATION aux parois de la cavité.	VALEUR pécuniaire relative.
SUBSTANCES PLASTIQUES	Amalgames.	Médiocre.	Assez grande, surtout pour ceux qui contiennent du cuivre.	Assez grande.	Considérables.	Parfaite.	Moyenne.
	Ciments, oxychlorure et oxyphosphate de zinc.	Presque suffisante.	Nulle.	Grande.	Faibles.	Parfaite.	Minime.
	Gutta-percha.	Convenable.	Nulle.	Nulle.	Faibles.	Parfaite.	Minime.

La première de ces conditions est relative à la nature des dents.

Chacun sait qu'il existe des dents dures, compactes, résistantes, et des dents molles, délicates et fragiles. Ce sont là les deux termes extrêmes d'une série d'états intermédiaires qu'il est fort difficile de caractériser avec précision. Cependant, on peut entre ces deux termes en intercaler un troisième qui, tout en n'étant pas absolument défini, a cependant sa raison d'être. *On peut dire que les dents sont de bonne ou de mauvaise qualité ou aussi de qualité moyenne.* C'est ce dernier état qui, au point de vue de la nature des dents, constitue une des principales bases du choix des substances d'obturation.

Ainsi toute une classe de dents, celles de qualité au-dessus de la moyenne, sont absolument tributaires de l'or sous toutes ses formes, alors que celles **au-dessous de la moyenne**, ne le sont que des substances plastiques, et que celles qui se trouvent sur **la limite des deux états** le sont tantôt de l'or, tantôt des substances plastiques. C'est là une considération qui doit primer toutes les autres, en ce sens que c'est d'elle que dépend la permanence de l'obturation et, par conséquent, la conservation de la dent obturée.

Il s'agira donc tout d'abord de se rendre compte de **la qualité des dents.** Or, cette qualité dépend de beaucoup de conditions : hérédité, diathèses et maladies diverses, anémie, etc., et, sans remonter à des influences aussi puissantes, du simple défaut de propreté et de soins de la bouche.

L'or n'obture une dent que grâce à une simple adaptation mécanique ; il n'y a pas, comme le disent les partisans du New-Departure [1], compatibilité entre l'or et le tissu dentaire; il faut donc, pour que l'adaptation puisse être permanente, que les parois qui contiennent l'obturation *soient et puissent* rester dures et résistantes, autrement, et c'est là ce qui arrive si souvent lorsque l'on veut généraliser d'une manière absolue l'application de l'or, la masse obturatrice, malgré tout le soin et l'habileté avec lesquels elle a été insérée, tombe d'un bloc, et cela au bout de quelques mois seulement.

Dans les commencements de notre pratique, alors que nous n'avions pas une grande expérience personnelle et que nous n'avions pas encore suffisamment étudié les travaux de nos devanciers ou confrères, nous nous demandions bien souvent pourquoi certaines aurifications, auxquelles nous avions apporté le plus grand soin, n'avaient pas la durée qu'en bonne conscience nous pensions qu'elles auraient dû avoir, alors que d'autres aurifications très rapidement faites et moins soignées restaient intactes. Ne sachant à quelles causes attribuer ce résultat, nous accusions l'or, qui cependant était toujours le

[1] Partisans de la *nouvelle ère,* c'est-à-dire des substances plastiques.

même, de caprices, nous accusions l'humidité qui avait dû empêcher la condensation (et cependant nous ne nous servions que d'or non-cohésif), nous accusions même le client qui avait dû être indocile, enfin nous accusions tout excepté le vrai coupable, c'est-à-dire la dent ou mieux sa mauvaise qualité; et nous nous rappelons parfaitement comment nous fûmes mis sur la véritable voie.

Une jeune femme se présenta un jour à notre cabinet, nous demandant de lui aurifier ses dents cariées. En examinant sa bouche, nous les trouvâmes blanches crayeuses, sans aucune consistance et nous hésitions à entreprendre ces aurifications, lorsque la cliente impatientée nous dit à brûle-pourpoint : « J'ai donc des dents impossibles ? Avant de venir chez vous, j'ai été chez un de vos confrères [1] américains, qui m'a presque congédiée de son cabinet en me disant : « Est-ce qu'on aurifie des « dents comme celles-là ? Elles ne valent même pas la gutta- « percha qu'on y mettrait ! » Cette seule exclamation nous donna le secret de la réussite de certains aurificateurs et nous fit agir, par la suite, avec le plus grand discernement.

Il ne faut donc mettre d'or que dans les cavités à parois dures et résistantes de dents dont la qualité est au-dessus de la moyenne, et nous ajoutons qu'en pareil cas plus la qualité de la dent s'élève au-dessus de la moyenne et plus les aurifications ont de durée.

Une autre considération fort importante à propos de l'or, c'est l'habitude qu'ont les patients d'avoir ou de ne point avoir les soins voulus de propreté de leur bouche.

N'est-il pas évident que, la stagnation et la fermentation des substances alimentaires ou même du seul mucus étant regardées comme causes de la carie dentaire, et l'or n'ayant par

[1] Or ce confrère était un praticien très expérimenté qui travaillait parfaitement l'or et s'était acquis une grande réputation par la durée de ses aurifications, durée qui tenait *tout simplement*, et cela était à sa louange, en ce qu'en *homme prudent* il n'aurifiait que des dents de qualité convenable, c'est-à-dire de qualité au-dessus de la moyenne.

lui-même aucune vertu thérapeutique sur le tissu dentaire, les bords de la cavité auront à se carier cette même tendance qu'a eue tout d'abord la partie de la dent où s'est formée primitivement la cavité ? Pourquoi vouloir, en pareille circonstance, perdre son temps et user son habileté à insérer de l'or sans succès, alors qu'avec d'autres substances telles que l'étain ou certains amalgames on peut faire des obturations solides et ayant une action conservatrice sur le tissu dentaire?

Donc, comme règle générale, pas d'or dans les dents des personnes qui ne se soignent pas la bouche.

A propos des cavités approximales, personne n'ignore que **l'endroit le plus propice au retour de la carie est le bord cervical, la paroi cervicale.** C'est là que se trouve ce que Flagg appelle « *le point vulnérable* », et Webb le point « *de manipulation fautive* », endroit qui fait le désespoir des praticiens dont le principe est de se servir d'or cohésif pour l'obturation de toutes les cavités.

Eh bien ! si l'on veut se reporter par la pensée à l'époque où, ne connaissant pas la propriété cohésive de l'or, on ne se servait que d'or non-cohésif, si l'on veut se donner la peine de lire les comptes rendus des sociétés américaines et anglaises, on sera tout étonné de voir, qu'avec les larges séparations et les aurifications à l'or non-cohésif, il n'était jamais question de point vulnérable à la paroi cervicale. Ce n'est qu'avec l'apparition de l'or cohésif, avec l'extension de son application à toutes les espèces de cavités que l'on a **attribué à l'or en général** des défauts qui n'appartenaient qu'**à l'abus de l'or cohésif.** Seulement personne n'a voulu s'en rendre compte tout d'abord, et ce n'est qu'après un certain temps que des opérateurs consciencieux, recherchant, avant tout, l'intérêt de leurs clients et les moyens de conservations des dents, se sont décidés à faire la première portion des aurifications approximales, c'est-à-dire celle qui est en rapport avec la paroi cervicale, soit avec de l'or non-cohésif, soit avec de l'étain, soit même avec de l'amalgame, et ont réservé l'or cohésif pour la dernière portion seulement; et le succès couronna leurs efforts. En effet, l'adaptation mécanique imparfaite de l'or cohésif à cette partie de la cavité, était la cause des insuccès, cause absolument supprimée par l'emploi de subtances d'une plus grande facilité d'adaptation.

Aujourd'hui que, grâce à la méthode de Herbst, on peut mouler pour ainsi dire, l'or *même adhésif* sur des parois rugueuses, le danger serait peut-être moindre, mais pour plus de certitude, nous préférons, même en ayant recours à la rotation commencer l'obturation à la paroi cervicale avec de l'or non-cohésif.

Donc pas d'or cohésif à la paroi cervicale des obturations approximales.

Si maintenant nous passons à une autre considération, celle de **la couleur de l'or,** nous serons obligé de convenir qu'il y a bien des **objections** à faire, sous ce rapport, **à l'emploi de ce métal pour les dents en vue.** Cependant il ne faudrait pas être exclusif sur ce point. Ainsi nous disions plus haut qu'il ne fallait pas, comme règle générale, mettre d'or dans la bouche des gens *qui ne se nettoient pas les dents*. C'est exact pour les dents postérieures, mais ce n'est pas absolument exact pour les dents antérieures : l'or est encore, dans ce cas, la substance qui y dure le plus longtemps, car, si le nettoyage *artificiel* en est exclu, il n'en est pas de même du nettoyage *spontané* qui s'opère plus ou moins, lorsque l'on boit, lorsque l'on mord dans du pain, dans des fruits, etc.; on est donc heureux dans ces cas d'avoir l'or à sa disposition. Le ciment n'y durerait pas 2 ou 3 mois et l'amalgame, au bout de quelques jours, y aurait un aspect repoussant.

Pour les dents des personnes qui se tiennent bien la bouche, pour les dents d'une teinte grisâtre, on peut se servir avec avantage de l'or introduit conjointement avec le platine, et l'on obtient une obturation d'un aspect assez convenable; et encore, dans ce cas faut-il compter avec le goût du client qui, une fois l'opération achevée, peut parfaitement vous dire qu'il n'aime pas les dents « en plomb » et qu'il aurait préféré soit de l'or pur soit du ciment. Il y a donc intérêt de la part du dentiste à ne pas se lancer dans des opérations qui *sortent un peu de l'ordinaire*, sans en avoir donné un avant-goût au patient, en lui montrant le résultat de ces opérations sur des dents obturées à la main par tous les procédés, et dont il est bon d'avoir toujours un certain nombre à sa disposition. Ceci n'a d'ailleurs sa raison d'être que pour pour les clients qui viennent consulter un praticien *pour la première fois*, car pour le client qui a pleine confiance dans l'honorabilité et l'habileté de son dentiste, ces précautions sont heureusement et absolument inutiles.

Quant aux dents qui, chez les personnes bien élevées, surtout s'il s'agit de jeunes femmes, sont, soit par propreté, soit même par coquetterie, toujours régulièrement et scrupuleusement nettoyées et qui, par conséquent, ont pour elles toutes chances de conservation, une fois qu'elles sont bien obturées, *il y a cas de conscience à vouloir mettre quand même de l'or dans celles qui sont en vue, ou du moins dans celles de leurs parties qui sont en vue.*

Si la face buccale est intacte et que l'aurification soit linguale, l'or est encore ce qu'il y a de plus parfait; mais s'il s'agit de cavités approximo-buccales ou buccales, en vérité, les têtes de clous d'or que l'on voit sur les dents antérieures de certains patients sont d'un fort vilain aspect. Cela a beau être propre et solide, on doit y regarder à deux fois avant de défigurer ainsi la bouche et c'est un devoir pour le dentiste de chercher à s'éloigner le moins possible des règles de l'Esthétique dentaire.

Dans ces cas, *les oxyphosphates tels qu'on les prépare aujourd'hui*, s'ils sont appliqués avec les soins et l'habileté nécessaires et s'ils sont de la teinte voulue, *remplacent avantageusement l'or*. Leur seul défaut est de ne pas avoir une grande durée mais il est facile de prévenir le patient que, dès qu'il s'apercevra d'un peu d'usure du ciment, il sera nécessaire de le faire renouveler, et jamais, si l'on a soin de ne pas négliger cet avertissement, il ne se plaindra de la durée limitée de semblables obturations.

Pour les dents postérieures qui, chez les personnes soigneuses, **sont de qualité au-dessus de la moyenne** et dont les *cavités ne sont pas en vue*, l'emploi de l'or est, à notre avis, facultatif, c'est-à-dire que, comme l'or ne les conserve pas mieux que l'amalgame, nous ne voyons pas la nécessité d'augmenter à plaisir les difficultés de l'opération, pour produire un beau travail de bijouterie. Que si, en pareil cas, le patient est désireux de n'avoir que de l'or dans la bouche, il n'y a aucun inconvénient à ce que l'opérateur exerce son habileté artistique et se fasse rétribuer largement, en se livrant à ce que nous pourrions appeler « des opérations de luxe ». Ainsi comprises elles font honneur au dentiste, sans que ce soit au détriment de la santé et de la bourse du client.

En ce qui concerne les dents de qualité au-dessous de la moyenne, nous avons déjà dit qu'il ne fallait pas songer à les aurifier, parce que nous regardons cette pratique comme absolument inefficace; nous ajoutons en outre que c'est une pratique dangereuse capable de hâter leur perte.

Pour faire une aurification convenable, il ne faut pas craindre de sacrifier une certaine quantité de tissu ramolli ou même complètement sain. Or, cette manière d'agir est excellente quand il s'agit de dents robustes, puisqu'on obtient par ce moyen une base solide à l'obturation; mais pour les dents molles et délicates, tout ce que l'on enlève de sain ou même d'à moitié sain, est perdu sans que l'on puisse espérer que, grâce à cette perte, on arrivera à obtenir une meilleure fondation. *Il y a donc lieu, en pareil cas, de recourir aux substances plastiques*, c'est-à-dire à des substances qui, s'accolant au tissu dentaire, s'y attachent et conservent au joint des obturations avec les parois de la cavité une imperméabilité que l'or ne saurait lui procurer.

Les ciments, surtout l'oxyphosphate de zinc, sont, sous ce rapport, les meilleures substances, pour toutes les cavités qui ne sont pas en rapport avec les gencives ou qui ne sont exposées ni aux chocs, ni à l'usure de la mastication.

Dans le premier cas (contact avec la gencive) *la gutta-percha pour les endroits en vue, ou l'amalgame, pour les dents postérieures*, aussi bien d'ailleurs que la gutta-percha, remplissent seuls le but. *Pour les cavités coronales, approximo-coronales*, c'est-à-dire pour celles qui sont en rapport immédiat *avec la mastication* c'est *à l'amalgame* seul qu'il convient de s'adresser. Il a presque l'adhérence des ciments, et, de plus qu'eux, il a la résistance.

Il nous reste maintenant à parler **des dents de qualité moyenne**; mais comme le diagnostic n'en est pas toujours aisé et qu'une dent temporairement médiocre peut, à un moment donné et avec des soins convenables, devenir meilleure, il faut être d'une prudence extrême envers elles.

Commençant donc par les obturer *d'abord avec des ciments* qui ont une action consolidante et réparatrice sur le tissu dentaire, puis avec de l'étain ou des amalgames de cuivre dont les oxydes ou les sulfures ont des propriétés thérapeutiques et conservatrices de la dentine, *on se contente, pendant quelques années, d'obturations temporaires faites avec ces substances*, puis, si l'amélioration espérée s'est produite, on peut passer à *l'emploi de l'or ou d'un autre genre d'amalgame*. Mais ce changement de conduite est absolument subordonné au degré d'amélioration du tissu de la dent, et, si celle-ci reste toujours molle et peu résistante, il vaut encore mieux se contenter d'obturations temporaires et renouvelables que d'être obligé d'avoir, à bref delai, recours à la suprême ressource, c'est-à dire à l'extraction.

Comme pendant au tableau des *propriétés intrinsèques* des diverses substances obturatrices, nous avons dressé le suivant qui donne une idée succincte de leurs *propriétés extrinsèques*, ou pour mieux dire de leur manière d'être tant avec les tissus dans lesquels on les insère, qu'avec les diverses espèces de cavités pour lesquelles on les emploie :

PROPRIÉTÉS EXTRINSÈQUES DES SUBSTANCES D'OBTURATION

	SUBSTANCES D'OBTURATION	ADHÉRENCE aux parois de la cavité.	ACTION sur la couleur de la dent.	ACTION conservatrice sur le tissu dentaire.	CAVITÉS D'ÉLECTION pour la meilleure application.
SUBSTANCES MÉTALLIQUES SIMPLES	Or.	Nulle.	Nulle.	Neutre.	Toutes, moins les buccales, les mésio ou disto-buccales des dents en vue pour lesquelles sa couleur n'est pas favorable.
	Or employé conjointement avec le platine.	Nulle.	Nulle.	Neutre.	Buccales, mésio ou disto-buccales, mésio-bucco-inciso-distales de certaines dents en vue.
	Etain.	Nulle.	Nulle.	Grande.	Mésiales, distales et coronales des dents postérieures.
SUBSTANCES PLASTIQUES	Amalgames	Suffisante.	Légère pour les amalgames d'argent vierge ou de cuivre.	Grande.	Toutes les cavités des dents postérieures moins les mésiales, les buccales et les mésio-buccales des bicuspidées.
	Ciments d'oxychlorure et d'oxyphosphate de zinc.	Parfaite.	Nulle.	Considérable.	Cavités approximales, approximo-buccales des dents antérieures; toutes les grandes cavités, comme base d'obturation.
	Gutta-percha.	Médiocre.	Nulle.	Neutre.	Cavités situées sous les gencives ou près d'elles.

CHAPITRE XII

OBTURATIONS TEMPORAIRES

L'obturation temporaire ou provisoire a pour but, lorsqu'une dent, atteinte de carie, n'est pas en état de supporter sans inconvénients l'obturation définitive, de permettre à cette dent, après avoir subi les premières phases du traitement de la carie, telles que résection, ablation de la dentine altérée, extirpation de la pulpe, pansements de toute sorte, calmants, antiseptiques ou autres, de se guérir ou de *se reposer et d'attendre, à l'abri des causes de la carie de retour, qu'elle puisse subir l'obturation définitive.*

C'est donc, par le fait, une espèce de pansement à demeure, préalable à l'obturation définitive.

Elle trouve son application dans un grand nombre de cas dont les principaux sont :

1° *La carie des dents caduques*[1] ;

2° *La carie des dents permanentes généralisée chez tous les enfants et même cette carie isolée chez ceux qui sont anémiques ou de constitution débile ;*

3° *La carie des dents de qualité moyenne chez les adultes;*

4° *La carie pénétrante chez les adultes, lorsque la prépara-*

[1] Comme, en réalité, la durée de l'obturation de ces dents dépend non moins de leur état de détérioration plus ou moins avancé que des qualités des substances obturatrices employées, nous en ferons l'objet d'un article séparé.

tion de la cavité a été douloureuse par suite de la sensibilité de la dentine et a exigé un traitement préalable ;

5° *La carie pénétrante, lorsque, à la suite de pulpite aiguë ou chronique, il a fallu extirper la pulpe et établir un traitement antiseptique ;*

6° *La carie pénétrante ou non chez les femmes qui sont enceintes ou qui allaitent.*

C'est un fait bien établi que, lorsque la carie dentaire est généralisée dans la bouche des sujets de 8 à 15 ans, les aurifications que l'on pratique sur les dents permanentes, sont rarement de longue durée. Presque toujours, quelle que soit la perfection avec laquelle le travail a été fait, et cela au bout de six mois, un an, deux ans à peine, les bords de la cavité s'altèrent et se désagrègent, de sorte que les obturations, désormais sans point d'appui, s'ébranlent et tombent le plus souvent d'un seul bloc.

Que ce résultat soit dû à la moindre densité des dents à cette époque de la vie et, par conséquent, à l'action plus ou moins vive sur elles de la salive entretenue acide, soit par l'état constitutionnel de l'individu, soit par le peu de soins qu'il prend de sa bouche, soit encore par le mauvais état de dents caduques cariées et en détritus, il n'en est pas moins vrai qu'il faut compter avec lui dans la thérapeutique de la carie dentaire chez les enfants.

Or, l'obturation définitive demande non seulement l'ablation totale ou *presque totale* des tissus altérés[1], absolument du reste comme on la pratique pour l'obturation temporaire, mais encore de plus que celle-ci, la préparation de la cavité faite de telle sorte que la matière obturatrice ne puisse pas s'échapper, c'est-à-dire avec des parois taillées suivant certaines règles et des trous ou sillons de rétention.

[1] Nous disons *presque totale*, parce que, lorsque la carie n'est pas pénétrante, il y a avantage à ne pas toucher à la portion plus ou moins ramollie qui est en rapport immédiat avec la chambre pulpaire.

D'où il suit que, *comme la chambre pulpaire est relativement très grande à cette époque de la vie*, il y a lieu de craindre, pour peu que la carie soit profonde sans cependant être pénétrante, que les manœuvres faites pour former la cavité et creuser les trous ou sillons de rétention n'exposent l'opérateur *à intéresser la pulpe*.

Que si cet accident n'arrive pas la première fois que l'on aurifie ces dents, il peut, si la carie continue ses ravages, comme c'est l'ordinaire en pareil cas, se présenter lors d'une deuxième ou troisième préparation de la cavité pour un premier ou deuxième renouvellement de l'aurification; tandis que si, dans ces circonstances, on pratique une simple obturation temporaire avec des matières plastiques plus ou moins capables d'adhérer aux parois et n'exigeant, pour se maintenir, ni forme spéciale de la cavité, ni trous ou sillons de rétention, l'on a bien moins à craindre la mise à nu de la pulpe dentaire et l'on peut, sans danger, attendre le moment où la dent aura acquis une densité suffisante pour permettre de faire une aurification durable, c'est-à-dire l'âge de 18 ou 20 ans.

Ces obturations temporaires ont bien l'inconvénient de demander une surveillance assidue de la part des parents et du dentiste, de manière à ce que l'on soit prêt à les renouveler dès qu'elles s'usent ou se détériorent, mais elles ont, en revanche, cet immense avantage de conserver presque à coup sûr des dents qui, tout d'abord traitées par l'obturation définitive, auraient été perdues sans ressource.

Dans la carie non pénétrante des adultes, *lorsqu'une dent est sensible aux impressions du chaud et du froid, au contact des aliments, et surtout, lorsque la dentine est intolérante des coups de l'instrument*, il y aurait imprudence à aurifier immédiatement cette dent. Il faut, au contraire, la soigner par les moyens propres à l'insensibiliser, temporiser et, avant d'en finir avec elle, *s'assurer par une obturation temporaire qu'elle est absolument apaisée* et capable de supporter, sans crainte d'accidents consécutifs, l'obturation définitive.

Dans la carie pénétrante il y a plusieurs manières bien distinctes d'agir.

Si la pulpe est saine et qu'on veuille la conserver, il est de toute nécessité, après l'avoir coiffée, de remplir la cavité avec une obturation provisoire facile à ôter, de manière à pouvoir parer immédiatement aux accidents qui accompagnent parfois ce coiffage ; si la pulpe est irritée, sans que cependant il y ait eu retentissement sur le périoste alvéolo-dentaire, si le patient la laisse extirper immédiatement sans que l'on ait recours à l'action d'un caustique, si le canal peut être nettoyé à fond et convenablement préparé, la règle est de pratiquer tout de suite l'obturation définitive ; mais si l'emploi d'un caustique doit précéder l'extirpation de la pulpe, s'il y a eu un peu de périostite alvéolo-dentaire ou *si la pulpe a été dévitalisée et se trouve en suppuration ou en détritus au moment de l'extirpation*, alors il faut pratiquer des pansements antiseptiques jusqu'à assainissement complet du canal et se contenter, à titre d'essai, *d'une obturation temporaire qui permettra de se rendre compte de la tolérance de la dent.*

En ce qui concerne la carie dentaire chez les femmes qui sont enceintes ou qui allaitent, nous pouvons affirmer que les aurifications, faites au cours de la grossesse ou de l'allaitement, n'ont jamais la durée que l'on aurait droit d'attendre d'opérations pratiquées avec soin. Cela tient-il à ce que, dans ces conditions, les dents privées d'une certaine quantité de leurs éléments minéraux, sont moins denses, ou bien à ce que l'état anormal du tube digestif et surtout de l'estomac soumis à des vomissements parfois continuels pendant quelques mois, provoque l'acidité temporaire de la salive ? Nous ne le savons pas au juste ; mais quelle qu'en soit la cause, il n'en reste pas moins qu'il est nécessaire, pour assurer le succès des obturations définitives, d'attendre le retour à l'état normal des personnes qui se trouvent dans ces conditions, et de pratiquer des obturations provisoires.

Comme l'obturation définitive, l'obturation temporaire exige que la cavité soit préparée; mais cette préparation est bien moins compliquée, en ce sens qu'il n'est plus question de trous ou sillons de rétention, et que la cavité ne réclame pas une forme spéciale. *Le point essentiel est que les bords de la cavité, dans une hauteur de un millimètre et demi environ, soient absolument nets de la plus petite parcelle de tissu altéré.* Ces bords doivent être lisses, bien taillés et exempts de saillies ou dépressions capables de retenir les substances étrangères ou de se rompre sous le moindre effort de mastication. Quant au reste des parois de la dentine il devra, cela va sans dire, être nettoyé le mieux possible; mais il est bien démontré que la présence d'une certaine quantité de tissu ramolli sur le fond de la cavité ne peut être nuisible, du moment que l'obturation des bords est assez hermétique pour protéger ce tissu contre l'accès des liquides buccaux.

Les substances d'obturation temporaire sont nombreuses. Leurs qualités principales sont d'être malléables, adhésives, facilement applicables et le plus possible résistantes à l'action des liquides de la bouche. Quant au choix que l'on en doit faire, il dépend surtout de la position qu'occupent les dents cariées.

S'agit-il des dents antérieures? Les cavités buccales et approximales en rapport avec la gencive seront obturées avec de la gutta-percha, et les autres, ainsi que les linguales, avec de l'oxychlorure ou de l'oxyphosphate de zinc.

S'agit-il des dents postérieures? Les cavités buccales, approximales et linguales en rapport avec la gencive, le seront avec de la gutta-percha. Ces mêmes cavités, si elles sont éloignées de la gencive, le seront avec de l'oxychlorure ou de l'oxyphosphate. Les cavités coronales des bicuspidées le seront avec de l'oxyphosphate et celles des multicuspidées avec de l'amalgame de cuivre. Cependant il n'y a pas de règles absolues pour ce choix. Ainsi, lorsqu'il y a lieu d'obtenir un effet antiseptique au fond d'une cavité assez considérable, on peut mélanger de l'oxyphosphate avec un peu de créosote ou d'acide phénique, pour faire la base de l'obturation et achever avec de la gutta-percha, de l'oxyphosphate pur ou de l'amalgame.

Si, au contraire, il y a lieu d'obtenir une obturation non conductrice des variations thermiques, on commence par insérer de la pâte de Hill et l'on termine avec de l'oxychlorure ou de l'oxyphosphate. Tout cela est affaire d'appréciation de la part du dentiste qui doit régler sa conduite selon les circonstances particulières des cas en traitement.

CHAPITRE XIII

OBTURATION DES DENTS CADUQUES

Les **Dents caduques** se carient tout autant, si ce n'est plus, que les dents permanentes, et souvent même dès leur éruption. En pareil cas, que faut-il faire? Un grand nombre de praticiens ont pour principe de ne les point obturer et de les laisser se détériorer, se briser jusqu'à ce que leur extraction devienne une nécessité. Pour agir ainsi, ils se basent sur ce fait que, les dents devant tomber à une époque peu éloignée, c'est du temps perdu que de les obturer et un mauvais système que de dégoûter les enfants des soins du dentiste, par des souffrances et des ennuis qu'on leur inflige inutilement.

D'autres soutiennent qu'il faut, au contraire, les traiter absolument comme les dents permanentes et les aurifier avec le même soin que si elles devaient durer toute la vie. Il faut, disent-ils, que l'enfant mâche ses aliments aussi bien que l'adulte, et, pour cela, il est nécessaire que les dents restent le plus longtemps possible en état convenable ; il faut, en un mot, que la bouche des enfants soit aussi propre et nette que celle des grandes personnes.

Entre ces deux manières de voir dont la dernière est certainement la plus rationnelle, il en est une troisième qui est plus pratique et qui remplit parfaitement le but, *c'est celle qui consiste à entretenir la santé de la bouche des enfants.*

Si, en effet, on laisse les dents caduques se carier au point qu'il ne reste plus dans la bouche que des débris de dents ou de racines en détritus qui entretiennent continuellement une acidité nuisible, les dents de six ans qui apparaissent dans ce milieu ne tardent pas à se carier ; il en est de même des incisives permanentes et de la première bicuspidée. D'un autre côté, si les molaires de lait ne peuvent plus servir à la mastication alors qu'elles sont soulevées par des abcès ou que leur couronne est détériorée, l'enfant se nourrit mal et, par suite de mauvaises digestions, devient anémique.

Il y a donc intérêt à remédier à cet état de choses ; mais de là à aurifier ces dents et à faire subir à des enfants qui sont naturellement plus ou moins intolérants, les manœuvres plus ou moins compliquées de cette opération, le supplice de la digue, etc., il y a loin, et nous ne croyons pas qu'il soit d'une pratique prudente, ni pour le dentiste, ni pour l'avenir même de la denture des enfants, de *commencer par se faire détester d'eux en les rendant victimes*, avant qu'ils n'en comprennent bien la nécessité, *des procédés opératoires de la Dentisterie.*

Il y a quelque chose de mieux à faire, et, tout en cherchant à conserver le plus longtemps possible les dents caduques, il faut s'efforcer d'y arriver par des moyens aussi faciles, aussi prompts et aussi peu douloureux que possible. C'est là qu'est la saine pratique.

Les faces buccales des dents antérieures sont souvent le siège de la carie ; les cavités peu profondes encore y sont douloureuses ; les enfants se plaignent de ne pouvoir mettre dans leur bouche rien de sucré, d'acide, de froid, de chaud, etc. ; il convient alors, sans chercher à préparer ces cavités avec trop de soin, de se contenter d'en adoucir les bords et de n'enlever de la dentine ramollie que la quantité nécessaire pour faire une place à la matière obturatrice, et encore, et nous insistons sur ce point, *jusqu'à concurrence de ne pas exciter de douleur*, car les enfants, comme nous l'avons déjà dit, sont peu tolérants et il est absolument nécessaire, pour le succès de l'opération, de ne pas mettre trop à l'épreuve leur susceptibilité. On sèche alors le mieux possible la cavité avec du coton hydrophile ou du papier japonais et l'on applique rapidement de l'oxyphosphate.

Si l'on n'a pas pu se préserver absolument de l'afflux de la salive, il n'y a pas lieu de se décourager ; il faut quand même insérer de l'*oxyphosphate qui, grâce à ses qualités de ciment hydraulique, peut durcir sous l'eau*. On en est quitte pour renouveler l'application au bout de quelques jours, et même à plusieurs reprises, si cela est nécessaire, jusqu'à ce que l'on ait pu la faire à sec.

Si l'on y est parvenu, le ciment ainsi placé dure un an et plus, et si l'on est en mesure de le renouveler à temps, l'obturation, faite de cette manière, préservera la dent jusqu'à sa chute.

S'il s'agit des cavités approximales, et si l'on a su inspirer confiance à l'enfant, on peut les remplir avec de la gutta-percha.

Quant aux cavités coronales, si l'enfant n'a que trois ou quatre ans, c'est à l'oxyphosphate qu'il faut recourir tout d'abord pour les conserver. Ce n'est qu'un peu plus tard vers six ou sept ans qu'on pourra *remplacer* ou recouvrir l'*oxyphosphate par de l'amalgame*. Un point très important dans la préparation des cavités des dents caduques, c'est de ne pas approcher de la pulpe. Il vaut mieux laisser entre elle et la cavité une couche de dentine ramollie que de s'exposer à la léser.

Si la pulpe est à nu, on peut essayer de la dévitaliser. Pour cela on se sert, à l'exemple de M. Du Bouchet[1], de la préparation suivante :

Chlorhydrate de morphine
Acide arsénieux } āā parties égales.
Acide tannique

mélangés en consistance sirupeuse avec de l'acide phénique.

[1] *Gazette odontologique*, 1881, p. 242.

Mais cette préparation doit être introduite en petite quantité, avec le plus grand soin, et le tampon contentif fixé de manière à ce qu'il ne puisse pas se déranger. Nous redoutons même, à ce point, chez les enfants, les accidents pouvant provenir de l'emploi de l'acide arsénieux, qu'à moins d'indication formelle, nous préférons nous servir pour eux d'un mélange d'acide thymique et d'huile de clous de girofle, bien qu'il soit beaucoup moins efficace.

Au bout de deux ou trois jours du même pansement, la pulpe est assez dévitalisée pour permettre son ablation dans la chambre pulpaire. Alors on applique au fond de la chambre et à l'entrée des canaux pulpaires, en ayant soin de n'exercer aucune pression, une pâte faite de craie et d'acide thymique que l'on recouvre d'oxyphosphate.

Il est rare qu'une dent ainsi traitée ne puisse pas rester dans la bouche à l'abri d'accidents consécutifs.

Quant aux dents caduques dont la pulpe est en suppuration et qui ont été la source d'abcès, nous ne sommes pas partisan de les conserver quand même, et nous croyons qu'il y a tout avantage à les extraire.

Il est cependant certains opérateurs qui préfèrent les obturer, en ayant soin de pratiquer, sur le côté buccal de leur collet, *un drainage pour l'écoulement des sécrétions purulentes.* Pour cela, une fois la cavité bien préparée, on trépane la dent sur le côté : on introduit dans le canal ainsi formé une broche munie d'un manche et on l'y laisse pendant tout le temps de l'obturation ; on taille une petite plaque de platine, de manière à lui donner la forme du fond de la cavité, on l'applique dans la cavité par-dessus la broche et on la recouvre d'une obturation d'amalgame. Une fois l'obturation durcie, on enlève la broche qui laisse à sa place un canal pour l'échappement des gaz et de la suppuration.

A la place de ce trou borgne, si nous devions avoir recours à ce procédé, nous aimerions certainement mieux *perforer la dent de part en part*, de manière à ce que le nettoyage du fond de la chambre pulpaire pût être facilement effectué à l'aide d'injections. Mais, nous le répétons, c'est, à notre avis, une pratique défectueuse chez les enfants, et l'extraction, en pareil cas, nous paraît de beaucoup préférable.

CINQUIÈME PARTIE

OPÉRATIONS RELATIVES AU TRAITEMENT DES COMPLICATIONS INTRADENTAIRES & EXTRADENTAIRES DE LA CARIE

En décrivant les divers procédés d'obturation, comme nous l'avons fait, nous avons supposé, pour ne pas nous attarder dans notre description, que les opérations étaient pratiquées soit sur des dents dont la dentine était insensible ou simplement physiologiquement sensible, c'est-à-dire facile à insensibiliser sans crainte de réaction consécutive, soit sur des dents qui, primitivement sensibles par suite de l'état pathologique de leur pulpe, avaient été insensibilisées par un traitement approprié, ou par la destruction et l'extirpation de cet organe ; en un mot, *nous avons supposé que tout était prêt pour procéder immédiatement aux divers temps de l'obturation*. Il nous reste maintenant à décrire le *traitement des complications intradentaires et extradentaires de la carie*, que ce traitement soit préparatoire à l'obturation ou qu'il en soit indépendant.

CHAPITRE PREMIER

COMPLICATIONS INTRADENTAIRES DE LA CARIE

Les **Complications intradentaires de la carie** sont la *sensibilité pathologique de la dentine*, la *dénudation et l'inflammation aiguë ou chronique de la pulpe.*

ART. I. — SENSIBILITÉ PATHOLOGIQUE DE LA DENTINE

Tant que la carie n'a pas atteint la zone de dentine immédiatement en contact avec la pulpe, la sensibilité est restée ce qu'elle est à l'état normal, c'est-à-dire *physiologique*, mais dès que cette zone est atteinte, c'est-à-dire dès que la pulpe se trouve intéressée par l'approche même de la carie, *bien qu'il n'y ait pas encore contact immédiat ou dénudation*, alors il se fait un retentissement plus ou moins appréciable dans la pulpe.

Bien qu'elle soit encore saine, elle est *virtuellement exposée*, et sa sensibilité, devenant pathologique, se trouve exaltée sous l'action de n'importe quelle cause extérieure, changements thermiques, sucre, acides, etc.

Cette espèce de **condition intermédiaire entre l'insensibilité normale de la dentine et la dénudation de la pulpe**, condition qui est pour ainsi dire transitoire entre l'état normal et l'état pathologique produit par la mise à nu de l'organe, est assez difficile à définir. Cependant elle a son importance au point de vue du traitement, et il convient de s'attacher à en faire le diagnostic. Si, en même temps que des symptômes déjà indiqués, on veut bien se souvenir des suivants, à savoir que, dans cet état, une fois la cavité ouverte, ses bords bien limités et toute portion de dentine ramollie nuisible enlevée sans douleur, si l'on fait dans cette cavité une injection d'eau chaude ou d'air surchauffé et qu'il s'en suive une grande douleur aussitôt calmée par une injection d'eau ou d'air froid; si la pression exercée sur le fond de la cavité avec un tampon d'ouate que l'on y comprime avec un brunissoir ne provoque pas de douleur; si, enfin, la douleur, fréquente pendant le jour, s'apaise pendant la nuit, alors il y a bien des chances pour que l'on ait affaire à une simple **sensibilité pathologique** de la dentine *et non à une dénudation de la pulpe*.

Il ne s'agit pas ici d'attaquer la zone de dentine péripulpaire avec des caustiques capables de produire une eschare, car cette eschare, quelque mince qu'elle fût, intéresserait la pulpe, mais d'obtenir la rémission de l'hyperesthésie à l'aide d'anesthésiques ou de calmants.

Les anesthésiques locaux employés dans ce but sont : la solution d'acide phénique dans la glycérine à 45 p. 100 et la solution de chlorhydrate de cocaïne à 10 p. 100 dans l'eau distillée. Quant aux calmants, ce sont presque toujours la teinture de racine d'aconit ou le mélange à parties égales de cette teinture et de chloroforme.

On se sert de ces préparations en en imbibant un petit fragment de coton que l'on porte dans le fond de la cavité, que l'on recouvre ensuite d'un tampon contentif et qu'on laisse pendant vingt-quatre heures en place. A la séance suivante, si l'insensibilité est complète ou suffisante, on enlève le pansement et l'on prépare définitivement la cavité. Si l'insensibilité n'est pas suffisante, on renouvelle la même application une ou deux fois.

Lorsque la cavité est préparée pour l'obturation, on applique la digue, on dessèche la cavité d'abord avec du papier buvard japonais, puis avec un peu d'alcool rectifié dont on active l'évaporation avec *un courant d'air peu chaud.* On place au fond de la cavité une très faible couche d'un mélange d'oxyde de zinc et d'acide phénique, puis par-dessus un peu de ciment d'oxyphosphate de zinc, et l'on obtient ainsi un plancher pour une obturation temporaire qui permettra d'attendre le moment propice pour l'obturation définitive.

M. Calvo[1] a indiqué un autre moyen d'arriver au même résultat, plus simple, plus rapide et qui ne nuit pas davantage à la vitalité de la pulpe, c'est l'emploi de *la chaux anhydre.*

Pour s'hydrater, la chaux absorbe l'humidité qui l'environne, et c'est à ce phénomène qu'est dû le succès de son application pour l'insensibilisation de la dentine.

On commence par appliquer la digue, puis on met dans la cavité, préalablement desséchée avec du papier japonais, une petite quantité d'oxyde de calcium anhydre. Il se produit tout d'abord une sensation un peu douloureuse qui tient au développement de la chaleur engendrée par l'hydratation de l'oxyde aux dépens de l'humidité restant dans la dentine ; mais comme le phénomène est fugitif, en ce sens que la quantité du médicament employée est trop minime pour provoquer une réaction pulpaire, cette sensation ne dure pas, et, dès qu'elle est passée, la sensibilité de la couche dentinaire immédiatement en contact avec la chaux a disparu. On enlève le tissu insensibilisé, puis l'on fait, si cela est nécessaire, une seconde et une troisième application, jusqu'à préparation complète de la cavité ; mais il est bien rare qu'une seule application de chaux anhydre ne suffise pas pour arriver au but. Il reste à placer, sur le fond de la cavité, un mélange d'oxyde de zinc et d'acide phénique ou de créosote, puis le plancher d'oxychlorure et enfin l'obturation provisoire.

Le but du mélange d'acide phénique est, non seulement,

[1] *Dental Cosmos*, 1884, p. 139.

d'empêcher le contact du chlorure de zinc avec la mince couche dentinaire qui le sépare de la pulpe, mais encore de rendre aseptique cette même couche et par conséquent de l'empêcher de se décomposer ultérieurement.

ART. II. — DÉNUDATION DE LA PULPE

Aux symptômes qui se rattachent à l'état précédent, s'il vient s'en joindre d'autres tels que des douleurs nocturnes plus ou moins fugaces sur le côté de la face où siège la dent, une sensation très pénible provoquée par la pression sur le plancher de la cavité d'une boulette d'ouate poussée par un brunissoir, celle provoquée par les mouvements de succion de la langue appliquée sur l'orifice ou par les aliments qui s'empilent dans la cavité, enfin une extrême sensibilité de toute la dent aux liquides froids, lorsque la cavité est hermétiquement fermée par un corps non conducteur comme la gutta-percha, on peut avec raison conclure qu'il y a **dénudation de la pulpe.**

La pulpe est encore, intrinsèquement, dans un état sain ou normal, mais, par rapport aux circonstances ambiantes, dans un état anormal. C'est alors que l'exploration directe devra venir confirmer le diagnostic.

Les deux causes immédiates de la dénudation de la pulpe sont : 1° *l'arrivée de la carie à la chambre pulpaire ;* 2° *la blessure faite inopinément à la pulpe pendant la préparation d'une cavité à obturer.*

Dans le premier cas, il peut se présenter plusieurs états pathologiques de cet organe : ou bien la pulpe est encore saine, indolore ou simplement hyperesthésiée ; ou bien elle est le siège d'une irritation ou d'une inflammation chronique avec ulcération et suppuration ; ou bien, enfin, elle est le siège de productions pathologiques.

De ces trois états le premier est encore justiciable du traitement conservateur de la pulpe. Il en est de même de la lésion accidentelle de cet organe pendant les manœuvres opératoires ; mais les deux autres, bien que l'on en ait dit, et de l'avis des meilleurs praticiens, entraînent nécessairement sa perte.

Nous discuterons plus loin si, lorsqu'il y a dénudation bien reconnue de la pulpe, il n'y a pas avantage, au point de vue pratique, à la sacrifier et à l'extirper immédiatement, pour éviter les ennuis d'un insuccès sinon absolument certain et immédiat, tout au moins probable dans un laps de temps variant de trois mois à deux ans.

Cependant comme, d'un côté et en théorie, il n'y a pas de raison de penser que la pulpe est incapable de se cicatriser, et qu'il n'est pas douteux qu'une dent ayant encore sa pulpe a une vitalité plus grande que lorsqu'elle en est privée ; comme, d'un autre côté, un certain nombre de praticiens d'une valeur et d'une habileté incontestables, affirment avoir obtenu des résultats heureux qui ont persisté pendant nombre d'années, nous ne voyons pas pourquoi l'on ne ferait pas l'essai du traitement conservateur de la pulpe tel que l'ont décrit ces praticiens.

Nous devons ajouter cependant que cette tentative ne doit être faite que chez des personnes à tempérament sain, non sujettes aux inflammations et à la suppuration, et sur des pulpes indemnes de toute ulcération et non hyperesthésiées, car, sans cela, l'échec serait certain.

Quant à nous, le peu de succès *durables* que nous avons obtenus d'opérations de ce genre, *paraissant avoir tout d'abord parfaitement réussi*, nous a fait presque complètement abandonner le traitement conservateur de la pulpe, dans les cas de dénudation *déjà ancienne*, pour n'avoir recours qu'à l'extirpation.

Le traitement conservateur se résume dans le coiffage de la pulpe, c'est-à dire dans la protection de l'organe contre les influences extérieures.

Un coiffage bien fait implique :

1° *Le nettoyage absolu de la surface pulpaire dénudée ;*

2° *L'application immédiate sur cette surface de la substance protectrice avec exclusion de toute espèce de vide ;*

3° *L'absence de toute pression sur la pulpe ;*

4° *Enfin la nécessité pour la substance protectrice de posséder une certaine compatibilité avec le tissu dentaire, la résistance et la non-conductibilité pour les changements thermiques.*

§ 1. — Nettoyage de la surface pulpaire dénudée.

Après avoir préparé toute la cavité pour l'obturation, moins la partie qui entoure le point dénudé, on résèque avec un excavateur en forme de cuillère (mais cela avec la plus grande délicatesse et les plus minutieuses précautions pour ne pas blesser la pulpe) la dentine ramollie qui sert de limite à la dénudation, puis on applique la digue et l'on passe au lavage avec des injections d'eau phéniquée à 15 p. 100, de manière à faire disparaître toute trace de débris [1].

§ 2. — Application de la substance protectrice.

Après le nettoyage, on dessèche la cavité, d'abord avec du papier japonais, puis avec un courant d'air chaud. Cela fait, on introduit une ou deux gouttes de vernis de gutta-percha au chloroforme sur la partie dénudée et enfin, par-dessus ce vernis, une petite coiffe de plomb ou d'or trempée elle-même par sa face concave dans le même vernis.

[1] L'acide phénique, outre sa propriété d'empêcher la putréfaction, a encore celle de coaguler l'albumine à la surface de la pulpe et d'y former ainsi comme une couche protectrice, en attendant que le coiffage soit achevé.

Cette coiffe métallique (fig. 286) a été préalablement excavée, façonnée et taillée juste de la grandeur voulue pour recouvrir non seulement le point dénudé, mais encore le pourtour de ce point de manière à lui former un organe de protection assez

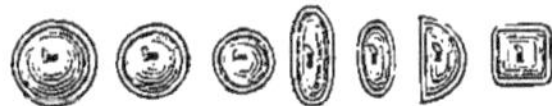

Fig. 286. — Coiffes métalliques de Weston. — (S. S. W.)

puissant pour résister à la pression. Il reste à recouvrir cette coiffe d'une couche d'oxychlorure ou d'oxyphosphate de zinc capable de former une base solide à l'obturation temporaire qui devra la recouvrir.

§ 3. — Absence de pression sur la pulpe.

On conçoit facilement que, grâce au vernis qui vient se modeler sur la pulpe dénudée, pendant qu'il est encore liquide, il ne reste, après évaporation, aucun vide entre cette pulpe et lui, et, d'autre part, que la coiffe métallique formant voûte, puisse, alors surtout qu'elle est recouverte de ciment, résister aux manœuvres obturatrices consécutices et empêcher la pression de s'excercer sur la pulpe.

Ce sont, en effet, les deux points capitaux du coiffage de la pulpe : *pas de vide où la lymphe puisse s'accumuler; pas de pression capable d'amener de l'irritation pulpaire.*

§ 4 — Propriétés intrinsèques de la coiffe.

Autrefois, lorsque l'on se servait simplement d'une coiffe formant plancher sur la pulpe, on cherchait à employer une substance mauvaise conductrice des variations thermiques, dénuée d'action irritante sur la pulpe, c'est-à-dire « *compatible* » avec les tissus dentaires et douée d'une résistance suffisante pour ne pas céder sous les manœuvres de l'obturation. On employait le plomb, l'étain, dont l'oxyde était regardé, avec raison d'ailleurs, comme ayant des propriétés thérapeutiques utiles pour la conservation de la dentine, la plume d'oie, l'amiante, le papier Bristol, le taffetas d'Angleterre, la pâte de Hill, etc. : aujourd'hui, au point de vue de la propriété isolante c'est encore le *vernis de gutta-percha au chloroforme* qui donne les meilleurs résultats.

Il en est de même en ce qui concerne la compatibilité.

Quant à la résistance on l'obtient aussi grande qu'on le désire avec de petites coiffes de platine concaves recouvertes de vernis de gutta-percha.

L'imperméabilité et la fixité d'un pareil coiffage sont assurées par le ciment dont on le recouvre.

Au lieu de se servir de vernis de gutta-percha, on peut porter sur la pulpe une petite quantité d'*un mélange d'oxyde de zinc, de créosote et d'huile de girofle* [1], puis remplir avec ce même mélange la concavité de la coiffe de platine et mettre celle-ci en place ; enfin recouvrir le tout d'oxychlorure ou d'oxyphosphate.

D'autres opérateurs préfèrent un simple *mélange d'oxyde de zinc et de créosote* en consistance crémeuse, dont ils mettent une petite quantité sur le point dénudé à l'aide d'un brunissoir en boule et qu'ils recouvrent immédiatement, sans coiffe métallique, de ciment d'oxyphosphate [2].

Tous ces procédés sont bons ; cependant nous croyons que la *coiffe métallique ne serait pas nuisible à ce dernier* pour résister à la pression des manœuvres obturatrices.

Lorsque la dénudation a été causée par accident, pendant la préparation d'une cavité, il survient presque toujours une

[1] L. JACK. *American system of Dentistry*, vol. II, p. 156.

[2] VALLIN. *Dental Cosmos*, 1883, p. 238.

petite hémorrhagie qu'il faut arrêter avant de procéder au coiffage ; mais il convient de ne pas oublier qu'il ne doit rester *sous la coiffe aucun caillot*, quelque petit qu'il soit, capable de devenir une source de troubles pour l'avenir. Pour cela, il faut laisser la pulpe se dégorger à l'aise au moyen d'eau tiède et attendre, pour continuer l'opération, que l'hémorrhagie se soit tarie d'elle-même. Le reste du traitement, en tant que coiffage, ne diffère en rien du précédent.

Lorsque le traitement conservateur de la pulpe a échoué, ou bien lorsque toutes les chances de réussite de ce traitement ne sont pas parfaitement accusées dès le début (ce qui est d'ailleurs le cas le plus fréquent), lorsqu'il y a dénudation existant de longue date avec accompagnement d'accès intermittents de congestion ou d'inflammation aiguë, lorsqu'il y a inflammation chronique, ulcération, suppuration ou enfin productions pathologiques de la pulpe, il serait puéril de vouloir conserver quand même cet organe et d'exposer le patient, par pur amour de l'art, à la série des ennuis et des accidents qui, en pareils cas, sont la suite presque obligée de ces essais[1]. Il n'y a plus qu'une ressource qui, si elle entraîne la perte de la pulpe, permet au moins de conserver la dent, presque à coup sûr et sans ennuis, **c'est la destruction et l'extirpation de la pulpe.**

[1] Les prétendus succès de conservation obtenus à la suite de la jugulation de pulpites aiguës, de l'excision de portions plus ou moins considérables de pulpe morte ou de tumeurs fougueuses ou autres, sont si peu nombreux et si contestables, que nous regardons comme un cas de conscience d'entraîner le patient dans une série de soins dont l'issue est presque à coup sûr fatale pour l'organe. En dépit de toute l'adresse manuelle du praticien et des meilleurs traitements connus, nous regardons comme admis que la dénudation de la pulpe est, apres un laps de temps plus ou moins court, suivie de la perte de sa vitalité. Les exceptions, si exceptions il y a, sont tellement rares qu'elles ne peuvent pas servir de base à notre pratique.

ART. III. — PULPITE

La **Pulpite** qui est une complication fréquente de la carie dentaire est subaiguë, aiguë ou chronique.

A l'état subaigu, c'est une simple congestion de la pulpe, congestion qui, lorsqu'il y a dénudation, peut être causée par le contact d'agents extérieurs comme les aliments ou une obturation intempestive et cesser, une fois le contact éloigné par l'ablation des aliments ou la désobturation, et qui, au contraire, lorsqu'elle est due à l'envahissement lent et persistant de la carie, passe forcément à l'état d'inflammation aiguë.

A l'état aigu, les symptômes de l'état subaigu, sensibilité aux impressions thermiques, aux acides, au sucre, au chocolat, etc., s'accentuent ; la douleur lancinante et térébrante exaspérée par la moindre sensation de froid et de chaud est parfois tellement violente qu'elle est presque insupportable. C'est la rage de dents. Cette douleur tient à ce que la paroi de la cavité de la pulpe étant résistante et inextensible, les vaisseaux de cet organe congestionnés par l'inflammation compriment ses filets nerveux.

Dans le premier cas **(congestion)** une simple ponction de la portion dénudée suffit pour enrayer les symptômes douloureux de cette affection, tandis que dans le second **(inflammation aiguë)** il faut d'abord ouvrir la chambre pulpaire, puis ponctionner l'organe pour enrayer les accidents, enfin le détruire et l'extirper.

Il y a deux moyens d'ouvrir la chambre pulpaire.

1° *Par la cavité cariée*, lorsque l'orifice ainsi obtenu permettra d'atteindre directement le ou les canaux pulpaires ; 2° *par un autre endroit de la couronne* qui permette d'obtenir ce résultat.

Si on procède **par la cavité cariée**, on ouvre rapidement et largement la chambre pulpaire, puis on laisse les fragments de la pulpe mutilée se dégorger. Il reste soit à les dévitaliser et à les extirper ensuite, soit à les extirper séance tenante.

Si l'on procède **par un orifice artificiel**, lorsque l'accès au canal ou aux canaux dentaires ne peut être direct par la cavité cariée, on ouvre la chambre soit par la face coronale pour les dents postérieures, soit par la face linguale pour les dents antérieures. Pour cela on se sert de forets à pointe diamantée pour perforer l'émail, puis de forets à pointe d'acier pour achever l'opération.

Le point essentiel est de se livrer *un accès direct* par un orifice assez grand pour rendre facile la manœuvre des instruments d'extirpation. **Cet orifice doit avoir environ le diamètre de celui de la chambre pulpaire**; l'obturation répare ensuite le dommage ainsi causé par la perforation.

Nous n'admettons pas, dans ces cas, la trépanation par le collet qui nécessite pour la conservation ultérieure de la dent un troisième orifice permettant d'atteindre directement les canaux pulpaires, ce qui équivaut à une mutilation fort dangereuse pour la solidité de la dent. Ce genre de trépanation était peut-être un progrès à l'époque où l'on se contentait de boucher les trous des dents, sans extirpation préalable de la pulpe, et, en tout cas, soulageait le patient de ses douleurs, mais il était plus préjudiciable qu'utile à la conservation de la dent.

Lorsque la pulpite est passée à **l'état chronique**, nous ne dirons qu'une chose, au point de vue opératoire, c'est qu'elle entraîne forcément la destruction artificielle de la pulpe et qu'il ne faut jamais hésiter à la pratiquer le plus tôt possible pour éviter les complications extradentaires qu'elle amène presque toujours à sa suite [1].

[1] Il en est de même de toutes les productions pathologiques qui ont pour siège la pulpe.

ART. IV. — DESTRUCTION DE LA PULPE.

Il y a deux manières d'opérer la destruction de la pulpe:

1° *Par l'extirpation immédiate;*

2° *Par la dévitalisation suivie de l'extirpation.*

§ 1. — Extirpation immédiate.

L'extirpation immédiate, qui est une opération souvent fort douloureuse, s'il s'agit d'une pulpe vivante, ne peut être pratiquée que sur des personnes *peu nerveuses*, *robustes* et *douées d'un certain sang-froid.* Rapidement et correctement exécutée, elle ne laisse pas de suites désagréables et est certainement préférable à l'extirpation précédée de la cautérisation, en ce que celle-ci provoquant la formation d'une eschare peut être suivie, dans certains cas, d'accidents inflammatoires du côté du périoste alvéolo-dentaire. Cependant, pratiquée sur des personnes nerveuses, de santé débile et peu courageuses, elle est assez pénible pour qu'il y ait lieu de lui préférer, pour ces personnes, la seconde manière.

Une fois l'accès au canal pulpaire largement ouvert, et même l'entrée de celui-ci légèrement équarrie avec les instruments de Palmer (fig. 287), on enfonce rapidement dans le canal, de manière à ce qu'elle atteigne d'un coup l'épaulement du foramen de l'apex, une broche ou tire-nerf pour la destruction de la pulpe que l'on tourne une ou deux fois sur elle-même, toujours dans le même sens, et que l'on attire ensuite à soi avec l'espoir que la pulpe se sera enroulée autour d'elle et l'accompagnera dans sa sortie.

Ces broches sont de plusieurs espèces :

Les unes sont triangulaires ou quadrangulaires semblables à

de petits équarrissoirs d'acier détrempés. Ils sont en iridium, en platine et iridium, en acier, etc.

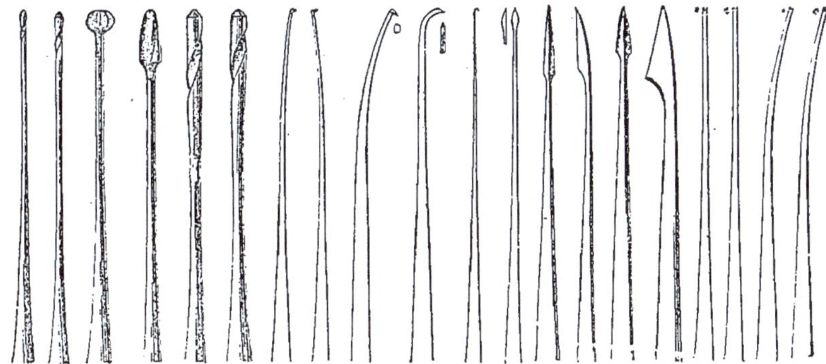

Fig. 287. — Instruments de Palmer pour la destruction de la pulpe. — (A. et F.)

D'autres, en acier, très minces, à trempe élastique, sont munies à leur extrémité d'un petit crochet presque imperceptible chargé d'exciser la pulpe au niveau du foramen, au mo-

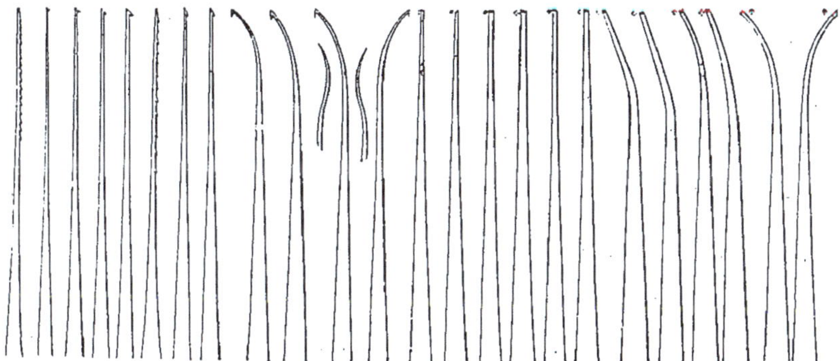

Fig. 288. — Tire-nerfs d'Arrington. — (A. et F.)

ment où l'on imprime à l'instrument le mouvement de torsion (fig. 288). D'autres enfin sont des broches creusées d'entailles à ouverture opposée à leur extrémité libre, broches barbelées qui, entrant facilement dans le canal, ramènent, grâce à leurs aspérités le tissu pulpaire qui s'y accroche (fig. 291).

Les deux points essentiels de cette opération sont : 1° *De faire pénétrer rapidement la broche jusqu'au sommet de la*

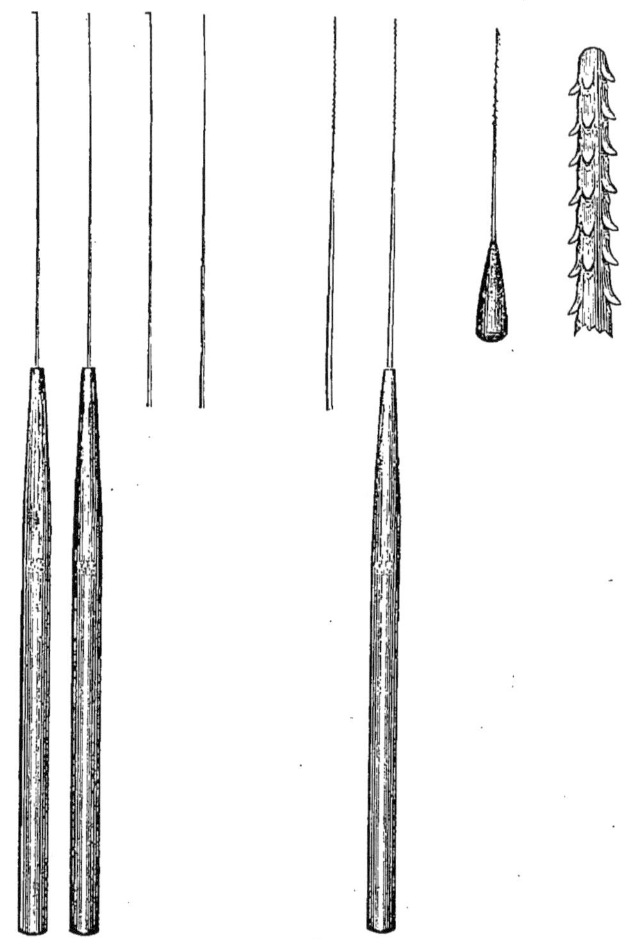

Fig. 289. — Tire-nerfs et sondes de Donaldson. — (S. S. W.)

Fig. 290. — Broches barbelées de Donaldson. — (S. S. W.)

racine, pour la faire sortir ensuite lentement, par un mouvement de torsion dans le même sens[1] ;

[1] A ce propos nous rappellerons qu'à mesure que l'on avance en âge, le canal des racines diminue de diamètre, et que ce diamètre, assez grand

2° *De ne pas briser la broche dans le canal*, ce qui est un contre temps fort désagréable[1].

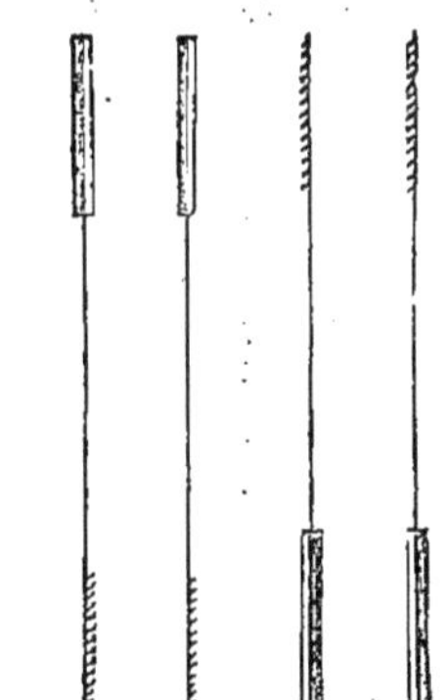

Fig. 291. — Broches barbelées et manches. (A. et F.)

Le meilleur moyen d'éviter cet accident est de ne se servir pour chaque canal que de tire-nerfs neufs, et de les mettre immédiatement au rebut dès que leur extrémité s'est tordue, soit par suite d'une direction anormale du canal soit par suite du mouvement trop brusque de rotation qu'on lui a imprimé pour accrocher le faisceau pulpaire.

Lorsqu'il y a plusieurs canaux pour une même dent, il faut agir séparément pour chacun d'eux de la manière que nous venons d'indiquer pour les dents à un seul canal.

On est assuré que toute la pulpe est bien réellement extirpée lorsque l'introduction, jusqu'à l'épaulement du foramen, d'un stylet très mince, à extrémité mousse, ne provoque plus aucune douleur. La petite plaie produite au foramen par la section ou l'arrachement de la pulpe se réunit rapidement par première intention et se cicatrise définitivement.

chez les jeunes gens pour qu'une broche de moyenne épaisseur puisse, dans un mouvement brusque, traverser le foramen de l'apex, est parfois tellement petit chez les personnes âgées, par exemple, dans les deux racines buccales des multicuspidées supérieures, que c'est à peine si les tire-nerfs les plus déliés de Donaldson peuvent y pénétrer.

[1] Lorsque cet accident arrive, les suites n'en sont pas toujours pénibles; ainsi on a vu des fragments de broches oxydées séjourner pendant des années dans les canaux radiculaires sans y causer d'acci-

§ 2. — Dévitalisation de la pulpe avant l'extirpation.

La dévitalisation s'obtient à l'aide de l'**acide arsénieux** qui **agit comme escharotique**. On a essayé un grand nombre d'autres substances pour opérer la dévitalisation, la potasse caustique, le chlorure de zinc, l'acide phénique, l'acide thymique, l'oxyde de cobalt; mais aucune de ces substances ne peut être comparée à l'acide arsénieux dont l'action est, pour ainsi dire, spécifique. Et, en effet, cette action est absolument sûre lorsque le caustique est appliqué suivant certaines règles que nous allons indiquer.

On a essayé de l'associer à divers médicaments comme le sulfate, le chlorhydrate de morphine, etc., dans l'espoir de calmer la douleur causée soi-disant par la cautérisation ; mais cela n'a jamais servi, d'après notre expérience, qu'à atténuer mécaniquement comme le ferait un corps inerte, le charbon par exemple, l'action caustique. C'est là un résultat absolument nuisible, en ce sens qu'en pareil cas, au lieu d'arriver immédiatement au résultat voulu, on ne fait que provoquer une congestion violente qui nuit à l'action caustique, ou des douleurs intolérables. Et cela ne peut être mis en doute par ceux qui, comme nous, ont expérimenté l'action du sulfate ou du chlorhydrate de morphine appliqué seul sur une pulpe

dents, et même dans ceux qui étaient particulièrement étroits, on en a vu servir de substance obturatrice ; mais il ne faut pas compter sur ces heureuses exceptions, et il vaut mieux s'efforcer d'enlever le fragment rompu par tous les moyens en notre pouvoir : agrandissement de l'orifice du canal; emploi de pinces très fines, etc. ; mais le moyen le plus simple est, sans contredit, d'introduire un peu de sel dans la cavité où se trouve le fragment rompu et de l'y maintenir à l'aide d'un tampon contentif. Il est bien rare que, vingt-quatre heures après, l'oxydation ne soit pas suffisante pour permettre à une injection poussée dans le canal de faire sortir le fragment. La pointe d'un aimant introduite à l'entrée du canal, en attirant à elle le métal, facilite cette sortie.

dénudée. Cette application, en effet, non seulement n'amène pas la sédation des douleurs pulpaires, mais encore les exaspère.

On a encore tenté de *l'associer à l'acide phénique* employé dans ce but comme anesthésique; mais si l'on considère que l'acide phénique coagule l'albumine à la surface de la pulpe, on est bien vite amené à penser que la *présence de cet acide ne fait que nuire à l'action de l'acide arsénieux.*

Pour que cette action soit franche, nette, rapide et aussi peu dangereuse que possible pour les tissus voisins, il est nécessaire que l'**acide arsénieux soit employé isolé**, à **l'état sec ou simplement mélangé à un liquide inerte ne coagulant pas l'albumine, comme la glycérine**; et encore, cette addition ne doit-elle être que minime et n'a-t-elle d'autre but que de faciliter le transport du caustique à l'endroit voulu.

Quelles sont donc les conditions du succès dans l'application de l'acide arsénieux? Ce sont :

1° *L'action rapide du médicament;*

2° *L'action aussi peu douloureuse que possible;*

3° *La limitation de l'action escharotique à la pulpe seule;*

4° *La conservation de la couleur normale de la dent.*

Rapidité d'action.—La rapidité d'action dépend de bien des circonstances telles que le tempérament de l'individu, son âge, son impressionnabilité à certains médicaments, etc.; elle tient aussi à la pureté de la substance, *mais aussi et surtout à l'état de la surface pulpaire* sur laquelle on l'applique.

En règle générale, *tout pansement préalable, nettoyage ou injection faite avec des substances capables de coaguler l'albumine*, comme l'acide phénique, la créosote, l'alcool, ne peuvent que *nuire à l'action caustique de l'acide arsénieux.* Et la meilleure preuve de cette assertion réside dans ce fait que lorsqu'un patient atteint de carie dentaire avec dénudation de la pulpe a eu la mauvaise inspiration de chercher à calmer ses douleurs avec des applications d'acide phénique, de créosote ou de toute autre drogue, vendue dans le commerce comme spécifique du mal de dents, et contenant de l'alcool, il s'en est suivi peut-être un soulagement momentané, mais il en est résulté à coup sûr une difficulté pour le dentiste qui, même en chargeant la dose d'acide arsénieux, n'a pu obtenir du premier coup la dévitalisation de la pulpe. D'où les accusations portées par bon nombre d'opérateurs contre les « caprices » de l'acide arsénieux.

Donc une des conditions indispensables de la rapidité d'action de ce caustique réside dans *le nettoyage préalable absolu de la surface pulpaire dénudée avec de l'eau tiède pure et simple.*

Atténuation de la douleur.—Au début de notre pratique, nous avions bien des fois remarqué que, dans certains cas, l'action de l'acide arsénieux était absolument indolore, alors que, dans d'autres, elle était douloureuse pendant quelques heures et que, dans d'autres enfin, la douleur persistait jusqu'à enlèvement de la préparation. Nous fîmes alors de nombreuses expériences pour nous rendre compte de la cause de cette différence dans les effets du médicament et nous en vînmes aux conclusions suivantes :

1° La moindre pression exercée à la surface d'une pulpe en contact avec l'acide arsénieux est la cause primitive des douleurs attribuées à la cautérisation ; et cela est si vrai qu'une fois le tampon contentif, auteur de la pression, enlevé, et le médicament laissé en place, la douleur cesse presque instantanément. D'où la nécessité d'appliquer par-dessus l'acide arsénieux une petite coiffe métallique, concave, résistante, capable de s'opposer à toute pression sur la face pulpaire.

2° Toute pulpe congestionnée en contact avec l'acide arsénieux devient le siège de douleurs atroces qui vont en augmentant jusqu'au moment où, soit qu'il y ait rupture des vaisseaux et extravasation du sang, soit qu'il se produise un arrêt de circulation au foramen de l'apex, elles cessent subitement d'elles-mêmes.

3° Toute pulpe congestionnée dans laquelle on fait une

ponction pour lui permettre de se dégorger, et dont on laisse l'hémorrhagie s'arrêter d'elle-même au milieu de lavages à l'eau pure tiède, est dévitalisée en fort peu de temps, sans ou avec très peu de douleur, par une seule application d'acide arsénieux.

D'où ce point essentiel de pratique que la dévitalisation par l'acide arsénieux d'une pulpe qui « a saigné », ne cause que peu ou pas de douleur.

Limitation de l'action du médicament. — Le seul moyen que nous ayons d'empêcher l'action escharotique du médicament de se propager au périoste alvéolo-dentaire est de n'en employer que la quantité nécessaire. Or, cette quantité est facile à doser lorsque l'on agit sur une pulpe préparée comme nous venons de l'indiquer, c'est-à-dire dans la couche périphérique de laquelle l'albumine n'a pas été coagulée et qui a été dégorgée par une simple ponction. En pareil cas, une quantité équivalente en volume à celui d'une tête d'épingle, un peu moins, un peu plus, suivant que le sujet est moins ou plus âgé, suffit amplement, et il n'y a aucun danger de propagation de l'action au périoste alvéolo-dentaire.

Mais pour les pulpes qui ont subi l'action préalable de l'alcool, de la créosote, de l'acide phénique, il faut en doubler la quantité, et c'est là qu'est le danger, non pour le périoste alvéolo-dentaire du sommet de la racine[1], mais pour les tissus ambiants en rapport avec l'orifice de la cavité cariée. Si malheureusement, en effet, le tampon contentif : coton et cire malaxés ensemble, coton et solution de gutta-percha, cire vierge ou autre, vient à se déranger, la salive entraîne le caustique sur les joues, la langue ou la gencive sur lesquelles il produit une escharc, atteint même l'alvéolo qu'il nécrose et amène des accidents plus ou moins graves dont on ne s'aper-

[1] Excepté cependant chez les jeunes gens, dont le foramen de l'apex, étant relativement large, permet à l'action du médicament de gagner le périoste.

çoit qu'à la prochaine visite du client, c'est-à-dire alors qu'il est impossible de les éviter. Nous savons bien que, si la contention est bien faite, ce danger n'existe pas, mais nous savons aussi qu'elle est d'autant plus difficile à effectuer que la proportion d'acide arsénieux est plus considérable relativement à la grosseur du tampon, alors surtout que l'on craint d'exercer une pression douloureuse sur la pulpe dénudée et que, par conséquent, il faut se tenir sur ses gardes au point de vue de la quantité à employer.

Conservation de la couleur normale de la dent. — La conservation de la couleur normale de la dent est impossible à obtenir d'une manière absolue. Tout le monde sait, en effet, qu'une dent morte n'a plus la transparence d'une dent vivante et qu'elle a comme un aspect terne et opaque. Mais il y a des degrés dans ce changement de coloration, et, par certains moyens, on peut l'atténuer suffisamment pour qu'il soit invisible pour des yeux non expérimentés. Or, ce changement de couleur tient *à l'extravasation du sang dans la dentine, extravasation qui provient de la rupture des vaisseaux congestionnés par le premier effet du caustique ;* c'est donc cette rupture qu'il s'agit d'empêcher.

Par une ponction préalable capable de dégorger la pulpe, et par l'application de l'acide arsénieux, *alors seulement que l'hémorrhagie s'est tarie d'elle-même pendant les injections d'eau tiède*, on a toutes chances d'obtenir la dévitalisation sans extravasation du sang. C'est, d'ailleurs, le seul moyen à notre disposition.

En résumé, pour que l'application de l'acide arsénieux soit à l'abri de tous les dangers ou inconvénients dont on l'a rendue responsable et pour qu'elle soit suivie de succès, il est nécessaire :

1° Que la pulpe soit franchement mise à nu, sans pansements ou lavages préalables avec des coagulants de l'albumine ;

2° Qu'elle soit ponctionnée jusqu'à dégorgement de ses vaisseaux, puis lavée à l'eau tiède jusqu'à éloignement de toute trace de caillots sanguins ;

3° Que l'acide arsénieux soit porté sur la portion dénudée, soit à sec, soit mélangé à la plus faible quantité possible de glycérine, et que la quantité employée réponde en volume à environ la tête d'une épingle de moyenne grosseur ;

4° Que l'acide arsénieux soit recouvert d'une petite coiffe métallique protectrice contre la pression, recouverte elle-même d'un tampon contentif solidement fixé et capable d'empêcher tout dérangement dans le pansement.

Ce procédé demande peut-être plus de soins et de précautions que certains praticiens n'ont l'habitude d'en prendre en pareil cas, mais il est sûr et, à ce titre, mérite d'être pris en considération.

Douze heures pour les jeunes gens et vingt-quatre pour les personnes à l'âge mûr, suffisent pour que l'action dévitalisante soit obtenue. On enlève alors le pansement et l'on extirpe la pulpe d'après la méthode indiquée pour l'extirpation immédiate. L'opération est facile, le faisceau pulpaire se détachant généralement d'un seul morceau. Mais ce qui est moins facile, c'est de s'assurer qu'il ne reste dans le ou les canaux aucun fragment de tissu mortifié.

Après l'extirpation immédiate, on peut toujours, ainsi que nous l'avons déjà dit, par l'exploration à la sonde, du canal jusqu'au foramen, s'assurer qu'il ne reste plus ou reste encore un peu de sensibilité et, dans ce dernier cas, continuer les manœuvres d'extirpation jusqu'à insensibilité complète ; la plaie ne tarde pas à se guérir par première intention ; mais, après la dévitalisation de la pulpe, il n'en est plus de même. S'il reste un fragment de pulpe mortifiée, il est absolument insensible, et l'exploration à la sonde est presque sans valeur. La cautérisation a produit une eschare qui devra se détacher au bout de quelques jours, sans danger il est vrai, si la chute a lieu au niveau du foramen, mais capable d'amener de la périostite alvéolo-dentaire, si elle doit s'opérer à la portion alvéolaire du foramen ; d'où l'obligation de se tenir sur ses gardes et de surveiller les suites de l'opération.

Or, comme le but ultime de la destruction de la pulpe est l'obturation de la chambre et du canal qui la contenaient, il s'en suit que cette obturation, qui peut être pratiquée avec avantage, au moins à l'état temporaire, aussitôt après l'extirpation immédiate, ne peut l'être, dans le cas de dévitalisation suivie d'extirpation, qu'après l'attente nécessaire à l'élimination de l'eschare, *c'est-à-dire après quinze jours au moins de pansements antiseptiques dans le canal radiculaire.*

D'où cette conséquence forcée que, chaque fois que le tempérament, l'énergie du patient et la tolérance de son système nerveux permettent de procéder à l'extirpation immédiate, il y a tout avantage à la pratiquer, et que la dévitalisation préalable, au lieu d'être la règle, ne doit être que l'exception.

Nous n'ignorons pas qu'en parlant ainsi, nous battons en brèche l'opinion généralement adoptée parmi les praticiens et surtout *parmi les patients*, mais comme nous n'avançons rien qui n'ait été sanctionné par une longue expérience, nous regardons comme un devoir d'insister sur ce que nous croyons être l'expression de la vérité.

ART. V. — PULPE EN DÉTRITUS

Lorsque la pulpe est ulcérée, en suppuration, en détritus, il convient d'en faire l'extirpation immédiate, par les procédés que nous avons décrits, puis de soigner le canal pulpaire, au moyen de pansements antiseptiques, de manière à ce que l'on puisse arriver, sans crainte d'accidents consécutifs, à l'obturation. (Voir plus loin.)

ART. VI. — OBTURATION DES CANAUX PULPAIRES

L'obturation des canaux pulpaires doit suivre immédiatement l'extirpation *de la pulpe vivante* non précédée de dévitalisation artificielle, *que cette pulpe soit entière ou partielle, alors même qu'il n'en resterait qu'un petit fragment au foramen de l'apex.*

Elle peut être immédiate aussi dans les canaux depuis longtemps privés de leur pulpe, lorsqu'il y a abcès alvéolaire avec fistule et par conséquent communication entre la chambre pulpaire et la fistule.

Dans tous les autres cas, elle doit être précédée d'un *traitement antiseptique et désinfectant*, plus ou moins long, suivant les cas, *jusqu'à assainissement complet du canal.*

Quant à l'obturation, elle n'a de chances de succès, pour le salut de la dent, que lorsque le foramen est hermétiquement bouché ainsi que le reste du canal.

§ 1. — Obturation immédiate.

Nous avons vu précédemment comment, après l'extirpation de la pulpe vivante, on peut s'assurer qu'il n'en reste plus trace dans le canal, il nous reste à indiquer comment, une fois ce point acquis, on procède à l'obturation.

Comme la première condition d'une pareille obturation est *le remplissage absolu du canal jusqu'au foramen*, il est nécessaire que l'accès, jusqu'en cet endroit, s'il n'existe pas naturellement, soit artificiellement facilité.

Pour cela, après avoir équarri l'ouverture du canal, on agrandit le reste ou une partie du reste du canal avec des forets flexibles (fig. 292) ou triangulaires montés sur un ressort en spirale (fig. 293).

Ce qu'il faut éviter, avant tout, dans cet équarrissage au foret, c'est de faire fausse route dans les parois des canaux. Cela n'est pas à craindre pour les canaux droits ou presque droits; mais pour ceux qui sont infléchis ou tortueux, ce n'est pas chose facile.

Cependant, en se servant de la sonde très fine qui a servi à s'assurer de l'absence de toute pulpe vivante jusqu'au foramen, on peut prendre une notion à peu près exacte de la direction du canal, puis avec un des forets triangulaires (fig. 292) de Talbot dont la forme pyramidale les oblige à suivre cette direction, on agrandit le tiers coronal du canal et même les deux tiers si c'est possible, et l'on achève le dernier tiers, c'est-à-dire la partie apicale avec une fraise flexible non pointue et incapable, par conséquent, de traverser le foramen.

Si, pendant cette opération, l'on s'aperçoit qu'un arrêt ou difficulté quelconque s'oppose à la pénétration correcte de l'instrument, il faut s'arrêter et avoir recours au moyen que nous indiquerons bientôt pour l'assainissement des canaux trop fins pour admettre les sondes du plus petit diamètre.

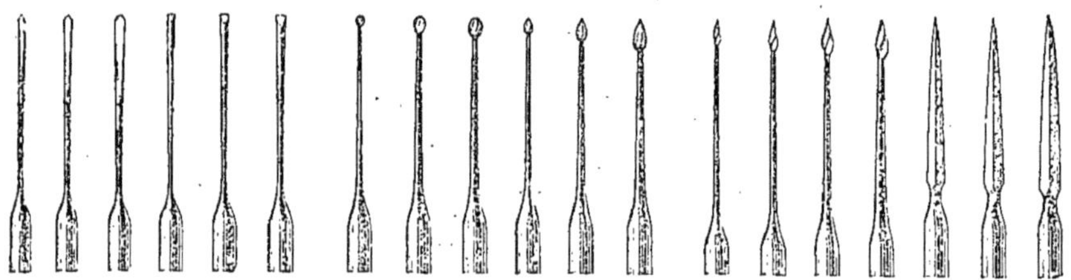

Fig. 292. — Forets, fraises, équarrissoirs triangulaires pour les canaux dentaires.

Pour équarrir les canaux à l'aide des instruments de Talbot (côté droit de la figure), lorsque ces canaux sont légèrement flexueux, on se sert d'abord d'un gros modèle, puis d'un plus petit et ainsi de suite. On évite ainsi de briser les instruments, de se tromper de direction et d'aller au delà du foramen. Le canal se trouve redressé et facilement accessible à l'obturation.

Lorsqu'il s'agit de dents à plusieurs racines, on procède pour chaque racine isolément, comme nous venons de l'indiquer ; mais nous insistons sur ce point que c'est surtout dans ce cas qu'il faut, non seulement agrandir la chambre pulpaire mais encore donner à la chambre un accès suffisant pour que les forets entrent directement dans les canaux. Les forets de Pettée (fig. 293) imités de ceux de Talbot, mais montés sur un ressort en spirale, sont, ici, d'un grand secours.

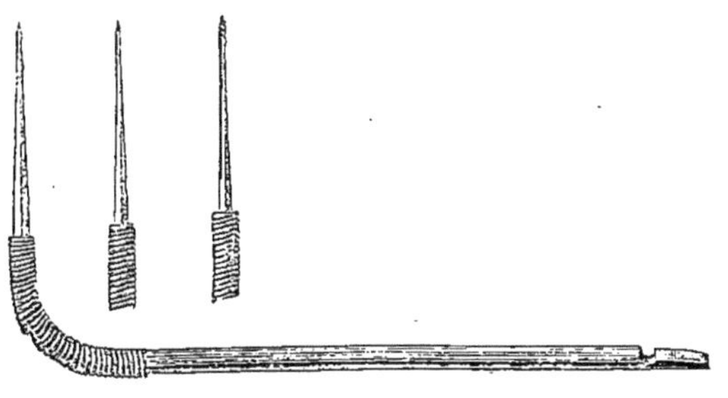

Fig. 293. — Equarrissoirs flexibles (de Pettée) pour les canaux dentaires. (A. et F.)

Le canal étant ainsi préparé, il reste à l'obturer. Toutes les substances possibles ont été mises à contribution pour cette obturation : or, plomb, oxychlorure, oxyphosphate de zinc, baleine, bois imbibé de paraffine, gutta-percha pure ou en solution dans du chloroforme, laque, etc.; toutes ont donné de bons résultats, mais il y a une distinction à faire entre les divers cas d'application de ces substances.

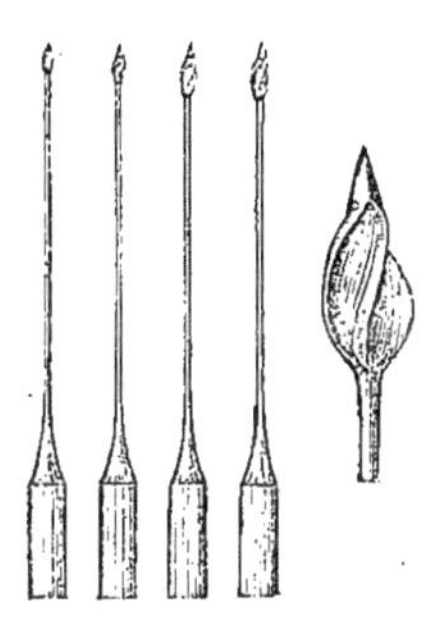

Fig. 294. Forets de Gates-Glidden. (S. S. W.)

Si le canal a pu être nettoyé et préparé jusqu'au foramen, la meilleure substance est, à notre avis, *la pâte de Hill* roulée en bâtons coniques d'un diamètre en rapport avec celui du canal à obturer, tandis que *si le canal n'a pu être tout à fait préparé jusqu'à son extrémité*, *un fil de plomb* limé en cône de telle sorte qu'il puisse être inséré le plus près possible de l'apex, remplit parfaitement le but.

On prépare les cônes de gutta-percha en ramollissant à la flamme de l'alcool un petit fragment de pâte de Hill, en le roulant entre le pouce et l'index, pendant qu'on le comprime doucement, et en diminuant progressivement son diamètre. Une fois le cône formé, on le coupe de la longueur voulue, on applique sur sa grosse extrémité bout d'un fouloir à racines (fig. 295) légèrement chauffé qui y adhère, on plonge le cône dans de l'acide thymique, on l'introduit lentement dans le canal et on l'y foule. S'il n'est pas suffisant pour boucher tout le canal, on en ajoute un second et même un troisième jusqu'à remplissage complet.

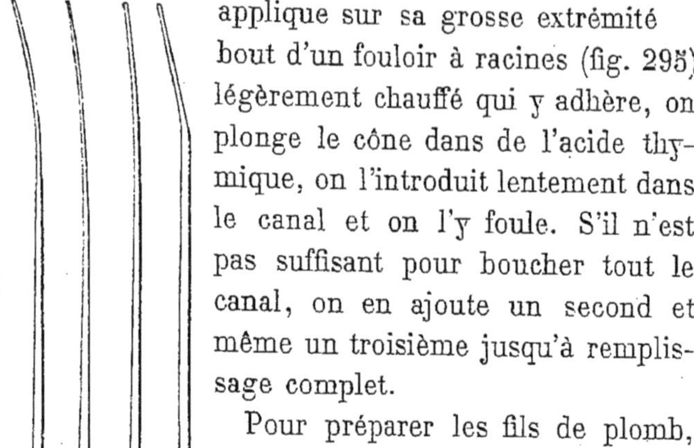

Fig. 295. — Fouloirs flexibles à racines de Donaldson. — (S. S. W.)

Pour préparer les fils de plomb, on en lime, en l'appuyant sur une petite planchette, un fragment du diamètre voulu, jusqu'à ce qu'on lui ait donné une forme conique très allongée. On introduit ce cône dans le canal et l'on cherche à le faire pénétrer jusque dans la partie que l'on n'a pas pu équarrir, puis on le retire et on le coupe à l'endroit indiqué par une petite marque que l'on a faite à peu près au niveau du plancher de la chambre pulpaire ; on le saisit alors avec une pince à mors assez résistants, on le remet en place et on l'y pousse d'abord avec la pince, puis avec un fouloir à pointe dentelée dont on se sert pour appuyer sur son extrémité coronale. Le plomb, étant mou, cède sous la pression, s'affaisse dans le canal et l'obture hermétiquement, on achève le remplissage du canal avec de la gutta-percha.

L'avantage du plomb, dans le cas particulier qui nous occupe, est de pouvoir demeurer en contact avec le filament pulpaire restant près de l'apex, sans y causer d'accidents inflammatoires, et, grâce à l'oxyde qui se forme rapidement, d'empêcher ce filament de se putréfier.

Lorsqu'il y a suppuration et communication du canal, par le foramen, avec un abcès alvéolaire accompagné de fistule, on peut, *après avoir absolument nettoyé le canal*, l'obturer immédiatement. Nous indiquerons le procédé opératoire à propos des complications extradentaires de la carie.

§ 2. — Obturation après traitement préparatoire.

L'emploi de l'acide arsénieux, comme agent dévitalisateur avant l'extirpation, implique, avons-nous dit, la formation d'une eschare et son élimination, comme suite naturelle des phénomènes qui accompagnent toute cautérisation; il y a donc lieu d'attendre, pour pratiquer l'obturation, le temps voulu pour cette élimination, c'est-à-dire quinze jours environ.

Pendant ce temps il faut veiller à ce qu'il ne se forme dans le canal aucun produit septique capable d'amener, par son passage à travers le foramen, de l'inflammation du périoste alvéolo-dentaire. Le meilleur moyen consiste, une fois le canal bien équarri et préparé comme nous l'avons indiqué, à y entretenir *une mèche de soie floche imbibée d'un liquide antiseptique* comme une solution de sublimé au cinquantième, ou de permanganate de potasse au centième, ou d'huile d'eucalyptus. Après les quinze jours passés sans accidents, on procède à l'obturation.

Une excellente substance obturatrice bien appropriée à ce cas, est *une solution de gutta-percha dans du chloroforme* en consistance de crème que l'on introduit jusqu'au fond du canal à l'aide d'une sonde mince que l'on pousse et retire alternativement. Cela fait, on prend un petit cône de pâte de Hill, on le fait pénétrer dans le canal avec un fouloir à racines, aussi profondément que possible, et on en remplit le reste avec d'autres cônes semblables. On pourrait aussi bien, au lieu de pâte de Hill, enfoncer dans la solution de gutta-percha *un éclat de jonc ou de bois blanc.*

Lorsqu'il s'agit de canaux depuis longtemps privés de pulpe ou remplis de détritus pulpaires, sans qu'il y ait communication avec un abcès alvéolaire accompagné de fistule, le traitement devient beaucoup plus difficile. Il y a deux méthodes : l'une par laquelle on arrive à assainir et guérir le canal seul, sans extension pathologique au périoste alvéolo-dentaire ; l'autre qui consiste à ramener le cas à celui de la communication du canal avec un trajet fistuleux artificiel, en désobstruant le foramen et en perforant la gencive et l'alvéole.

§ 3. — Traitement du canal seul.

Le but est toujours le nettoyage absolu du canal, de manière à empêcher toute production de liquides ou gaz septiques capables, en passant par le foramen, d'amener de la périostite alvéolo-dentaire. Il existe plusieurs procédés :

Procédé de Stookwell [1]. — Une fois le canal largement ouvert et débarrassé de tous les débris pulpaires et la digue mise en place, on pousse dans le canal une injection de peroxyde d'hydrogène ; on attend quelques minutes, on dessèche le canal avec du papier absorbant, et l'on recommence l'injection jusqu'à ce qu'il ne produise plus d'effervescence.

Cela fait, on dessèche de nouveau le canal, on le sature avec une injection de bichlorure de mercure au millième, puis avec de l'eucalyptol servant de véhicule à de l'iodoforme et enfin on l'obture avec des cônes de gutta-percha trempés dans la préparation d'iodoforme et eucalyptol.

Procédé d'Abbott [2]. — On peut encore, après avoir parfaitement nettoyé le canal, y porter jusqu'au fond, à l'aide d'un instrument très fin, une solution de bichlorure de mercure au deux centième, puis une petite boulette d'ouate imprégnée du même

[1] *Revue odontologique*, 1886.

[2] *Dental Cosmos*, 1886, p. 435.

médicament, par-dessus laquelle on introduit un tampon de cire. Le tout doit rester en place un ou deux jours, pour être ensuite enlevé et remplacé trois ou quatre fois de la même manière à un jour d'intervalle, après quoi l'on passe à l'obturation. Tout d'abord, on porte un petit fragment d'ouate jusqu'au sommet du canal et on l'y foule, dans le but d'empêcher la matière, obturatrice de passer par le foramen ; on remplit ensuite le canal avec de l'oxychlorure de zinc en consistance de crème que l'on introduit à l'aide de petits filaments de coton malaxés avec lui.

Procédé de Davis [1]. — M. Davis conseille pour les canaux des molaires, dès que le nettoyage des canaux est terminé et que l'on est certain qu'il ne reste aucun débris pulpaire, de boucher la partie apicale de chaque canal avec de l'étain en feuilles, puis de remplir le reste avec un mélange de charbon animal et d'iodoforme pulvérisé (charbon animal 3 grammes, iodoforme pulvérisé, 25 centigrammes) et enfin de terminer l'obturation de la chambre pulpaire avec de l'oxyphosphate.

Pour introduire le mélange de charbon et d'iodoforme dans les dents supérieures on se sert d'un tube de verre et d'un petit mandrin.

Procédé de Marshall Webb [2]. — M. Marshall Webb préfère, pour obturer le canal, de l'or en feuilles replié une fois sur lui-même ou bien préparé en deux, trois ou quatre épaisseurs et coupé en bandes étroites. D'après lui, l'or est la substance la plus facile à introduire jusqu'au foramen, même dans des canaux très étroits. Il l'y foule à l'aide d'instruments très fins et d'un petit maillet léger. C'est la manière d'obtenir l'obturation la plus hermétique sur le foramen.

Il remplit le reste du canal, par-dessus l'or, avec de l'oxychlorure de zinc, mais il recommande de ne pas laisser d'air

[1] *Dental Cosmos*, 1885, p. 630.

Dental Cosmos, 1882, p. 324.

entre les deux. L'oxychlorure en second vaut mieux que l'or, parce que le chlorure de zinc coagule le protoplasma et prévient ou arrête la décomposition de l'extrémité des tubes dentinaires.

Procédé de Perry [1]. — Une fois les détritus de pulpe enlevés et la préparation du canal presque terminée, on achève le nettoyage à l'aide de petits rouleaux de papier buvard qui, lorsqu'ils sont introduits à l'entrée du canal, attirent à eux, par capillarité, les liquides injectés ainsi que les derniers débris de pulpe. On a recours à de nombreux lavages à l'eau alternés avec le desséchement du papier buvard, jusqu'à ce que l'eau sorte propre du canal. Chaque fois que l'on change d'eau, on « ramone » le canal avec une broche barbelée. Enfin, une fois le canal desséché, on y introduit un petit rouleau de papier buvard trempé dans de la créosote et on recouvre le tout de cire comme tampon contentif [2].

Après plusieurs jours d'épreuve, s'il ne se développe aucune sensibilité, on passe à l'obturation définitive du canal. Pour cette obturation, M. Perry se sert de fragments de plaque-base-rouge en gutta-percha. Il les chauffe à la lampe et les roule en pointe, à une de leurs extrémités, entre deux surfaces planes. Il préfère la gutta-percha de plaque-base parce que c'est celle qu'il peut amener au plus haut degré de ténuité sans qu'elle se brise. Il en prépare d'avance de tous diamètres.

[1] *Dental Cosmos*, 1883, p. 185.

[2] Les **rouleaux de papier coniques** sont des adjuvants précieux du traitement. On les prépare en coupant diagonalement des morceaux de papier buvard de 5 à 6 centimètres carrés, d'un coin à l'autre. On roule chaque moitié en la serrant entre le pouce et l'index moites, ce qui donne un rouleau long de 8 à 10 centimètres environ et effilé en une pointe fine, dure et résistante à chaque extrémité. En les coupant par le milieu, on obtient deux rouleaux de 4 à 5 centimètres de longueur, fort aptes, dès qu'ils sont bien secs, à pénétrer jusqu'à l'apex des racines. On en prépare un certain nombre d'avance et l'on s'en sert avec des pinces. On ne s'écorche pas les doigts comme on le fait quelquefois avec des broches barbelées entourées d'ouate. (HODSON. *Dental Cosmos*, 1883, p. 191.)

Il en choisit un de la longueur et épaisseur voulues, il le fixe au bout d'un fouloir à racines légèrement chauffé et l'introduit rapidement dans le canal préalablement saturé de chloroforme. La gutta se ramollit légèrement et remplit toutes les inégalités du canal. Le seul point délicat est de ne pas faire pénétrer la gutta dans le foramen. Il suffit pour éviter cet inconvénient de ne pas pousser trop fort. L'état liquide de la gutta-percha dissoute par le chloroforme suffit pour qu'elle se modèle sur le foramen.

Procédé de O. Rogers[1]. — M. Rogers recommande, pour la désinfection et l'antisepsie des canaux dentaires, l'emploi d'un fil métallique rougi à la flamme de l'alcool. Il porte rapidement ce fil dans le canal jusqu'au foramen, et, au besoin, renouvelle cette application deux ou trois fois de suite.

L'opération est un peu difficile, en ce sens que le fil porté au rouge se refroidit vite, grâce à son petit volume; il faut donc une grande dextérité pour l'introduire pendant qu'il est rouge, mais avec un peu d'habitude on y parvient assez correctement. Lorsque le canal est assez large ou assez équarri pour que l'on puisse y faire pénétrer le double fil de platine du cautère électrique, le résultat est parfait. Le fil, introduit froid, est porté instantanément à l'incandescence et produit l'effet curatif; mais il ne faut pas le laisser trop longtemps dans le canal, car la chaleur maintenue au rouge pourrait amener la désagrégation des tubes dentinaires.

Procédé rationnel. — Pour nous, voici le procédé qui nous a toujours le mieux réussi et que nous avons définitivement adopté:

Comme la seule chance de succès réside dans le nettoyage absolu du canal et, une fois ce nettoyage effectué, dans l'imperméabilité du foramen aux liquides ou gaz septiques, nous regardons comme une nécessité, chaque fois que la position de la dent ou du canal radiculaire le permet, d'agrandir, d'é-

[1] *Dental Cosmos*, 1886, p. 63.

quarrir, et de régulariser le canal jusqu'au foramen, du moins jusqu'au point le plus rapproché possible du foramen. Les forets de Talbot et de Pettée montés soit sur un manche à main, soit sur le tour dentaire, les forets flexibles de White, les équarrissoirs de Hopkins (fig. 296), sont les instruments les plus commodes pour cette régularisation.

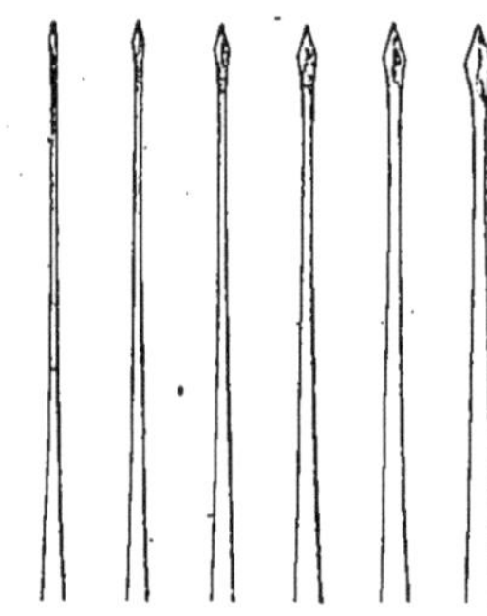

Fig. 296. — Equarrissoirs de Hopkins.

Lorsque nous ne pouvons pas parvenir jusqu'au foramen nous nous contentons d'introduire dans la partie la moins accessible la sonde la plus fine de Donaldson (voir fig. 289, p. 455) ou de Hunter (fig. 297). Cela fait, si nous sommes parvenu à préparer le canal jusqu'au

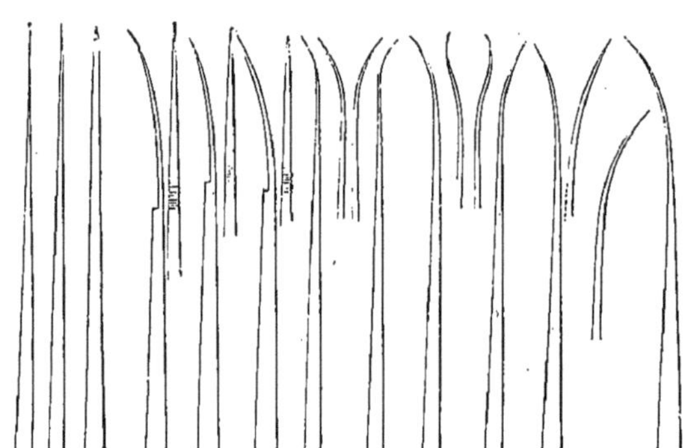

Fig. 297. — Sondes de Hunter. — (A. et F.)

foramen, nous plaçons la digue et nous y injectons d'abord de l'alcool rectifié qui s'empare de l'humidité qui peut s'y trouver, puis nous saturons le canal de chloroforme et nous introduisons rapidement jusqu'au fond un petit cône de pâte de Hill que nous foulons avec soin. Nous remplissons le canal avec du coton imbibé d'alcool et nous obturons provisoirement la chambre pulpaire et la cavité de la carie avec un tampon soit de cire, soit de gutta-percha.

Si, au contraire, nous n'avons pu préparer le canal que jusqu'à une certaine distance du foramen et qu'une sonde seule de Donaldson ou de Hunter ait pu y parvenir, nous prenons un fil d'or dur de diamètre convenable que nous amincissons à une de ses extrémités et nous le forçons autant que faire se peut, dans la partie rétrécie du canal. Nous le laissons en place de manière à ce que sa grosse extrémité arrive à peu près au milieu de la chambre pulpaire et nous l'y consolidons avec un tampon soit de cire, soit de gutta-percha.

Après dix ou quinze jours d'épreuve, s'il s'agit du premier cas, nous ôtons le tampon, puis le coton du canal; nous injectons une petite quantité d'alcool et nous remplaçons le coton par de la pâte de Hill; s'il s'agit du second cas, nous appliquons la digue et, une fois le tampon enlevé, nous ôtons la tige d'or; nous desséchons le canal avec de l'alcool et nous remplaçons l'or par un cône de plomb aussi effilé que possible trempé dans une solution chloroformée de gutta-percha; nous foulons le tout le mieux possible au fond du canal et nous remplissons le reste avec de la pâte de Hill.

Il y a bien a des chances pour que le traitement ainsi exécuté soit suivi de succès. Que si, cependant, après dix ou quinze autres jours d'épreuve, il se manifestait des symptômes de périostite alvéolo-dentaire, il n'y aurait pas à hésiter:

S'il s'agissait des dents antérieures et des bicuspidées, c'est-à-dire des dents dont on peut atteindre assez facilement le sommet à travers la gencive et l'alvéole, il faudrait enlever le tampon et le fil d'or puis avec le cautère électrique ou celui de Paquelin pénétrer, à travers la gencive jusqu'à l'alvéole. *On perforerait alors celui-ci avec une tréphine ou un foret à extrémité plate assez large pour bien dénuder l'apex de la racine.* Cela fait, avec une sonde de Donaldson que l'on introduirait dans le canal de la dent par la chambre pulpaire, et si l'on n'y parvenait pas, avec un foret flexible de White, on s'efforcerait de franchir le foramen de manière à établir une communication entre le canal et l'alvéole. Le reste du traitement serait le même que celui que nous décrirons bientôt à propos de l'abcès alvéolaire fistuleux.

S'il s'agissait des dents postérieures, nous nous reconnaîtrions impuissants neuf fois sur dix, et nous n'aurions plus d'autre ressource que l'extraction.

Les essais longs et pénibles de traitement que nous avons entrepris pour arriver à la conservation de ces dents, ont été si peu du goût de nos clients que nous nous sommes vu obligé d'y renoncer [1].

§ 4. — Traitement du canal communiquant avec un trajet fistuleux.

Lorsqu'il y a complication d'abcès avec trajet fistuleux, le traitement est plus facile ; nous le décrirons bientôt au chapitre des complications extradentaires de la carie.

ART. VII. — OBTURATION DE LA CHAMBRE PULPAIRE

Lorsque le ou les canaux radiculaires d'une dent ont été

[1] Il n'y a pas longtemps encore (voir nos « *Leçons cliniques sur les maladies des dents,* ») nous étions partisan de l'obturation de la partie la moins accessible des canaux pulpaires avec des fragments d'ouate imbibés d'acide phénique, d'acide thymique ou de créosote. Le succès avait presque toujours suivi les opérations que nous avions faites par ce procédé ; mais une série d'accidents inflammatoires survenus, après un an et même deux ans de calme, dans le périoste alvéolo-dentaire de dents ainsi traitées, nous y a fait renoncer ; et nous sommes revenus à notre ancien procédé de la tige de plomb qui, lui, ne nous avait que très rarement trahi et que nous avions abandonné peut-être un peu trop facilement, pour une nouveauté qui nous paraissait être en accord avec le pur traitement antiseptique.

obturés et qu'il n'y a plus lieu de craindre d'accidents inflammatoires, on obture la chambre pulpaire avec de l'oxyphosphate de zinc et l'on se contente, pour la cavité de la carie, d'une obturation temporaire à la pâte de Hill, obturation destinée à laisser la dent se rasséréner complètement, avant les manœuvres de l'obturation définitive.

ART. VIII. — BLANCHIMENT DES DENTS DONT LA COLORATION NORMALE EST ALTÉRÉE

Sous ce titre nous ne comprenons que **le Blanchiment des dents dont la dentine a été affectée dans sa coloration par la dévitalisation naturelle ou artificielle de la pulpe.** Dans ces cas, en effet, le changement de coloration est général et, à ce titre, a une importance capitale pour l'aspect de la dent. Nous laisserons donc de côté les taches superficielles ou profondes produites sur les dents, soit par le séjour accidentel de substances colorantes dans les cavités cariées, soit par l'action de certaines substances obturatrices qui s'y oxydent ou s'y sulfurent, soit enfin par le passage de certains médicaments au moment de leur ingestion dans la bouche. Toutes ces taches sont justiciables de la résection des parties tachées ou du grattage et nettoyage des parties affectées. Tous les essais que l'on tente pour les faire disparaître à l'aide de composés chimiques n'aboutissent le plus souvent qu'à détériorer les dents qui en sont le siège.

Nous nous occuperons simplement ici de la modification dans la teinte générale produite par la dévitalisation de la pulpe. Elle se présente sous deux formes :

Ou bien la dent, sans beaucoup changer de couleur, perd sa transparence, devient opaque et prend un aspect terne et sans vie qui lui a fait donner le nom de « **dent morte** » ; ou bien elle devient rose clair, bleuâtre, jaune brun, par suite de l'extravasation du sang dans les tubes dentinaires.

A l'état normal, la dentine est baignée par le plasma du sang qui tient en dissolution les substances calcifiantes des dents et donne à ses fibrilles et à sa trame organique le peu de vitalité dont elle jouit.

La circulation peu active, mais constante de ce liquide dans le tissu dentinaire lui donne sa transparence et son aspect vivant. Dès que cette circulation, si faible qu'elle soit, est interrompue, soit par étranglement du faisceau pulpaire au foramen de l'apex, soit par destruction de la pulpe par suite de l'envahissement de la carie, les fibrilles et la trame organique, par le fait même de la précipitation des sels en dissolution dans le sérum, deviennent opaques, et l'aspect de la dent perd toute sa transparence. Contre ce changement de coloration qui souvent est assez faible pour n'être appréciable qu'à l'œil du dentiste, mais qui parfois saute aux yeux des moins clairvoyants, la thérapeutique dentaire a été jusqu'à ce jour impuissante. Nous ne pouvons que l'empêcher de s'aggraver, d'abord en coagulant l'albumine du liquide contenu dans les tubes dentinaires, à l'aide de créosote, d'acide phénique, d'alcool rectifié, d'acide oxalique, etc., de manière à les rendre aussi imperméables que possible, puis en obturant la chambre et les canaux pulpaires avec des substances blanches comme l'oxychlorure ou l'oxyphosphate de zinc. Mais, lorsqu'il y a eu extravasation du sang par rupture des vaisseaux pulpaires et que l'hématosine s'est déposée dans les tubes dentinaires, alors nous avons affaire à un changement de coloration contre lequel le dentiste est d'autant plus puissant que le moment de son intervention est plus rapproché de celui de l'accident et que le sujet est moins avancé en âge.

Les causes ordinaires en sont les coups, les chutes et surtout l'application inopportune ou mal faite de l'acide arsénieux, soit dans des cavités superficielles dans le but de les insensibiliser, soit dans des cavités pénétrantes alors que l'on n'a pas eu soin de dégorger la pulpe congestionnée par une ponction préalable.

Dans le premier cas, l'action du caustique, s'étendant de plus en plus profondément dans la dentine, dissocie et désagrège les éléments de la couche odontoblastique qui sert de trait d'union entre la dentine et la pulpe, gagne celle-ci et la congestionne, d'où la rupture d'un ou plusieurs vaisseaux et l'extravasation du sang dans les tubes dentinaires; dans le second, la pulpe déjà congestionnée devient le siège d'une eschare sous laquelle se produisent les phénomènes que nous venons d'indiquer.

En pareil cas le traitement est bien différent de celui où il n'y a pas extravasation du sang :

Il faut tout d'abord ouvrir largement la chambre pulpaire, extirper la pulpe, nettoyer et préparer les canaux pulpaires, puis en obturer la portion apicale de la manière déjà décrite ; mais, et c'est là une recommandation qui ne saurait être trop suivie, *il ne faut se servir pour le nettoyage et le traitement de ces parties, d'aucune substance capable de coaguler l'albumine du liquide contenu dans les tubes dentinaires et par conséquent de les rendre plus ou moins imperméables,* comme, par exemple, *d'alcool, de créosote, d'acide phénique, d'acide thymique*, etc.

Pour le succès du traitement il est nécessaire que ces tubes restent le plus possible ouverts à l'accès des substances décolorantes, et c'est à l'ignorance ou à l'oubli de cette nécessité que l'on peut attribuer, la plupart des insuccès éprouvés dans ce cas, par bon nombre d'opérateurs.

Bien des essais ont été tentés pour ce traitement :

§ 1.— Acide oxalique.

M. Bogue[1] a conseillé l'emploi de l'acide oxalique. Après avoir nettoyé à fond le canal pulpaire, tout en ménageant le foramen, il prend une petite broche (trempée à la chaleur bleue)

[1] *Dental Cosmos*, 1872, p. 1.

qu'il entoure de quelques fibres d'ouate dans une longueur de 15 millimètres et qu'il y fixe en imprimant au manche un mouvement de rotation de gauche à droite, par exemple ; il en trempe l'extrémité, soit 3 millimètres dans de la créosote ou de l'acide phénique, puis il garnit le reste d'oxychlorure de zinc en consistance de crème. Avec une tige de platine mince plongée dans le chlorure de zinc, il humecte l'intérieur du canal pulpaire, puis il introduit la broche munie de son coton jusqu'au fond du canal et, tournant le manche de droite à gauche, c'est-à-dire en sens inverse du premier mouvement, il dégage la broche qui abandonne le coton dans le canal. Avec un fouloir il l'y condense et remplit le reste du canal avec de l'oxychlorure.

Cela fait, il nettoie la chambre pulpaire et la cavité cariée ; puis avec une seringue il y dépose une ou deux gouttes de solution saturée d'acide oxalique dans de l'eau distillée, qu'il y laisse pendant 2 ou 3 minutes c'est-à-dire pendant un temps suffisant pour observer ce qui se passe à la surface de la dent. Dès que la couleur brune est éclaircie, il lave avec soin la chambre pulpaire avec de l'eau distillée, puis il la remplit de craie sèche qu'il y laisse pendant un ou deux jours, maintenue par un tampon de gutta-percha. A la séance suivante, il termine en remplaçant la craie par de l'oxychlorure et en faisant une aurification qui recouvre d'une manière absolue toute la substance plastique.

Pour nous, nous avouons avoir essayé plusieurs fois ce procédé et n'en avoir rien obtenu de bien probant ; et nous n'en sommes pas étonné à cause de l'action coagulante de l'acide phénique, de la créosote et de l'acide oxalique employés ; aussi ne saurions-nous le recommander.

§ 2. — Acide oxalique et chlorure de chaux.

M. Huey[1] se sert d'acide oxalique comme M. Bogue, mais

[1] *Dental Cosmos*, 1881, p. 287.

il l'associe au chlorure de chaux. Pour cela, il trempe une tige d'or dans la solution acide, puis dans le chlorure de chaux et la porte, le plus vite possible et à plusieurs reprises, dans la cavité, jusqu'à ce qu'elle soit remplie.

Au bout de 5 minutes il retire le tout et recommence, 3 ou 4 fois de la même manière, la même application dans l'espace d'une heure. Une seule séance suffit. Le ciment obturateur ne doit être introduit qu'après dessiccation du canal et de la cavité avec la seringue à air chaud.

Nous verrons plus loin que ce procédé opératoire est à peu près le même que celui de Trueman, avec cette différence cependant que, dans ce dernier, l'acide acétique remplace l'acide oxalique.

§ 3. — Alun et chlorure de soude. — Borax et chlorure de soude. — Chlorure de chaux et chloroforme. — Chlorure d'alumine et Peroxyde d'hydrogène.

M. Atkinson[1] conseille, une fois le canal radiculaire obturé, de remplir la chambre pulpaire et le reste de la cavité d'alun en poudre que l'on imbibe ensuite de chlorure de soude (liqueur de Labarraque). Si une seule application ne suffit pas, il la renouvelle.

M. Howard Roberts[2], tout en se servant de la liqueur de Labarraque comme Atkinson, préfère le borax à l'alun ; il compte, comme lui, sur le dégagement de chlore gazeux pour obtenir la décoloration.

M. Holmes[3] obture tout le canal jusqu'à la chambre pulpaire avec de l'or, puis il remplit la chambre et la cavité de la carie avec une pâte composée de chlorure de chaux frais et

[1] *Gazette Odontologique*, 1880, p. 283.

[2] *Progrès Dentaire*, 1885, p. 237.

[3] *Progrès Dentaire*, 1881, p. 120.

de chloroforme qu'il recouvre de gutta-percha. Il laisse le médicament en place pendant vingt-quatre heures, puis il en renouvelle une fois ou deux l'application de la même manière. Il nettoie ensuite toute la cavité et l'obture avec de l'oxychlorure de zinc très blanc dont il durcit la surface à l'aide d'un instrument chaud. Il termine en enlevant l'excès de cette obturation et fait une aurification pour protéger la substance plastique.

On a aussi, dans ces derniers temps, employé le peroxyde d'hydrogène et le chlorure d'alumine[1]. Dès que le canal radiculaire est obturé dans son tiers apical, on applique la digue, on lave le reste de la cavité à grande eau, puis on le dessèche avec un courant d'air chaud. On introduit ensuite le chlorure d'alumine que l'on humecte de peroxyde d'hydrogène et on le laisse en place pendant quatre ou cinq minutes. Cela fait, on débarrasse la cavité du chlorure en déliquescence, au moyen d'une solution faible de borate de soude, on dessèche et passe à l'obturation avec l'oxychlorure de zinc recouvert d'or.

C'est encore, dans ce cas, le dégagement de chlore mis en liberté qui produit la décoloration.

§ 4. — Chlorure de chaux et acide acétique[2].

Mais de tous les procédés essayés, nous devons reconnaître que le seul qui nous ait réellement réussi est celui de Trueman. En voici la description :

On commence par obturer le tiers apical de la racine avec de l'or, mais le tiers seulement, parce qu'il est très important que la racine soit aussi bien blanchie que la couronne. Le reste du canal, la chambre pulpaire et la cavité de la carie sont alors nettoyés à fond.

[1] *Progrès Dentaire*, 1887, p. 20.

[2] *Dental Cosmos*, 1881, p. 281.

Comme la possibilité du blanchiment des dents est basée sur ce fait que la dentine est perméable grâce aux tubes dentinaires, il s'ensuit que la matière décolorante doit être portée jusqu'à l'extrémité des ramifications de ces tubes, c'est-à-dire jusqu'à l'endroit d'union de la dentine avec l'émail de la couronne ou avec le cément de la racine. Or le diamètre de ces tubes est assez petit, surtout à la périphérie, pour que cette matière n'y parvienne que très lentement, et c'est, en effet, ce qui arrive.

C'est le chlore libre qui est l'agent de décoloration. Le chlore a une grande puissance de pénétration, et son action est exempte de danger. Primitivement on se servait de chlorure de chaux pur, et comme la dent en décomposition a une réaction acide, l'acide en contact avec la chaux rendait libre une petite quantité de chlore, mais trop petite pour que le blanchiment fût effectif. Il fallait donc trouver le moyen d'obtenir un dégagement plus considérable de chlore.

Le chlore est mis en liberté par tous les acides, très rapidement par les acides tartrique et sulfurique, un peu moins vite par l'acide acétique. C'est de celui-ci que l'on se sert ; mais comme le passage à travers les tubes dentinaires est très lent et qu'il y a lieu de redouter l'action délétère même de cet acide sur la dentine, il faut se servir d'une solution très faible, 8 à 10 pour 100.

Quant au chlorure de chaux il est nécessaire qu'il soit bien préparé sous forme de poudre sèche et conservé à l'abri de l'air atmosphérique qui le détériore ; sans cela, la quantité de chlore qu'il dégagerait serait trop faible pour que l'action décolorante fût suffisante [1].

[1] Le meilleur moyen de s'assurer de la quantité du chlore dégagé par le chlorure, consiste à mettre une solution d'indigo dans un tube d'essai, à y ajouter une petite quantité de chlorure de chaux, puis un acide fort. S'il n'y a pas de changement de couleur, c'est qu'il se dégage peu de chlore, et inversement.

Les instruments dont on se sert doivent être de platine, d'or, de bois, ou d'ivoire. Avec les instruments d'acier on risquerait de tâcher d'avantage la dent. Il faut un fouloir mince à racines capable de pénétrer dans le canal et un autre plus volumineux pour la chambre et la cavité.

Une fois la chambre et la cavité bien préparées, bien nettoyées, on met la digue en place. On a toujours à portée de la main une petite quantité de gutta-percha chauffée, pour boucher rapidement l'orifice, après l'introduction de la préparation chlorurée.

Le point délicat de cette introduction est de mettre l'acide en rapport avec la chaux sans perdre de chlore. Pour y parvenir on plonge l'instrument dans la solution acide, puis dans le chlorure de chaux et on l'introduit *rapidement* dans la cavité. Une fois que celle-ci est remplie, on la ferme avec la gutta et on laisse le tout plusieurs jours en place.

A la séance suivante on nettoie à l'eau distillée, et, si la décoloration n'est pas très sensible, on fait une seconde application semblable. Cela suffit habituellement.

Si la solution acide est faible il n'y a aucune action délétère sur le tissu dentinaire, *ni coagulante de l'albumine*, parce que l'affinité de l'acide pour la chaux du chlorure fait qu'il s'en empare aussitôt.

L'effet immédiat du blanchiment s'observe dans le tiers de la couronne opposé au collet, mais la plus grande difficulté de décoloration se trouve à la partie gingivale de la couronne. La dentine y est épaisse, et il faut parfois une seconde application. Mais si celle-ci ne suffit pas, il convient de ne pas insister, car ce serait inutile.

Le seul moyen d'éviter cet échec, est d'agrandir la chambre pulpaire et le canal pulpaire à son entrée dans la chambre, de manière à pouvoir agir sur la dentine de la racine.

CHAPITRE II

COMPLICATIONS EXTRADENTAIRES DE LA CARIE

Parmi les complications extradentaires de la carie, celles dont nous nous occuperons ici, parce qu'elles sont justiciables de la pratique ordinaire de la Dentisterie opératoire, sont la *périostite alvéolo-dentaire et l'abcès alvéolaire avec ou sans fistule.*

ART. I. — PÉRIOSTITE ALVÉOLO-DENTAIRE

Lorsqu'une dent est atteinte de carie non pénétrante avec complication de pulpite, l'inflammation peut se propager au périoste alvéolo-dentaire par l'intermédiaire des vaisseaux qui alimentent à la fois la pulpe et le périoste.

Lorsqu'une dent atteinte de carie non pénétrante a eu sa dentine insensibilisée par une application d'acide arsénieux et a été ensuite obturée, il se produit presque fatalement, au bout d'un certain temps, soit une pulpite bientôt suivie de périostite alvéolo-dentaire, soit une dévitalisation de la pulpe par étranglement des vaisseaux dans le foramen de l'apex avec périostite concomitante.

Lorsqu'un canal radiculaire contenant une pulpe en suppuration ou en détritus est en libre communication avec la cavité cariée et que l'orifice de celle-ci donne issue à la suppuration ou à l'échappement des gaz, le patient n'en éprouve souvent aucune incommodité ; mais lorsque la cavité se trouve tout à coup obstruée par quelque cause que ce soit : aliments, obturation intempestive, pansement imperméable, etc., il faut que le suintement trouve une autre issue, et c'est par le foramen que le pus et les gaz passent dans l'alvéole où leur présence amène de la périostite.

Lorsqu'une fois le canal radiculaire bien nettoyé et bien préparé pour l'obturation, on n'a pas pu pénétrer jusqu'au foramen, soit à cause de l'étroitesse du conduit, soit à cause de sa direction anormale, et que, comptant sur l'effet salutaire d'un antiseptique, on a obturé le canal en laissant dans sa partie apicale un fragment de faisceau pulpaire, il peut se présenter deux cas : ou bien le fragment continue à vivre encore sans occasionner d'accidents, ou bien il se décompose, se putréfie et produit des gaz ou du pus qui n'ont d'autre issue que le foramen de l'apex ; **il s'ensuit alors une périostite alvéolo-dentaire.**

La périostite simple, produite par propagation de la pulpite, se guérit le plus souvent d'elle-même, dès que la cause a été éloignée, c'est-à-dire dès que la pulpe a été enlevée ou dévitalisée et extirpée et que le canal radiculaire a été convenablement traité ; mais *pour la périostite qui est la suite du passage du pus ou des gaz dans l'alvéole* il n'en est plus de même ; il *faut, pour obtenir la guérison, l'intervention directe du dentiste.*

Ce n'est point ici le lieu de faire l'histoire détaillée de la **périostite alvéolo-dentaire aiguë**, nous nous contenterons d'indiquer ses principaux symptômes et de dire, qu'une fois qu'elle est déclarée, son histoire devient celle de l'abcès alvéolaire aigu. La dent légèrement sortie de son alvéole paraît plus longue ; la mastication d'abord difficile, devient impossible ; la douleur est intense et constante ; elle est lourde et s'accompagne de violents battements. La gencive autour de la dent et les parties environnantes se tuméfient ; la joue et les muscles sont tellement rigides que les mouvements de la mâchoire sont presque impossibles ; il y a des frissons et de la fièvre, ce qui annonce la formation de l'abcès alvéolaire et du pus.

Celui-ci se fait jour à travers, ou le long de l'alvéole, et, à partir de ce moment, la douleur ainsi que le gonflement diminue peu à peu, et la dent rentre dans son alvéole. C'est la périostite alvéolo-dentaire franchement aiguë.

Le traitement varie avec les divers stades de la maladie. Si elle ne fait que commencer et si le pus n'est pas encore formé, la désobstruction du canal radiculaire et le passage d'une sonde de Donaldson par le foramen jusque dans l'alvéole, en donnant une issue aux gaz, suffisent pour soulager instantanément le malade. En laissant l'issue ouverte on a des chances de voir l'inflammation disparaître peu à peu et de pouvoir attendre que l'on passe au traitement conservateur de la dent. Pendant ce temps il est bon d'éviter le contact de la dent malade avec les dents antagonistes et, par conséquent, la mastication.

Le meilleur moyen d'y parvenir consiste à modeler, sur quatre ou cinq dents de la mâchoire antagoniste, *une coiffe de gutta-percha dans laquelle on façonne l'espace nécessaire pour que la dent malade puisse s'y loger et ne soit pas exposée à être heurtée pendant le rapprochement des mâchoires*[1]. Cette coiffe, modelée pendant que la gutta-percha ramollie par la chaleur est malléable, durcit dès qu'elle est refroidie et reste d'elle-même en place sans qu'il soit besoin de l'y fixer par des liens. Il est inutile d'ajouter que, pendant tout ce temps, le patient ne doit se nourrir que d'aliments liquides ou mous.

Si la maladie est à son apogée, comme toute manœuvre sur le canal radiculaire ou sur n'importe quelle partie de la dent elle-même est trop douloureuse pour qu'on puisse la tenter, comme, d'autre part, le gonflement est trop considérable pour que l'on se rende compte de la position précise du sommet de la racine, il n'y a pas d'autre ressource, si l'on veut conserver

[1] MORSMAN. *Dental Cosmos*, 1886, p. 403.

la dent, que d'essayer d'apaiser la douleur *par des applications calmantes* et d'attendre que le pus ait trouvé une issue.

Cependant *s'il y a crainte que cette issue ne se produise sur le tégument extérieur* au lieu de se produire sur la gencive, alors il y a lieu d'intervenir avec **le cautère actuel**, en le plongeant dans les tissus gingivaux jusqu'à la rencontre de l'alvéole **dans la direction présumée de l'apex** de la racine.

Presque toujours cela suffit pour localiser le foyer inflammatoire à l'endroit de l'alvéole qu'a touché le cautère et obtenir l'issue du pus par le passage formé par l'instrument. Seulement, comme cette intervention, dans ce cas, est fort douloureuse, il ne faut y avoir recours que si les craintes d'ouverture à la peau *sont vraiment motivées.*

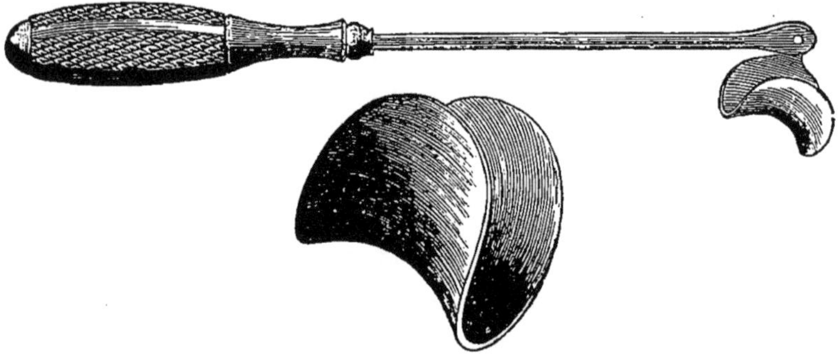

Fig. 298. – Ecarte-lèvres. — (A. et F.)

Lorsque la maladie est sur son déclin, c'est-à-dire **lorsque le pus est formé**, lorsque les douleurs diminuent, et que l'on perçoit la fluctuation, alors il y a lieu **d'ouvrir l'abcès.** Nous ne sommes partisan, pour l'ouverture des abcès dans la cavité buccale, ni du bistouri, ni de la lancette. Le plus souvent, à moins que l'on n'ait recours à une mèche fort désagréable et fort incommode à maintenir en place, l'ouverture se referme avant que l'abcès ne soit complètement vidé et l'on est obligé de recommencer l'opération. Nous préférons de beaucoup le cautère actuel qui produit sur son passage une eschare dont la chute laisse une fistule à parois suppurantes qui n'aura aucune tendance à se fermer avant la guérison de l'abcès. L'emploi du cautère actuel est sans danger dans la bouche, à la condition qu'à l'aide de l'écarte-lèvres (fig. 298), de l'écarte-joues ou de l'abaisse-langue, on ne puisse toucher que les endroits voulus. Il met à l'abri de l'hémorragie, et nous ne saurions trop recommander d'y avoir recours chaque fois qu'il s'agit d'ouvrir des abcès, d'exciser des gencives ou d'enlever de petites tumeurs dans la cavité buccale.

Une fois les accidents inflammatoires aigus passés, de deux choses l'une : ou bien la périostite, grâce au traitement que l'on fait subir au canal radiculaire, disparaît entièrement, et la guérison est complète ; ou bien, si elle est abandonnée à elle-même, elle passe **à l'état chronique**, et alors son histoire se confond avec celle de l'abcès alvéolaire chronique.

ART. II. — ABCÈS ALVÉOLAIRE CHRONIQUE

Nous venons de voir que la terminaison de la périostite alvéolo-dentaire aiguë est l'abcès alvéolaire aigu, abcès dont la guérison est possible par une issue donnée au pus et par un traitement convenable du canal radiculaire ; il nous reste à parler du traitement de la périostite chronique dégénérant en abcès alvéolaire chronique *avec ou sans fistule.*

§ 1. — Abcès alvéolaire chronique avec fistule.

Dans cette forme d'abcès la quantité de pus sécrétée est faible ; la dent le plus souvent indolore ne donne qu'un peu de malaise, du moins tant que la fistule reste ouverte ; mais dès que pour une cause ou une autre elle se ferme, alors la dent devient sensible et semble s'allonger ; la douleur est sourde, et le patient se plaint de mâcher sur « du caoutchouc douloureux ».

Cet état est souvent stationnaire, mais d'autres fois il peut s'aggraver pour marquer ainsi un retour d'inflammation aiguë qui ne s'apaise que lorsque la fistule est ouverte à nouveau.

Bien que cet état soit habituellement peu dangereux, il est cependant des cas où il se complique de maux d'yeux, de maladies du sinus maxillaire, de résorption des procès alvéolaires, de nécrose du maxillaire et de fistules sur le tégument externe où elles produisent des cicatrices d'un aspect fort désagréable. Il y a donc lieu d'y remédier dans le plus bref délai possible.

Si la fistule est gingivale et si la communication est bien établie entre le canal radiculaire et la fistule, le traitement est assez simple. On commence par injecter de l'eau oxygénée dans le canal pour le bien laver jusqu'à ce que l'eau sorte par la fistule. Cela fait, on injecte, à la place d'eau mais de la même manière, un courant d'air chaud dans le canal radiculaire pour le dessécher. On porte alors dans la chambre pulpaire à l'aide d'une boulette lâche d'ouate que l'on en imbibe une faible quantité de chlorure de zinc ou de créosote, puis par-dessus on introduit comme fermeture un tampon de caoutchouc mou (pour plaque-base) non vulcanisé, taillé d'après la forme de l'orifice de la cavité. Avec un brunissoir on appuie sur ce tampon par petites pressions répétées et l'on surveille en même temps l'ouverture de la fistule sur laquelle on maintient doucement un fragment d'amadou destiné à empêcher le caustique d'atteindre les lèvres ou la joue.

Si le pourtour de l'ouverture se couvre d'une auréole blanchâtre, c'est que le caustique a parcouru tout le trajet. Il ne reste plus qu'à injecter de l'eau oxygénée ou alcoolisée dans le canal radiculaire, à l'obturer immédiatement par les procédés ordinaires et à traiter l'abcès soit par des injections poussées par l'ouverture fistuleuse soit par la cautérisation avec le cautère actuel.

Si la fistule est cutanée, le traitement est un peu plus compliqué, car il faut, lorsque cela est possible[1], arriver, avant d'agir comme nous venons de l'indiquer, à séparer l'extrémité alvéolaire du trajet fistuleux de l'alvéole où il prend naissance et ramener la fistule cutanée à l'état de fistule gingivale.

Mais avant d'entreprendre cette opération il est nécessaire *de faire le diagnostic précis de la dent qui est le siège de la fistule ;* et ce n'est pas toujours facile lorsque le trajet est assez long, lorsqu'il y a plusieurs dents affectées du côté de la fistule, lorsqu'enfin celle-ci s'est produite sans douleur bien caractérisée sur telle ou telle dent.

Il faut alors examiner attentivement chacune de ces dents, les percuter et leur imprimer, avec les doigts, des mouvements alternatifs de va-et-vient, puis, en dernier lieu, *sonder le trajet fistuleux*. La manœuvre doit être délicatement faite. Avec un stylet mousse que l'on insère en tâtonnant par l'orifice, on pénètre dans le canalicule ; puis, aidé de l'index de la main gauche introduit dans la bouche et appliqué sur le cordon résistant du trajet fistuleux, on dirige la sonde d'après la sensation qu'elle donne en parcourant le canal et l'*on arrive jusqu'à l'os nécrosé*. Il est rare qu'avec un peu de persévérance et d'attention, alors même que le trajet est long et sinueux, l'on ne parvienne pas à trouver son origine.

On passe alors au traitement chirurgical.

On éloigne la joue de l'os maxillaire à l'aide d'un écarte-joues; on fait, le plus près possible de l'os, une incision qui comprend le cordon fistuleux, et l'on empêche la réunion des deux surfaces de section, à l'aide de tampons d'ouate que l'on glisse dans la plaie et que l'on renouvelle jusqu'à cicatrisation de la partie génale ou labiale de la plaie. Ce point obtenu, on traite la fistule, comme une simple fistule gingivale, par les moyens indiqués plus haut.

[1] Et lorsque cela ne l'est pas, il n'y a plus qu'une ressource : l'extraction.

On a cité quelques exemples de conservation de dents atteintes de fistules cutanées et de guérison de ces fistules par l'opération sus-indiquée, *mais nous devons avouer qu'en ce qui nous concerne, nous n'avons jamais obtenu de résultats aussi heureux* et que nous n'avons atteint la guérison des fistules cutanées que par l'extraction définitive, faite aussitôt que possible, des dents coupables [1].

Mais, dans ce cas encore, et c'est là un point qui nous intéresse tout particulièrement, il **reste à la peau une dépression d'autant plus profonde que la fistule est plus ancienne.** La peau n'y est plus mobile, reste adhérente dans une certaine étendue aux tissus sous-jacents et a l'air d'être fixée à l'os par un clou.

C'est là, il est vrai, une difformité de peu d'importance chez l'homme, puisque la fistule siège presque toujours dans des endroits garnis de poils et que la barbe peut la recouvrir et la dissimuler ; mais chez la femme il en est tout autrement, et il est rare que celles qui en sont atteintes se refusent à subir la petite opération destinée à y remédier, c'est-à-dire le **débridement.**

Le débridement est l'excision du point d'attache du conduit fistuleux à l'os maxillaire, avec cicatrisation isolée des deux surfaces de section, excision faite après coup, c'est-à-dire après guérison de la fistule. On éloigne, comme nous l'avons dit plus haut, la joue de l'os maxillaire au moyen d'un écarte-joues, on pratique le plus près possible de l'os, sans cependant l'intéresser, une incision qui comprenne le cordon fistuleux, et l'on empêche ensuite la réunion des deux surfaces de section au

[1] Si, après avoir pratiqué l'extraction, on voulait réséquer le fragment de racine dénudé et procéder à la réimplantation suivant la méthode que nous indiquerons plus loin, il faudrait se souvenir que cette opération ne peut être suivie de succès que chez les personnes d'une bonne santé, et surtout indemnes de scrofule et de syphilis; et encore devons-nous ajouter que, même dans ces conditions, ce traitement appliqué aux fistules cutanées, ne nous a jamais donné que des échecs.

moyen, d'abord d'une cautérisation actuelle superficielle, puis de l'application de tampons d'ouate imprégnée d'un liquide antiseptique que l'on glisse dans la plaie et que l'on y renouvelle plusieurs fois par jour jusqu'à cicatrisation complète de ces deux surfaces.

Dans ces conditions, la cicatrice de l'orifice cutané, *sans jamais disparaître entièrement*, devient cependant *de moins en moins visible*, et bientôt il n'en reste qu'une trace comparable, non pour la forme, mais pour l'étendue, à une piqûre de sangsue.

§ 2. — Abcès alvéolaire chronique sans fistule.

S'il n'y a pas de fistule, et s'il existe au sommet de la racine une simple poche abcédée en communication avec le canal radiculaire, le mode opératoire se complique encore. Il s'agit alors de pratiquer une ouverture à travers la paroi alvéolaire et d'obtenir ainsi **une fistule gingivale artificielle.**

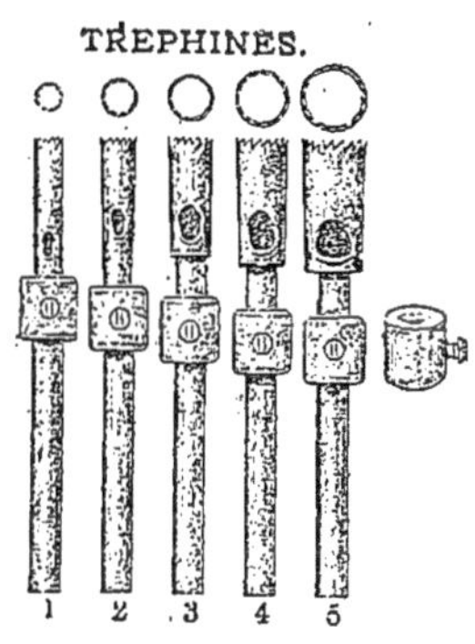

Fig. 299. — Tréphines pour perforer l'alvéole. (S. S. W.)

On commence par pénétrer avec un cautère actuel un peu large, à travers les gencives, jusqu'à l'alvéole, de manière à en mettre à nu la paroi buccale au niveau de l'apex de la racine, puis avec un foret à extrémité plate et rectangulaire ou mieux avec une tréphine (fig. 299) montée sur le tour dentaire on perfore cette paroi et l'on ouvre l'alvéole. Le point essentiel est de s'arrêter à temps et de ne point attaquer la dent avec l'instrument.

Nous verrons plus loin que cette opération peut être remplacée, parfois avec avantage, *par l'extraction de la dent avec résection de toute la portion apicale dont le périoste est altéré et sa réimplantation.*

§ 3. — Abcès alvéolaire compliqué d'abcès du sinus maxillaire.

Lorsqu'un abcès alvéolaire aigu situé à la mâchoire supérieure, se complique d'abcès du sinus maxillaire il n'y a pas d'autre indication thérapeutique que l'évacuation du pus. L'extraction de la dent atteinte d'abcès suffit le plus souvent pour donner issue au liquide. Mais l'ouverture ainsi obtenue est presque toujours trop étroite pour que le sinus se vide facilement, et il convient de l'agrandir.

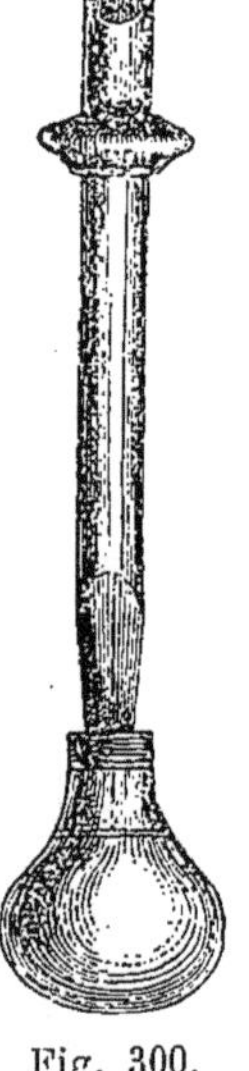

Fig. 300. Trocart de Coleman.

Pour cela on se sert d'un trocart droit que l'on introduit dans l'alvéole de la racine affectée, dans la direction du centre du sinus; mais il faut avoir bien soin de ne pas entrer trop brusquement dans la cavité, de crainte de perforer la paroi opposée; et dans ce but on imprime à l'instrument quelques mouvements de rotation suffisants pour qu'il y pénètre avec lenteur.

Le **Trocart** le plus commode pour cette opération est celui de Coleman, parce qu'il est muni d'un *épaulement qui l'empêche de s'enfoncer trop avant dans la cavité* (fig. 300).

Lorsque l'ouverture a été ainsi agrandie il est bon de l'empêcher de se refermer trop vite, c'est-à-dire avant que l'inflammation de la muqueuse du sinus ne soit guérie. On y laisse dans ce but un petit tube de caoutchouc dit « *tube à drainage* » que l'on y maintient à l'aide d'un fil de lin attaché à une dent voisine.

Ce tube, en même temps qu'il donne issue à la suppuration, sert à faciliter les injections antiseptiques et détersives que le traitement exige que l'on fasse dans la cavité deux fois au moins par jour.

Lorsque l'abcès est *chronique* et date de longtemps, comme la guérison est plus longue à obtenir, on remplace le drain en caoutchouc par un tube d'or soudé à une petite plaque métallique que l'on fixe aux dents voisines à l'aide de crochets, comme cela se fait pour les cuvettes des pièces de dents artificielles. On peut ainsi ôter et remettre à volonté ce petit appareil.

Le tube métallique, qui doit s'élever de 3 ou 4 millimètres au-dessus du plancher du sinus, est ouvert à ses deux extrémités; mais l'extrémité qui est en rapport avec la plaque est munie à son orifice d'un petit opercule qui, mobile et tournant sur un pivot fixe placé sur le pourtour de l'orifice, permet de l'ouvrir ou de la fermer à volonté.

On a ainsi un passage constant et commode pour l'injection et l'évacuation des liquides destinés à favoriser la guérison.

SIXIÈME PARTIE

DE L'EXTRACTION DES DENTS

L'Extraction des dents est une opération le plus souvent simple, quelquefois difficile et, dans certains cas, compliquée à ce point qu'elle devient une opération chirurgicale assez grave pour être suivie d'accidents mortels.

C'est donc avec le plus grand soin qu'il convient d'en étudier le manuel opératoire pour pouvoir la pratiquer convenablement et être prêt à parer à tout accident. Si, en effet, il y a anomalie dans la forme et le nombre des racines, s'il y a adhérence de ces racines à l'os maxillaire (*dents adhérentes*) ou présence d'un fragment osseux pris entre deux racines recourbées l'une vers l'autre (*dents barrées*), il peut survenir des difficultés qui exigent de la part de l'opérateur beaucoup de sangfroid et d'habileté.

Malheureusement on ne saurait prévoir d'avance ces difficultés, et comme, à moins qu'une dent ne soit tout à fait ébranlée, il peut surgir quelques complications inattendues, il faut toujours se tenir sur ses gardes et agir avec autant de prudence que si l'opération devait être difficile.

CHAPITRE I

PRINCIPES DE L'EXTRACTION

Pour pratiquer avec sûreté et succès l'extraction, il convient d'avoir toujours présents à l'esprit :

1° *L'anatomie des mâchoires;*

2° *Celle des dents;*

3° *Le nombre, la forme et la direction des racines;*

4° *La possibilité d'avoir affaire à des hémophiliques.*

ART. I. — ANATOMIE DES MACHOIRES

Au point de vue de l'anatomie des mâchoires, comme il faut presque toujours qu'une des parois alvéolaires cède ou s'écarte pour laisser sortir la dent, il s'agit de savoir quelle est celle de ces parois, la buccale ou la linguale, qui, étant la moins épaisse, cèdera le plus facilement.

C'est en effet du côté de cette paroi que devra porter l'effort le plus considérable (fig. 301).

A la mâchoire inférieure la paroi linguale *est moins résistante au niveau des deuxième et troisième multicuspidées* que la paroi buccale.

Ces deux parois sont à peu près de même épaisseur *au niveau de la première multicuspidée.* Enfin la buccale est celle qui, *au niveau des bicuspidées et de toutes les dents antérieures, cède le plus facilement.*

Une autre considération anatomique a aussi son importance à cette mâchoire : c'est la position de la branche montante du

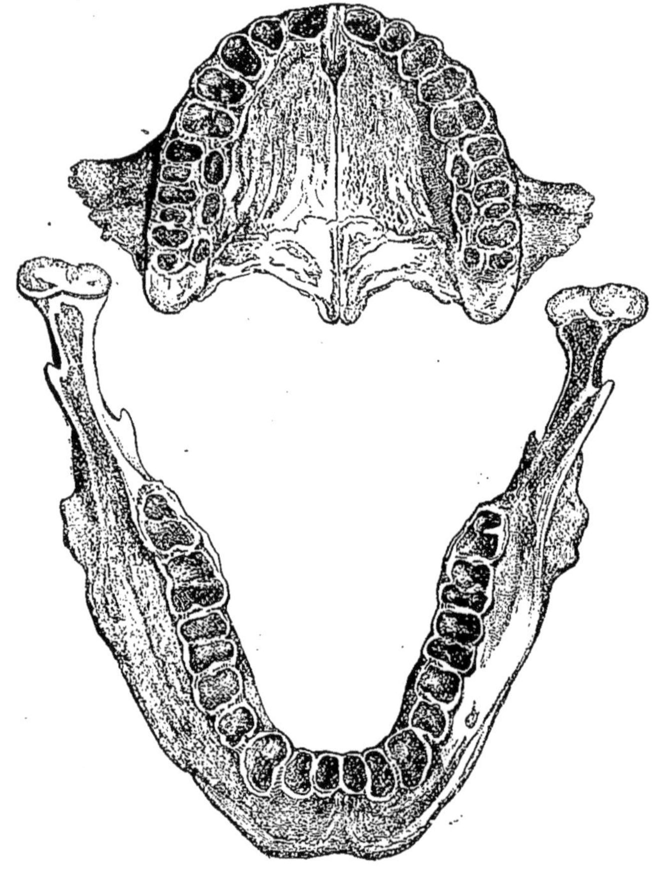

Fig. 301 [1]. — Os maxillaires (supérieur et inférieur). — (A. S. D.)

maxillaire par rapport aux dents de sagesse, et la mobilité de toute la mâchoire, circonstances qui sont loin de faciliter l'extraction.

[1] Cette figure a été dessinée d'après celle de l'*Américan system of Dentistry*, vol. II, p. 409.

A la mâchoire supérieure c'est toujours la paroi buccale *qui, étant la moins épaisse, offre le moins de résistance.*

Nous ferons observer qu'à cette mâchoire, le **sinus maxillaire** étant en rapport plus ou moins immédiat avec le sommet des racines des bicuspidées et des multicuspidées, il ne faut jamais oublier qu'une pression trop forte exercée sur les racines peut enfoncer le plancher de cette cavité et les y faire pénétrer, et que, de plus, la **tubérosité maxillaire** étant très fragile, il ne faut pas s'exposer à la fracturer en exerçant une pression trop violente, d'avant en arrière, sur la troisième multicuspidée.

ART. II. — ANATOMIE DES DENTS

Au point de vue de **l'anatomie des dents**, il convient de se rappeler que plus la couronne est courte, plus il y a de chances pour que la racine soit longue et par conséquent plus solidement fixée dans l'alvéole[1] ; que *la chambre pulpaire, étant placée au niveau du collet*, alors que ce collet est d'un diamètre moindre que celui de la couronne, *la dent se trouve par cela même plus exposée à se rompre dans cet endroit* que dans un autre ; que certaines dents ayant une racine presque cylindrique comme les incisives et les cuspidées supérieures, les canines et les bicuspidées inférieures, et d'autres, au contraire, l'ayant aplatie latéralement comme les incisives inférieures et les bicuspidées supérieures, l'opération ne doit pas être faite de la même manière dans les deux cas ; que pour extraire les premières il faut imprimer au davier de légers mouvements de rotation en même temps que des mouvements de va-et-vient de dedans en dehors, tandis que pour extraire les secondes aussi bien que les multicuspidées (moins la troisième inférieure), on doit

[1] Cela n'est pas toujours exact, mais il l'est suffisamment, cependant, pour que ce soit regardé comme la règle.

avoir recours aux seuls mouvements d'ébranlement direct; que *pour les multicuspidées supérieures, la racine linguale étant dirigée très obliquement en dedans,* il est nécessaire, pour la dégager, *d'insister sur le mouvement d'extraction en dehors;* qu'enfin pour *les dents de sagesse inférieures*, la racine étant

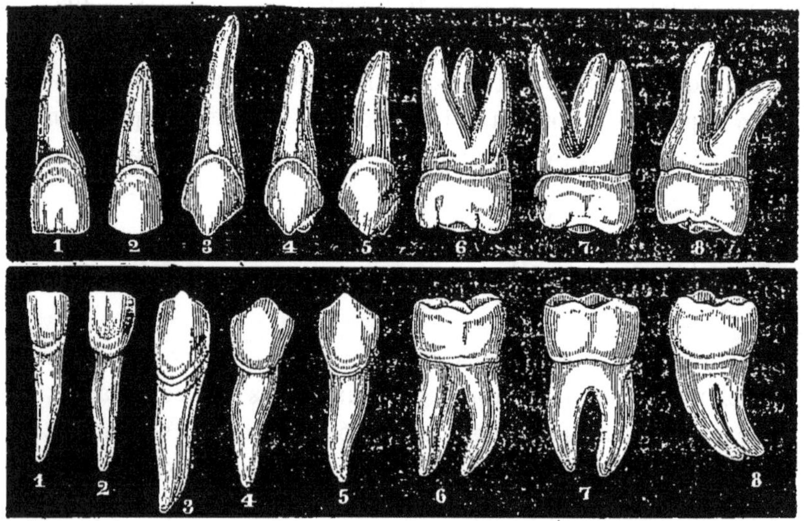

Fig. 302[1]. — Forme générale des dents. — (H. et G.).

dirigée en arrière, il *faut les faire basculer d'avant en arrière* pour pouvoir les extraire sans les briser. Nous reviendrons d'ailleurs et nous insisterons sur ces divers points à propos de l'extraction de chaque espèce de dents.

ART. III. — EXTRACTION CHEZ LES HÉMOPHILIQUES

Quant à l'extraction chez les **Hémophiliques** elle peut être suivie **d'hémorrhagies** tellement graves[2], qu'il est bon, avant de pro-

[1] Figure tirée de la 11me édition d'Harris et Georgas, p. 545.

[2] Nous avons été témoin de trois cas de mort, à la suite d'extraction de dents, chez des personnes atteintes d'hémophilie.

céder à une extraction chez les personnes que l'on ne connaît pas, de les interroger sur les conséquences habituelles des déchirures ou coupures qu'elles peuvent se faire sur n'importe quelle partie du corps. Presque toujours, en effet, elles connaissent leur état et vous diront qu'elles saignent pour la moindre écorchure et qu'elles ne savent comment arrêter le sang; qu'on leur a déjà ôté des dents et que, chaque fois, le sang a coulé deux ou trois jours. Dans ces cas, il ne faut opérer que quand il y a nécessité absolue, c'est-à-dire danger pour la santé générale, et ne le faire, qu'ayant sous la main toutes les ressources capables d'enrayer l'hémorrhagie.

Telles sont les principales considérations qui ont trait à l'opération de l'extraction proprement dite, mais il en est d'autres qui concernent **les indications et les contre-indications de cette opération**; seulement comme ces dernières sont plutôt du domaine de la pathologie dentaire que de la dentisterie opératoire nous nous contenterons de les énumérer.

ART. IV. — INDICATIONS DE L'EXTRACTION

Les **Indications de l'extraction** des dents sont les suivantes :

Pour **les dents temporaires** [1] :

1° Lorsque les dents permanentes se montrent en avant ou en arrière des dents qu'elles doivent remplacer.

2° Lorsque la place laissée vide par cette extraction est loin d'être suffisante pour que la dent permanente puisse se bien ranger;

3° Lorsqu'il y a abcès alvéolaire, névrose de l'alvéole et mise à nu de l'apex de la racine hors de la gencive.

[1] Voir nos *Leçons cliniques sur les maladies des dents*, p. 9.

Pour les dents permanentes, lorsqu'il y a :

1° Abcès alvéolaire plusieurs fois renouvelé ;

2° Suppuration du canal pulpaire ayant résisté à toute espèce de traitement ;

3° Carie ayant détruit presque toute la couronne, sans que l'on puisse insérer sur la racine une couronne artificielle ;

4° Ebranlement des dents provenant soit d'une périostite alvéolo-dentaire chronique, soit de la destruction morbide ou sénile des parois alvéolaires ;

5° Préparation de la bouche pour la pose de pièces de dents artificielles ;

6° Névralgie rebelle provenant du mauvais état des dents de sagesse ;

7° Affection du sinus maxillaire exigeant la ponction de cette cavité par le fond d'un alvéole ;

8° Disproportion entre le volume des dents et celui des arcades alvéolaires ;

9° Surdents[1].

ART. V. — CONTRE-INDICATIONS DE L'EXTRACTION

Les contre-indications sont : l'anémie, l'hémophilie, l'irritabilité nerveuse, l'épilepsie, la grossesse et l'allaitement. *Mais il n'est pas besoin de dire que ces contre-indications ne sont pas absolues. Ainsi, avec les anesthésiques, on vient parfaitement à bout des personnes très irritables.* Dans certains cas d'épilepsie provoquée par la sortie difficile des dents de sagesse, nous avons vu l'extraction de la *deuxième multicuspidée*, *faite dans le but de donner de la place à la troisième*, *amener la guérison radicale des accès*. Quant à ce qui concerne l'*état de grossesse ou de lactation*, il n'est pas douteux qu'après avoir

[1] Voir notre *Monographie de la dent de six ans.*

épuisé la série des médicaments sédatifs, si les douleurs dentaires continuent à priver la malade de tout repos, il y a lieu de procéder à une opération dont les suites seront à coup sûr moins funestes pour la santé que la persistance intolérable de l'odontalgie.

CHAPITRE II

INSTRUMENTS EMPLOYÉS POUR L'EXTRACTION

Pour ne pas remonter trop loin dans l'histoire des instruments employés pour l'extraction des dents, et avant de décrire les daviers et les leviers qui composent actuellement l'arsenal d'extraction du dentiste, nous nous contenterons de décrire la *clef de Garengeot* et l'*attractif Destanques* (deux instruments que connaît à peine le **Spécialiste moderne**, mais qui sont d'un usage journalier en France, entre les mains des médecins ou chirurgiens ordinaires qui, ne procédant à l'extraction qu'en cas d'urgence, seraient bien embarrassés de la pratiquer avec des daviers dont ils ne connaissent pas le maniement) puis la *langue de carpe* et le *pied-de-biche*, tous deux contemporains de la clef.

ART. I. — CLEF DE GARENGEOT

La **Clef de Garengeot**, qui a été un grand perfectionnement sur l'**ancien Pélican**, *se compose d'une tige d'acier terminée, à l'une de ses extrémités, par un manche perpendiculaire à cette tige et, à l'autre extrémité, par une partie élargie ou panneton qui porte un crochet mobile destiné à saisir la dent* (fig. 303).

Chaque clef est munie d'un certain nombre de crochets de diverses grandeurs et épaisseurs, capables de s'appliquer à toutes les formes et dimensions de dents.

Que la tige soit droite ou contre-coudée comme dans la clef de Delabarre; que le panneton soit fixe et arrondi, comme dans la clef ordinaire, mobile et recouvert de caoutchouc comme dans la clef anglaise, fixe et aplati comme dans celle de

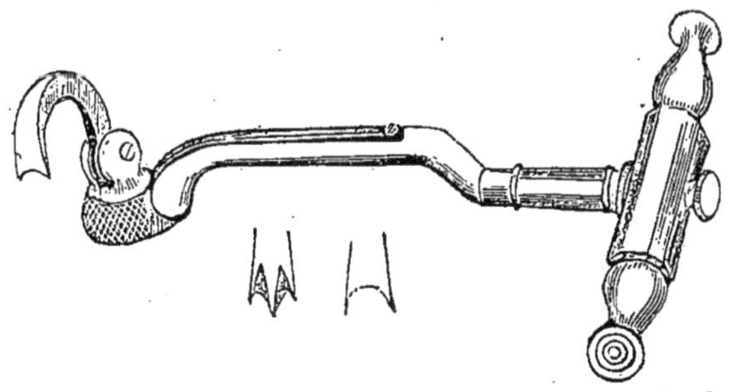

Fig. 303. — Clef de Garengeot. — (H. et G.)

Delestre; que le crochet ait un mors simple ou bifide; que le manche soit fixé à la tige par le milieu ou le tiers de sa longueur comme dans la clef de Maury ou de Magitot, le principe d'action est toujours le même.

§ 1. — Théorie de l'action de la clef.

Ce principe est celui d'une roue avec son axe. L'opérateur agissant sur deux rayons de la roue représentés par le manche fait tourner la roue, pendant que le crochet fixé à l'axe se trouve entraîné dans le mouvement de rotation et fait sortir la dent de l'alvéole. Autrement dit, la clef de Garengeot fait l'office d'un levier du premier genre, c'est-à-dire que la résistance a lieu sur un côté du collet de la dent et le point d'appui sur l'alvéole du côté opposé, alors que la puissance se trouve au manche de l'instrument.

C'est le plus puissant mais, à coup sûr, le plus brutal de tous les instruments d'extraction.

Une fois l'opération commencée, c'est-à-dire une fois la dent saisie, la clef ne permet d'agir que dans un sens, de sorte que, si la dent est assez solidement enclavée dans l'alvéole pour résister au premier effort, comme on ne peut pas revenir sur ses pas, sans changer de clef, ou sans donner au crochet une position qui lui permette d'agir en sens inverse, on exerce nécessairement un effort plus violent, et alors, de deux choses l'une : ou bien la dent se brise, *ou bien elle entraîne avec elle toute la paroi alvéolaire sur laquelle était appliquée le panneton.*

Lorsque cette paroi n'est que celle de l'alvéole de la dent il n'y a que demi-mal, puisqu'elle est destinée à être résorbée quelque temps après l'opération : mais lorsqu'elle comprend celle des alvéoles des deux dents contiguës et même plus, alors l'accident est grave, en ce sens qu'il ôte toute solidité à ces dents qui s'ébranlent sous les efforts de la mastication et finissent par tomber.

La clef est donc un instrument dangereux et d'autant plus dangereux que c'est celui qui paraît le plus commode aux ignorants qui opèrent sans se douter de la difficulté de certaines extractions. Presque tous les spécialistes l'ont abandonnée et lui préfèrent les Daviers.

Il ne faudrait cependant pas trop faire fi de son emploi, car il est certains cas, dont le nombre est d'ailleurs fort restreint, où elle rend des services que ne rendent que difficilement les autres instruments.

§ 2. — Manière de se servir de la clef.

On commence par *choisir un crochet* de la grandeur et de la forme qui conviennent le mieux à la dent à extraire ; on le monte sur la clef, puis *on enveloppe le panneton et l'extrémité de l'instrument avec une bande ou une compresse de toile de manière à ne laisser libre* que *le crochet.* Cette garniture est destinée à adoucir le contact de l'instrument sur la gencive qui recouvre la paroi alvéolaire.

Cela fait, avec l'aide d'un **déchaussoir** (fig. 304) ou d'un **bistouri** étroit (fig. 305) que l'on porte autour de la dent, on isole celle-ci de la gencive ; *on prend la clef de la main droite et plaçant le panneton sur la gencive de la paroi alvéolaire d'un côté de la dent, au niveau du collet, on guide avec l'index ou le pouce de la main gauche le crochet* jusqu'à l'endroit pré-

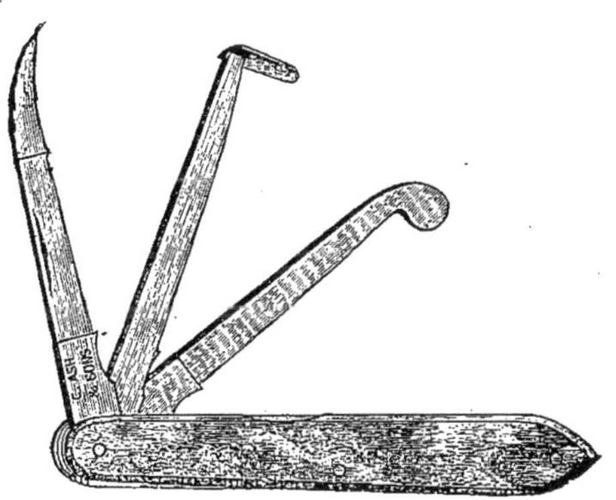

Fig. 304. — Déchaussoir. — (A. et F.)

cis de la dent où il doit s'appliquer, c'est-à-dire sur le côté opposé et le *plus près possible de l'alvéole.*

Le doigt ainsi placé sur le crochet doit le maintenir sans le quitter, de manière à l'empêcher de glisser, *jusqu'à ce que le mouvement de rotation soit commencé* et même, d'après certains opérateurs, jusqu'à ce qu'il soit achevé.

On agit alors sur le manche de la clef, sans secousses, mais avec une force continue et croissante, jusqu'à ce que la dent, suivant l'impulsion, sorte de l'alvéole.

Si dans ce premier mouvement elle n'est que luxée et tient encore, on retire la clef et l'on achève l'extraction avec un davier. Il y a même des opérateurs qui, sous prétexte de ne

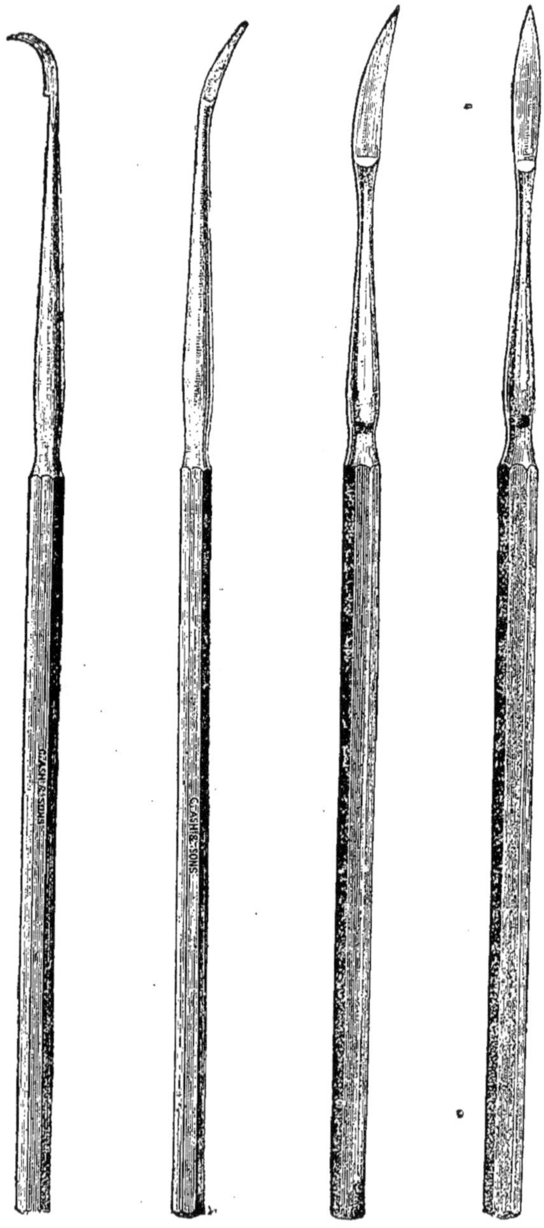

Fig. 305. — Bistouri-Déchaussoir. — (A. et F.)

pas briser l'alvéole, recommandent de ne jamais ôter la dent avec la clef, *mais de se contenter seulement de la luxer, pour l'ôter ensuite avec un davier*.

Tel est, indiqué d'une manière générale, le maniement de la clef ; mais il n'a rien d'absolu, et il faut savoir, au besoin, le modifier suivant les cas.

S'agit-il d'extraire une des deux dernières molaires du côté gauche de **la mâchoire inférieure?** Comme il convient d'agir de dehors en dedans, c'est-à-dire de luxer la dent en dedans, on met le panneton sur la paroi linguale de l'alvéole, et l'on tient le manche de la clef, les doigts *en dessus*.

S'agit-il des mêmes dents du côté droit, on met les doigts *en dessous*, et l'on maintient dans les deux cas le crochet avec l'index de la main gauche.

Pour les dents de six ans de la même mâchoire comme on les luxe presque toujours en dehors, on met les doigts *en dessus* pour celle du côté droit et *en dessous* pour celle du côté gauche. Il en est de même pour les bicuspidées.

Pour ces extractions le patient doit être assis *à une hauteur telle que l'instrument et l'avant-bras soient sur une même ligne horizontale*. Si, en effet, le poignet était plus haut ou plus bas que le coude, l'opérateur perdrait une partie de la force qui lui est nécessaire pour mener à bien l'opération.

Quant aux dents antérieures que l'on ôte le plus souvent avec des daviers, on peut aussi les extraire avec la clef. Mais, alors, le siège du fauteuil doit être un peu plus élevé que dans les cas précédents ; le dentiste se place à droite et un peu en arrière du patient et passant le bras gauche autour de sa tête, applique le panneton sur la paroi labiale de l'alvéole, pendant qu'avec la main gauche il maintient le crochet. *Comme ces dents n'ont qu'une racine conique,* elles sont si faciles à extraire avec la clef, que le plus souvent elles cèdent au moindre effort et *sont comme chassées hors de la bouche*.

A la mâchoire supérieure, nous avons déjà dit qu'il fallait toutes les luxer en dehors. Par suite le panneton doit être placé sur la paroi alvéolaire buccale, et le manche doit être tenu, pour le *côté gauche les doigts en dessus*, et pour le *côté droit les doigts en dessous.*

Pour les bicuspidées, comme on peut les luxer indistinctement en dedans ou en dehors, l'opérateur agit comme il le juge convenable.

C'est toujours avec des daviers que l'on extrait les dents antérieures.

L'emploi de la clef, pour la mâchoire supérieure, exige que le siège du fauteuil soit un peu plus bas que pour la mâchoire inférieure; mais il est souvent plus commode d'extraire les dents supérieures du fond de la bouche en faisant asseoir les patients sur un siège très bas, et en se tenant derrière eux.

Dans cette position, on écarte légèrement les jambes, on appuie la tête du patient, en la fléchissant fortement en arrière, contre soi, on se baisse un peu et l'on se trouve ainsi dans une position convenable pour faire l'extraction.

L'emploi de la clef a été tellement décrié que certains praticiens n'en veulent même pas entendre parler et ne possèdent pas même un spécimen de cet instrument. Il y a là une exagération contre laquelle il est bon de réagir.

Lorsque, par exemple, à une mâchoire inférieure où les dents sont très serrées et pour ainsi dire imbriquées, il se trouve une incisive, à moitié en surdent, qu'il est impossible de ranger dans l'arcade par suite de l'étroitesse de cette dernière, le meilleur moyen de l'extraire est encore de passer un crochet de clef très mince dans le petit interstice des dents voisines de celles à extraire, derrière celle-ci, d'en placer l'extrémité au-dessous du collet et de luxer la dent *doucement en dehors.*

Nous savons bien qu'il existe des daviers à becs d'inégale grosseur destinés à ce genre d'opération, mais nous sommes d'avis que ces derniers sont plus utiles pour les dents temporaires peu solides que pour les dents permanentes solidement implantées, et que souvent ils fracturent ces dernières par la compression qu'ils exercent sur la dent placée entre un *bec très étroit* et un bec antagoniste *rigide;* accident qui n'arrive pas avec la clef dont le mors du crochet n'a pour antagoniste que le panneton recouvert d'un linge qui lui ôte sa rigidité.

De même lorsqu'il s'agit d'ébranler une racine brisée, dont un seul côté, le lingual ou le buccal, affleurant la gencive, offre une légère résistance, alors que l'autre est caché sous la gencive, aucun instrument, pas même le plus commode des leviers, ne peut être plus utile que la clef. Il ne faut donc pas en repousser l'emploi *a priori* et se priver ainsi d'avantages fort sérieux.

ART. II. — ATTRACTIF DESTANQUES

L'Attractif Destanques, destiné à l'extraction des dents et des racines a pour but de remplacer la clef et les daviers (fig. 306).

Par son emploi, dit l'auteur, on ne prend pas de point d'appui sur la mâchoire, et la dent à extraire se trouve saisie entre deux mors dont l'un a la forme d'un crochet ordinaire. Dès que ce premier temps de l'opération est effectué, il suffit de rapprocher les deux branches du manche par une simple pression de la main, pour que l'extraction s'accomplisse.

La *dent est attirée par un mouvement d'élévation et glisse sur le plan incliné du second mors qui sert de point d'appui.*

L'attractif est armé d'une série de crochets indépendants qui sont coudés à droite et à gauche, de manière à opérer sur les molaires et les dents du fond de la bouche.

Comme la clef de Garengeot, il a le défaut d'extraire les dents d'un seul coup et en un seul mouvement; et c'est là un défaut irrémédiable. Lorsqu'on essaye d'arracher un clou scellé dans un mur, d'un seul coup et en tirant directement avec des tenailles, si le clou ne se brise pas, il entraîne avec lui les

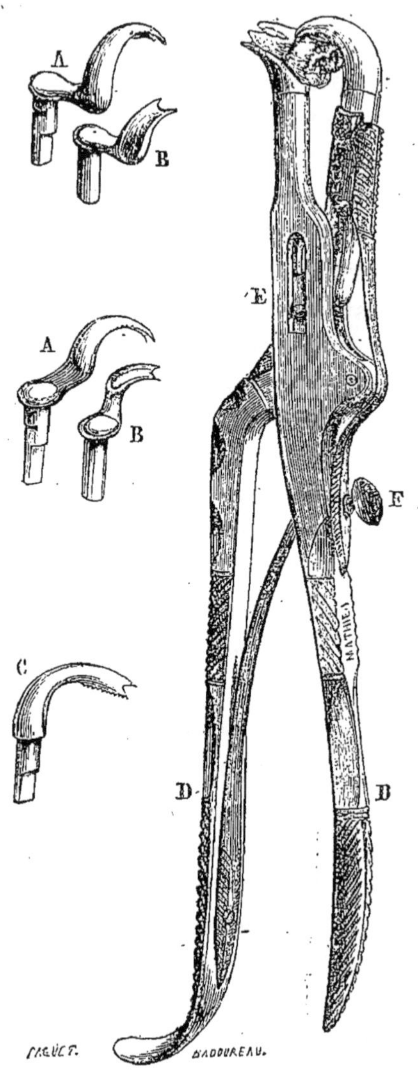

Fig. 306. — Attractif Destanques.

parties de pierre ou de plâtre qui l'environnent. Si, au contraire, on l'ébranle par des pressions réitérées en sens opposés, et en tirant lentement, on l'arrache alors sans causer de dégâts aux parties voisines. Il en est de même pour les dents.

Ces organes sont parfois très adhérents aux parties qui leur servent de réceptacle. Si l'on veut les extraire d'un seul coup, on n'y parvient pas toujours sans causer de dégâts plus ou moins grands aux gencives et aux alvéoles.

L'attractif est, tout au plus, bon pour extraire les incisives, les cuspidées et les bicuspidées, parce que le mors inférieur de l'instrument, à mesure que la pression s'exerce, écarte ou ne fracture que légèrement le rebord alvéolaire ; mais pour les multicuspidées il n'en est plus de même.

L'extrémité du plan incliné du mors inférieur pénètre sous la gencive, et ne pouvant entrer dans l'alvéole, puisqu'il vient heurter la portion osseuse qui se trouve entre les deux racines, il fracture une quantité de tissu osseux d'autant plus considérable que la résistanee est plus grande. Il n'y a que demi-mal lorsque, l'alvéole résistant à la pression, c'est la dent qui se brise au collet.

A ce point de vue, il est, à notre avis, bien inférieur à la clef de Garengeot.

ART. III. — LANGUE DE CARPE. — PIED-DE-BICHE ET CROCHET

La Langue de carpe (fig. 307) se compose d'une tige montée sur un manche semblable à celui de la clef de Garengeot et terminée par une extrémité allongée, aplatie en forme de tournevis, plus ou moins contrecoudée. C'est un levier dont on se sert principalement pour l'extraction des dents de sagesse inférieures, et que l'on peut aussi employer pour celle de presque toutes les racines.

On tient le manche dans la paume de la main, l'index appuyé sur le talon de la lame ; on introduit l'extrémité entre la racine et l'alvéole et prenant un point d'appui sur la dent voisine ou, si elle est absente, sur l'alvéole lui-même, on imprime à l'ins-

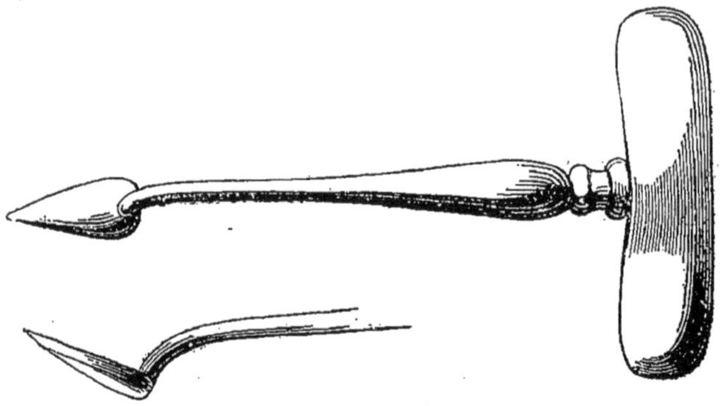

Fig. 307. — Langue de carpe.

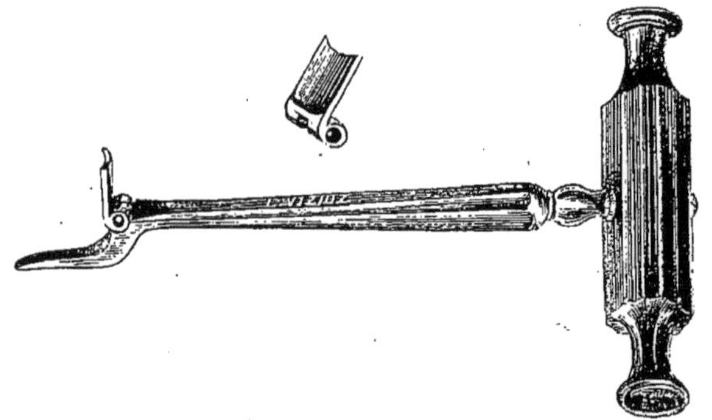

Fig. 308. — Langue de carpe modifiée de M. Vizioz.

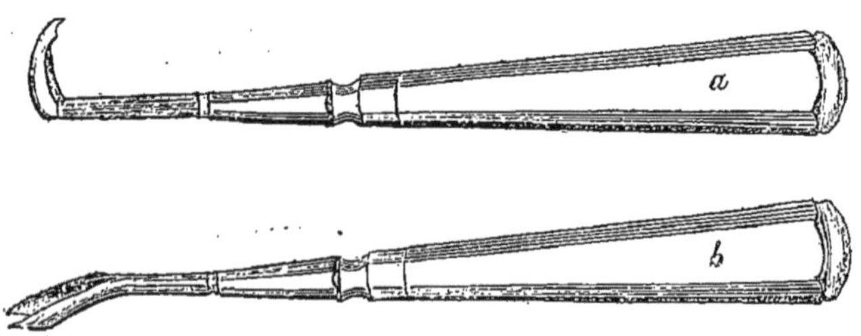

Fig. 309 et 310. — Pied-de-biche et Crochet.

trument un mouvement de bascule. La dent se trouve ainsi luxée, et il ne reste qu'à la prendre avec un davier.

Avec **le Pied-de-biche** (fig. 309) dont l'extrémité active est bifurquée on pousse les racines de dehors en dedans, et avec le **crochet** (fig. 310) on les attire à soi de dedans en dehors.

La seule indication pratique utile, à propos de l'emploi du pied-de-biche et du crochet, consiste *à ne pas opérer sans prendre un point d'appui fixe, avec le pouce de la main qui tient l'instrument*, soit sur les dents voisines, soit sur la gensive située au-dessous ou à côté de la racine à extraire, de manière à éviter toute échappée et à empêcher toute manœuvre capable de léser les parties environnantes.

ART. IV. — DAVIERS

Il y a longtemps déjà que nous avons posé le principe suivant que l'expérience a largement sanctionné : **Les instruments seuls qui permettent à l'opérateur de varier à son gré le sens et l'énergie de l'action, qui peuvent être modifiés, suivant la forme, la direction, la résistance et l'état plus ou moins altéré des dents, sont les seuls convenables pour l'extraction de ces organes.**

Or, *les daviers* dont la forme est appropriée à celle de chaque espèce de dents sont actuellement les seuls instruments qui *répondent à ce principe.*

On a maintes fois prétendu qu'il fallait déployer beaucoup plus de force pour extraire des dents avec les daviers qu'avec la clef ; cela est évident.

Mais il ne faut pas oublier que la puissance obtenue avec la clef est singulièrement diminuée par la direction latérale de l'effort, tandis que, dans l'opération avec les daviers, elle conserve toute son énergie grâce à sa direction dans l'axe de la dent.

La vérité est qu'il faut plus d'adresse et d'habitude pour se servir convenablement des daviers que de la clef ; et c'est là, suivant nous, une des causes de la supériorité des premiers sur celle-ci.

§ 1. — Nombre des Daviers.

Chaque opérateur doit être muni d'un nombre de daviers suffisant pour qu'il en ait au moins un ou deux pour chaque espèce de dents. Ces derniers doivent être fabriqués de telle sorte que, d'une part, leurs mors répondent à la forme et au volume de la couronne, du collet et de la base des racines des dents auxquelles ils sont destinés, et que, d'autre part, les branches du manche soient d'une longueur, d'une forme, d'une courbure et d'un volume tels que l'opérateur puisse les tenir convenablement dans sa main et déployer autant de force que cela sera nécessaire.

Le nombre des daviers, dont on peut avoir l'occasion de se servir, varie à l'infini, surtout si, comme nous l'avons fait depuis plus de vingt-cinq ans que nous exerçons, on prend la peine d'en faire construire un spécial pour chaque cas anormal qui se présente; et cela dans l'idée parfaitement juste, du reste, que ce qui se présente une fois se présentera encore; mais il n'est pas obligatoire d'emcombrer ses tiroirs d'une masse d'instruments qui ne serviront peut-être que deux ou trois fois dans toute une carrière.

C'est un luxe que nous comprenons, mais duquel on peut se passer, un même instrument pouvant s'appliquer à bien des cas différents, lorsque l'adresse de l'opérateur vient suppléer à son imperfection.

Une série de vingt daviers est habituellement suffisante pour répondre aux besoins de la pratique ordinaire.

Ce sont :

Pour les incisives centrales et les cuspidées supérieures. . . .	1
— latérales supérieures.	1
A reporter. . . .	2

	Report.	2
Pour les bicuspidées supérieures		1
—	première et deuxième multicuspidées supérieures (un pour chaque côté)	2
—	dents de sagesse supérieures	2
—	incisives inférieures (un à becs semblables)	1
—	deux à becs différents { mors lingual / mors buccal } plus étroit.	2
—	cuspidées et bicuspidées inférieures	1
—	première et deuxième multicuspidées inférieures un à articulation ordinaire	1
—	un à articulation basse	1
—	dents de sagesse inférieures (davier-levier)	1
—	racines supérieures, droit	1
—	racines supérieures, courbe	1
Pour séparer les racines supérieures multiples		1
Pour les racines inférieures, droit		1
Pour les racines inférieures, courbe		1
Pour séparer les racines doubles		1
	TOTAL	20

A ces daviers il faut ajouter *une pince à résection* droite et *une courbe* pour couper les couronnes ou fragments de couronne nuisibles à l'extraction des racines, *les élévatoires, un pied-de-biche et un crochet.*

Muni de ces instruments, on peut faire, non pas toutes les extractions sans exception, mais celles qui se présentent le plus habituellement dans la pratique.

Il existe des daviers de diverses provenances.

On trouve chez les fournisseurs des séries de **Daviers Américains, Anglais, Belges, Français**, etc. Chaque série prise individuellement a ses avantages et ses défauts, c'est-à-dire qu'elle se compose d'un certain nombre d'instruments parfaits et commodes et d'un certain nombre d'autres moins bons et parfois même mauvais. *C'est le devoir du dentiste de les essayer et de ne composer sa collection que de ceux qui sont bien à sa main et avec lesquels il opère le plus commodément et le plus sûrement.*

Les ayant tous essayés, nous avons nous-même fait notre choix et ne pouvons qu'indiquer ceux qui nous ont rendu le plus de services. C'est ce que nous ferons à propos de l'extraction de chaque espèce de dents.

§ 2. — Manière de se servir des Daviers.

Lorsqu'il s'agit d'extraire **les dents de la mâchoire supérieure**, le patient doit être assis à une hauteur telle que l'opérateur, armé de son davier, puisse déployer, sans difficulté, toute la force nécessaire à l'opération. Le dossier du fauteuil est suffisamment renversé pour que la lumière arrive directement dans la bouche, et la tête du patient, bien appuyée sur la têtière, est un peu inclinée en arrière.

L'opérateur placé à droite du fauteuil, *maintient solidement la tête, soit en l'entourant de son bras gauche, soit en appliquant son poignet sur le front,* pendant qu'avec l'index et le médius de la main gauche il relève la lèvre supérieure. *Mieux la tête est maintenue et plus il est facile d'opérer.* C'est un point capital.

S'il s'agit **des dents inférieures**, comme la mâchoire est mobile et que cependant, pour pratiquer l'extraction, il est nécessaire qu'elle ne suive pas les mouvements que le davier, une fois qu'il a saisi la dent, lui transmettrait, il faut chercher les moyens de maintenir cette mâchoire sans que la main qui la fixe lèse les lèvres et surtout la paroi inférieure du menton.

Pour cela **c'est toujours la paume de la main gauche** qui doit servir de point d'appui au menton **et non le pouce** qui, lorsqu'il y a résistance de la part du patient ou nécessité d'employer une grande force pour l'extraction, produit sur la peau une pression fort douloureuse et des ecchymoses qui, passant du bleu au jaune, mettent une quinzaine de jours à se guérir, au grand désagrément des patients, surtout si ces patients sont des dames.

Nous n'ignorons pas que les partisans de la position *du pouce sous le menton* allèguent en sa faveur la possibilité d'écarter les lèvres, la langue et les joues avec l'index et le médius de la même main ; nous ne nions pas cet avantage,

Mais qui empêche d'en profiter tout d'abord et, une fois la dent bien saisie, de glisser rapidement la paume de la main sous le menton et de lui fournir ainsi un appui solide et incapable de la léser ? Ce changement demande environ une demi-seconde, et, en vérité, le bénéfice que l'on en tire compense amplement ce semblant de perte de temps.

D'ailleurs, pour extraire les dents inférieures, il convient que le patient soit assis plus bas que lorsqu'il s'agit des supérieures, afin que l'opérateur puisse déployer à l'aise la puissance nécessaire à l'introduction, parfois très difficile, des mors du davier ; et dans ce cas, de deux choses l'une :

Ou bien, s'il a le pouce placé sous le menton du patient et les autres doigts dans la bouche, il se trouve avoir forcément le poignet renversé et l'avant-bras placé beaucoup trop bas, ce qui est une position fort incommode ; ou bien s'il veut avoir le poignet gauche convenablement placé, c'est-à-dire à peu près en ligne droite avec l'avant-bras, il est obligé de faire asseoir le patient plus haut, ce qui empêche la main qui tient le davier de profiter de tous ses moyens.

Donc, le patient étant assis assez bas, l'opérateur se place tantôt à sa droite et un peu en avant, tantôt tout à fait en arrière et même un peu à gauche, de manière à pouvoir se pencher au-dessus de sa tête et dominer sa bouche, pour surveiller la position ainsi que l'action du davier. Cela dépend du genre de davier que l'on emploie et aussi du côté de la mâchoire sur lequel se trouve la dent à extraire.

Telle est la règle générale.

Si l'on voulait cependant extraire les incisives ou les canines inférieures avec un davier droit, il serait plus commode de le faire, en se tenant à la gauche du patient. C'est affaire d'habitude.

Une fois le patient et l'opérateur en position, il ne s'agit plus que d'opérer.

Le principe qui doit présider à toute extraction avec les daviers est celui-ci :

« **Enfoncer les mors assez profondément pour pouvoir saisir solidement, non le collet des dents, mais la base de leur racine.** »

Si, en effet, l'on se contente d'embrasser le collet, et si la dent est solidement enchâssée dans la mâchoire, ou bien si la couronne est profondément cariée, ou très friable, alors, ou bien l'on broie la couronne entre les mors du davier, ou bien on rompt la dent à son collet, et la racine reste dans son alvéole.

Il faut, nous ne saurions trop insister sur ce point, **lentement, méthodiquement, avec force et d'une main sûre, mais sans brusquerie**, pousser les mors du davier jusqu'au rebord alvéolaire, les introduire même entre ce rebord et la racine, si cela est possible, et **à la rigueur saisir une portion de ce rebord**, si cela est nécessaire et l'extraire avec la dent.

En réalité le dégât qui en résulte et qui ne peut s'étendre aux alvéoles des dents voisines est de peu d'importance, en ce sens que le fragment ainsi réséqué étant destiné, ainsi que nous l'avons déjà dit, à disparaître par résorption, on ne fait que devancer le travail de la nature. D'ailleurs lorsque la gencive a été épargnée et qu'une fois l'opération achevée, elle *recouvre tout ce qui reste des parois alvéolaires*, la réparation se fait rapidement et pour ainsi dire sans accidents inflammatoires.

En pareille circonstance ce qu'il faut surtout éviter, c'est de laisser sous la gencive quelque fragment alvéolaire détaché ou non suffisamment adhérent pour qu'il puisse se consolider, car la guérison ne peut s'obtenir qu'après l'élimination de l'esquille.

Dès que la dent est saisie comme il convient, on lui fait subir une série de mouvements différents suivant la forme, le nombre et la direction des racines de la dent sur laquelle on agit, mais tendant tous à la luxer.

Ces mouvements doivent être lents, moelleux, de plus en plus accentués suivant la résistance, mais toujours **exempts de brusquerie** et surtout de ces secousses violentes auxquelles se livrent certains opérateurs qui, croyant en finir plus vite, secouent la dent, la mâchoire et la tête de leur patient, comme ils feraient d'un arbre à déraciner, et n'arrivent ainsi qu'à rendre l'opération plus longue et plus pénible.

Ce n'est que lorsque les adhérences de la dent sont détruites que l'on procède au mouvement d'extraction proprement dite, c'est-à-dire de sortie de l'alvéole.

Ce mouvemement doit toujours être exécuté suivant l'**axe de la dent ou la résultante des axes des racines de la dent.**

Quelques dentistes ont l'habitude de séparer avec un déchaussoir les gencives du collet de la dent avant d'appliquer le davier. C'est une bonne précaution dont, cependant, nous ne reconnaissons pas l'absolue nécessité lorsque l'on se sert de daviers à mors bien faits, et que, pour notre part, nous n'observons que dans des cas fort rares ; par exemple, chez les personnes âgées, dont les dents de la mâchoire inférieure sont depuis longtemps branlantes et ne semblent plus être retenues dans la bouche que par la gencive. Il est bon alors d'y avoir recours *pour éviter de décoller la muqueuse dans une grande étendue* et prévenir des accidents inflammatoires plus ou moins sérieux qui pourraient en résulter. Mais, dans le courant de la pratique ordinaire, cela prolonge l'opération sans grand bénéfice pour le patient.

Une fois la dent extraite, on examine s'il n'y a pas de fragment alvéolaire détaché, puis on rapproche les parois alvéolaires écartées en les comprimant entre le pouce et l'index.

S'il existait quelqu'esquille adhérente à la gencive, il faudrait, avant le rapprochement des parois, l'enlever avec un davier à mors très déliés.

CHAPITRE III

EXTRACTION DES DENTS SUIVANT LEUR ESPÈCE

Nous nous occuperons d'abord de l'extraction des dents permanentes, parce qu'elle est plus difficile que celle des dents caduques qui n'en est en définitive qu'une réduction.

ART. I. — DENTS PERMANENTES

Tout ce que nous avons dit de l'extration en général a surtout rapport à celle des dents permanentes ; il nous reste maintenant à en faire l'application à chaque espèce de dents.

§ 1. — Incisives centrales et Cuspidées supérieures.

Pour extraire les incisives centrales et les cuspidées supérieures on se sert de daviers droits comme ceux des figures 311 et 313 ou de celui que nous avons imaginé et que nous avons nommé Davier à ailettes (fig. 314).

On se place à la droite de patient et l'on introduit les mors du davier aussi loin que l'exige l'état de la dent, sous la gencive, au delà du collet, en ayant soin de ne pas saisir la dent avant d'être arrivé sur la base même de la racine.

Avec les daviers ordinaires, on est obligé, pour éviter la pression des becs sur la dent, d'*engager légèrement*, *entre les deux branches du manche, le pouce* ou, si on le préfère, le *bout de l'index replié ;* sans cette précaution, en effet, on aurait de la peine à pénétrer le long de la dent jusqu'à l'alvéole.

Avec notre davier muni d'ailettes ce premier temps de l'introduction est singulièrement facilité.

Il faut, en effet, déployer une force attentive parfois considé-

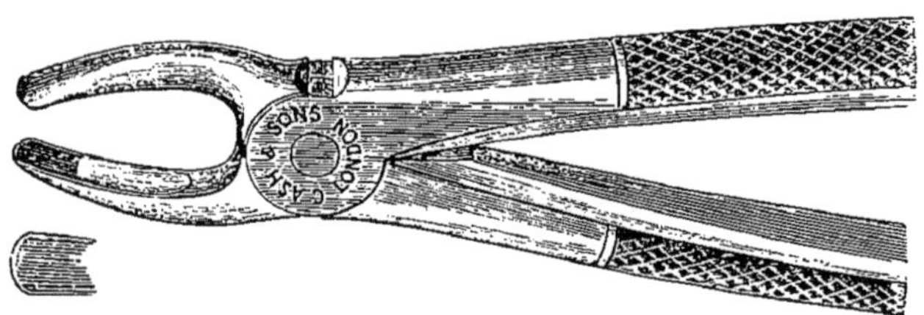

Fig. 311. — Davier anglais pour incisives et cuspidées supérieures. — (A. et F.)

rable ; or, pour ne pas broyer la couronne plus ou moins détériorée, sous l'effort de la pression que l'on exerce sur le manche et pouvoir cependant faire entrer suffisamment l'instrument sous les chairs, il faut, ou placer un doigt entre les branches

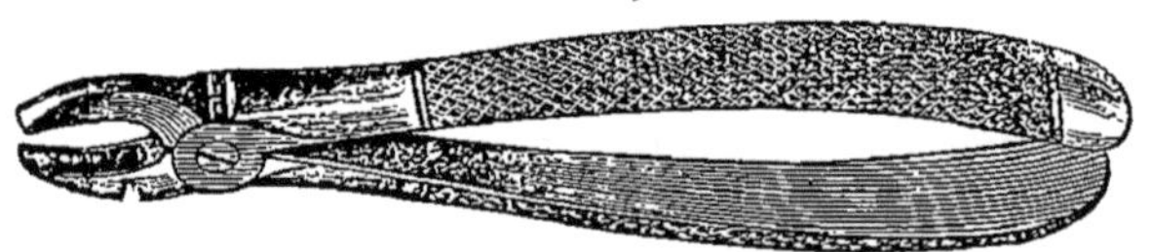

Fig. 312. — Forme générale du manche des daviers anglais. — (A. et F.)

du manche, comme nous venons de l'indiquer, ou bien, s'il s'agit du davier anglais, appuyer sur la paume de la main l'extrémité de ces branches, ce qui est fort incommode, parfois même douloureux pour l'opérateur et lui ôte la précision de ses mouvements.

Avec les ailettes on n'a plus cet inconvénient, et *l'on peut déployer, en même temps que l'on tient mollement la dent,* toute la force dont on a besoin, soit pour faire pénétrer les mors dans l'alvéole, soit pour y pousser la dent, lors des mouvements d'enfoncement et de rotation dont nous allons parler.

Pendant que les branches du manche sont écartées dans la paume de la main, à la distance voulue, et maintenues dans

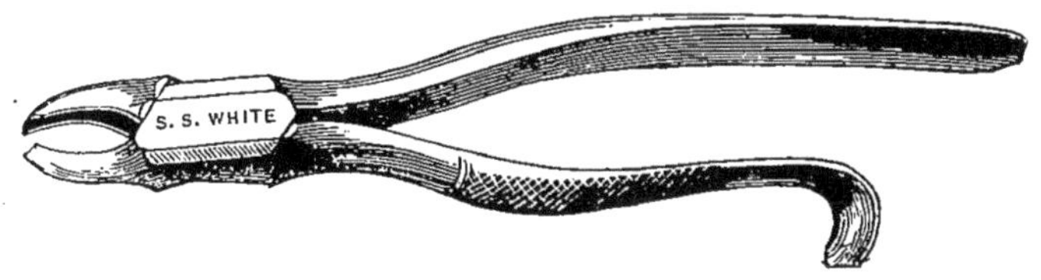

Fig. 313. — Davier américain pour incisives et cuspidées supérieures. (S. S. W.)

cette position par une pression des doigts légère et, par conséquent, incapable de léser la couronne, on peut, *grâce aux ailettes dont l'une repose sur la face pulpaire du pouce*, *et l'autre sur la première phalange de l'index*, introduire les

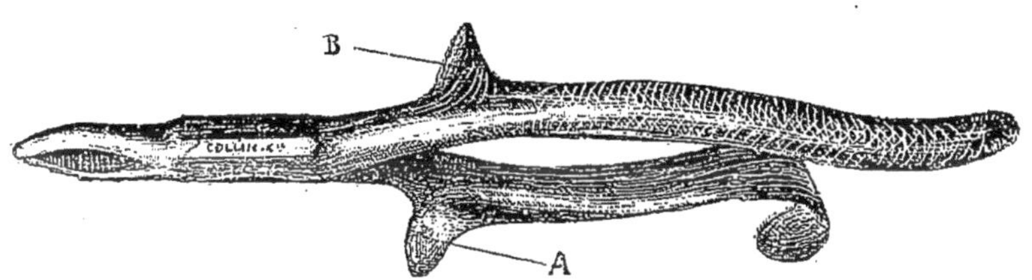

Fig. 314. — Davier à ailettes Andrieu.

A. B. Ailettes. — A, point d'appui pour le pouce. — B, pour l'index.

mors dans les tissus, *lentement, avec précision*, aussi profondément qu'on le désire *et avec toute la force* que l'on croit utile de développer.

C'est là un avantage considérable que l'on apprécie dans l'extraction, non seulement des incisives et des cuspidées supérieures mais encore et surtout de toutes les racines supérieures profondément situées.

Une fois les mors arrivés à l'endroit voulu, c'est-à-dire dès qu'ils embrassent la base de la racine jusqu'au niveau de l'alvéole, on serre les branches du manche de manière à bien saisir la dent et, alors, au lieu *de la tirer* immédiatement *à soi*, on *la pousse dans son alvéole,* comme si on voulait l'y faire pénétrer davantage, et, en même temps qu'on lui fait subir un léger effort de rotation à droite et à gauche, on lui imprime des mouvements de va-et-vient d'avant en arrière.

Ce n'est que lorsque l'on sent les adhérences rompues qu'on la tire à soi dans le sens même de son axe.

Tous ces mouvements combinés qui exigent beaucoup de mots pour être décrits, ne demandent que peu de temps pour être exécutés. Ils ont d'ailleurs chacun leur raison d'être. Ceux de rotation et d'ébranlement ont pour but de rompre les adhérences, celui d'enfoncement d'élargir un tant soit peu l'alvéole, grâce à la forme conique de la racine, et cela sans crainte de rupture de cette dernière.

§ 2. — Incisives latérales supérieures.

Pour l'extraction des incisives latérales supérieures, on se

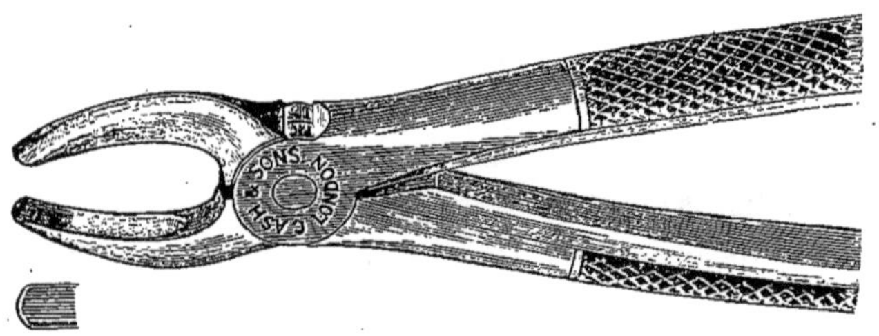

Fig. 315. — Davier pour incisives latérales supérieures. Modèle anglais. (A. et F.)

sert des mêmes daviers que pour les incisives centrales, avec cette différence cependant que les mors sont plus étroits. Le

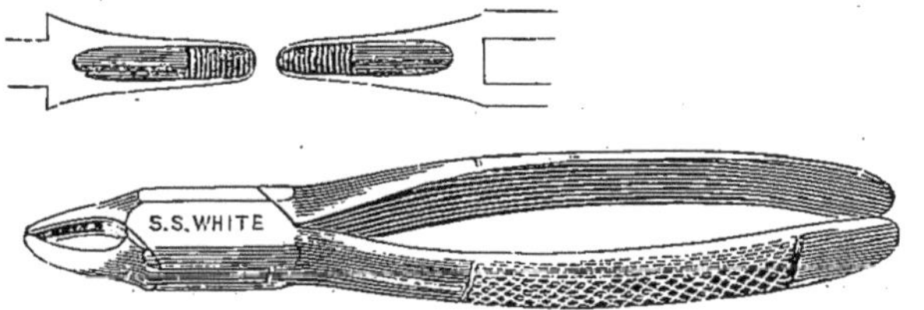

Fig. 316. — Modèle américain. — (S. S. W.)

mode opératoire est exactement le même (fig. 315 et 316).

§ 3. — Bicuspidées supérieures.

Les instruments destinés à cette opération (fig. 317, 318 et 319) sont, ou simples comme ceux pour incisives latérales

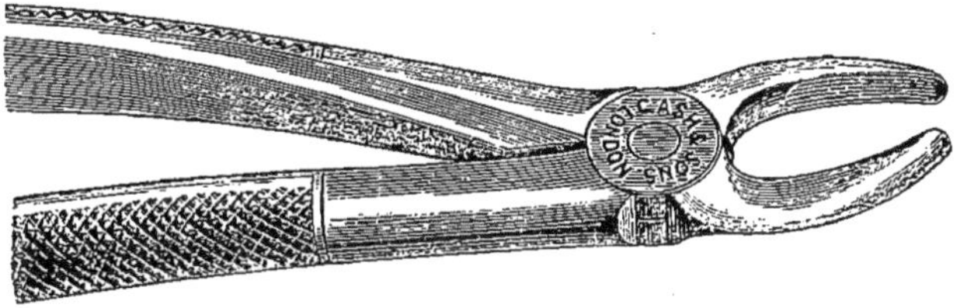

Fig. 317. — Davier pour bicuspidées supérieures. Modèle anglais. — (A. et F.)

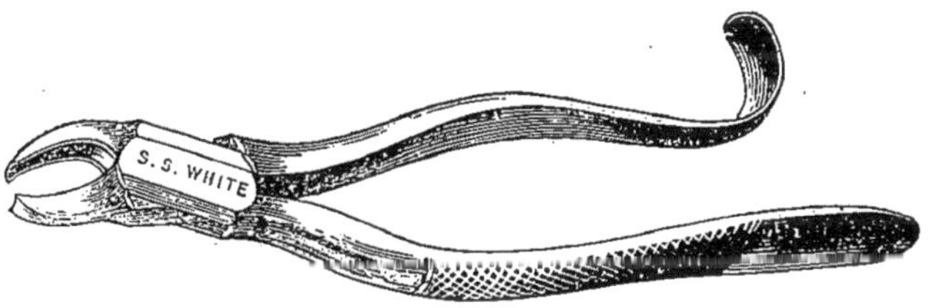

Fig. 318. — Modèle américain. — (S. S. W.)

supérieures, ou légèrement courbés sur le plat comme le davier anglais ou sur le côté et en S comme le davier américain. Nous préférons de beaucoup ce dernier surtout lorsqu'il est muni d'ailettes comme le nôtre. Il est beaucoup mieux en main.

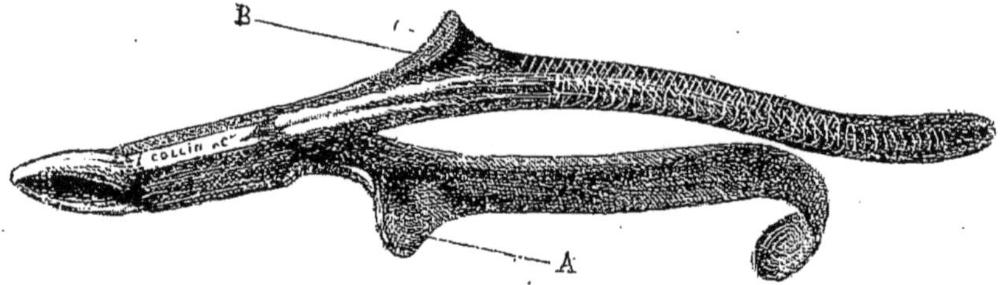

Fig. 319. — Modèle à ailettes Andrieu.

Quelques dentistes se servent également de ce dernier pour les cuspidées supérieures.

§ 4. — Multicuspidées supérieures, première et deuxième.

Pour les premières et deuxièmes multicuspidées supérieures les daviers (fig 320 et 321), sont doubles ; il en faut un pour

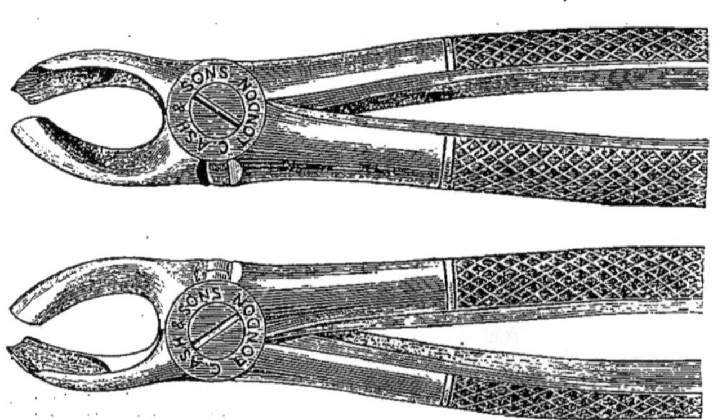

Fig. 320. — Daviers pour multicuspidées supérieures première et deuxième. Côté droit et côté gauche. Modèle anglais. — (A. et F.)

le côté gauche et un pour le côté droit. Le bec lingual destiné à la racine palatine est creusé d'un seul sillon, tandis que le bec buccal en a deux séparés par une crête terminée elle-même par une pointe. *Le bec buccal, doit embrasser à la fois les deux racines buccales et sa pointe pénétrer entre les deux.*

Les daviers anglais courbés sur le plat sont bien préférables aux daviers américains courbés sur le côté. La main a plus de difficulté à tenir ces derniers, et lorsque la dent est très solidement implantée, il arrive que, dans les mouvements de va-et-vient que l'on imprime à l'instrument, les branches du manche s'écartent légèrement dans la main, ce qui oblige à

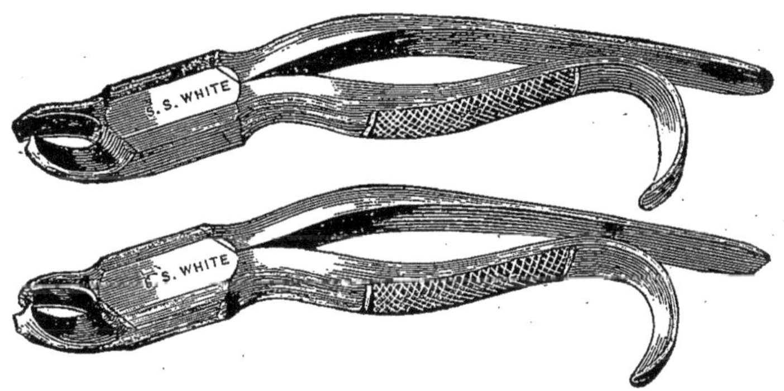

Fig. 321. — Daviers pour multicuspidées supérieures première et deuxième. Côté droit et côté gauche. Modèle américain. — (S. S. W.)

faire un effort très considérable pour les maintenir et, par conséquent, à perdre de la précision. *Le premier mouvement de luxation se fait en dehors, le second en dedans et le troisième et dernier en dehors, suivant l'axe de la racine palatine;* si ces trois mouvements ne suffisent pas on les renouvelle dans le même ordre en augmentant la force employée; le dernier mouvement, celui qui consiste à tirer la dent à soi, doit toujours être dirigé en dehors.

Il ne faut pas oublier que, pour extraire ces dents, il est préférable que l'opérateur entoure la tête du patient de son bras gauche pour l'appuyer soit contre sa poitrine, soit sur la têtière, de manière à la maintenir solidement. En règle générale, *plus la dent est solidement implantée, plus il faut que la tête soit assurée contre les mouvements imprimés au davier.*

§ 5. — Dents de sagesse supérieures.

La même recommandation, en ce qui concerne la position de la tête, est fort utile pour les dents de sagesse supérieures.

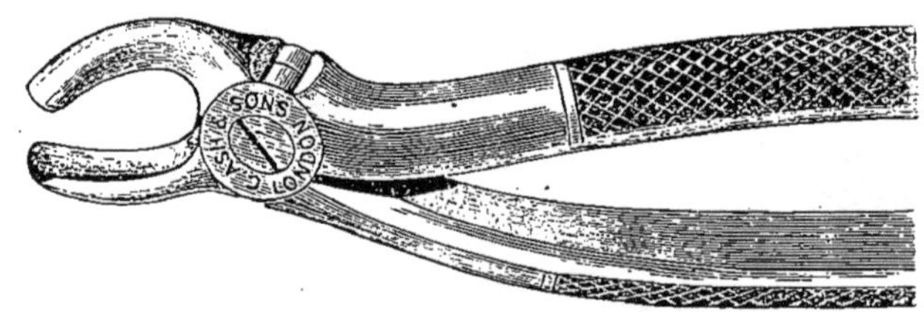

Fig. 322. — Davier pour dents de sagesse supérieures des deux côtés. Modèle anglais. — (A. et F.)

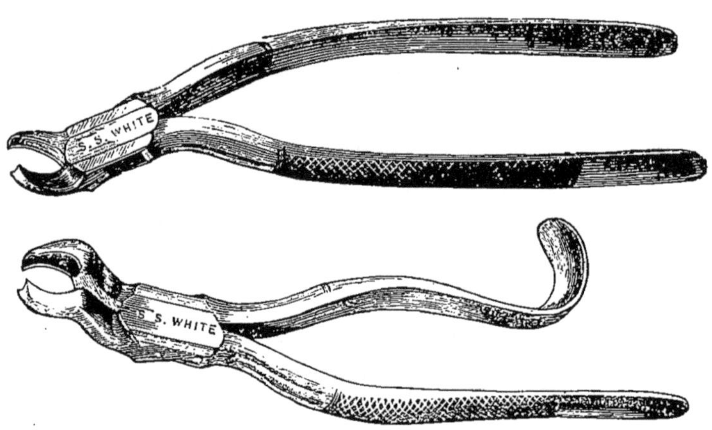

Fig. 323 et 324. — Daviers pour dents de sagesse supérieures des deux côtés. Modèles américains. — (S. S. W.)

Pour ces dents, dont les racines ne sont pas toujours bien séparées, les deux mors du davier sont assez courts et semblables l'un à l'autre. Le davier est courbé sur le plat de manière à pouvoir atteindre facilement le fond de la bouche (fig. 322 et 323); mais nous n'aimons pas beaucoup des daviers à baïonnette dont les mors très longs, cèdent facilement à la pression et n'ont pas assez de résistance pour luxer les dents fortement enclavées dans la mâchoire. Cependant le davier américain (fig. 324) peut rendre des services dans ce cas.

Nous ferons remarquer, à propos de l'extraction des dents de sagesse supérieures, *qu'il ne faut jamais pousser trop fortement les mors du davier, obliquement en arrière*, comme l'on est tenté de le faire avec les instruments dont la courbure n'est pas suffisamment accentuée, mais qu'il faut donner aux mors une direction le plus possible perpendiculaire au plan de l'arcade, *car il y a danger de fracturer la tubérosité maxillaire* et de causer ainsi un accident fort désagréable. Il ne manque pas dans l'histoire de la Dentisterie opératoire de cas de ce genre, et il est toujours bon de se tenir sur ses gardes pour les éviter.

§ 6. — Incisives et cuspidées inférieures.

On peut extraire les incisives inférieures soit avec un davier

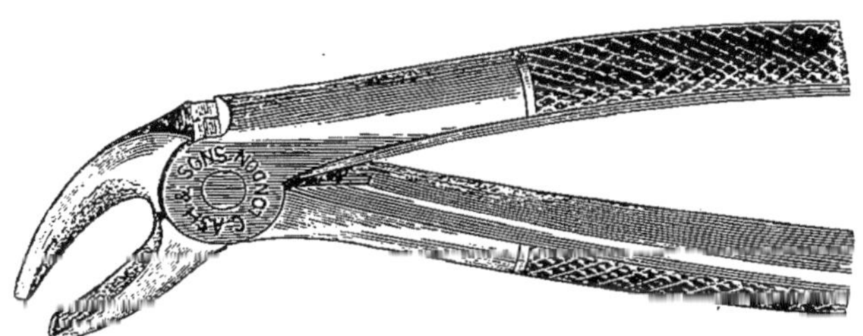

Fig. 325. — Davier pour incisives et cuspidées inférieures. Modèle anglais. (A. et F.)

de forme anglaise (fig. 325) à becs étroits pour les incisives et plus larges pour les cuspidées, ou de forme américaine (fig. 326) en se plaçant un peu à droite et presque en face du patient ; mais on peut tout aussi facilement le faire, avec le davier à incisives latérales supérieures pour les incisives et à centrales pour les cuspidées, en se plaçant à sa gauche et un peu en arrière.

Dans ce cas, la paume et les derniers doigts de la main

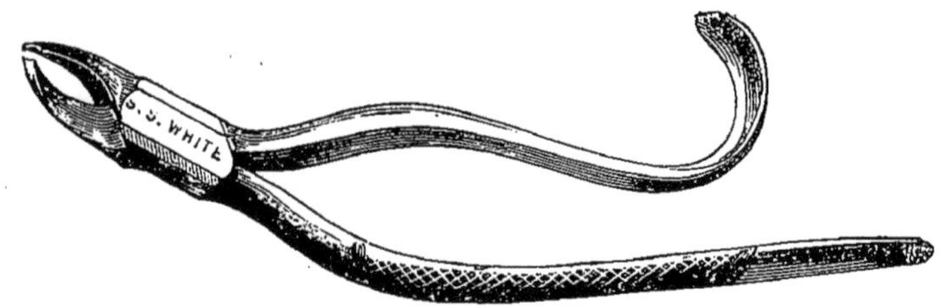

Fig. 326. — Davier pour incisives et cuspidées inférieures. Modèle américain. (S. S. W.)

gauche sont placés sous le menton pendant que le pouce et l'index abaissent la lèvre inférieure ; dans le premier cas au contraire c'est le pouce seul qui maintient la lèvre.

Il ne peut être question pour ces extractions de mouvements de rotation, à cause de la forme aplatie latéralement des racines; ceux d'ébranlement en avant et en arrrière et, pour terminer, en avant, suffisent amplement pour mener à bien l'opération.

§ 7. — Bicuspidées inférieures.

Pour l'extraction de ces dents, de même que pour celle des multicuspidées inférieures il existe deux formes bien distinctes de daviers. *Les uns sont courbés sur le plat, les autres sur le côté.* Les premiers lorsqu'ils sont en position sur la dent à extraire cachent à la vue, non seulement cette dent, mais toutes celles qui la précèdent. De plus, ils sont fort incommodes à tenir et paralysent par cela même une portion de la force nécessaire pour exécuter l'opération ;

Les daviers des figures 327 et 328 en sont des exemples.

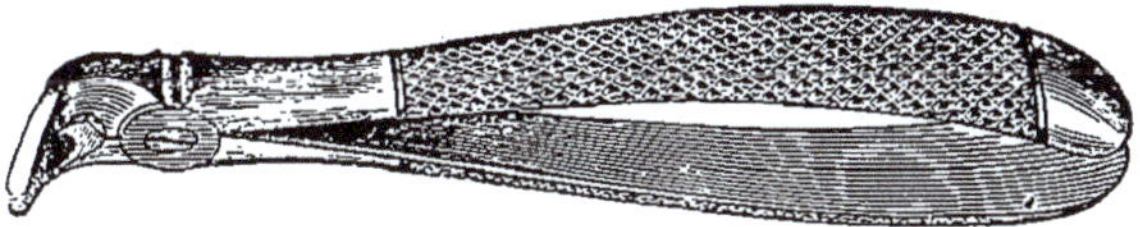

Fig. 327.— Davier pour bicuspidées inférieures courbé sur le plat.— (A. et F.)

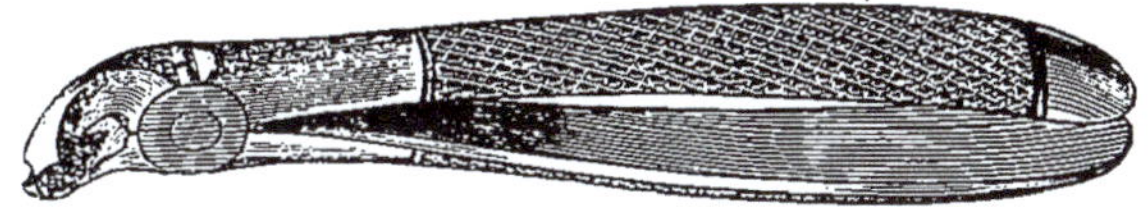

Fig. 328.— Davier pour multicuspidées inférieures courbé sur le plat. (A. et F.)

Les autres, au contraire, *courbés sur le côté avec des mors en bec de faucon n'ont pas ces inconvénients.*

On les place sur le côté de la bouche, en refoulant, avec la naissance du manche, la commissure labiale, ce qui permet de

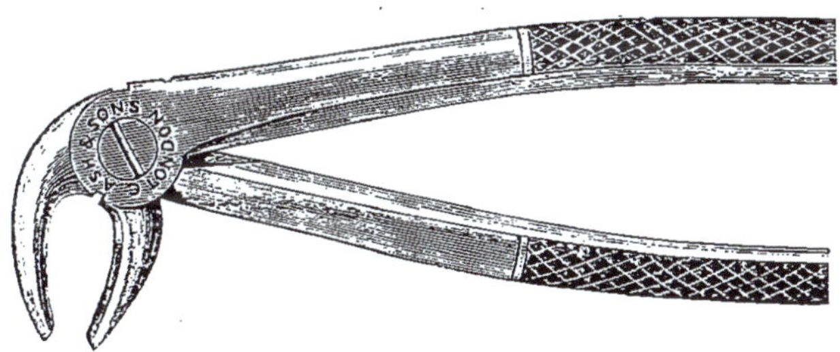

Fig. 329. — (N° 1.) Davier pour bicuspidées inférieures courbé sur le côté. Modèle anglais. (A. et F.)

voir, non seulement la dent à opérer, lorsqu'elle est prise dans les mors du davier, et les dents qui la précèdent, mais encore les diverses phases de l'opération.

De plus, la manière dont les branches du manche sont placées permet à l'opérateur de déployer, *en la contrôlant, toute*

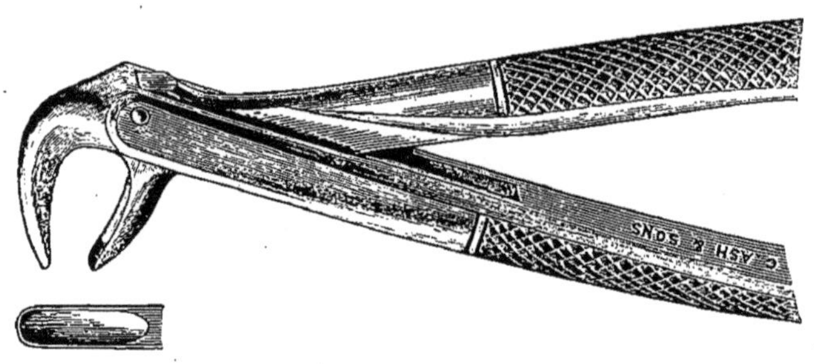

Fig. 330. — (N° 2.) Davier pour bicuspidées inférieures courbé sur le côté, à articulation basse. Modèle anglais. — (A. et F.)

la force dont il peut avoir besoin. Pour les bicuspidées inférieures les meilleurs daviers sont les trois daviers anglais (fig. 229, 230 et 231.) Parmi eux, le n° 1 est le plus usité, mais son articulation est un peu trop volumineuse pour que,

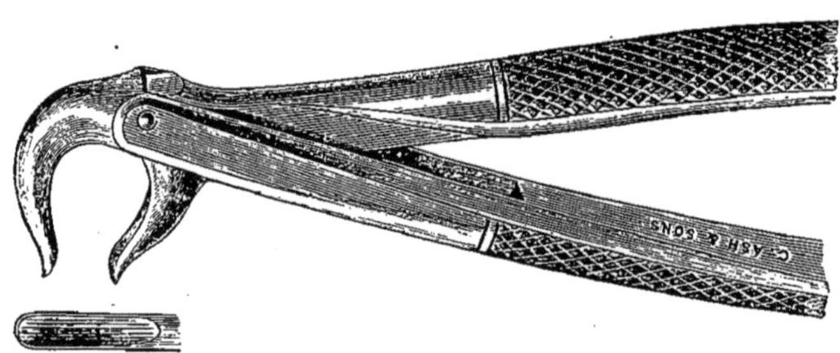

Fig. 331. — (N° 3.) Davier pour bicuspidées inférieures à becs sous-alvéolaires. Modèle anglais. — (A. et F.)

dans les cas de difficulté d'ouverture des mâchoires, on puisse le mettre en position. Il est, dans ces cas, avantageusement remplacé par le n° 2 dont l'articulation est basse. Quant au n° 3 la forme de l'extrémité de ses becs est parfois utile lorsque la dent, très cariée ou ramollie, donne à craindre qu'elle ne se rompe au collet.

Nous nous sommes servi fort longtemps d'un davier semblable à celui de la figure 332 et nous étions satisfait de son

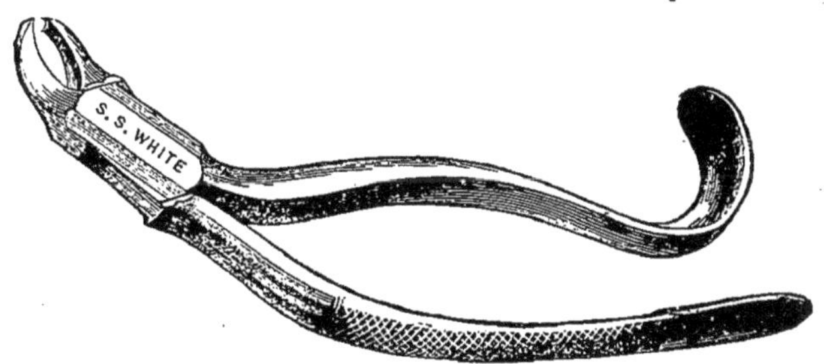

Fig. 332. — Davier pour les bicuspidées inférieures. Modèle américain. (S. S. W.)

mode d'action ; mais après essais comparatifs, nous l'avons abandonné pour employer les daviers anglais.

Ici encore un léger mouvement de rotation facilite l'extraction.

§ 8. — Multicuspidées inférieures (première et deuxième).

Pour les première et deuxième multicuspidées inférieures, *le Davier à bec de faucon est, à notre avis, le seul qui soit absolument approprié à l'extraction de ces dents*. Un seul suffit pour les deux côtés. Le plus commode est celui à articulation un peu haute parce qu'il est mieux en main que celui à articulation basse dont l'emploi est indiqué dans les cas où la bouche ne peut pas s'ouvrir suffisamment pour le passage du premier. Autrefois il en fallait deux, un pour le côté droit, un pour le côté gauche, parce que les mors étaient courbés sur le plat de manière à ce que la partie articulée, étant plus ou moins penchée en avant, tînt moins de place entre les deux arcades ; mais depuis que l'on a inventé les daviers à articulation basse, cette courbure qui n'avait pour but que d'éviter au patient d'ouvrir trop la bouche, est devenue inutile.

Aucun des daviers américains (fig. 333, 334, 335) pour multicuspidées inférieures n'est aussi commode que *les daviers à bec de faucon* (fig. 336 et 337); aussi conseillons-nous de s'en tenir à ceux-ci.

Pour s'en servir, si l'on opère sur le côté gauche de la mâchoire, on se place à droite du patient assis un peu bas.

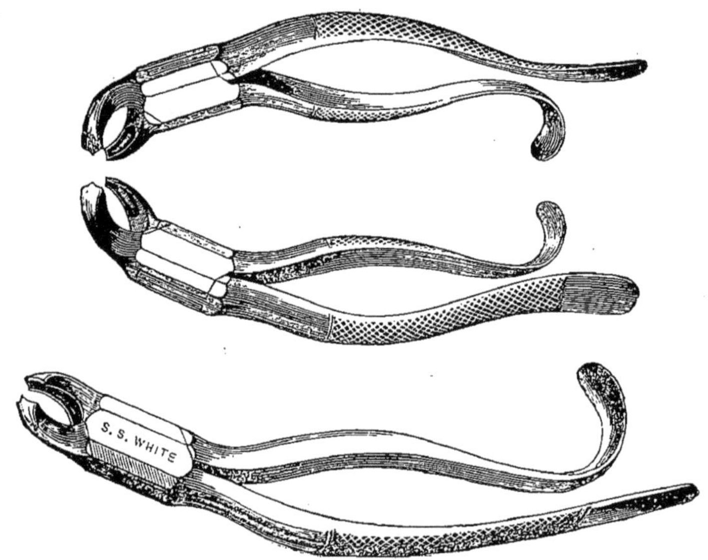

Fig. 333 et 334. — Daviers pour multicuspidées inférieures. Modèles américains. (S. S. W.)

A l'aide de l'index et du médius de la main gauche, on écarte la langue et la joue et l'on met le davier en position sans serrer les mors, *puis passant rapidement la paume et les doigts de cette même main sous le menton, on porte le pouce sur la partie articulée du davier*, et l'on s'en sert pour peser autant qu'il est nécessaire sur elle, pendant qu'avec la main droite on appuie sur les branches du manche.

Le résultat de ces deux mouvements combinés, celui de la pesée du pouce gauche sur la tête de l'instrument et celui de la pesée de la main droite sur le manche de l'instrument, permet de faire entrer, sans secousses, les mors de celui-ci aussi profondément que cela est nécessaire pour le succès de l'opération.

Et comme il faut parfois, non seulement pousser les becs jusqu'au rebord alvéolaire et au delà, mais encore, dans certains cas, embrasser une portion de ce rebord pour trouver une prise solide sur les racines, alors que la couronne est toute brisée ou en détritus, il s'ensuit que la combinaison de ces deux pesées n'est pas de trop pour atteindre ce but.

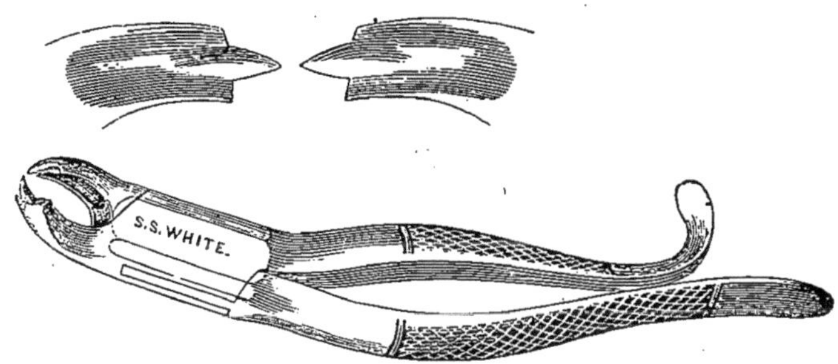

Fig. 335. — Davier à pointe pour les multicuspidées inférieures. — (S. S. W.)

Cette manière d'agir est, ainsi que nous l'avons déjà dit, beaucoup plus efficace et bien moins désagréable pour le patient que celle adoptée par *quelques opérateurs qui, plaçant le pouce de leur main gauche sous le menton pour le soutenir* et maintenant l'index et le médius dans la bouche dans le but d'y voir plus clair, sont obligés pour faire pénétrer les mors du davier de n'agir que sur son manche et, par conséquent, de lui imprimer des secousses violentes qui retentissent sur la mâchoire du patient et lui sont fort désagréables. Ajoutons à cela les ecchymoses possibles produites sur la peau du menton, lorsque, par suite de difficultés provenant, soit de l'opération elle-même, soit de l'indocilité du patient, on est obligé de maintenir la mâchoire avec une certaine force, et l'on comprendra pourquoi nous insistons sur l'**emploi salutaire de la pesée du pouce sur la tête du davier.**

Si l'on opère sur le côté droit de la mâchoire, le patient doit être assis plus bas encore que pour le cas précédent et avoir la tête légèrement renversée en arrière. L'opérateur se tient en arrière et un peu à gauche, de manière à le dominer et à bien voir dans sa bouche les diverses phases de l'opération. Il soutient avec la paume et les doigts de la main gauche le menton et *pèse avec son pouce sur la tête du davier* jusqu'à ce que les mors soient parvenus à trouver une prise suffisante.

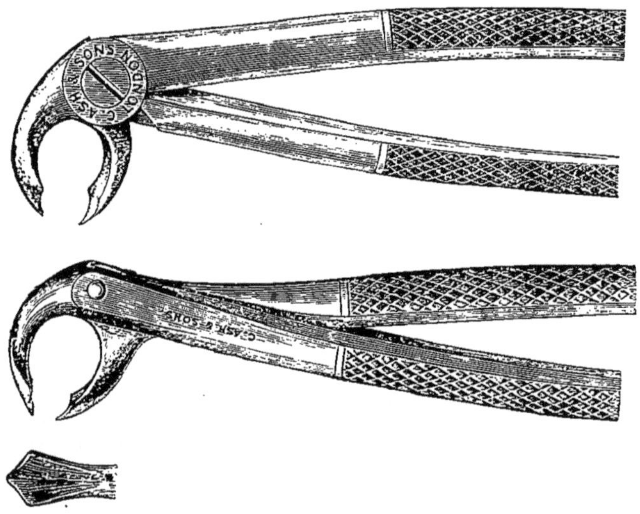

Fig. 336 et 337. — Daviers pour multicuspidées inférieures. — Modèles anglais. (A. et F.)

Dans cette position l'opérateur, par des mouvements lents et moelleux, d'abord en dedans, puis en dehors, cherche à luxer la dent. Il augmente progressivement l'effort jusqu'à ce qu'il y soit parvenu, puis il opère le mouvement de sortie en faisant basculer *très légèrement* la dent d'avant en arrière, dans la direction générale de son axe. Ce mouvement de bascule est fort utile, surtout pour la deuxième multicuspidée, parce que le plus souvent la racine distale de ces dents est tournée du côté de la branche montante du maxillaire.

§ 9. — Dents de sagesse inférieures.

On peut à la rigueur extraire les dents de sagesse inférieures avec un davier comme celui de la figure 338, mais il vaut mieux avoir recours à la langue de carpe ou à un davier-levier

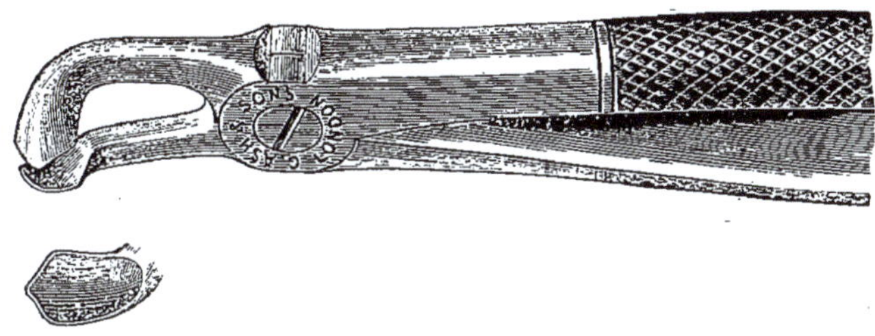

Fig. 338. — Davier pour dents de sagesse inférieures. — (A. et F.)

dans le genre de celui de Physick (fig. 339). Nous avons déjà indiqué le maniement de la langue de carpe, mais nous devons

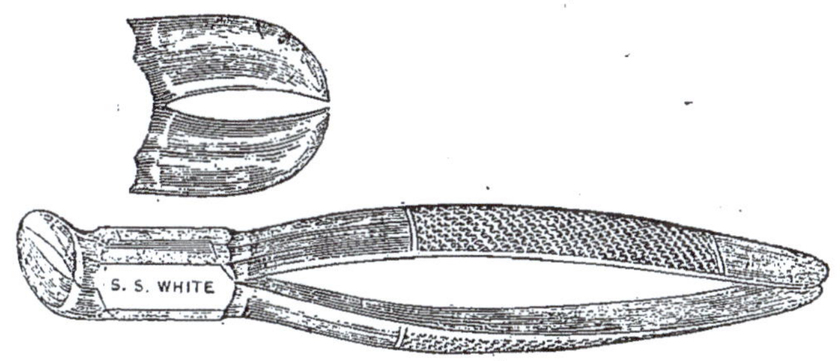

Fig. 339. — Davier-levier de Physick. — (S. S. W.)

ajouter, à propos de son emploi pour l'extraction de la dent de sagesse, deux recommandations :

1° Il ne faut pas craindre d'enfoncer la lame dans l'alvéole aussi profondément que possible;

2° Il est prudent de placer le pouce ou l'index de la main

gauche (suivant que l'on opère sur le côté droit ou gauche de la mâchoire) préalablement enveloppé d'un linge ou mieux d'un doigtier de caoutchouc, entre la langue et l'interstice dentaire, siège de l'opération, de manière à ce qu'il puisse arrêter au besoin la pointe de l'instrument, si par hasard il se produisait une échappée.

Avec le Davier-levier, on n'a rien à redouter de ce genre, et l'opération est grandement facilitée. On applique les mors écartés du davier entre la dent de sagesse et la deuxième multicuspidée au niveau de l'interstice, puis on les fait descendre jusqu'à ce qu'ils embrassent plus ou moins profondément la gencive, suivant l'état plus ou moins détérioré de la couronne de la dent à extraire, ou sa position. On serre alors les branches du manche jusqu'à ce que les mors se touchent entièrement.

Or comme les deux mors ou lames vont en s'épaississant rapidement de leur bord tranchant à leur dos, il en résulte que leur simple rapprochement exerce une pression considérable sur la dent de sagesse qui, n'étant pas soutenue du côté de la branche montante du maxillaire, se trouve par cela même ébranlée. Que si l'on ajoute à ce premier mouvement celui de levier que l'on opère en abaissant lentement le manche sur la dent de douze ans qui, par cela même, se trouve consolidée, on comprend facilement que la dent de sagesse soit luxée de bas en haut, dans le sens de son axe, comme elle serait avec une langue de carpe, et qu'il suffise ensuite de la prendre avec un davier pour l'ôter sans effort.

ART. II. — EXTRACTION DES DENTS TEMPORAIRES

L'extraction des dents temporaires s'exécute par les mêmes procédés que celle des dents permanentes; seulement, comme ces dents sont d'un moindre volume que les permanentes, les mors des daviers sont moins volumineux. Il faut d'ailleurs déployer bien moins de force pour les extraire.

Ici, encore, *lorsque la dent n'est pas près de sa chute naturelle*, il est indispensable de plonger un peu loin les mors de l'instrument de manière à la bien saisir; car souvent, si l'on ne prend pas cette précaution, elle se brise ou glisse entre les mors

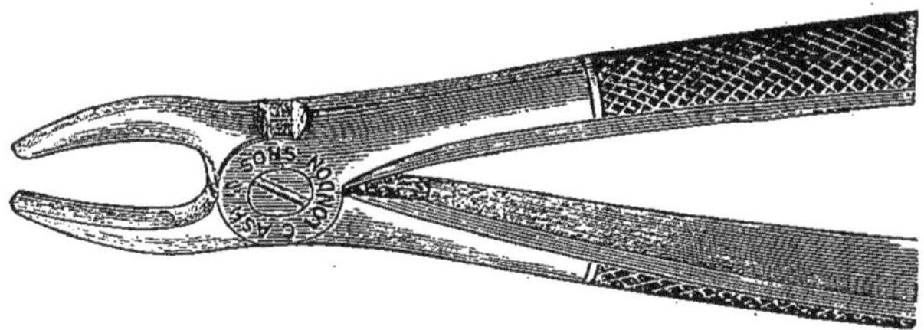

Fig. 340. — Davier pour incisives et cuspidées temporaires supérieures. (A. et F.)

du davier, et il arrive que des enfants, très dociles au moment de la première application de l'instrument, le sont beaucoup moins lorsqu'il s'agit de s'y reprendre à deux fois.

Les instruments dont on se sert sont de forme anglaise (fig. 340, 341, 342, 343).

Pour toutes les dents antérieures dont les racines ne sont pas

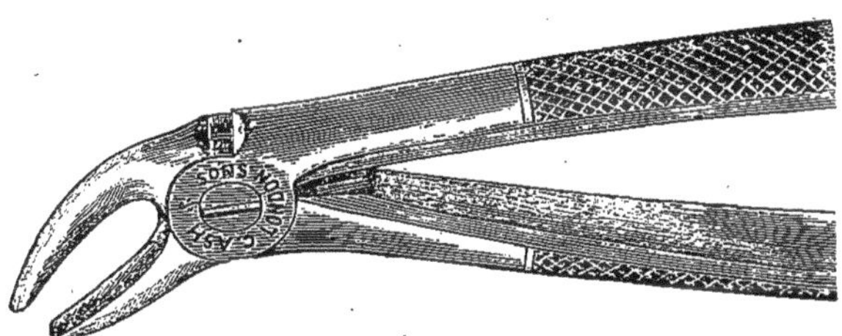

Fig. 341. — Davier pour incisives et cuspidées inférieures temporaires. (A. et F.)

aplaties latéralement, un simple mouvement de rotation dans un sens ou dans l'autre suffit pour rompre les adhérences; mais il faut bien se garder, en exécutant ce mouvement, d'ébrécher les dents permanentes voisines qui ont déjà fait leur éruption ou celle qui pousse en avant ou en arrière de la dent à extraire.

Il est important, d'ailleurs, d'éviter toute brusquerie pendant l'avulsion de ces dents tout aussi bien que pendant celle des

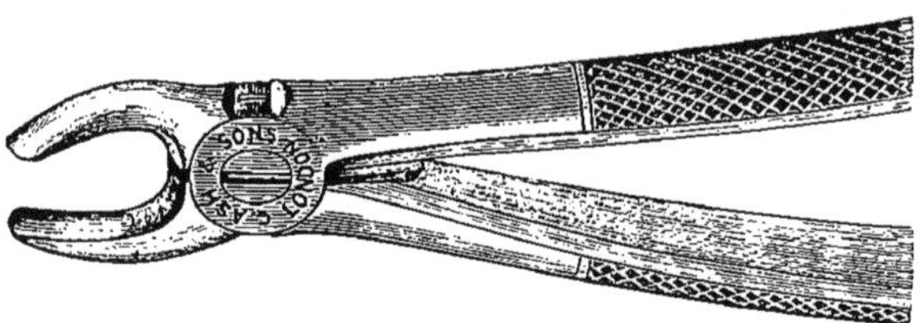

Fig. 342. — Davier pour multicuspidées supérieures temporaires. — (A. et F.)

multicuspidées caduques, dans la crainte d'intéresser les bicuspidées de remplacement dont la couronne se trouve sou-

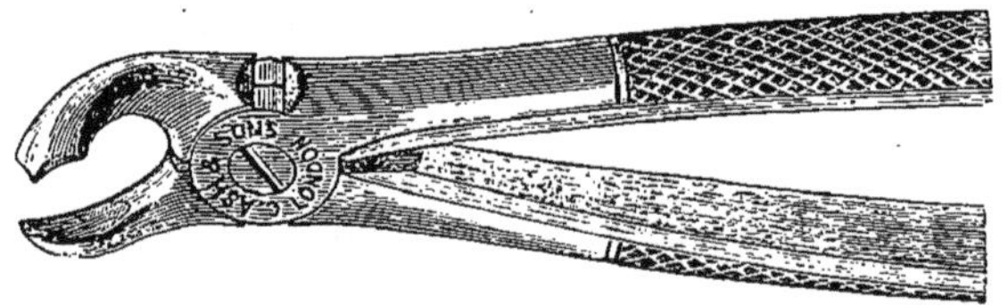

Fig. 343. — Davier pour multicuspidées inférieures temporaires. — (A. et F.)

vent immédiatement sous la couronne de la dent de lait. *C'est un des cas où les mors du davier ne doivent pas être enfoncés aussi profondément que d'habitude.*

ART. III. — EXTRACTION DES RACINES

L'extraction des racines exige, s'il s'agit de racines simples, l'emploi de daviers à becs effilés et capables de s'introduire entre la racine et l'alvéole, jusqu'à ce que l'on ait trouvé une prise suffisante (fig. 344, 345, 346, 347).

C'est le cas des racines de dents depuis longtemps découronnées que la nature a déjà cherché à éliminer et qui sont déjà un peu sorties de l'alvéole ; mais ce n'est pas le cas des racines rompues, au niveau du rebord alvéolaire ou au-dessous, pendant l'extraction, ni celui des racines cariées, en détritus et recouvertes par la gencive; il faut alors agir tout autrement.

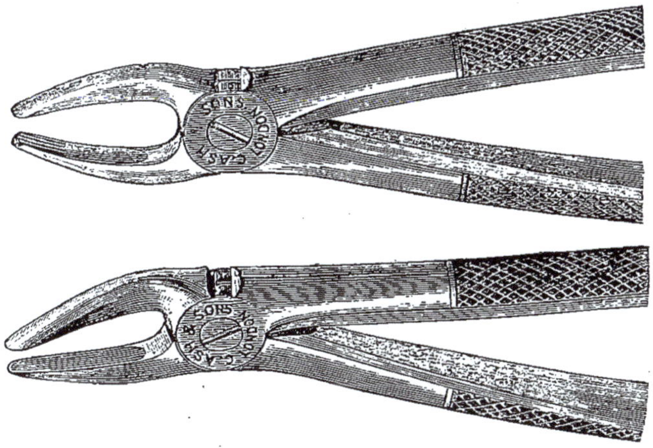

Fig. 344. et 345. — Daviers à racines. — (A. et F.)

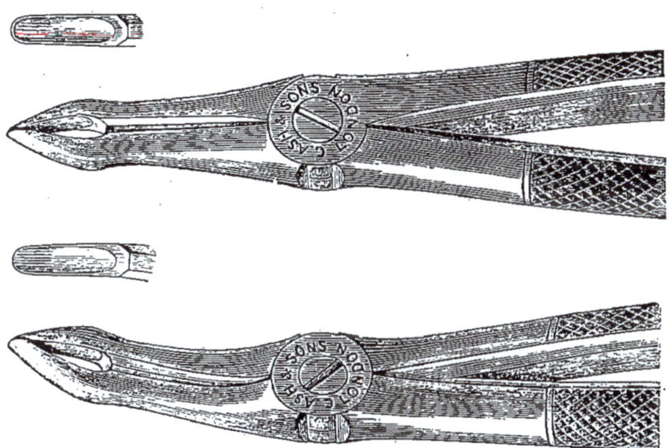

Fig. 346 et 347. — Daviers à racines. — (A. et F.)

Avec un davier à becs coupants sur leurs bords longitudinaux, comme ceux de Parmly (fig. 348, 349, 350) ou mieux encore avec notre davier à ailes, dont on glisse *les mors sous les gen-*

cives, presque jusqu'au niveau de l'apex de la racine, on embrasse à la fois les parois alvéolaires, linguale et buccale, et la racine, puis serrant énergiquement les branches du davier, *par pressions successives* et *continues* en avant et en arrière, on arrive à rompre ces parois, à les malaxer pour ainsi dire, et à rendre la racine assez mobile pour que l'on puisse la faire sortir aisément.

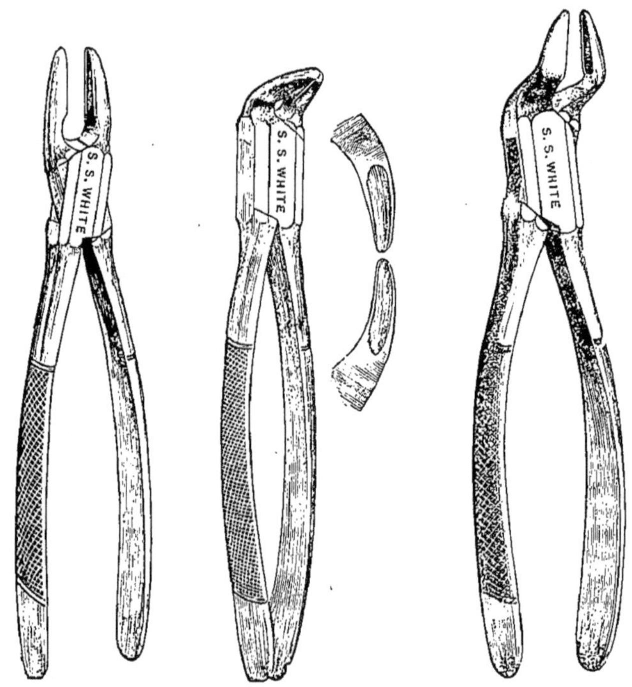

Fig. 348, 349 et 350. — Daviers alvéolaires de Parmly. — (S. S. W.)

Ce dernier mouvement ne doit être exécuté que lorsque l'on est absolument certain que la racine est mobile.

Nous ne conseillons pas pour ce genre d'extraction l'emploi des vis coniques recommandé par Coleman (fig. 351). Il faut en effet, pour s'en servir, commencer par enlever l'ivoire ramolli, puis visser l'instrument dans un trou dont les parois sont le plus souvent en détritus et n'offrent par conséquent aucune résistance. C'est, à notre avis, prolonger inutilement l'opération,

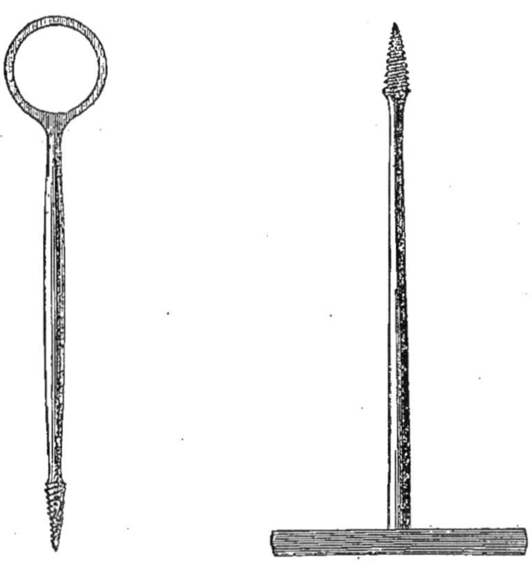

Fig. 351. — Vis coniques pour l'extraction des racines antérieures.

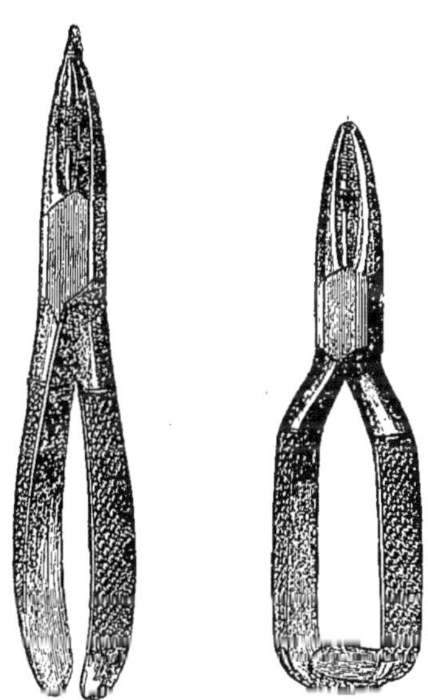

Fig. 352. — Daviers à vis pour l'extraction des racines antérieures.

sans que l'on soit sûr de la mener à bien. Il en est de même

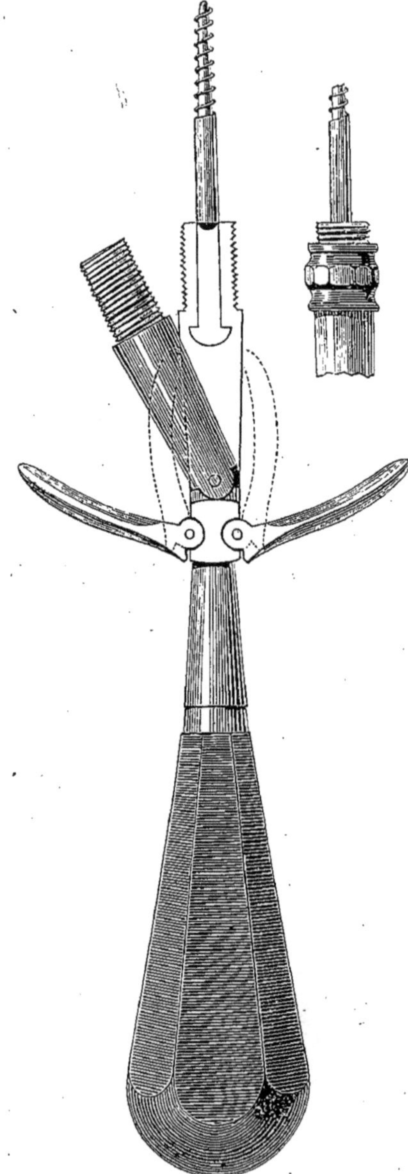

Fig. 353. — Tire-racine de M. Brasseur.

de l'emploi du davier à vis (fig. 352) qui vient compliquer l'action du davier ordinaire, sans autre effet que de nuire à son maniement. Nous en dirons autant de la vis de M. Brasseur (fig. 353) qui, n'étant pas conique et ressemblant à une vis ordinaire à bois, pénètre plus facilement dans le tissu ramolli de la racine, mais risque de la fendre[1]. Il est vrai qu'en pareil cas, la fente se produit dans la longueur, ce qui est moins grave que si elle se faisait transversalement ; mais, en vérité pourquoi s'exposer à cet accident, quand on peut faire aussi bien et plus vite en agissant autrement ?

A la mâchoire inférieure, on se sert pour les dents antérieures des mêmes instruments que pour les racines simples supérieures, ou bien du davier à bec de faucon (fig. 354) que nous avons déjà indiqué pour l'avulsion des bicuspidées inférieures, et l'on agit de la même ma-

[1] Brasseur. *Chirurgie des dents et de leurs annexes. Encyclopédie internationale de chirurgie*, p. 570.

nière. Ce davier est, d'ailleurs, le seul qui convienne pour l'extraction des racines de ces dernières. Et, ici, nous insistons plus encore, si c'est possible, sur la nécessité d'embrasser à la fois les parois alvéolaires en même temps que la

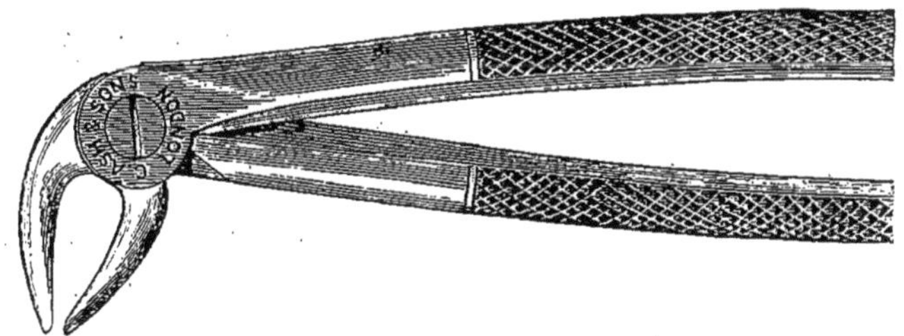

Fig. 354. — Davier à bec de faucon pour racines inférieures.

racine. Il n'est pas rare, en effet, qu'après avoir, à l'aide de pressions énergiques et successives exercées sur ces parois, pétri pour ainsi dire et ramolli la substance osseuse, la racine sous l'influence d'une dernière pression, remonte en glissant dans les mors de l'instrument, comme fait un noyau de cerise lorsqu'il s'échappe sous la pression des doigts qui le serrent.

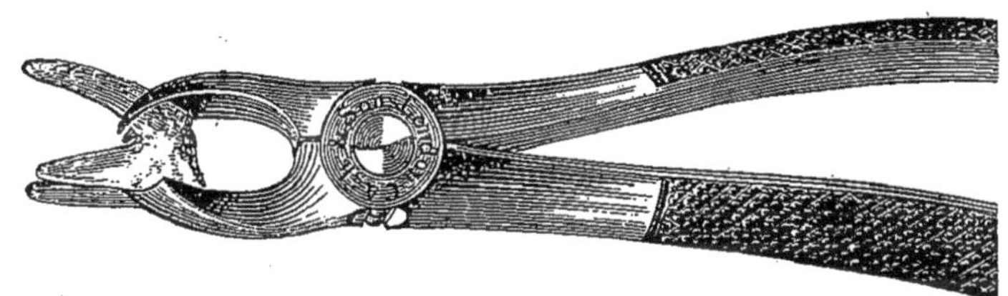

Fig. 355. — Davier de Stevens pour multicuspidées supérieures découronnées (A. et F.)

Les dégâts, ainsi produits dans l'alvéole, sont de peu d'importance, *à la condition toutefois que le tissu osseux reste recouvert par la gencive*. En trois semaines, quatre au plus, les quelques petits fragments osseux qui ont été brisés ou détachés, sont éliminés, et la guérison s'opère facilement.

Si les racines, au lieu d'être simples sont triples comme

celles des multicuspidées, supérieures ou doubles comme celles des multicuspidées inférieures, il y a deux manières de procéder :

On peut, lorsqu'il reste encore une portion de couronne assez

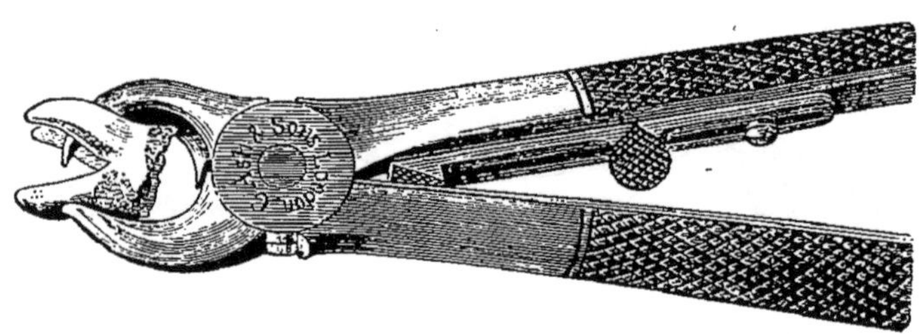

Fig. 356. — Davier de Baly pour multicuspidées supérieures découronnées. (A. et F.)

épaisse pour maintenir l'union des branches, les extraire en une fois, en se servant soit du davier de Stevens (fig. 355), soit

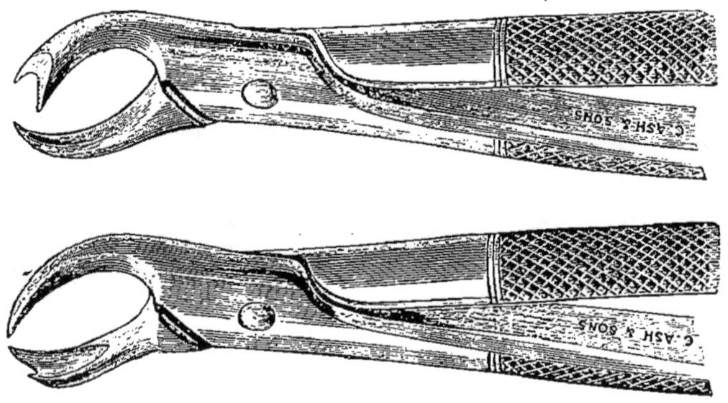

Fig. 357. — Daviers de Wood pour multicuspidées supérieures découronnées. (A. et F.)

de celui de Baly (fig. 356), soit de ceux de Wood, pour la mâchoire supérieure (fig. 357).

Mais lorsqu'il ne reste plus de couronne ou que le siège de l'union des trois branches est carié et ramolli, il faut les séparer à l'aide des daviers séparateurs de Rowney (fig. 358) et procéder, ensuite, pour chacune d'elles, comme si elle était simple,

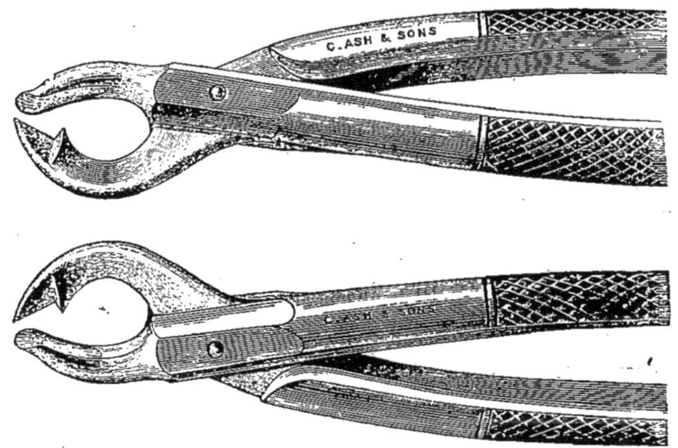

Fig. 358. — Daviers séparateurs de Rowney pour multicuspidées supérieures découronnées. — (A. et F.)

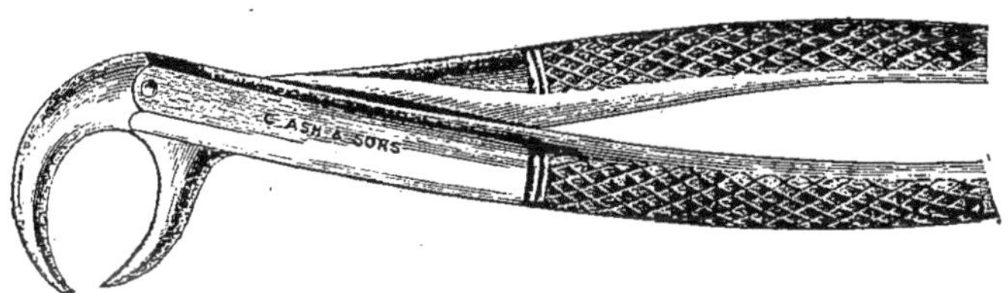

Fig. 359. — Davier pour multicuspidées inférieures découronnées. — (A. et F.

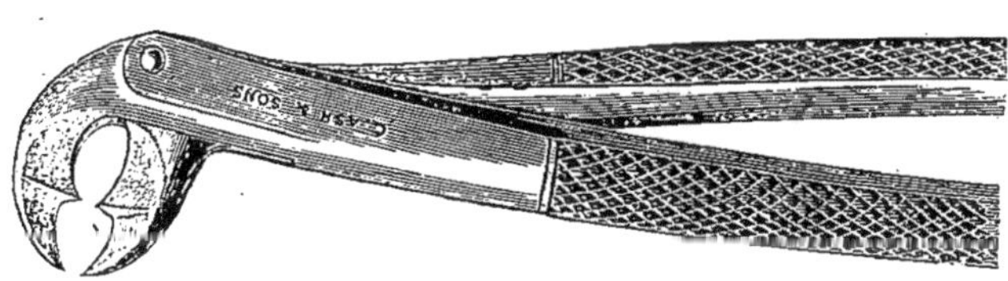

Fig. 360. — Davier séparateur de Rowney pour multicuspidées inférieures découronnées. — (A. et F.)

Pour les multicuspidées inférieures découronnées, si les racines ne sont pas séparées, on se sert avec avantage du davier

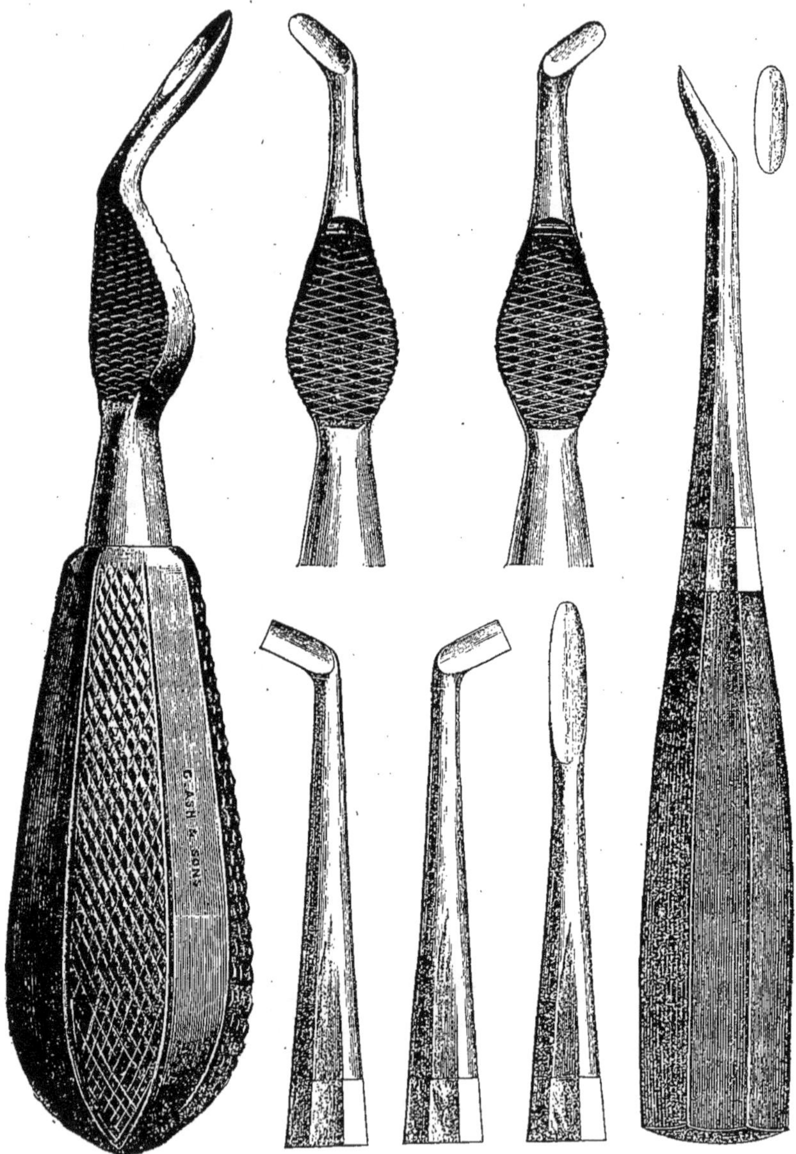

Fig. 361. — Leviers ou élévatoires pour l'extraction des racines. — (A. et F.)

à becs en pointe (fig. 359), ou du davier séparateur de Rowney (fig. 360).

Nous avons insisté sur le procédé d'extraction des racines à l'aide des daviers parce que nous le regardons comme le plus simple et le plus à la portée de la majorité des dentistes ; mais on peut tout aussi bien les extraire à l'aide des leviers ou *Elévatoires* (fig. 361).

Il existe un grand nombre d'Elévatoires, différents quant à leur forme, mais tous basés, quant à leur mode d'action, sur le même principe : ce sont des leviers du premier genre.

Les uns sont plats, droits ou contre-coudés ; d'autres sont arrondis et creusés en gouttière ; d'autres enfin forment avec l'axe de leur manche un angle plus ou moins ouvert.

Tous ces instruments ont leur utilité ; c'est à l'opérateur de savoir en profiter. On introduit, entre la racine et une des parois alvéolaires, l'extrémité de l'élévatoire, et prenant le point d'appui sur le bord de l'alvéole ou sur une dent voisine on fait le mouvement de levier. *La seule indication pratique importante pour le maniement de ces instruments*, consiste comme nous l'avons déjà dit à propos de la langue de carpe et du pied-de-biche, dont les élévatoires ne sont que des dérivés, *à savoir appuyer avec une fixité suffisante, soit le pouce, soit l'index de la main qui tient l'instrument, sur un point résistant, voisin de la racine à extraire.* C'est, en effet, le seul moyen d'éviter les échappées et les lésions qu'elles produisent.

CHAPITRE IV

DES DIFFICULTÉS DE L'EXTRACTION

Tout ce que nous avons dit jusqu'à présent de l'extraction des dents n'a trait qu'à l'extraction de celles dont la forme et l'implantation sont normales ; c'est du reste le cas le plus fréquent. Mais lorsqu'il y a anomalie de ces organes ou des mâchoires, on est obligé d'avoir recours à certaines modifications d'instruments et de procédés opératoires capables d'en assurer le succès. **On a alors affaire aux Difficultés de l'extraction.**

Ces difficultés sont inhérentes *tantôt à la position qu'occupent les dents*, *tantôt à la forme et au nombre de leurs racines*, *tantôt à la direction de ces racines.*

ART. I. — POSITION DES DENTS

Lorsque les dents sont très serrées et comme imbriquées les unes sur les autres, les incisives et les cuspidées surtout, les mors des daviers doivent être assez étroits pour pouvoir être introduits et agir sans léser les dents voisines de celle que l'on extrait. Si l'on a affaire à une surdent située à la mâchoire supérieure, à une cuspidée par exemple, l'un des becs devra être beaucoup plus étroit que l'autre, le lingual s'il s'agit d'une *surdent buccale* c'est-à-dire, située du côté des lèvres, le buccal s'il s'agit d'une *surdent linguale*, c'est-à-dire située du côté de la voûte palatine (fig. 362).

Le même davier peut servir dans les deux cas, en le changeant simplement de côté.

Il en est de même pour les incisives et cuspidées de la mâchoire inférieure situées dans le même cas ; on peut les extraire

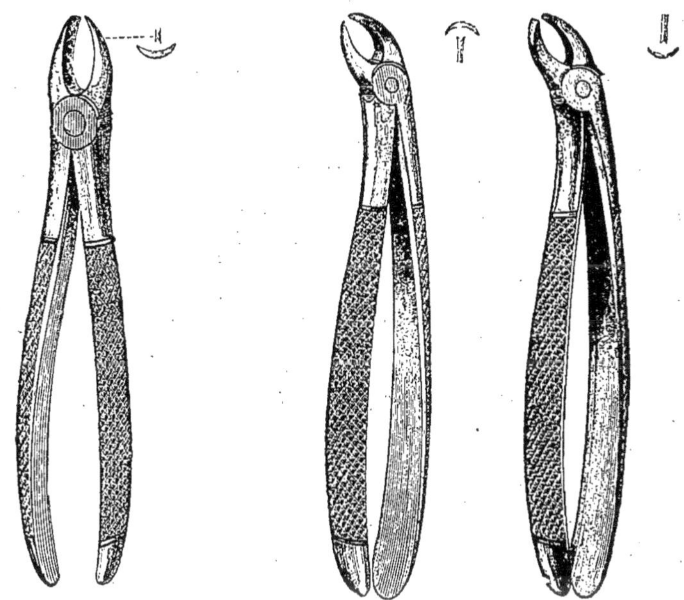

Fig. 362. — Davier à mors inégaux pour surdents de la mâchoire supérieure. (A. et F.)

Fig. 363 et 364. — Daviers à mors inégaux pour surdents de la mâchoire inférieure. — (A. et F.)

avec les daviers des figures 363 et 364 ; mais l'opération est certainement plus facile, pour les raisons déjà données, avec la clef de Garengeot munie d'un crochet étroit.

Lorsque l'on se sert du davier, il est bien évident, qu'en pareille circonstance, il ne faut pas songer aux mouvements de rotation auxquels s'oppose la présence des dents voisines, mais simplement à ceux de va-et-vient qui sont les seuls possibles, du moins dans la plupart des cas.

Une des dents les plus difficiles à extraire lorsqu'elle est en surdent, et le fait se présente encore assez souvent, *c'est la seconde bicuspidée*, surtout si c'est à l'intérieur de l'arcade qu'elle se montre. Comme c'est elle qui apparaît la dernière, du moins comme dent de remplacement, sa place est souvent envahie par la première bicuspidée et par la dent de six ans, et il en résulte qu'elle est obligée de faire son éruption en dehors ou en dedans.

En dehors, l'extraction, quoique difficile, l'est cependant moins qu'en dedans. On l'opère à l'aide d'un davier à mors lingual plus étroit que le mors buccal, ou mieux, lorsqu'un crochet mince peut passer, avec la clef de Garengeot.

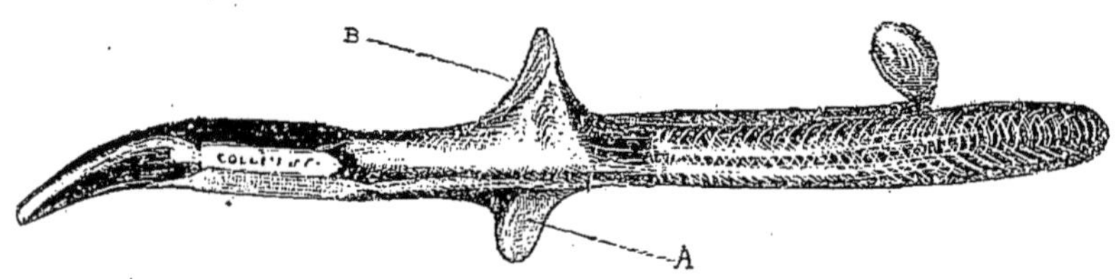

Fig. 365. — Davier courbe à ailettes. — (Andrieu).

En dedans l'application du davier et surtout son maniement n'est pas chose aisée. Il faut se servir d'un instrument très allongé, aussi bien des mors que du manche, de manière à pouvoir entrer obliquement dans la bouche par la commissure opposée à celle du côté où se trouve la dent et la saisir solidement. Notre davier droit (fig. 314, p. 524) ou courbe à ailettes (fig. 365) répond mieux à ce but qu'aucun autre davier ; mais on peut aussi se servir de la clef comme dans le cas précédent; et enfin lorsque l'on n'est pas sûr de pouvoir agir avec assez de force et de précision pour réussir, *alors surtout qu'il s'agit d'une seconde bicuspidée inférieure* qui, dans ces conditions, présente *encore plus de difficultés que la supérieure,* il est bon d'avoir recours, pour éviter tout accident, à l'ébranlement préalable, obtenu à l'aide **d'un anneau de caoutchouc** ensérant la dent jusqu'à son collet.

Cet anneau, en effet, grâce à son élasticité, tend à se resserrer sur la racine qui est plus ou moins conique, et par conséquent à en gagner le sommet. Il développe par sa présence un commencement de périostite alvéolo-dentaire qui détruit la fixité des adhérences de la dent, l'oblige à sortir de son alvéole et permet de l'extraire sans danger d'accident. Huit ou dix jours de présence de cet anneau suffisent habituellement pour amener l'ébranlement au degré voulu. C'est une précaution douloureuse pour le patient, mais qui rend de grands services dans les extractions du genre de celle que nous venons d'indiquer.

Un autre cas qui se présente assez souvent, est celui d'une bicuspidée ou d'une multicuspidée ayant la partie mésiale ou distale de sa couronne, détruite par la carie, limée en plan incliné ou obturée sans restauration de contour et qui, comprimée entre les deux dents voisines qui se sont rapprochées, se trouve enserrée entre elles *comme dans un espace en queue d'aronde*.

Ces deux dents, qui ont pris une position oblique, la surplombent et forment un obstacle presque infranchissable à sa sortie.

Le seul moyen de ne pas les léser, les luxer ou même les extraire pendant l'opération, s'il s'agit par exemple d'une deuxième bicuspidée, *consiste à réséquer ce qui reste de la couronne enclavée, avec une pince coupante* (fig. 366, 367, 368 ou 369); puis à saisir la racine avec un davier à mors très étroits et à la faire sortir de côté, soit en écartant, soit, au besoin, en détruisant la paroi alvéolaire buccale.

Pour une multicuspidée, une fois la couronne réséquée et les racines séparées comme nous l'avons déjà indiqué, il est inutile d'essayer à les faire sortir de côté, puisque le volume de chaque racine prise isolément ne peut pas l'empêcher de sortir directement par l'interstice qui reste entre les deux couronnes.

Il arrive parfois aussi que *la dent de sagesse inférieure est implantée obliquement dans la mâchoire*, de telle sorte que sa face coronale regarde en avant et devient presque contiguë à la face distale de la deuxième multicuspidée. Ainsi placée, si cette dent vient à se carier, son extraction devient fort difficile, surtout si, après l'avoir tentée avec une langue de carpe ou un davier, la couronne s'est rompue. C'est là le cas ou jamais,

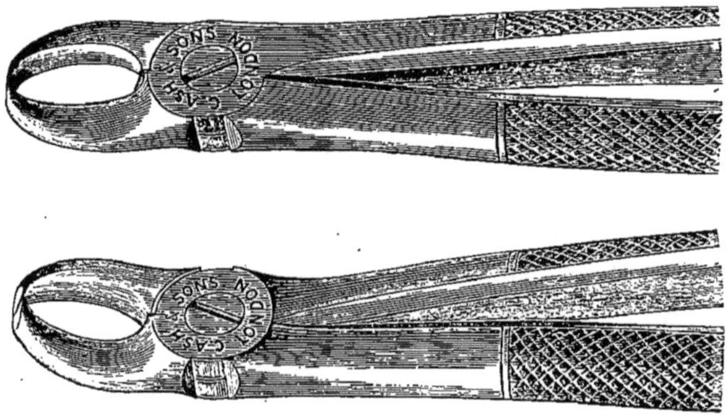

Fig. 366 et 367. — Pinces coupantes pour dents ou racines supérieures.

avant la moindre tentative d'avulsion avec le fer, de se servir *de l'anneau de caoutchouc* pour provoquer l'ébranlement préalable de la dent. Il devient plus aisé, après cela, d'achever l'opération soit avec la langue de carpe, soit avec le davier-levier, *en ayant bien soin*, dans ce dernier cas, *de porter la couronne en haut de manière à faire sortir la dent dans la direction de son axe*.

L'extraction de cette dent présente encore une plus grande difficulté lorsqu'il y a complication d'abcès alvéolaire avec tuméfaction des tissus voisins et impossibilité d'écarter les mâchoires. Dans ce cas il n'y a que deux moyens de la pratiquer : ou bien en anesthésiant le patient de manière à favoriser le relâchement des muscles sans provoquer de douleur et permettre ainsi d'obtenir une ouverture suffisante des mâchoires pour opérer comme d'habitude ; ou bien, s'il y a contre-indication des anesthésiques généraux, avoir recours au procédé que nous avons vu employer à plusieurs reprises par Delabarre fils.

Il consiste à pénétrer avec la langue de carpe entre l'arcade alvéolaire et les joues jusque dans l'interstice qui sépare la 2e multicuspidée de la dent de sagesse et à luxer celle-ci le plus possible, puis, à l'aide d'un poinçon de cuivre, sem-

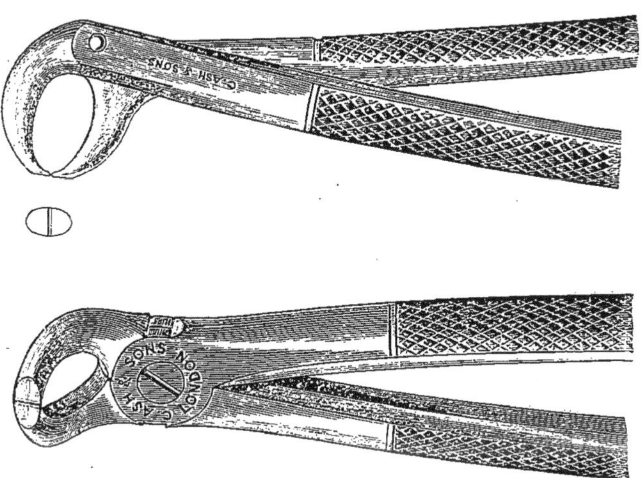

Fig. 368 et 369. — Pinces coupantes pour dents ou racines inférieures. (A. et F.)

blable à ceux dont on se sert pour repousser l'or dans l'estampage des plaques, que l'on applique par son extrémité taillée en biseau sur le côté buccal du collet de la dent, pour pouvoir en frapper ensuite la tête avec un maillet à aurifier, à chasser la dent dans l'intérieur de la bouche. Après un nombre de coups plus ou moins considérable, suivant la résistance que l'on trouve, la paroi alvéolaire linguale cède suffisamment pour laisser passer la dent. C'est évidemment une opération fort douloureuse, mais fort utile dans les cas où il y a contre-indication d'anesthésie.

ART. II. — FORME, NOMBRE ET DIRECTION DES RACINES

La racine des incisives et des cuspidées, au lieu d'être droite, **peut être arquée ou coudée ou même en tire-bouchon**. Elle peut être atteinte d'**exostose** surtout à son sommet. Il y a, en pareils cas, de grandes difficultés d'extraction. Mais comme avant de commencer l'opération, on ignore le plus souvent l'anomalie ou l'hypertrophie, nous ne saurions trop répéter qu'il faut toujours agir *lentement* et *prudemment*.

Si, en effet, la dent résiste aux mouvements habituels de luxation ou si, une fois séparée de ses connexions membraneuses, on ne peut l'enlever malgré son ébranlement, on est amené à soupçonner l'existence d'une anomalie ou d'une exostose, il faut alors continuer *patiemment et moelleusement* les mouvements d'ébranlement pour dilater l'alvéole ; et si, malgré cela, on ne réussit pas, il faut réséquer la dent au collet, puis plonger le davier profondément, saisir la paroi alvéolaire avec la racine, pour extraire le tout à la fois. C'est le plus sûr moyen d'achever convenablement l'opération.

On pourrait, à la rigueur, en pareil cas, et comme l'indique Coleman, trépaner l'alvéole avec une tréphine et déloger la dent à l'aide d'un pied-de-biche ; mais nous préférons de beaucoup le moyen précédent, moins long et plus pratique.

Il en est de même **pour les bicuspidées inférieures qui**, se trouvant dans ces conditions, **se rompent si facilement** sous un effort un peu violent du davier. *En coupant ces dents au collet*, on évite leur rupture dans un endroit plus ou moins éloigné de la couronne. On laisse faire saillie hors de l'alvéole une fraction de la racine qui sert de guide pour les mors du davier, et il est moins malaisé de saisir la racine entière que d'en aller chercher le sommet dans les profondeurs de l'alvéole ; on fait à coup sûr moins de dégâts.

Que le nombre des racines soit augmenté ; qu'il se trouve être de quatre à la place de trois, ou de trois à la place de deux, comme cela arrive quelquefois pour les multicuspidées inférieures, cela ne complique pas beaucoup l'opération, du moment qu'elles ne sont pas dans une direction anormale. Mais s'il en est ainsi la difficulté augmente avec l'extension de l'anomalie.

Lorsque les **bicuspidées supérieures** ont leur **racine bifurquée** et que les deux fragments radiculaires sont divergents ou con-

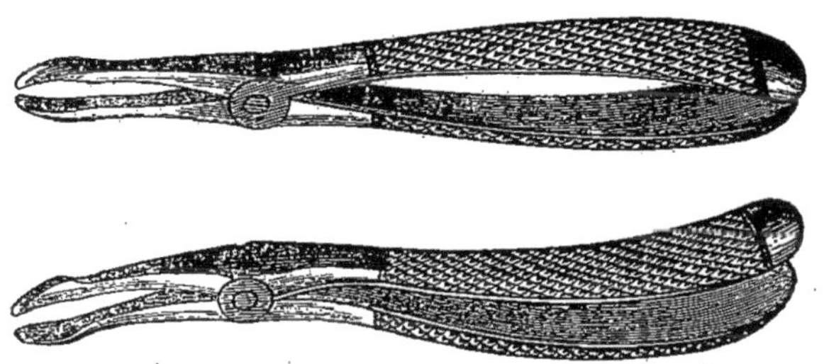

Fig. 370 et 371. — Daviers à racines. — (A. et F.)

vergents, presque toujours un de ces fragments se rompt pendant l'extraction. Il faut alors, par l'examen attentif de la portion extraite de la dent, reconnaître quelle est celle des deux racines qui est restée. Comme dans ce cas elle est généralement ébranlée, on peut arriver, après avoir nettoyé l'alvéole avec des injections d'eau alcoolisée pour arrêter l'écoulement du sang, à l'extraire avec un davier à mors longs et étroits (fig. 370, 371, 372 ou 373).

Cependant, si l'on n'y parvient pas, on introduit un des mors du davier dans l'alvéole vide et l'autre entre la gencive et la paroi alvéolaire en contact avec la racine restante, puis on enlève, à la fois la racine, la cloison alvéolaire médiane et la paroi alvéolaire comprise entre les mors.

Pour les **multicuspidées** la direction des racines peut dévier de la normale suivant qu'elles sont divergentes ou convergentes. **Divergentes,** *s'il s'agit des supérieures*, c'est tantôt la racine linguale, tantôt les racines buccales qui se rompent. Si la rupture se produit au moment de la luxation, il n'y a rien à faire si ce n'est à enlever ensuite la ou les racines restantes par les moyens indiqués précédemment ; mais si la rupture ne se produit qu'une fois la racine luxée, et si la sortie ne peut

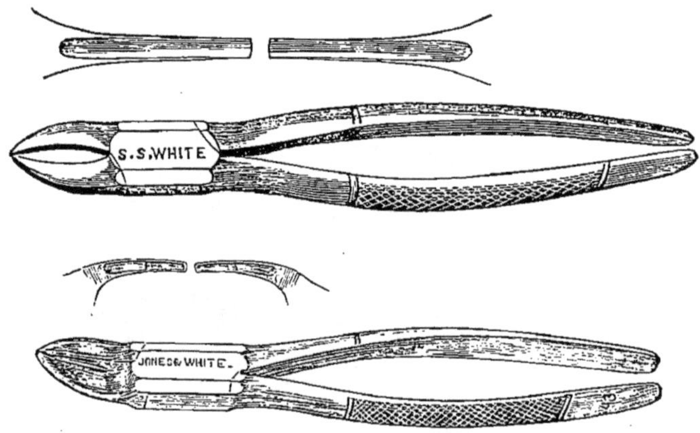

Fig. 372 et 373. —Daviers à racines. Modèles américains. —(S. S. W.)

se faire à cause de l'empêchement produit par la divergence des racines, il vaut mieux réséquer la racine linguale avec une pince coupante (fig. 374, 375), puis ôter ensuite cette racine qui, déjà ébranlée, est facile à enlever.

S'il s'agit des inférieures, c'est presque toujours la racine distale qui se brise à cause de sa direction plus ou moins prononcée en arrière. Dans ce cas, si, une fois la dent soulevée, elle offre une résistance inaccoutumée qui ne cède pas aux mouvements d'extraction, on s'efforce de couper la racine postérieure avec un davier à résection comme ceux des figures 368 ou 369, mais dont les mors ont une envergure suffisante pour ne pas être gênés, dans leur action, par la couronne de la dent. Ce n'est pas toujours aisé ; *mais avec un instrument dont les mors sont résistants* on peut y parvenir et assurer le succès de l'opération.

Convergentes, leur extraction est presque impossible aux deux mâchoires sans briser, *à la mâchoire supérieure*, soit la *racine palatine*, soit *les deux racines buccales* et à *la mâchoire inférieure, l'une des deux racines* ou, ce qui est le cas le plus fréquent, *sans emporter avec la dent le fragment de cloison alvéo-*

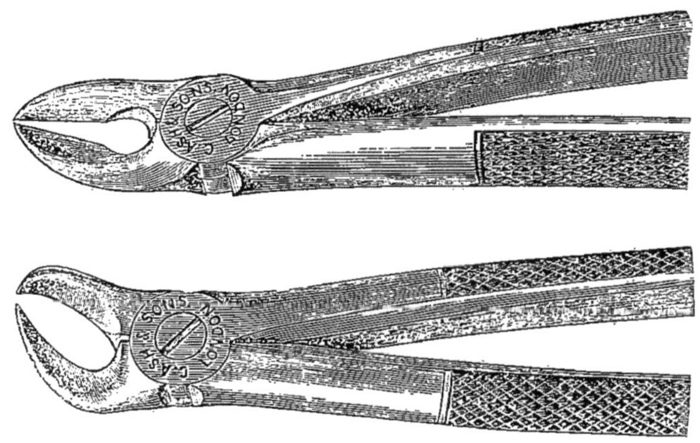

Fig. 374 et 375. — Pinces à résection. — (A. et F.)

laire interposé entre les racines. C'est alors ce que l'on appelle vulgairement les « **Dents barrées** ».

Il y a cependant un moyen d'éviter cet accident d'ailleurs sans grande importance ; c'est, lorsque la dent, à peu près luxée, ne cède pas aux efforts de l'opérateur, de réséquer toute la couronne et de séparer les racines avec le davier-cisaille de Rowney, de manière à pouvoir extraire ensuite isolément chacune d'elles.

Lorsque **les dents sont adhérentes**, c'est-à-dire *lorsque le cément de leur racine se continue avec le tissu osseux de l'alvéole par ossification du périoste alvéolo-dentaire*, ce qui est d'ailleurs tout à fait exceptionnel, on ne peut les extraire sans enlever en même temps un fragment de tissu osseux. Il s'agit seulement de limiter l'étendue de ce fragment à celle de la racine de la dent que l'on opère. Pour cela il est nécessaire d'exécuter très lentement les mouvements de luxation, et, lorsque l'on s'aperçoit que, même en écartant plus que de coutume la paroi alvéolaire, on ne peut pas rompre les adhérences de la dent, il *faut réséquer la couronne*, puis plonger le davier profondément et embrasser en même temps entre ses mors la racine et le fragment alvéolaire.

Quant aux **dents pseudo-adhérentes**, c'est-à-dire à celles qui, lorsqu'on les extrait, entraînent avec elles un fragment alvéolaire plus ou moins considérable, elles étaient fréquentes autrefois, alors que l'on ne se servait pour ainsi dire que de la clef de Garengeot, et que l'opérateur, pour masquer son impéritie, ne trouvait rien de mieux, dans l'espoir de conserver la confiance de son client, que l'excuse de la dent adhérente; mais aujourd'hui qu'il a à son service la série des daviers perfectionnés, un opérateur habile, qui sait s'en servir, peut parfaitement les extraire sans cette complication.

CHAPITRE V

DES ACCIDENTS DE L'EXTRACTION DES DENTS

Les **Accidents** qui peuvent résulter de l'extraction des dents sont nombreux et parfois même suivis de conséquences graves, puisque la mort peut en être le résultat. Ces accidents sont **concomitants** ou **consécutifs**; concomitants lorsqu'ils arrivent pendant l'opération, consécutifs lorsqu'ils en sont la suite.

ART. I. — ACCIDENTS CONCOMITANTS

Les accidents concomitants sont: *la fracture de la dent elle-même, la luxation des dents voisines, leur extraction, leur fracture, celle de l'alvéole et même des maxillaires, l'enfoncement du sinus maxillaire, la luxation de la mâchoire inférieure, les lésions des gencives, des joues, de la langue et des lèvres.*

§ 1. — Fracture de la dent à extraire [1].

Lorsque, pendant les tentatives d'extraction, il y a fracture de la dent, soit à cause de la construction vicieuse des daviers ne portant que par le bord tranchant de leurs mors, soit à cause d'une mauvaise application du panneton ou du crochet de la clef,

[1] Voir : *Accidents causés par l'extraction des dents*, par G. Delestre. Paris, 1870.

soit, enfin, à cause de la malformation des racines convergentes ou divergentes, ou de l'altération très profonde de la dent. nous retombons alors dans le cas dont nous avons déjà parlé à propos des difficultés de l'extraction, celui de dents découronnées dont il faut extraire les racines ; nous n'avons qu'à renvoyer à la description que nous en avons faite.

§ 2. — Luxation des dents voisines.

La luxation d'une dent voisine de celle que l'on extrait, lorsqu'elle n'est pas causée par la soudure des deux dents et qu'elle ne tient qu'à l'emploi de certains instruments qui prennent leur point d'appui sur les dents voisines, comme les élévatoires ou la langue de carpe, ou à l'application défectueuse du crochet de la clef de Garengeot, n'est pas un accident bien grave, si l'on s'en aperçoit et si l'on sait s'arrêter à temps. Il suffit, en effet, une fois l'opération achevée, de redresser la dent luxée, en la prenant entre le pouce et l'index, et s'il y a des dents antagonistes, *de placer entre elle et ces dents, un fragment de feuille de caoutchouc épais de* 3 *ou* 4 *millimètres, pendant que le patient rapproche énergiquement les mâchoires*. La dent reprend immédiatement sa place et se consolide rapidement.

§ 3. — Extraction des dents voisines.

Si la luxation a été poussée jusqu'à l'extraction, il convient simplement de réimplanter la dent saine, sans qu'il soit nécessaire d'en obturer le canal, de la maintenir en place à l'aide d'une coiffe de gutta-percha à cheval sur elle et sur plusieurs autres dents voisines, et l'on a toutes chances qu'elle reprenne suffisamment ses adhérences pour rester solidement fixée pendant un temps indéfini.

En pareil cas que devient la pulpe de la dent? Le faisceau pulpaire qui passe par le foramen de l'apex rejoint-il le tronçon alvéolaire? La circulation se rétablit-elle entre ses vaisseaux et ceux du périoste ou bien le foramen s'obtrue-t-il et les connexions ne se rétablissent-elles qu'entre le périoste du cément et celui de l'alvéole? Nous ne saurions le dire. Ce que nous pouvons affirmer seulement, c'est que pareil accident nous étant arrivé il y a vingt-cinq ans, en opérant un jeune homme de quinze ans auquel nous avions malheureusement extrait une dent de six ans saine, en même temps que celle de douze ans, sa voisine, profondément cariée et condamnée, et auquel nous avions immédiatement réimplanté la dent de six ans, nous avons revu, il y a fort peu de temps encore, cette même dent solidement implantée dans la bouche, et que nous l'avons trouvée *sans altération de sa coloration primitive et remplissant parfaitement ses fonctions de mastication*[1].

§ 4. — Fracture des dents voisines.

La fracture de ces dents ne peut provenir que d'une échappée provoquée par la mauvaise application d'un levier, c'est-à-dire par un effort fait avec cet instrument sans que le pouce ou l'index de la main qui opère, se soit assuré un point d'appui convenable sur un endroit propice de l'arcade dentaire; ou bien par l'emploi d'un davier trop large pour l'espace qu'occupe la dent à extraire, comme par exemple, par l'emploi d'un davier à multicuspidées inférieures pour extraire une multicuspidée découronnée dont les racines sont surplombées par les deux dents voisines, ou bien enfin par l'action du crochet d'une clef de Garengeot ayant glissé et accroché au passage le coin d'une dent contiguë. En pareil cas, il suffit, pour réparer l'accident,

[1] Voir nos *Leçons cliniques sur les maladies des dents*, p. 47.

d'égaliser et polir, avec une meule montée sur le tour dentaire, la surface brisée, jusqu'à ce que la langue n'y sente aucune aspérité.

§ 5.— Fracture des os maxillaires.

La fracture du corps de l'os de la mâchoire inférieure est tellement rare, pendant l'avulsion des dents, que nous n'en parlerons pas ici. Il n'en est pas de même de celle de l'alvéole. Celle qui est limitée à l'alvéole de la dent extraite n'a aucune importance, les parois alvéolaires devant se résorber d'elles-mêmes au bout d'un certain temps, et l'accident ne faisant, en réalité, qu'activer le travail de la nature. *Mais, lorsqu'elle intéresse l'alvéole d'une ou de deux dents voisines* il n'en est plus ainsi. Ces dents, en effet, perdent la moitié de leur soutien, finissent par s'ébranler, se déchausser et même tomber.

Lorsque l'on a pu s'arrêter assez à temps pour que le fragment alvéolaire ne soit qu'écarté et reste adhérent par celle de ses extrémités qui est opposée à l'alvéole de la dent extraite, on peut, à l'aide d'une pince coupante, le réséquer au niveau de cet alvéole, puis resserrer avec les doigts la partie encore adhérente sur la dent dénudée, et l'on a quelques chances de voir la consolidation s'effectuer.

Mais quand le fragment est complètement détaché et ne tient plus que par la gencive, il est nécessaire de l'enlever immédiatement pour éviter les complications inflammatoires.

Le point important dans toutes les lésions des alvéoles, pour que la guérison s'opère à l'abri de ces complications, est que les parties osseuses intéressées restent recouvertes par la gencive.

A la mâchoire supérieure, il est arrivé qu'en poussant trop brutalement en arrière sur une dent de sagesse, le davier destiné à l'extraire et en faisant les mouvements d'extraction, on a fracturé *la totalité ou une partie de la tubérosité maxillaire.*

C'est là une lésion grave ; mais le mieux, en pareil cas, est encore de détruire les adhérences du fragment osseux aux parties molles, et d'enlever toute la portion osseuse fracturée. Si on la laissait, elle ne reprendrait certainement pas, et il s'ensuivrait une suppuration qui ne se tarirait qu'après son élimination. Cet accident était plus fréquent autrefois qu'aujourd'hui, alors qu'on se *servait de la langue de carpe* pour ce genre d'extraction. On ne savait pas, en effet, où se limiterait l'action du levier. Avec les daviers maniés avec précaution on peut presque toujours l'éviter.

§ 6. — Enfoncement du sinus maxillaire.

Lorsque cet accident arrive, c'est presque toujours entre les mains d'opérateurs peu expérimentés qui se contentent d'enfoncer profondément les instruments dans les tissus, *sans modérer la puissance de leur poignet*. Si l'instrument seul pénètre dans le sinus, il n'y a que demi-mal ; mais lorsqu'une racine a été poussée dans cette cavité, il est de toute nécessité de l'en faire sortir. On agrandit d'abord l'ouverture artificielle avec un gros trocart, puis, avec un davier à mors très longs et très effilés, on s'efforce de la saisir. Des injections d'eau tiède facilitent sa recherche et son apparition au niveau de l'orifice. Quant à la perforation du plancher du sinus, une fois la racine et les esquilles osseuses parties, elle se ferme d'elle-même au bout de quelques jours et se guérit entièrement en quelques semaines.

§ 7. — Luxation de la mâchoire inférieure.

On s'explique difficilement comment cet accident ne se présente pas plus souvent, lorsque l'on pense qu'il est certaines personnes qui ont une mobilité telle de l'articulation temporo-maxillaire, que la simple ouverture de la bouche détermine une semi-luxation de la mâchoire. Cependant il peut arriver qu'une ouverture exagérée de cette cavité, ou bien une pression trop forte exercée sur le maxillaire inférieur puisse le produire. Comme le traitement de cette luxation se trouve hors du cadre de la Dentisterie opératoire, nous renvoyons pour sa description au traité d'Harris, Austen et Andrieu[1] ; nous dirons seulement ici que pour la réduire, dans les cas ordinaires, il suffit à l'opérateur de placer ses deux pouces, bien protégés par quelques tours de bande, sur les multicuspidées inférieures et d'appuyer fortement sur ces dents pour dégager les condyles, en même temps qu'il relève le menton avec les autres doigts.

§ 8. — Lésions des gencives, de la langue, des joues et des lèvres.

La déchirure de la gencive se produit souvent à la suite d'une insertion défectueuse des mors du davier, lorsqu'on a saisi le rebord gingival en même temps que la dent. Parfois aussi elle tient à une adhérence très forte de la muqueuse au collet de la dent, et, dans ce cas, si l'on persiste à continuer quand même les mouvements d'extraction, il en résulte un décollement qui s'étend jusqu'aux dents voisines. Dans ces cas, si un lambeau de gencive est assez détaché pour qu'il ne tienne que par un seul point et menace d'être à chaque instant titillé par la langue, il faut l'exciser avec des ciseaux courbés sur le côté (fig. 376). Il en est de même lorsque, *chez les personnes âgées, certaines dents isolées, situées au fond de la bouche, à la mâchoire inférieure et tout ébranlées, semblent ne plus tenir.* Si, après les avoir saisies avec le davier, on veut les extraire rapidement sans séparer la gencive, on peut décoller la muqueuse dans une grande étendue et jusqu'aux piliers du voile du palais. En pareil cas, il convient d'être très prudent, et,

[1] HARRIS, AUSTEN et ANDRIEU. *Loc. cit.*, p. 570.

lorsque l'on sent la gencive résister lors de la sortie de la dent, *de s'arrêter et de la séparer avec un déchaussoir*. Les déchirures se guérissent rapidement d'elles-mêmes.

La langue ne peut être lésée que dans une échappée du levier ou de la langue de carpe. Pour éviter cette lésion, lorsqu'il s'agit du levier ordinaire, il faut savoir prendre avec le pouce ou l'index de la main qui tient l'instrument un point d'appui sûr, et lorsque l'on se sert de la langue de carpe pour l'extrac-

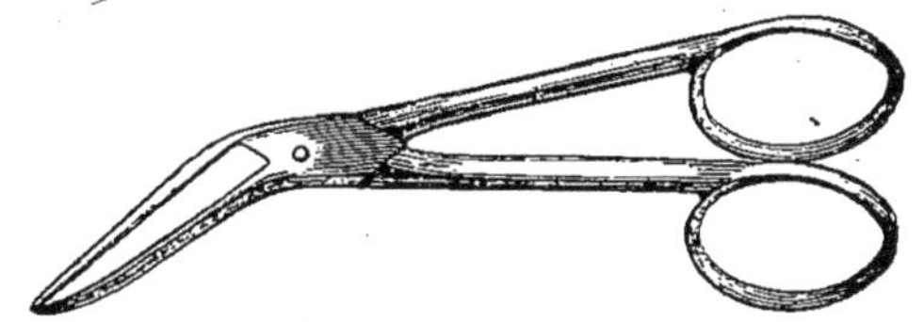

Fig. 376. — Ciseaux courbés sur le côté. — (A. et F.)

tion des dents de sagesse inférieures, de protéger la langue avec l'index ou le pouce de la main gauche préalablement enveloppé d'un doigtier de caoutchouc, que l'on place entre elle et l'interstice dentaire où l'on applique l'instrument.

Pour les joues, les lésions ne se produisent que lorsqu'on saisit un fragment de la muqueuse avec les mors du davier, chez des personnes très grasses et qui ont le sillon gingivo-génal peu prononcé. Elles pourraient aussi se produire avec le crochet manœuvré sans point d'appui précis. Il est facile de les éviter avec un peu d'attention et surtout en ne se hâtant pas. Elles se guérissent d'ailleurs très vite.

Dans certaines opérations, la lèvre peut se trouver prise entre la base des mors du davier ou leur articulation et l'arcade dentaire, d'où il résulte une violente contusion, ou bien être pincée entre les mors eux-mêmes. *Le meilleur moyen d'éviter toute lésion de ce genre*, écorchure, meurtrissure, ecchymose, etc., consiste, *lorsqu'il s'agit d'extractions à la partie postérieure de la mâchoire supérieure* avec des daviers non suffisamment courbés, *à appliquer préalablement sur la lèvre inférieure du patient le bord d'une petite serviette pliée en deux.*

L'opération est parfois si difficile dans des bouches qui s'ouvrent à peine, que l'opérateur serait bien excusable, dans sa préoccupation, d'oublier un peu les parties non directement intéressées.

Malheureusement les patients ne l'entendent pas ainsi, et surtout une certaine classe de patientes qui ne pardonne jamais les accidents de ce genre.

Et c'est justice, puisque, grâce à la précaution que nous venons d'indiquer, il est si facile de les éviter.

ART. II. — ACCIDENTS CONSÉCUTIFS

Les accidents consécutifs sont : *la syncope, les abcès et phlegmons, les dents pénétrant dans les voies digestives ou aériennes, les névralgies, l'arrêt subit des règles, l'avortement chez les femmes enceintes, divers troubles chez celles qui allaitent et enfin, le plus fréquent de tous, l'hémorrhagie.*

§ 1. — Syncope.

La syncope est assez fréquente chez les sujets nerveux et chez les enfants que la vue du sang impressionne vivement. Elle est presque toujours sans danger. Il suffit de coucher *horizontalement* le patient, *la tête très basse et portée en arrière*, dans un endroit frais et aéré, pour qu'il revienne rapidement à lui. Des aspersions d'eau froide sur la figure et des aspirations légères de sels volatils anglais sont des adjuvants qu'il ne faut pas négliger.

§ 2. — Abcès et phlegmons.

Les abcès, les phlegmons surtout, sont rares aujourd'hui, grâce à la perfection de nos procédés opératoires. Ils étaient presque la règle autrefois, à la suite des extractions difficiles, lorsque l'on se servait surtout de la clef. Et c'est certainement ce qui a fait dire au docteur Delestre que l'avulsion des dents est fréquemment la cause d'abcès qui se développent dans la région des mâchoires. Dans ces cas, il accusait presque toujours le froid de les déterminer, alors que *c'était bien plutôt le mode opératoire*, avec les délabrements presque inévitables qu'il produisait, qui en était la cause presque unique.

§ 3. — Dents pénétrant dans les voies aériennes ou digestives.

Nous n'avons jamais été témoin de pénétration de dents extraites dans les voies aériennes ; mais nous avons vu deux cas de dents de sagesse inférieures avalées par des patients sous l'influence du chloroforme. Elles étaient peu solides dans leur alvéole et flottaient pour ainsi dire dans le pus. Les mâchoires étaient rapprochées et ne pouvaient pas s'ouvrir, à cause du gonflement considérable des tissus. Au premier effort, la langue de carpe les avait poussées dans la bouche, et, sous l'effet d'un mouvement de déglutition, elles étaient parvenues dans l'œsophage. Mais ni l'un ni l'autre cas n'eut de suites fâcheuses. Nous n'avions d'ailleurs eu aucune inquiétude, à cause du volume et de la forme de ces dents qui ne devaient pas créer d'obstacle à leur cheminement dans les voies digestives.

§ 4. — Névralgies.

Les névralgies consécutives à l'extraction des dents ne s'observent pas souvent. Cependant, le docteur Colignon et d'autres dentistes en ont rapporté des exemples [1].

On a prescrit avec succès contre ces douleurs, parfois très violentes, la teinture de Gelsemium (Brasseur), 20 gouttles dans un verre d'eau sucrée le soir en se couchant, et comme application locale un petit tampon d'ouate imbibé de laudanum de Sydenham poussé au fond de l'alvéole. S'il y avait intermittence, le sulfate de quinine serait indiqué, et si elles persistaient, ce serait le cas de recourir à la névrotomie auriculo-temporale suivant la méthode du docteur Grout, de Rouen [2].

§ 5. — Accidents chez les femmes en état de grossesse ou de lactation et à l'époque des règles.

Nous ne citerons la possibilité de l'arrêt de l'écoulement du sang chez les femmes à l'époque de leurs règles, de l'avortement chez celles qui sont enceintes et enfin de troubles plus ou moins accusés chez celles en état de lactation que pour conseiller *d'éviter autant que possible les extractions dans ces circonstances*. Il faut, en effet, pour y procéder, qu'il y ait vraiment urgence, car le bénéfice que la patiente a l'espoir d'en tirer est quelquefois tristement compensé par leur effet désastreux sur l'état général ; *et encore est-il bon*, dans ce cas, *d'avoir recours aux anesthésiques généraux et surtout au protoxyde d'azote*, dans le but d'éviter la commotion douloureuse et son retentissement sur l'économie.

§ 6. — Hémorrhagie.

C'est certainement l'hémorrhagie que, parmi les accidents

[1] *Revue odontologique. Comptes rendus de la Société odontologique de France*, 1882-83.

[2] Voir plus loin.

consécutifs, on a le plus souvent à combattre. Chez les hémophiliques elle peut entraîner la mort. Aussi faut-il toujours se tenir sur ses gardes, car l'hémophilie est compatible avec la santé, et, à moins d'être prévenu par le patient lui-même qui a heureusement soin, le plus souvent, de vous mettre sur la voie, on ne peut se douter qu'elle existe. Il est donc utile d'interroger les clients que l'on voit pour la première fois, sur les suites habituelles qu'ont les blessures, coupures ou écorchures qu'ils se font et sur la difficulté qu'ils ont à arrêter les hémorrhagies qui les accompagnent.

Si donc il y a hémophilie, il ne faut pas opérer. La responsabilité est trop lourde et elle incombe au médecin ordinaire du sujet qui a le devoir d'apprécier comme il convient les suites de l'opération et de déclarer s'il y a lieu de passer outre.

S'il juge que l'opération est quand même nécessaire, il est évident que les moyens hémostatiques que nous allons indiquer pour tous les autres cas, sont plus que jamais applicables dans celui-ci.

Lors donc que, après l'extraction, le sang coule plus longtemps et en plus grande abondance que cela ne devrait être ; lorsque *l'hémorrhagie résiste aux lotions ordinaires avec de l'eau alcoolisée ou avec de l'eau chloroformée saturée* [1], ainsi qu'à la compression opérée avec le pouce et l'index sur les rebords gingivaux, il convient d'avoir recours aux moyens suivants :

1° Prier le patient de se lotionner la bouche avec un grand verre d'eau *aussi chaude que la bouche peut l'endurer*, et d'épuiser ce verre aussi rapidement que possible, en portant le liquide principalement à l'endroit d'où le sang coule, de ma-

[1] Pour préparer l'*eau chloroformée saturée*, qui est un excellent hémostatique, on verse dans un flacon aux trois quarts plein d'eau distillée, un excès de chloroforme pur : on agite pendant une heure à diverses reprises et on laisse déposer le chloroforme jusqu'à complet éclaircissement, puis on décante. (Voir notre *Formulaire du Médecin-dentiste* : Chloroforme. *Annuaire général des dentistes*. 1888-89.)

nière à amener la turgescence des vaisseaux sanguins ; il en résulte momentanément un afflux de sang plus considérable, et l'hémorrhagie semble tout d'abord augmenter ;

2° Dès que le verre d'eau chaude est vidé, lui faire épuiser de la même manière *un verre d'eau très froide ou même glacée*, additionnée d'une cuillerée ou deux à bouche d'alcool. La réaction s'opère immédiatement et l'hémorrhagie s'arrête pour ne plus reparaître [1].

Le moyen est fort simple, et il est bon de l'indiquer à ceux que l'on opère, afin qu'ils puissent l'employer eux-mêmes, alors que, rentrés chez eux, une nouvelle hémorrhagie peut être provoquée soit par des mouvements involontaires de succion, soit par la mastication d'aliments durs, soit par l'aspiration de la fumée de tabac, soit enfin pendant le sommeil, et surtout chez les enfants, par la titillation avec la langue du caillot de sang qui s'est formé dans l'alvéole et dépasse le rebord gingival. Il est d'ailleurs sans danger.

Si un premier recours à ce procédé ne suffit pas, on y revient une seconde fois quelques minutes après, et il est tout à fait exceptionnel que l'on n'obtienne pas le résultat cherché.

Cependant, s'il arrivait que, malgré tous les efforts tentés pour l'arrêter, le sang continuât à couler de telle sorte que les forces du patient en vinssent à s'épuiser et qu'il y eût danger à ne pas agir par des moyens moins inoffensifs, il faudrait *avoir recours au perchlorure de fer administré comme nous allons l'indiquer*.

C'est un médicament qui, bien employé, est héroïque, mais qui, administré à tort et à travers comme on le fait habituellement, non seulement n'a aucun effet salutaire, mais encore détériore le reste de la denture.

[1] L'action de l'eau froide n'est pas toujours nécessaire. Celle de l'eau chaude suffit le plus souvent pour arrêter l'hémorrhagie; la réaction s'opère d'elle-même.

On commence par préparer un petit tampon d'ouate que l'on imbibe de perchlorure de fer liquide et que l'on met en réserve à côté de soi, sur une soucoupe, avec la pince destinée à le porter à l'endroit voulu. Il vaut cependant mieux avoir sous la main du coton hémostatique préparé au perchlorure de fer d'après le procédé de Violand, de Colmar, coton qui a l'avantage, vu son état sec, d'être plus facilement manié, et dont on sépare un fragment de la grosseur d'un pois.

On débarrasse l'alvéole des caillots qui ont pu s'y former ; *c'est absolument indispensable ;* puis, avec une poire en caoutchouc, on dirige jusqu'au fond de l'alvéole un courant d'eau glacée. Sous l'influence du froid, le sang s'arrête un instant; on en profite pour saisir avec la pince le tampon de coton hémostatique, on l'introduit vivement au fond de l'alvéole et on applique par-dessus un second tampon d'ouate imbibé de teinture concentrée de mastic ou de benjoin ; enfin, avec l'index et le pouce de la main gauche, préalablement imprégnés de vaseline ou d'huile, on exerce une compression un peu forte sur les deux rebords gingivaux.

Ce n'est qu'après quelques minutes que l'on retire les doigts, en les faisant glisser progressivement de manière à ne pas séparer brusquement les deux valves de la cavité, ce qui ramènerait certainement l'hémorrhagie.

On laisse les tampons en place pendant deux ou trois jours, puis on les ôte [1]. Il s'ensuit presque toujours un peu d'inflammation ; mais elle est sans importance, et cède facilement aux lotions émollientes.

Tels sont les moyens qui, depuis plus de vingt-cinq ans, nous ont toujours réussi. Ils sont largement suffisants et remplacent avantageusement tous ceux que l'on emploie, bien souvent en vain et avec force difficultés, dans le même but ; tannin,

[1] Pour maintenir ces tampons et en même temps continuer la compression, on pourrait faire avec de la gutta-percha ramollie une coiffe qui, une fois refroidie, se tiendrait en place pendant tout ce temps.

colophane, bourdonnets de charpie imprégnés de cire ramollie, fragments d'amadou saupoudrés d'alun et même éponge préparée qui, placée à l'état sec, se gonfle sous l'influence de l'humidité et produit une compression énergique sur les tissus avec lesquels elle est en contact.

Cependant, il en est un auquel, en cas désespéré, nous n'hésiterions pas à avoir recours, *c'est l'application du cautère* actuel (électrique ou de Paquelin). Il a, en effet, donné d'excellents résultats entre les mains de plusieurs de nos confrères, et nous pensons que, le cas échéant, on pourrait compter sur sa réelle efficacité.

CHAPITRE VI

DE L'ANESTHÉSIE DANS L'EXTRACTION

Ce traité étant avant tout pratique, nous ne dirons rien ici de l'histoire de l'anesthésie ni de celle des divers agents qui servent à la produire et nous nous contenterons de décrire les procédés actuellement suivis pour l'obtenir dans le but d'anéantir la douleur pour l'extraction des dents.

L'anesthésie est locale ou générale.

ART. I. — ANESTHÉSIE LOCALE

L'anesthésie locale peut être produite soit par la réfrigération, soit à l'aide d'un topique comme celui de Dubrac, soit au moyen d'injections sous-muqueuses avec une solution de cocaïne.

§ 1. — Réfrigération.

La réfrigération s'obtient au moyen de *l'éther et du pulvérisateur* de Richardson, ou à l'aide *d'un liquide volatil à évaporation très rapide.*

Le Pulvérisateur de Richardson (fig. 377) se compose :

1° D'un flacon muni d'un bouchon perforé ;

2° D'un tube à double courant dont une partie pénètre dans le flacon, tandis que l'autre reste au-dessus du bouchon. La première descend jusqu'au fond du flacon (ou du moins son tube intérieur doit y descendre) tandis que sa gaine est perforée d'un trou juste au-dessous du bouchon. La seconde se divise en deux branches, l'une libre qui n'est que la continuation du conduit à double courant et qui est munie d'abord d'une écarte-joue, puis d'un bec tantôt droit, tantôt courbe, tantôt à double jet, suivant les besoins; l'autre qui sert de support à un tube de caoutchouc qui la relie à un soufflet. Cette dernière n'est en communication qu'avec le gaine du conduit.

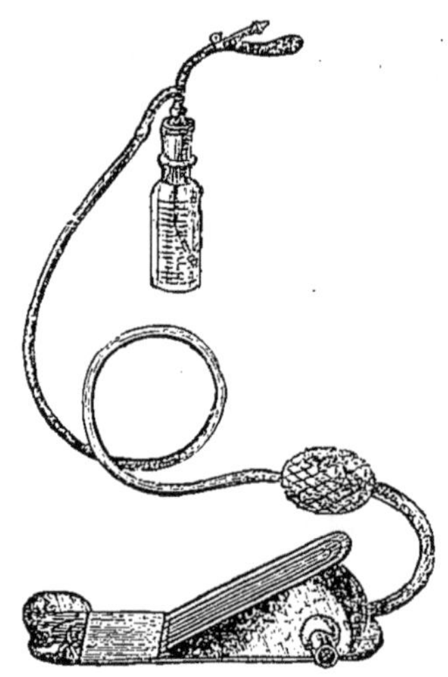

Fig. 377. — Pulvérisateur de Richardson. — (A. et F.)

3° D'un soufflet à pédale, dont la pédale peut être remplacée par une double poire que l'on manœuvre à la main.

Lorsque l'on fait marcher le soufflet il se produit un double courant d'air; l'un, qui descend dans le flacon, exerce sa pression sur l'éther et le chasse dans le tube intérieur, tandis que l'autre, qui gagne le tube extérieur, vient agir sur le jet d'éther au moment où il s'échappe de l'appareil.

Les précautions à prendre pour se servir du pulvérisateur avec succès, consistent :

1° *A dessécher le mieux possible la couronne de la dent à extraire et la muqueuse de la paroi alvéolaire*, de manière à empêcher la production de la pellicule de glace qui se formerait sur ces surfaces, si elles étaient humides.

2° *A faire pencher légèrement la tête du patient en avant pour éviter l'écoulement de l'éther dans la gorge*, écoulement qui pourrait amener de la toux et empêcher momentanément de continuer l'anesthésie ;

3° *A écarter la joue ou les lèvres* avec l'espèce de spatule fixée dans ce but au conduit du pulvérisateur, et cela pour permettre au jet d'éther d'arriver directement sur la partie que l'on veut insensibiliser ;

4° *A maintenir l'extrémité du tube pulvérisateur à une distance d'environ deux ou trois centimètres de cette partie et à faire fonctionner l'appareil régulièrement et sans interruption.*

La gencive devient alors blanche et exsangue, et l'insensibilité, due au refroidissement progressif, est suffisante pour permettre d'exécuter l'extraction presque sans douleur ou même quelquefois sans douleur.

On peut abréger le temps nécessaire pour obtenir cette anesthésie, en pratiquant préalablement avec un instrument aigu, un excavateur par exemple, *une petite déchirure sur la gencive, à l'endroit même qui doit recevoir le jet d'éther.* C'est toujours en ce point que l'auréole blanchâtre, due à la congélation du tissu, commence à se produire, pour gagner ensuite rapidement les parties voisines[1].

Chlorure de méthyle. — Tout récemment le docteur Galippe a lu à la Société de Biologie[2] une note de laquelle il résulte que le chlorure de méthyle liquéfié, en solution ou non dans l'éther,

[1] Le *Rhigolène* a été employé de la même manière que l'éther; mais ce liquide qui est plus volatil encore et, par cela même, produit un froid plus intense, a des inconvénients qui nuisent à son application en Dentisterie.

[2] *Revue odontologique*, 1888, p. 65.

appliqué à l'aide d'un pinceau, d'un bourrelet d'ouate, ou au moyen d'un compte-gouttes, donne les meilleurs résultats comme anesthésique local. Depuis deux ans, il s'en sert pour pratiquer l'extraction des dents et s'en trouve bien.

Le seul obstacle à son emploi est l'afflux de la salive ; mais avec des précautions on parvient à le vaincre.

L'efficacité du chlorure de méthyle n'est pas douteuse au point de vue de l'anesthésie locale ; mais les essais n'ont pas encore été assez nombreux, à notre avis, pour que l'on puisse en préconiser l'emploi de préférence à celui de l'éther pulvérisé.

§ 2. — Topiques anesthésiants.

Il existe un certain nombre de préparations topiques capables jusqu'à un certain point d'insensibiliser les tissus. Le **Topique Dubrac** est dans ce cas. C'est une solution de chloral anhydre

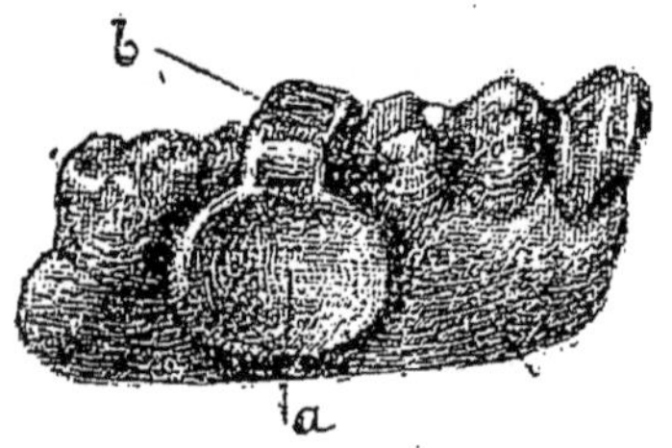

Fig. 378. — Anesthésiphore pour l'emploi du Topique Dubrac.

dans du chloroforme additionné de menthe et d'extrait dissous de capsicum. Il produit une anesthésie suffisante pour que l'on puisse extraire une dent sans trop de douleur.

On peut l'appliquer à l'aide d'un petit instrument composé de deux cupules ovales en platine d'un diamètre de $0^m,015$ sur $0^m,020$ réunies par une lame élastique en or platiné de $0^m,005$ de largeur, taillée de manière à pouvoir passer à cheval sur la face coronale de la dent et assez longue pour maintenir les cupules appliquées sur les gencives (fig. 378)[1].

On commence par dessécher le mieux possible les gencives, puis on place les deux cupules garnies de coton imbibé du topique, l'une sur la partie buccale, l'autre sur la partie linguale de la gencive ; on applique un troisième tampon, également imbibé de la préparation, entre la lame élastique et la face coronale de la dent ; on attend trois ou quatre minutes et l'on opère.

On pourrait se servir de la même manière de la **Mixture suivante.**

Teinture d'aconit.	30 grammes
Morphine } $\overline{aa}$ Veratrine }	0 gr. 30 centigr.
Pyrèthre.	15 grammes

Mais on ne doit pas prolonger l'application de cette mixture sur les gencives, plus de 30 à 50 secondes.

Une simple solution de Camphre dans de l'éther sulfurique (40 de camphre pour 30 d'éther) donne à peu près le même résultat :

§ 3. — Injections sous-muqueuses.

Ces injections se font avec *une solution*, *soit de chlorhydrate*, soit *de benzoate*, *de cocaïne*.

Chlorhydrate de cocaïne. — Comme les sels de cocaïne, pour avoir toute leur action, doivent être préparés au moment seulement de l'emploi et à l'état de solution, nous indiquons, d'après M. Egasse, le moyen de faire cette préparation[2].

On broie 1 gramme de cocaïne pure dans un petit mortier, on ajoute 50 grammes d'eau distillée, puis, goutte à goutte, quantité suffisante d'acide chlorhydrique pur, jusqu'à dissolu

[1] C'est l'Anesthésiphore imaginé par nous en 1863 pour l'éther et le chloroforme.

[2] Dr Bardet et Egasse. *Formulaire des nouveaux remèdes*, 1887.

tion. On verse ensuite, goutte à goutte, jusqu'à neutralisation complète au papier de tournesol bleu, la solution suivante :

Eau distillée	20 grammes
Carbonate de soude pur	5 —

puis on met le tout dans un flacon bouché à l'émeri.

Les solutions de chlorhydrate de cocaïne sont ordinairement à 10 à 20 p. 100 ; celles de benzoate à 20 p. 100.

Pour faire les injections, on se sert d'une seringue hypodermique de Pravaz (fig. 379), qui contient 20 gouttes de la solution et l'on agit suivant l'une des méthodes suivantes :

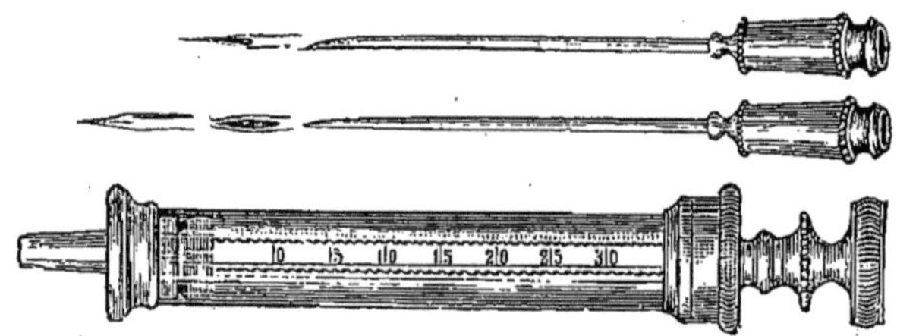

Fig. 379. — Seringue hypodermique (modèle Américain à 30 gouttes).

Méthode de Bignon. — On fait une première injection de deux gouttes, peu profonde, à la partie linguale de la gencive et l'on attend une minute ; on en fait une deuxième, plus profonde, au même endroit et l'on attend une autre minute ; enfin on en fait une plus profonde encore de trois gouttes à la partie buccale, on attend une minute et l'on opère.

La première piqûre est seule sensible, et c'est pour cela que M. Bignon la fait moins profonde.

Méthode de Telschow (de Berlin). — M. Telschow ajoute à la solution de chlorhydrate de cocaïne une goutte d'acide phénique. Il fait l'injection le plus près possible du bord de la gencive des deux côtés, buccal et labial. Après un repos de deux minutes, il déchausse la gencive avec le déchaussoir et la badigeonne avec une solution à 20 p. 100. Après trois à cinq minutes d'attente, il opère.

Méthode du Dr Paulin. — Le Dr Paulin pratique plusieurs piqûres autour de la dent à extraire, de 2 à 4, suivant le volume de la dent. Sa solution est de 1 pour 6 d'eau distillée. Comme la gencive se distend très difficilement, il préfère réitérer la piqûre avec peu de liquide, que d'en injecter trop à la fois. Un quart de la seringue de Pravaz suffit pour deux ou trois injections.

Il faut de six à sept minutes pour que la tuméfaction blanchâtre produite sur la gencive par le liquide injecté ait disparu, et c'est alors seulement qu'il pratique l'extraction.

Benzoate de cocaïne. — Le benzoate de cocaïne agit de la même manière que le chlorhydrate. La solution formulée par M. Bignon qui l'a préconisée, est à 20 p. 100. Le mode d'emploi est exactement le même que celui enseigné pour le chlorhydrate de cocaïne par M. Bignon.

§ 4. — Remarques sur les injections sous-muqueuses de Cocaïne.

Comme le fait judicieusement remarquer le Dr Paulin, la gencive se distend très difficilement, et par conséquent il est impossible d'injecter à la fois une grande quantité de liquide. Il vaut donc mieux y revenir à plusieurs reprises pour obtenir l'effet certain de la cocaïne; mais ce qu'il n'a pas dit et ce qui n'a pas encore été dit, à notre connaissance du moins, *c'est qu'aucune de ces injections ne doit être profonde* et qu'il faut bien *se garder d'approcher du périoste extérieur* de la paroi alvéolaire.

On s'est, en effet, souvent demandé pourquoi, après les extractions faites avec le chlorhydrate de cocaïne, la gencive était bien plus longue à se cicatriser, bien que les extractions aient été simples? La raison en est tout bonnement que si la solution et si, surtout, l'extrémité de la seringue atteint le périoste, il se développe une inflammation qui, suppurative ou non, retarde la guérison.

En ayant soin de ne faire les injections que superficielles, et au point de vue anesthésique, elles sont tout aussi efficaces, on évite à coup sûr cet inconvénient.

Nous avons l'habitude de faire tout d'abord une première injection d'une goutte, sous la muqueuse, de chaque côté de la gencive et nous attendons une minute; nous en faisons ensuite tout près de chaque piqûre et de chaque côté, deux semblables, de manière à en avoir, en somme, trois sur chaque paroi gingivale, linguale et buccale; nous attendons que la gencive tuméfiée ait diminué de volume, c'est-à-dire que le liquide soit absorbé et nous opérons. Notre solution est celle du Dr Paulin. C'est en agissant ainsi que nous avons obtenu les meilleurs résultats.

Le procédé du déchaussement et du badigeonnage, indiqué par Telschow, peut être utile dans certains cas de dents très solidement implantées; mais, habituellement, il complique l'opération sans autre avantage que de retarder la cicatrisation [1]; il effraye d'ailleurs inutilement certains patients qui, ayant réclamé l'anesthésie par pusillanimité, ne s'arrangent pas beaucoup mieux de l'approche de l'instrument tranchant que de celle du davier.

ART. II. — ANESTHÉSIE GÉNÉRALE

Il est rare que l'on ait actuellement recours, pour les extractions dentaires, à l'**Anesthésie générale par l'éther ou le chloroforme.** Les accidents mortels causés par l'emploi de ces agents ont été assez fréquents pour que l'on y regarde à deux fois avant de s'en servir.

[1] A cause du contact de la solution avec le périoste de l'os maxillaire. (Voir plus haut.)

On y a donc renoncé dans le cabinet du dentiste; excepté pour certains cas dont nous parlerons plus loin (méthode du Dr Darin); mais il n'en est pas de même de l'**anesthésie avec le protoxyde d'azote** dont on use et abuse si souvent, sans songer qu'elle a aussi causé quelques cas de mort.

Nous savons bien que, si l'on compare ces cas malheureux aux milliers de succès que l'on a obtenus par le protoxyde d'azote, on peut les regarder comme une quantité négligeable, mais il n'en reste pas moins que, chaque fois que l'on s'en sert, on va au-devant de l'inconnu, et que cela seul devrait suffire pour faire réfléchir ceux qui l'appliquent sans discernement.

§ 1. — Protoxyde d'azote.

Quoi qu'il en soit de l'opportunité de son emploi, voici comment il convient de l'administrer.

Le Gaz dont on se sert aujourd'hui *est liquéfié et contenu dans des* **Bouteilles de fer** *fermées à l'aide d'un robinet.* De cette bouteille le gaz passe dans un **Récipient en caoutchouc** d'une capacité de 15 litres environ pour ariver ensuite à l'**Embouchure du tube inhalateur** (fig. 380).

Dans le cabinet d'opérations le récipient de caoutchouc peut être remplacé par un **Gazomètre** (fig. 381).

Après avoir placé, entre les molaires antagonistes, du côté opposé à celui de la dent à extraire, un **Coin de bois** ou de vulcanite *muni d'un lien qui permette de le retenir au besoin* (fig. 382, 383), ou bien lorsqu'il n'existe pas de dents antagonistes, un coin de liège creusé à la lime de deux gouttières, l'une supérieure, l'autre inférieure, et cela dans le but de maintenir les mâchoires écartées pendant l'opération, on applique le **demi-masque de l'Inhalateur** (fig. 384) sur la bouche du patient.

On l'invite alors à *aspirer* un peu plus amplement que de

coutume et surtout *à expirer complètement*, les deux mouvements devant être aussi réguliers que possible. Il est même bon, avant d'appliquer l'inhalateur, de faire exécuter d'avance quelques mouvements de respiration tels qu'ils doivent être faits.

Au bout de quelques minutes, les effets anesthésiques se manifestent par des inspirations involontaires plus profondes et plus bruyantes, puis les lèvres deviennent livides, et l'anesthésie est complète.

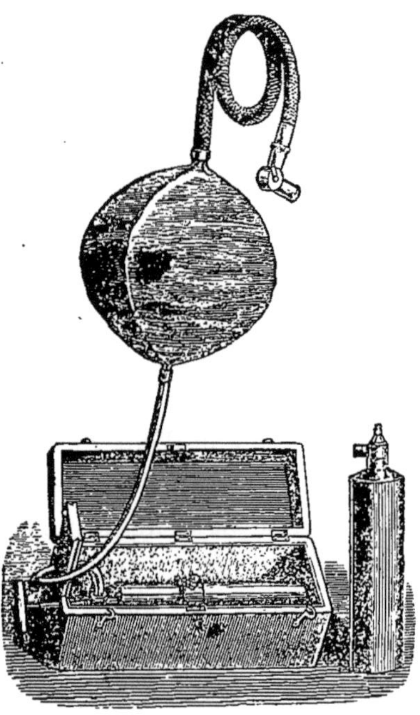

Fig. 380. — Bouteille pour le protoxyde d'azote liquide. — Récipient en caoutchouc et accessoires. — Boîte portative. — (A. et F.)

C'est alors qu'il faut se hâter d'opérer, car l'anesthésie dure à peine de 40 à 50 secondes.

Ce mode opératoire est relativement facile à suivre, cependant il implique les précautions suivantes qu'il faut bien se garder de négliger :

1° Avoir à sa disposition une quantité plus que suffisante de gaz ; pour cela la double bouteille (fig. 385) est fort utile ;

2° Ne jamais donner le gaz lorsque l'on est seul, même si l'on est médecin, et lorsqu'on ne l'est pas soi-même, avoir toujours, pour faire l'anesthésie, un médecin expert en anesthésie.

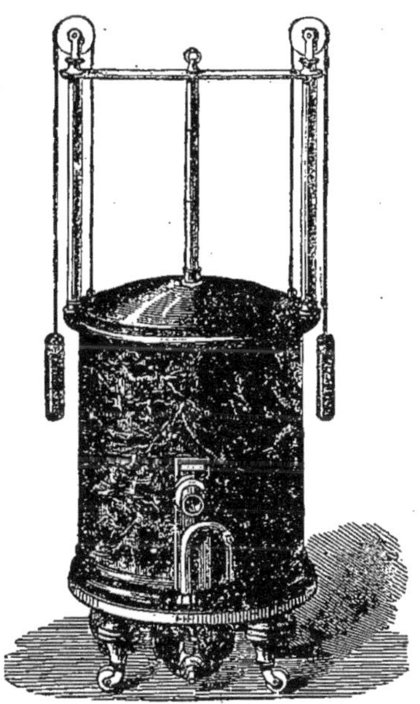

Fig. 381. — Gazomètre pour protoxyde d'azote liquide.

La personne chargée de l'anesthésie ne doit avoir rien autre chose à faire pendant l'opération. Rien ne doit la distraire. Underwood[1] rapporte qu'on a vu un malade mourir pendant une extraction dentaire sans que l'opérateur s'en soit aperçu ; son attention avait été complètement absorbée par l'opération et il ne se doutait pas que son client avait succombé.

Elle doit surveiller la respiration du sujet avec une attention

[1] UNDERWOOD. *Note sur les anesthésiques*. Traduction du Dr DARIN. *Progrès dentaire*, 1886, p. 75.

soutenue et ne jamais se fier au pouls seul, car, en cas de danger, les secours doivent arriver avant l'arrêt du pouls.

Voici la description typique des phénomènes qui accompagnent l'anesthésie, donnée par Undervood [1] : après neuf ou dix respirations profondes, la face devient pâle ou bleuâtre, puis prend une teinte un peu plus foncée ; il survient des tressaillements dans les doigts ; on peut toucher la conjonctive sans que les paupières se ferment. Les deux ou trois dernières inspirations

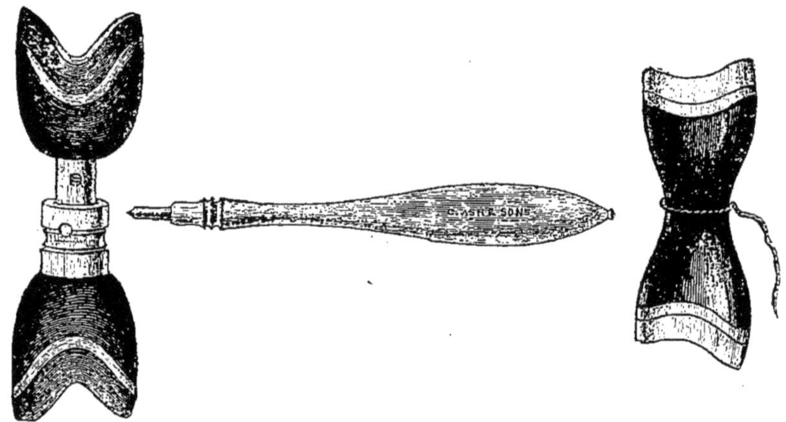

Fig. 382 et 383. — Coins d'écartement pour anesthésie. — (A. et F.)

s'accompagnent, non pas du stertor palatin du ronfleur habituel qui, chez les sujets enclins à ce phénomène, continue pendant toute la durée de l'administration, mais du vrai stertor laryngien décrit par Lister, c'est-à-dire d'un mélange d'étouffement, de gazouillement et de bruit muqueux ressemblant exactement à la respiration d'une personne après immersion sous l'eau.

Ce stertor n'existe pas toujours, mais peu s'en faut, et il constitue l'un des signes les plus sûrs de l'anesthésie complète.

On enlève alors l'embouchure ; le bruit stertoreux persiste,

[1] UNDERWOOD. *Loc. cit.*, p. 76.

les lèvres deviennent bleuâtres, les globes oculaires se retournent et, dans quelques cas, font légèrement saillie au dehors [1]. Puis la respiration devient plus tranquille, le stertor disparaît, la coloration normale revient et avec elle la conscience.

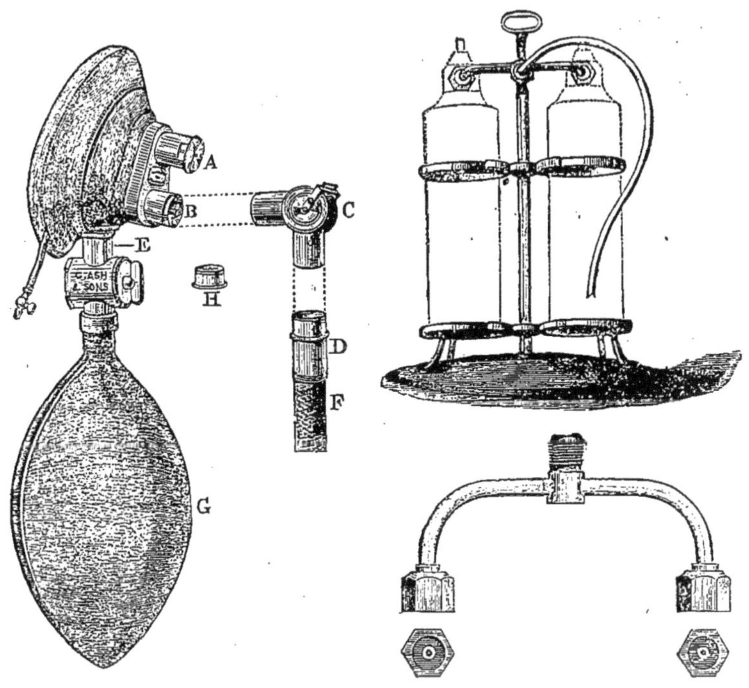

Fig. 384. — Demi-masque de Clover et inhalateur. — (A. et F.)

Fig. 385. — Double bouteille et support pour le protoxyde d'azote liquide. — (A. et F.)

3° Ne jamais opérer avant que l'anesthésie ne soit complète : en effet, pendant l'anesthésie incomplète, il suffit d'un très léger choc pour arrêter l'action du cœur ;

4° Le silence absolu doit être observé pendant tout le temps

[1] L'aspect du sujet est parfois très alarmant, quand on n'y est pas habitué ; mais ces phénomènes s'évanouissent aussi rapidement qu'ils apparaissent et ne laissent à leur suite aucun effet consécutif, vomissements, céphalalgie, etc...

de l'administration du gaz, car le moindre chuchotement, le moindre bruit retarde l'anesthésie ;

5° Placer solidement entre les mâchoires le coin d'écartement,

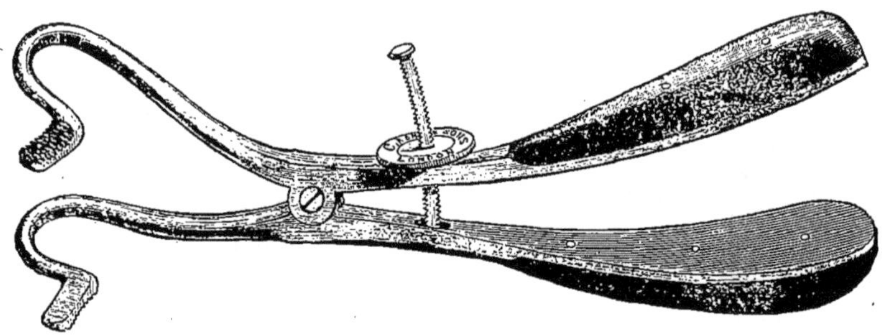

Fig. 386. — Ouvre-bouche. — (A. et F.)

toujours muni d'un lien et cela avant l'inhalation, afin que la bouche soit largement ouverte, dès que le moment d'opérer est venu. C'est indispensable à cause de la faible durée de l'anesthésie ;

6° Avoir à sa portée un **Ouvre-bouche** pour écarter les mâ-

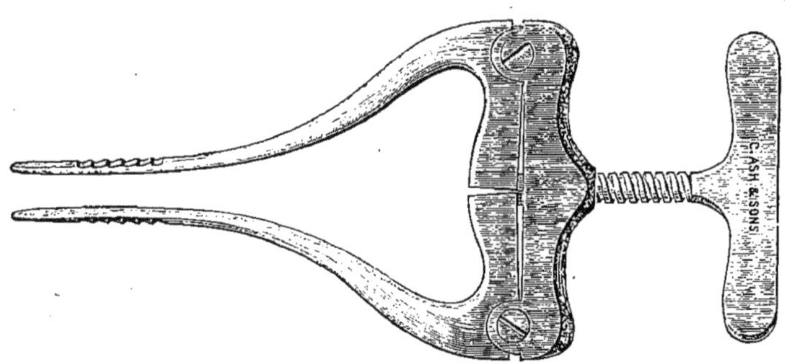

Fig. 387. — Ouvre-bouche à vis. — (A. et F.)

choires, en cas de besoin (fig. 386. 387); des **Pinces** (fig. 388) **pour attirer la langue**, dans le cas où la respiration s'arrêterait pendant l'administration du protoxyde ; du nitrite d'amyle et enfin tous les instruments nécessaires à l'opération ;

6° Le fauteuil sera placé, et le client assis de telle sorte que sa tête se trouve le plus possible en ligne directe avec son corps. C'est le moyen de laisser la respiration libre. Il aura la précaution d'avoir la vessie libre et l'estomac non chargé. Cependant c'est moins nécessaire pour le protoxyde que pour le chloroforme. Il n'oubliera pas non plus d'ôter toute pièce de prothèse qui pourrait être avalée ;

7° Une fois le coin d'écartement mis en place, l'opérateur

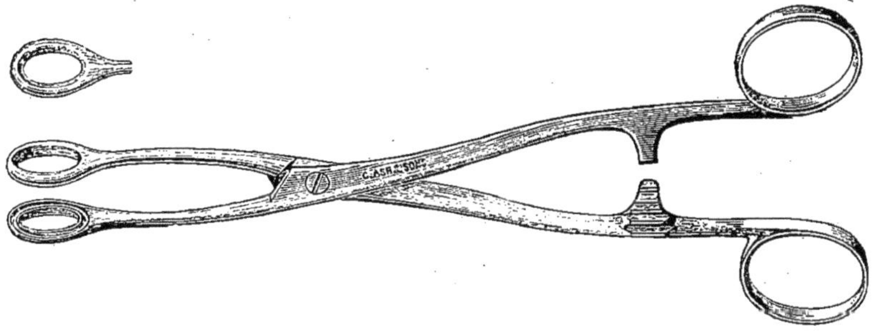

Fig. 388. — Pinces pour la langue. — (A. et F.)

s'assurera que cet instrument ne peut pas le gêner dans son opération. Il sera d'ailleurs bien fixé d'avance sur ce qu'il aura à faire ; puis comme on n'a pas toujours le temps d'exécuter tout ce qu'on désire, à cause du peu de durée de l'anesthésie, il est bon de commencer par le plus douloureux ;

8° En cas d'extraction de plusieurs dents pendant une même anesthésie, commencer par les dents les plus éloignées dans la bouche et par celles du bas avant celles du haut ;

9° Avoir le plus grand soin, lorsque l'on extrait des racines avec l'élévatoire, de les saisir avec les doigts de la main gauche de manière à éviter leur introduction dans les voies respiratoires ;

10° Une fois l'opération terminée et le lavage de la bouche achevé, faire étendre le sujet sur une chaise longue ou un divan, pendant un quart d'heure, et lui conseiller de ne pas vaquer pendant le reste du jour à des occupations fatigantes.

§ 2. — Protoxyde d'azote et chloroforme.

Lorsqu'il y a plusieurs dents à extraire en une seule séance, il est quelquefois bon d'avoir recours à l'anesthésie combinée par le **protoxyde d'azote et l'éther**, le **protoxyde d'azote et le chloroforme**, et c'est dans ce cas que **la méthode du docteur Darin** rend les plus grands services.

Le docteur Darin qui depuis nombre d'années s'occupe d'anesthésie et dont le concours, sous ce rapport, est si précieux à la clinique de l'Institut odontotechnique de France a inventé un inhalateur (fig. 389) qui permet non seulement de doser l'agent anesthésique et de régler la dose suivant la tolérance individuelle de chaque malade, mais encore de combiner les agents anesthésiques liquides et gazeux : le protoxyde d'azote et l'éther, le **Protoxyde d'azote et le Chloroforme**.

L'Inhalateur du docteur Darin constitue, une fois qu'il est appliqué sur la bouche du sujet, un récipient hermétiquement fermé, sauf pendant le temps de l'inspiration et de l'expiration. Une soupape I s'ouvre de dehors en dedans; elle sert à l'inspiration. La soupape E s'ouvre en sens contraire pour l'expiration. C'est un bourrelet rempli d'air, ce qui lui permet de mieux s'adapter aux anfractuosités de la face et de rendre l'inhalateur étanche. G représente un compte-gouttes gradué de façon à contrôler l'écoulement de la dose voulue de chloroforme sur le diaphragme V perméable à l'air. Ce diaphragme est tendu obliquement de telle sorte que l'air inspiré soit obligé de le traverser et de vaporiser en même temps le liquide anesthésique. Quant aux produits de l'expiration, ils s'échappent par l'ouverture munie de la soupape E et située en arrière du diaphragme par rapport à la soupape I. La nature du diaphragme et la mobilité des soupapes sont telles que la respiration s'exécute sans le moindre effort et aussi facilement qu'à l'air libre.

Grâce à la disposition et à la graduation du compte-gouttes on peut faire tomber, sur le diaphragme, le liquide en quantité voulue pour rester dans les limites de la zone maniable et pour proportionner cette quantité à la tolérance de chaque sujet.

Ce compte-gouttes se compose d'un tube de verre gradué en grammes et subdivisions du gramme. Il est fermé en bas

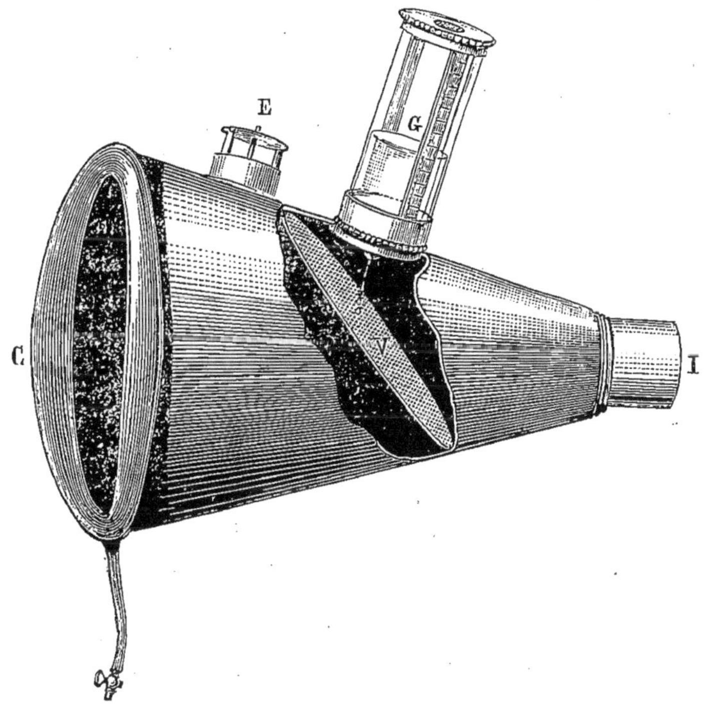

Fig. 389. — Inhalateur du Dr Darin. — (A. et F.)

par un obturateur muni d'une tubulure très fine dans laquelle séjourne un fil métallique pour empêcher son obstruction et calibrée de façon à ne laisser tomber que des gouttes, ou mieux des gouttelettes d'un demi-centigramme. La partie supérieure de ce tube se ferme par un couvercle à ressort sur lequel est tendue une lame de caoutchouc garnie d'une couche de substance non attaquable par le liquide anesthésique et qu'il suffit de presser avec le doigt pour faire tomber les gouttes à volonté.

« Chacun sait, dit le docteur Darin[1], que le protoxyde d'azote est un agent d'insensibilisation vraiment merveilleux pour les opérations de courte durée. Il anesthésie en moins d'une minute et ne laisse, après son action, aucun sentiment désagréable, ni nausées, ni vomissements, ni lourdeur de tête, etc.; mais la fugacité de ses effets est quelquefois un inconvénient. Pour une extraction difficile et un peu longue, il n'est pas rare que l'on soit obligé de revenir à une deuxième anesthésie.

« Or, avec mon appareil, je suis arrivé à tripler la durée de son action, si bien que l'on peut souvent enlever jusqu'à dix dents ou racines dans une seule anesthésie.

« Pour les grandes opérations, je commence par endormir avec le protoxyde d'azote, ce qui a lieu généralement en moins d'une minute, et je maintiens l'anesthésie avec le chloroforme seul, avec une dépense de liquide qui ne dépasse pas 20 grammes par heure. »

Pour se servir du protoxyde et du chloroforme avec cet instrument, on fait arriver ce gaz par la tubulure qui supporte la soupape d'inspiration I; il traverse le diaphragme et vaporisant le liquide versé par le compte-gouttes, il l'entraîne avec lui dans les voies respiratoires.

Un autre moyen excellent **de prolonger l'anesthésie par le protoxyde d'azote,** consiste à l'employer sous pression, **par la méthode de P. Bert**; mais l'appareil est si considérable (il contient à la fois l'opérateur et l'opéré) et se trouve si peu à la disposition du dentiste que nous ne saurions le recommander[2].

[1] *Revue odontologique*, 1888, p. 117.

[2] L'appareil de M. Guillermin, médecin dentiste à Genève, remplit le but. On peut en trouver la description dans le *Traité d'*Harris, Austen et Andrieu. 2e édition, p. 494.

38

§ 3. — Des dangers du Protoxyde d'azote.

La face présente quelquefois *des symptômes d'asphyxie* tels que l'on pourrait craindre une issue fatale ; mais il convient de ne pas trop s'en effrayer, car il suffit en pareil cas d'exposer le patient à un courant d'air frais et de lui asperger la figure avec un peu d'eau froide pour que les symptômes disparaissent. Le phénomène le plus effrayant est la suspension de la respiration.

Si cette suspension ne dure qu'une dizaine de secondes, il n'y a pas trop lieu de s'en tourmenter ; mais si elle dure plus longtemps, il faut se hâter d'enlever le masque, de saisir la langue avec des pinces, de l'attirer en avant et de pratiquer de fortes pesées sur le thorax.

Si cela ne suffit pas pour ramener la respiration naturelle, on passe à la respiration artificielle **de bouche à bouche**, comme l'indique Coleman [1], ou mieux **de bouche à nez** comme nous l'avons vu faire avec succès. Le procédé est peut-être un peu répugnant, mais, en pareil cas, il n'y a pas à hésiter.

Tous les autres moyens, comme le dit Coleman, application du courant électrique sur le nerf phrénique et le diaphragme, respiration de vapeurs d'ammoniaque, flagellation des parois thoraciques avec une serviette mouillée, que l'on peut employer lorsqu'on les a sous la main, ne sont en réalité que des auxiliaires.

§ 4. — Des contre-indications de l'anesthésie par le Protoxyde d'azote.

Pour les individus apoplectiques, à cou volumineux et court, il est bon d'être très prudent et même de ne pas donner le

[1] COLEMAN. *Traité de chirurgie et pathologie dentaires.* Traduction du Dr DARIN, p. 287.

protoxyde. Cependant, en leur laissant le cou parfaitement dégagé et libre et en inclinant un peu la tête en arrière de manière à ne pas comprimer les veines du cou ni empêcher le retour du sang venant de la tête, on peut y avoir recours.

Quant aux maladies de cœur, elles ne sont vraiment pas une contre-indication à son emploi. Les patients atteints de lésions organiques de cet organe paraissent le supporter tout aussi bien que les sujets ordinaires. Il n'en est pas de même de la dégénérescence graisseuse ; elle est, suivant nous, une contre-indication formelle, et chaque fois qu'on la soupçonne, on doit se tenir sur ses gardes.

Ni la grossesse, ni l'allaitement, ni la menstruation ne sont des obstacles sérieux à l'anesthésie par le protoxyde d'azote.

SEPTIÈME PARTIE

OPÉRATIONS DIVERSES

Cette septième et dernière partie comprend la description d'un certain nombre d'opérations qui, bien qu'elles soient du domaine de la Dentisterie opératoire, ne sauraient être directement rattachées aux sujets traités dans les autres parties. Ce sont : *l'ablation des Épulis, la gingivotomie contre certains accidents de l'éruption de la dent de sagesse inférieure et autres, le traitement chirurgical de la Pyorrhée alvéolo-dentaire, la reconsolidation mécanique immédiate des dents ébranlées, la névrotomie auriculo-temporale, la greffe dentaire et la pose des dents à pivot d'urgence.*

CHAPITRE PREMIER

ABLATION DES ÉPULIS

Les tumeurs appelées **Épulis** se développent sur le bord libre des gencives. D'après l'opinion actuelle la plus répandue parmi les chirurgiens, ce sont des **Sarcomes**[1].

Elles ont leur siège sur le bord de la gencive autour d'une dent saine ou cariée ou dans les interstices dentaires. Elles prennent naissance dans le périoste de l'espace interdentaire ou dans le périoste alvéolo-dentaire (Magitot), soit au collet, soit plus profondément, et d'après Dolbeau dans la cloison inter-alvéolaire elle-même. La vérité est qu'elles naissent de ces diverses manières, suivant les cas, *mais beaucoup plus fréquemment cependant dans le périoste alvéolo-dentaire.*

Ces tumeurs sont sessiles et pédiculées.

Généralement elles n'ont aucune gravité ; mais on n'en guérit pas sans opération, et, lorsqu'elles n'ont pas été enlevées complètement, elles repullulent rapidement. Elles peuvent devenir sérieures lorsqu'on voit apparaître l'infection ganglionnaire avec généralisation (Polaillon), et la vie peut être directement menacée.

D'où cette conclusion qu'il est nécessaire, *en présence des*

[1] Les variétés de Sarcome le plus souvent observées aux gencives sont par ordre de fréquence : le sarcome à cellules myéloïdes, le sarcome fasciculé, le sarcome à cellules géantes, et, lorsqu'au milieu du tissu sarcomateux il se trouve du tissu osseux ou cartilagineux, le sarcome ossifiant.

épulis, d'avoir recours à une prompte intervention chirurgicale.

Le plus souvent, lorsque le pédicule est petit, bien limité, la destruction avec le cautère électrique ou le thermo-cautère Paquelin, non seulement de la tumeur, mais de la partie d'où naît le pédicule, suffit pour amener la guérison. Mais lorsque la tumeur est sessile, il faut avoir recours à *la résection alvéolaire suivie de la cautérisation actuelle.*

On commence par ôter les deux dents entre lesquelles elle se trouve, puis avec une pince coupante, dont les mors doivent être assez grands pour embrasser le rebord alvéolaire dans une hauteur suffisante, on résèque toute la portion intéressée. On achève l'opération en cautérisant les bords de la surface réséquée avec le cautère actuel. L'inflammation consécutive est faible, et presque toujours la cicatrisation suit rapidement la chute de l'eschare.

On peut activer la guérison à l'aide de lotions avec une solution d'acide borique dans de l'eau distillée (à 5 p. 100).

CHAPITRE II

GINGIVOTOMIE

Parmi tous les accidents qui peuvent accompagner l'évolution de la dent de sagesse inférieure, il en est un, dont nous voulons parler ici, qui, sans avoir de gravité, est cependant fort pénible par les suites désagréables qu'il peut avoir, et qu'une simple excision de la gencive peut guérir rapidement.

Lorsque la dent de sagesse inférieure, sortant très lentement, se trouve précédée dans son évolution par celle de la dent de sagesse supérieure antagoniste qui a déjà atteint sa longueur, il en résulte, à mesure que l'inférieure tend à monter, un état plus ou moins inflammatoire de la languette de gencive qui la recouvre. La dent supérieure la mordille continuellement ; des aliments rugueux, durs, peuvent s'accumuler entre elle et cette languette pendant la mastication, et il en résulte *une mutilation et, par suite, une inflammation constante de la gencive.*

Cette inflammation, si l'on n'y met obstacle, gagne les tissus environnants, les joues, les piliers du voile du palais, les amygdales, etc., et surtout le périoste alvéolo-dentaire, et il s'en suit un abcès avec ses suites plus ou moins pénibles.

Or, tout cela est facile à éviter, lorsque le patient vient consulter le dentiste, alors qu'il en est temps encore, c'est-à-dire alors qu'il ne sent encore que de la gêne, de l'empâtement et de la douleur dans le côté de la mâchoire intéressé et qu'il peut encore ouvrir la bouche.

Il suffit, en effet, d'enlever la languette de chair qui recouvre la dent de sagesse inférieure, puis de cautériser le pourtour de la plaie avec le cautère actuel de manière à bien dégager la dent.

Il existe pour cette opération plusieurs espèces d'**Emporte-pièce.** Ceux de Delabarre fils, qui datent d'une trentaine d'années (fig. 390), et celui de Woodwouse de Londres, récemment in-

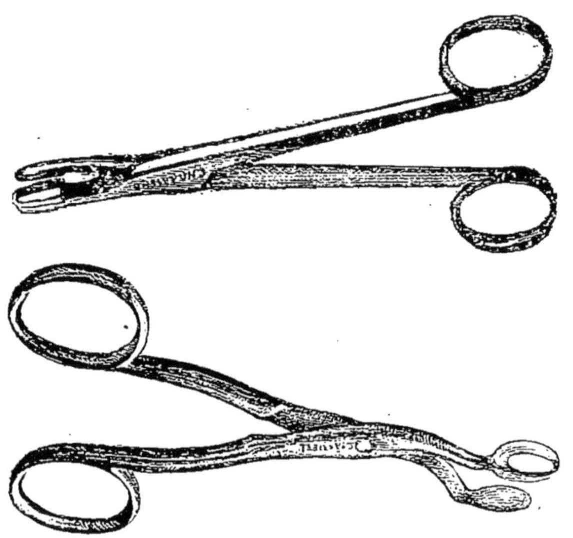

Fig. 390. — Gingivotome de Delabarre fils.

venté, et qui est certainement préférable (fig. 391). Sa courbure est en rapport parfait avec l'action qu'il doit exercer, ce qui n'existait pas dans le modèle de Delabarre ; mais le principe est le même.

On glisse la lame de l'emporte-pièce sous la languette de gencive, et un simple rapprochement des branches du manche suffit pour l'exciser presque entièrement. Il en résulte une petite hémorragie qu'une cautérisation avec le cautère actuel arrête rapidement. Mais l'action du cautère ne se borne pas à l'arrêt du sang, il provoque sur le pourtour de la plaie une eschare dont la chute, s'opposant pendant quelques jours à la réunion des chairs, découvre entièrement la dent, sans qu'il

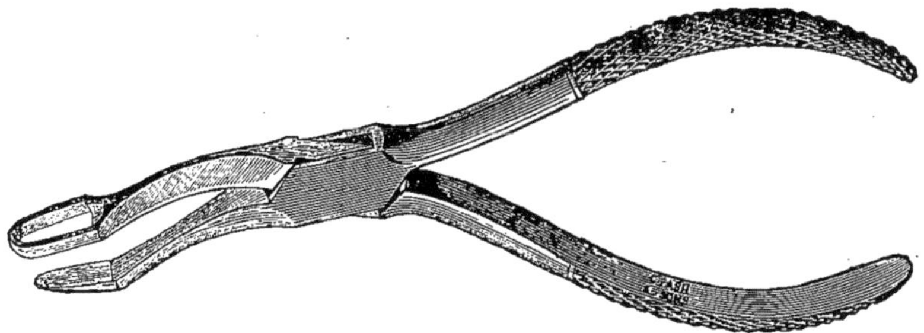

Fig. 391. — Gingivotome de Woodwouse. — (A. et F.)

soit nécessaire d'y insérer des tampons d'ouate ponr amener ce résultat.

Il existe d'autres instruments pour pratiquer la gingivotomie.

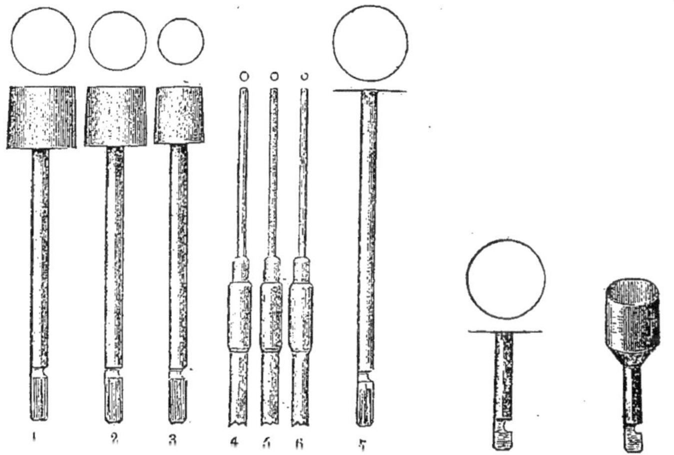

Fig. 391 *bis*. — Bistouris circulaires et tubulaires pour le tour dentaire.

C'est ainsi qu'avec un bistouri circulaire ou un bistouri tubulaire 7, 1, 2, 3 montés sur la pièce à main droite du tour dentaire, ou avec ces deux instruments montés sur l'angle droit (fig. 391 *bis*), on peut exciser presque sans douleur des fragments assez considérables de tissu gingival.

Il suffit d'un peu d'adresse et d'habitude pour se servir avec précision de ces instruments.

Dans la **Gingivite chronique** hypertrophique, alors que la couronne des dents est plus ou moins profondément enfouie dans

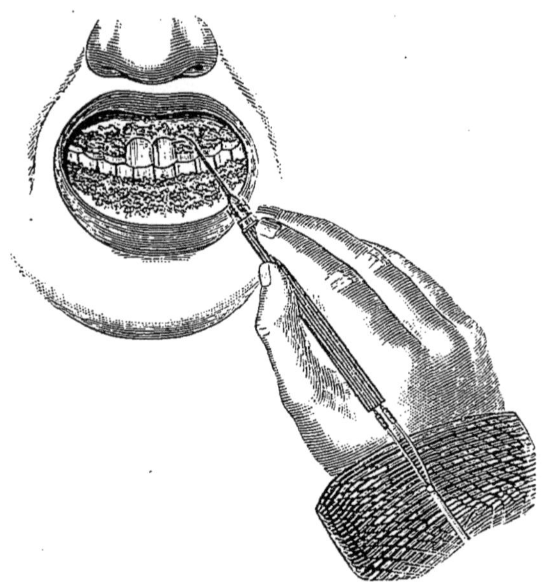

Fig. 392. — Application du cautère électrique sur les gencives hypertrophiées (E. B.)

le tissu gingival, la maladie a souvent été produite et est toujours entretenue par la présence de dépôts de toute espèce, tartre, mucus, substances alimentaires, etc., qui séjournent entre l'émail et la muqueuse et qu'il est impossible de déloger sans faire tout d'abord l'**ablation** de presque tout le rebord gingival hypertrophié.

C'est avec le cautère électrique ou le thermo-cautère Paquelin qu'il convient de pratiquer cette ablation (fig. 392).

On en plonge d'abord profondément la pointe, *au niveau du collet des dents, dans la portion buccale du tissu, en face de chaque interstice dentaire, puis en face de chaque dent* suivant une ligne festonnée représentant le bord gingival normal.

On fait la même opération *dans la portion linguale*, si cela est nécessaire.

Une fois l'eschare tombée, ce qui arrive au bout de quelques jours, le nettoyage est facile, et le traitement consécutif de la maladie, aidé des soins de propreté les plus minutieux, amène promptement la guérison.

CHAPITRE III

TRAITEMENT CHIRURGICAL DE LA PYORRHÉE ALVÉOLO-DENTAIRE

Bien que le nom de **Pyorrhée alvéolo-dentaire** ne définisse pas d'une manière complète la maladie que nous regardons, nous, comme une **Périostite alvéolo-dentaire chronique d'emblée**, nous lui conservons cependant ce nom que lui a donné Toirac [1]. Il est encore, à notre avis, préférable à tous ceux que l'on a employés pour la désigner : suppuration conjointe des alvéoles et des gencives, ostéo-périostite alvéolo-dentaire, gingivite expulsive, maladie de Riggs, alvéolite expulsive, alvéolite infectieuse, blennorrhée de l'alvéole, etc., non parce qu'il en donne une idée plus exacte, mais parce que tous les praticiens savent à quelle affection il répond et que c'est là l'essentiel !

Quoi qu'il en soit du nom de cette maladie, quelle qu'en soit la cause, nous n'avons pas ici à décrire les symptômes qui la caractérisent ni les divers modes de traitement général interne auxquels on a recours pour la combattre ; nous ne nous occuperons que d'un seul de ses caractères anatomo-pathologiques, parce que c'est sur lui qu'est basé le traitement chirurgical que nous nous proposons de décrire.

Il consiste en ce que, contrairement à l'opinion adoptée par

[1] *Pyorrhée inter-alvéolo-dentaire.* A. Toirac. 1849. — *Pyorrhée inter-alvéolo-dentaire.* E. Dalain. 1862.

la généralité des dentistes (entre autres par MM. Magitot, Cruet, Pietkiewicz), qui regardent l'affection comme débutant toujours au voisinage du collet de la dent, *c'est presque constamment au sommet ou dans les environs du sommet de la racine, dans la partie profonde de l'alvéole, que commence la maladie.*

Et ce qui le démontre d'une manière concluante c'est la sensation d'élasticité, bien faible et indolore, il est vrai, mais inévitable, qu'éprouve le patient, dès qu'il exerce une pression quelconque avec le doigt sur le bord incisif ou la face coronale de la dent affectée, ou qu'il rapproche les mâchoires, sensation qui l'avertit qu'il se passe quelque chose d'anormal dans cette dent. Ce n'est point la sensation de « caoutchouc douloureux » de la périostite alvéolo-dentaire aiguë, mais une simple sensation de faiblesse dans la dent, ou mieux la perception d'un relâchement dans ses liens de fixité ; le tout accompagné d'un chatouillement profond dans la région qu'occupe l'organe malade, chatouillement que calme seule une pression plus ou moins forte exercée sur la couronne dans le sens de son axe [1].

Une autre preuve encore réside dans ce fait que, si l'on extrait une dent atteinte de l'affection *à son début*, comme il est souvent utile de le faire lorsqu'il s'agit d'une des dents du fond de la bouche, dans le but d'empêcher la propagation du mal aux dents voisines, il est facile de voir que le périoste alvéolo-dentaire est plus fortement injecté *au sommet de la racine que vers le collet où il est souvent encore intact.*

Ce siège initial du mal a une grande importance en ce qu'il démontre clairement l'inutilité, d'ailleurs aujourd'hui reconnue, sinon le danger, des traitements locaux par les caustiques

[1] Il est vrai de dire que ces phénomènes dont s'aperçoit parfaitement le patient attentif, qui a déjà perdu une, deux ou trois dents par le fait de cette maladie, passent inaperçus chez les personnes qui n'en ont pas encore subi les atteintes, et que c'est, sans doute, pour cela que les auteurs les ont passés sous silence.

liquides : teinture d'iode, acides phénique ou thymique et surtout acide chromique.

Du sommet de la racine la maladie gagne peu à peu, si on la laisse abandonnée à elle-même, la face buccale (labiale ou génale) de la racine jusqu'au collet [1] ; le périoste se décolle de la paroi alvéolaire et du cément ; il se produit une espèce d'ostéite (ostéo-périostite alvéolo-dentaire du docteur Magitot), puis une suppuration qui ne se tarit, si l'on n'intervient efficacement, qu'après l'extraction de la dent (pyorrhée alvéolo-dentaire).

Il est à peine nécessaire de faire observer que, lorsque l'affection arrive à sa dernière période, c'est-à-dire lorsque le décollement a envahi presque tout le pourtour de la racine et que la dent baigne, pour ainsi dire, dans le pus; lorsque l'alvéole est aux trois quarts détruit et qu'enfin il ne reste plus aucune chance de conservation de l'organe, la seule opération indiquée est l'extraction.

C'est en effet dans ce cas, l'unique moyen de tarir une suppuration qui n'est pas sans inconvénients graves pour la santé générale.

Mais, heureusement, la maladie n'a pas toujours atteint ce degré de gravité lorsque le patient vient nous consulter. Prise à temps, elle peut être enrayée au moyen d'une médication générale interne en rapport avec la cause qui l'a produite, aidée d'une des opérations chirurgicales que nous allons décrire. Seulement il ne faut pas oublier que ces opérations ont d'autant plus de chances de réussite que la maladie est plus rapprochée de son début.

Nous ajoutons qu'il y a, dans la pratique, au point de vue de ces opérations, une distinction fort importante à établir entre les

[1] Le docteur Cruet, dans un récent travail sur l'ostéo-périostite alvéolo-dentaire, regarde cette face (au niveau du collet) comme le siège presque exclusif de cette affection. (*Revue odontologique*, oct. 1888, p. 494.)

dents du fond de la bouche (bicuspidées et multicuspidées) et les dents antérieures (incisives et cuspidées).

S'il s'agit, en effet, des dents du fond, et alors que l'affection est encore à son début, s'il y a possibilité, soit par suite des conditions d'hérédité si fréquentes dans ces cas, soit par suite de l'absence dans la même bouche d'autres dents déjà perdues sous l'influence de la même maladie, soit enfin par l'étude des symptômes existants, de faire avec précision et d'affirmer le diagnostic, il ne faut jamais, à notre avis, hésiter à sacrifier la dent affectée pour empêcher la propagation du mal aux dents voisines, si elles sont encore indemnes, ou exercer sur leur état une action salutaire, si elles ont déjà subi quelque atteinte.

En effet, l'antagonisme constant des dents postérieures, pendant la mastication, provoque sans cesse un ébranlement mécanique qui entretient et aggrave l'état de la dent malade et amène, presque fatalement, malgré les traitements conservateurs les plus énergiques, sa perte au bout de très peu de temps.

L'extraction est, dans ce cas, le moyen héroïque, sinon de guérir, au moins de préserver, pendant des années, les dents voisines, de la terrible maladie qui les menace.

Nous n'ignorons certainement pas que le patient se refuse le plus souvent à cette extraction, trouvant qu'il sera toujours temps de perdre « *une dent qui n'est pas gâtée* »; mais nous pensons qu'il est de notre devoir de le prévenir des suites plus que probables du séjour quand même de cette dent dans sa bouche et de ne faire les tentatives habituelles de conservation que sur son insistance et après l'avoir assuré du peu de chances de réussite qu'auront nos efforts.

Ce n'est qu'alors, mais alors seulement, que, en bonne conscience, nous pouvons tenter sur ce genre de dents, l'une des opérations que nous allons décrire, **opérations dont l'efficacité n'est plus douteuse lorsqu'elles sont faites à propos et lorsqu'il s'agit des dents antérieures**. Ici, en effet la cause d'entretien et d'aggravation de la maladie, provenant de l'antagonisme des dents peut être supprimée. Il suffit pour cela de raccourcir la dent affectée, en réséquant légèrement son bord incisif, si c'est une dent de la mâchoire inférieure, ou les deux dents antagonistes, si c'est une dent de la mâchoire supérieure, et on l'empêche ainsi d'être continuellement heurtée pendant la mastication.

Quant à la cause active et primordiale, on en détruit les effets soit par la cautérisation actuelle en pointes pratiquée sur la gencive, *alors qu'il en est temps encore,* soit un peu plus tard, par l'excision de cette gencive ou le drainage alvéolaire.

Nous avons déjà dit, en parlant du nettoyage des dents, que c'est une opération qui doit presque toujours précéder tout traitement des affections des dents et qu'il faut l'exécuter avec le soin le plus minutieux; or, c'est ici, plus que jamais, le cas d'appliquer ce principe; non pas que l'accumulation du tartre soit la seule, comme le pensent certains dentistes, ni même la principale cause de la maladie (elle n'en est, suivant nous, qu'une cause purement secondaire, en ce sens que sa présence peut amener d'abord de la gingivite, puis, par extension, de la périostite alvéolo-dentaire, et encore, ce cas est-il extrêmement rare [1] !), mais parce que, une fois que le mal a commencé ses ravages, le tartre, en s'introduisant entre le périoste décollé et la dent, et agissant comme corps étranger, entretient et aggrave l'affection.

Nous ne reviendrons pas ici sur le mode opératoire que nous avons décrit, mais nous en indiquerons, à propos du drainage alvéolaire, une variante tout à fait spéciale au traitement de la maladie qui nous occupe.

[1] Lorsqu'il en est ainsi, il est évident que le mal doit débuter par le collet de la dent pour s'étendre ensuite jusqu'au sommet de la racine; et c'est ce qui peut expliquer l'opinion des praticiens qui prétendent que là est le siège de son début. Evidemment cela est possible, cela peut arriver (d'après nos observations, une fois sur dix), mais de là, à dire que le tartre est la cause habituelle ou unique de la pyorrhée alvéolo-dentaire, il y a loin. La maladie a une cause générale plus pro-

ART. I. — RÉSECTION DE L'EXTRÉMITÉ LIBRE DE LA DENT

La maladie ne fait que commencer ; il n'y a encore ni décollement du périoste alvéole-dentaire ni suintement dans le sillon gingivo-dentaire, mais seulement des antécédents et des symptômes suffisants pour caractériser l'affection : hérédité, âge, diathèse rhumatismale ou autre, métastase, perte d'autres dents sous l'influence du même mal, chatouillement profond dans la mâchoire près du siège de la dent, relâchement des liens de fixité de l'organe, sensation d'allongement très faible, mais indolore, etc. ; soulèvement très léger de la dent hors de l'alvéole et, par conséquent, contact plus marqué que d'habitude avec la ou les dents antagonistes, etc. ; c'est le moment propice pour intervenir.

Après avoir enlevé toute trace de tartre dans le sillon gingivo-dentaire, on passe à la résection. Avec un disque très mince en corindon monté sur le tour dentaire et pendant que l'on maintient solidement la dent à réséquer, en appuyant la pulpe d'un doigt sur la face opposée à celle sur laquelle on agit, on creuse sur la face libre un sillon transversal à l'endroit même où l'on veut opérer la résection[1]. Dès que l'émail est entamé on s'arrête pour faire la même opération sur la face opposée, puis, introduisant les mors d'une pince cou-

fonde : hérédité, diathèses, métastase, etc., et la présence du tartre n'est qu'un épiphénomène.

[1] Nous n'avons pas besoin de rappeler ici que, pour le disque de corindon agisse convenablement, il est nécessaire qu'il soit constamment mouillé.

Autrefois quand l'on n'avait pas les meules de corindon à sa disposition on se servait de la lime. Dans ce cas, pour éviter les secousses imprimées par l'instrument à la dent, on la maintenait soit au moyen d'une pince spéciale dont on appliquait les mors sur son collet, soit au moyen d'une collerette de gutta-percha que l'on modelait sur elle et ses voisines et qui, une fois durcie, prévenait tout ébranlement.

pante, dans les sillons ainsi creusés, on fait sauter d'un coup toute la portion limitée par ces sillons.

Il reste à parer et polir la surface de résection par les procédés habituels de manière à ce que la langue ne s'aperçoive pas du changement, et l'on passe à la cautérisation.

ART. II. — CAUTÉRISATION ACTUELLE EN POINTES

Avec un cautère Paquelin ou un cautère électrique on fait sur la muqueuse et le long de l'axe de la racine, mais en s'arrêtant à 4 ou 5 millimètres du bord gingival, une série de trois ou quatre pointes de feu, en enfonçant le cautère assez profondément pour qu'il atteigne le périoste mais non le tissu osseux. La résistance que l'opérateur rencontre au moment où il atteint le périoste indique qu'il est à la limite qu'il ne doit pas dépasser (fig. 398, A). On congédie alors le patient.

On renouvelle cette cautérisation trois ou quatre fois, à huit ou dix jours d'intervalle, et il est bien rare que la maladie ne soit pas enrayée, ou du moins qu'une nouvelle apparition de ses symptômes ne soit pas retardée d'au moins six mois, un an.

C'est un mode de traitement qui réussit souvent, mais, nous le répétons, à la condition qu'il soit appliqué à temps, c'est-à-dire au début même de l'affection. Dès qu'il y a décollement du périoste avec suintement plus ou moins purulent, il est absolument inefficace et n'est plus qu'un simple palliatif capable tout au plus d'empêcher la maladie de s'aggraver aussi promptement. C'est alors qu'il convient d'avoir recours à l'excision de la gencive par le procédé du Dr Cruet, ou à notre méthode de drainage alvéolaire.

Mais ici encore, le succès dépend de l'état plus ou moins avancé de l'affection. Si le décollement du périoste est limité à la face buccale de la racine, il y a espoir de guérison ; s'il a envahi presque tout son pourtour, c'est en vain qu'on épuisera la série des traitements chirurgicaux ou autres, la dent ne peut être conservée.

ART. III. — EXCISION DE LA GENCIVE (PROCÉDÉ DU Dr CRUET[1])

Après avoir nettoyé à fond le sillon gingivo-dentaire dans toute la portion où le périoste est encore adhérent à la racine ; après avoir réséqué la quantité voulue du bord incisif de la couronne (*ce que nous regardons comme indispensable* et que le Dr Cruet n'indique cependant pas) on pratique l'excision d'une portion de gencive en forme de V dont la pointe est diri-

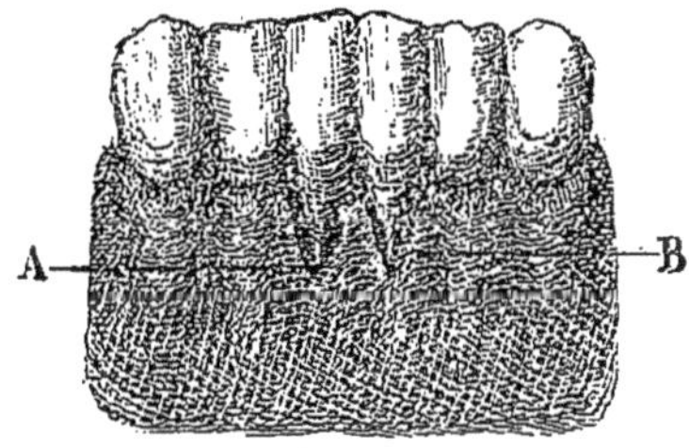

Fig. 393. — Excision de la gencive en forme de V.

gée vers le sommet de la racine, puis on cautérise les bords de la plaie ainsi produite avec le cautère actuel.

Voici comment le Dr Cruet procède : « avec une paire de ciseaux droits et aigus, l'une des branches étant introduite entre la gencive et la dent, on fait une section verticale jusqu'au fond du sillon de décollement. Avec des ciseaux courbes, on sectionne les lambeaux latéraux, toujours le plus près possible de la limite du décollement ; le fer rouge (galvano-cautère), énergiquement promené sur les bords de la plaie, fait le reste.

[1] L'opération, préconisée par le docteur Cruet, n'est pas nouvelle. Elle a été pratiquée par Toirac, Dalain, Brasseur, etc., par des procédés un peu différents, il est vrai, mais reposant toujours sur le même principe : la destruction du cul-de-sac dans lequel s'accumule le pus et qui est une cause d'entretien et d'aggravation de la maladie.

L'opération se pratique sur toutes les dents atteintes successivement, le même jour ou à des époques rapprochées, pour chaque dent, suivant la tolérance du malade. L'opération faite, il ne reste plus qu'à attendre la cicatrisation des bords de la plaie, que l'on hâte avec des lavages antiseptiques. Quelques cautérisations complémentaires sont le plus souvent nécessaires. La guérison est généralement rapide. La dent reste naturellement déchaussée et découverte sur une plus ou moins grande hauteur. » (Fig. 393.)

Ce procédé est excellent, en ce sens que l'espèce de cul-de-sac formé par le décollement de la gencive et dans lequel s'accumulent le pus et les matières étrangères capables d'entretenir la maladie, n'existe plus et que les cautérisations consécutives, avec le cautère actuel, des bords de la plaie exercent une action révulsive intense. Mais il a l'inconvénient de détruire la gencive d'une manière irrémédiable et d'avoir une action, à notre avis, moins sûre, lorsque la maladie est déjà un peu avancée, que le drainage alvéolaire.

ART. IV. — DRAINAGE ALVÉOLAIRE

Le drainage alvéolaire tel que nous le comprenons n'a aucun rapport avec celui qu'a indiqué le Dr Aguilhon de Sarran dans son travail intitulé : *Pathogénie et traitement de la gingivite expulsive* [1].

M. Aguilhon de Sarran préconise un système de drainage par un fil de soie formant séton qui ne ressemble en rien à la fistule artificielle largement ouverte que nous allons décrire.

Après la résection dans les limites voulues du bord incisif ou de la cuspide de la couronne, on procède au grattage de la portion dénudée de la racine de la manière suivante :

Avec un instrument à pointe très déliée mais légèrement

[1] Mémoire présenté à la Société de Chirurgie le 26 mai 1880.

recourbée sur elle-même (fig. 394, 395, 396) on pénètre aussi loin que le permettent le décollement du périoste et la paroi alvéolaire restante[1], entre la gencive et la racine et l'on racle celle-ci en ramenant l'instrument vers le collet. Quelques instruments comme ceux de la figure 396 permettent de racler également en tirant et en poussant.

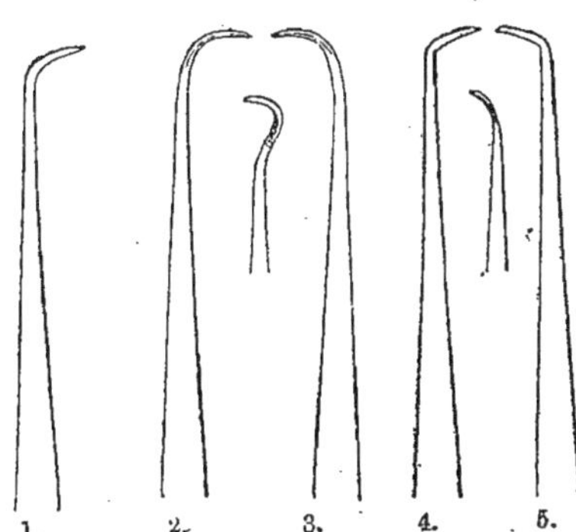

Fig. 394. — Grattoirs de Howe. — (S.S.W.)

On réitère cette manœuvre, autant de fois que cela est nécessaire pour que la portion dénudée de la racine soit absolument dépourvue de toute aspérité capable d'entretenir l'irritation et d'empêcher la face radiculaire de la gencive, non pas de se recoller sur le cément, ce qui est impossible, mais de se cicatriser et de s'appliquer hermétiquement sur lui.

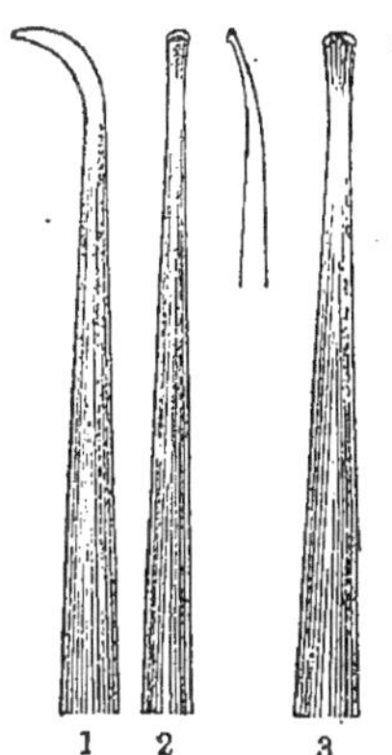

Fig. 395. — Instruments de Chappell pour le grattage des racines dans la pyorrhée alvéolaire. — (S. S. W.)

Cela fait, avec le cautère Paquelin on dénude la portion buccale de l'alvéole *au niveau du sommet de la racine de la dent* et avec une tréphine d'un diamètre assez considérable (fig. 397) dans le genre de celles dont on se sert pour l'implantation des dents par la méthode de Younger, on pénètre largement jusqu'à la cavité alvéolaire, de manière à mettre complètement à nu, en cet

[1] Il ne faut pas oublier que dans la pyorrhée alvéolo-dentaire le tissu osseux alvéolaire se détruit peu à peu et que dans sa dernière période, l'alvéole, à sa portion buccale, est réduit à une hauteur d'à peine quelques millimètres.

endroit, la face buccale de la racine et à produire un drainage suffisant pour permettre l'écoulement facile de la suppuration par cette voie (fig. 398).

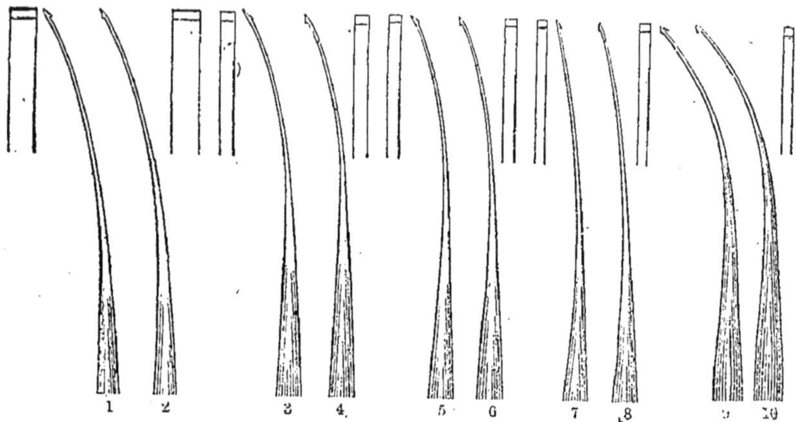

Fig. 396. — Grattoirs de Sheffield à double action. — (S. S. W.)
(En poussant et en tirant.)

Grâce à ce drainage, le pus ne fuse plus le long de la racine pour sortir au collet de la dent; la face radiculaire de la gencive en contact avec la racine bien nettoyée et bien polie, se cicatrise et se resserre; le pourtour de l'ouverture que l'on a pratiquée dans le tissu osseux et que l'on a soin de cautériser avec le cautère actuel, plusieurs fois, à huit ou dix jours d'intervalle, se nécrose; le séquestre s'élimine ou bien est enlevé, dès qu'il est mobile, avec une pince à mors étroits et allongés; la suppuration se tarit; les liens de fixité de la racine aux parois alvéolaires restantes se raffermissent et la guérison s'ensuit.

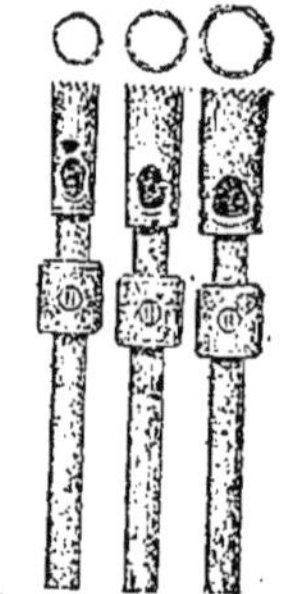

Fig. 397. Tréphines pour la perforation de l'alvéole.

Il est à peine utile d'insister sur la nécessité de favoriser ce traitement chirurgical par des injections anti septiques et détersives, jusqu'à guérison complète.

En somme le traitement est fort long, mais il réussit. Il

demande au minimum deux mois, et dans un cas soumis récemment à nos soins, à la clinique de l'Institut odontotechnique de France, cas dans lequel les quatre incisives supérieures depuis longtemps déjà atteintes de pyorrhée alvéolaire étaient dans un état d'ébranlement très marqué, il n'a pas fallu moins de six mois pour obtenir l'élimination complète des quatre sequestres alvéolaires résultant des cautérisations souvent renouvelées sur le tissu osseux au niveau de l'extrémité de la

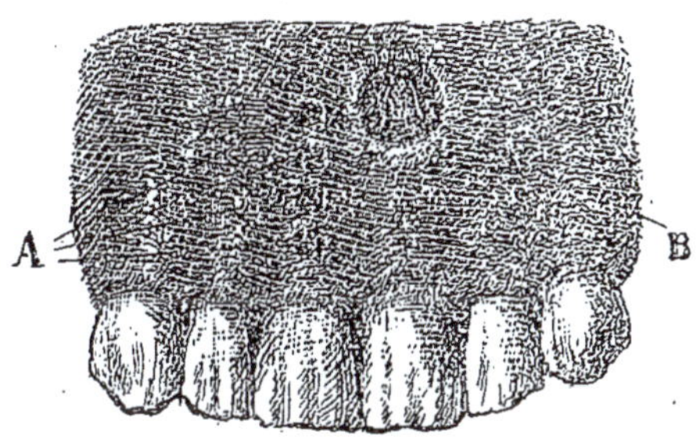

Fig. 398. — A, série de pointes de feu. B. drainage alvéolaire.

racine. Nous avions tenté d'obtenir la guérison sans avoir recours à la trépanation immédiate, comptant sur l'effet destructif du cautère actuel seul ; mais nous sommes aujourd'hui convaincu que si nous avions pratiqué la trépanation, le traitement eût été d'un bon tiers moins long.

Actuellement la suppuration est tarie ; la consolidation dans la paroi alvéolaire restante est obtenue ; le rebord gingival entièrement conservé et raffermi a un aspect fort satisfaisant et les fistules artificielles sont en bonne voie de cicatrisation.

Ce procédé est évidemment moins expéditif que celui du docteur Cruet, mais il a sur lui le grand avantage de ne laisser, après guérison, aucune trace visible de la maladie.

CHAPITRE IV

CONSOLIDATION MÉCANIQUE IMMÉDIATE DES DENTS ÉBRANLÉES

Lorsque les dents antérieures de la mâchoire inférieure, les incisives surtout, sont assez chancelantes pour nuire à la parole et à la mastication comme cela arrive *chez les personnes atteintes de Pyorrhée alvéolo-dentaire* (Périostite alvéolo-dentaire chronique d'emblée) *et chez les vieillards*, et que le patient ne veut, à aucun prix, s'en séparer pour les remplacer par des dents artificielles, il reste un moyen de les consolider immédiatement et de leur rendre temporairement leurs fonctions [1].

Dans ce cas, les cuspidées qui, généralement, résistent beaucoup plus longtemps à l'ébranlement que les incisives, peuvent leur servir de soutien; à défaut des canines, les premières et même les secondes bicuspidées peuvent remplir le même but.

Il y a deux procédés pour arriver à ce résultat:

1° La ligature;

2° Un appareil à bandeau métallique ajusté sur la face postérieure du collet des dents et servant de point d'attache à des liens qui maintiennent chaque dent.

Ces deux procédés permettent de conserver des dents ébranlées pendant des mois et même des années, jusqu'à ce que les

[1] *Mémorial thérapeutique et formulaire du médecin-dentiste*, par le docteur ANDRIEU. 1887.

dents de soutien soient elles-mêmes assez ébranlées pour être nuisibles à leur tour. En ce cas, toutes celles qui étaient comprises dans la ligature tombent à la fois ou doivent être extraites et remplacées par une pièce de prothèse.

Avant tout, et quel que soit le procédé employé, il faut enlever le tartre qui se trouve sur les dents à consolider et les nettoyer à fond. Sans cette précaution, l'opération est toujours défectueuse.

ART. I. — LIGATURE

La ligature peut être faite de deux manières : soit avec *un cordonnet de lin*, soit avec *un fil métallique.*

§ 1. — Cordonnet de lin.

Avec un bout de cordonnet de lin d'un diamètre de 7 à 8 dixièmes de millimètre, long de 40 centimètres environ, préalablement passé entre la première bicuspidée et la canine du côté droit de la bouche et conduit jusqu'à moitié de sa longueur, on prend dans une première anse la canine et l'on fait un premier nœud entre cette dent et l'incisive latérale contiguë. Pour que ce nœud soit solide et ne se desserre pas pendant qu'on le fait, on croise deux fois de suite les deux chefs du fil sur eux-mêmes avant de serrer la seconde partie du nœud. Cela fait, on prend dans une seconde anse l'incisive latérale et l'on fait un nœud semblable au premier entre cette dent et l'incisive médiane contiguë ; puis l'on continue de la sorte jusqu'à ce qu'on soit arrivé à l'interstice qui sépare la canine gauche de sa voisine, la première bicuspidée gauche.

A ce point de l'opération, si les dents ainsi ligaturées sont très longues et n'ont pas la solidité voulue, ce dont on s'aperçoit facilement en prenant leur couronne entre le pouce et l'index et en leur imprimant un mouvement alternatif, d'avant en arrière et d'arrière en avant, on revient sur ses pas en allant de gauche à droite et l'on enserre chaque dent dans une nouvelle anse superposée à la première.

Si l'opération a été bien et régulièrement conduite, la consolidation sera suffisante pour rendre aux dents leurs fonctions.

Si elle était suivie d'un peu d'inflammation aiguë du périoste alvéolo-dentaire et de la gencive, il suffirait d'avoir recours à quelques gargarismes émollients pour enrayer la maladie.

§ 2. — Fils métalliques.

Si l'on se sert de fils métalliques, c'est l'**or vert** ou **le platine mou** que l'on emploie. Seulement, au lieu de faire un nœud comme avec le cordonnet, on se contente de croiser une, deux ou trois fois l'un sur l'autre, d'après la distance qui existe entre les dents, les deux chefs du fil. Arrivé au terme de l'opération, on les croise une dernière fois, puis on résèque avec une pince coupante le fil inutile, et enfin on refoule le tronçon dans l'interstice où s'arrête la ligature.

Le fil métallique donne aux dents un soutien beaucoup plus durable que le lin, mais il est plus apparent et, à cause de cet inconvénient, ne peut pas toujours être employé.

ART. II. — BANDEAU MÉTALLIQUE AJUSTÉ

Après avoir pris avec le plus grand soin l'empreinte en cire de la mâchoire inférieure et avec la précaution de ne pas faire dévier de leur position normale les dents chancelantes, on y coule du plâtre et on obtient un modèle que l'on stéarine pour lui donner de la consistance. On ajuste alors sur la face linguale du collet des dents antérieures un bandeau métallique s'étendant de la première bicuspidée d'un côté à la première bicuspidée de l'autre. Ce bandeau doit avoir 2 millimètres de hauteur sur sept dixièmes de millimètre d'épaisseur, et être creusé sur ses côtés supérieur et inférieur, au niveau de chaque interstice dentaire, d'un sillon antéro-postérieur destiné à retenir en place l'anse de fil qui enveloppera chaque dent.

Ainsi préparé, on le met en place dans la bouche ; puis, prenant un fil métallique, long de 5 centimètres environ, courbé en U, on en introduit les extrémités chacune dans l'interstice dentaire qui lui est destiné, en procédant d'avant en arrière. On les fait passer *sous le bandeau* jusqu'à ce que la partie médiane de l'anse soit appliquée sur la face antérieure de la dent qu'elle enserre, on les rabat d'arrière en avant *par-dessus le bandeau*, et on les ramène chacune par leur interstice jusque sur la face antérieure du collet où elles forment une nouvelle anse superposée à la première. La torsion d'arrêt des deux extrémités se fait à la pince au niveau de l'un des interstices, et, après la résection du surplus du fil, le tronçon est refoulé dans cet interstice.

On opère de la même manière pour chaque dent à consolider, en commençant par les canines et en finissant par les incisives médianes.

Ce procédé serait certainement le plus efficace pour la consolidation des dents et devrait être préféré, s'il n'avait pas le même inconvénient que celui par la ligature métallique, c'est-à-dire d'exposer à la vue une grande quantité de métal.

On peut, il est vrai, remplacer le fil métallique par du cordonnet de lin ; mais l'opération devient alors très délicate et demande une grande dextérité de main. Voici comment, en pareil cas, il faut agir. On commence par placer une anse de cordonnet sur la face buccale du collet *de chaque dent;* chaque anse se compose d'un fil long de 25 à 30 centimètres ; on en conduit les extrémités dans l'intérieur de la bouche et de là sur la commissure des lèvres la plus rapprochée de la dent. Cela fait, on met le bandeau en place, de manière à ce que son bord inférieur repose sur les bouts de cordonnet, puis on ramène en avant, autour de chaque dent, les extrémités de l'anse qui lui est propre, et on les fixe par un nœud placé, autant que possible, dans un interstice dentaire.

Le résultat est absolument le même qu'avec l'anse métallique, mais l'aspect en est préférable.

CHAPITRE V

NÉVROTOMIE AURICULO-TEMPORALE

Nous n'aurions certainement pas parlé, dans ce traité, du traitement de la **Névralgie du trifacial** qui est bien plutôt du ressort de la médecine et de la chirurgie générales que de la dentisterie opératoire [1], si l'une de ses principales origines *ne résidait dans le système dentaire*, et si surtout le docteur Grout de Rouen [2], n'avait pour ce cas particulier, indiqué tout récemment un moyen de la guérir à l'aide d'une opération qui entre parfaitement dans les attributions du dentiste : **la Névrotomie auriculo-temporale** (section et cautérisation sumultanées de l'hélix).

La névralgie faciale a pour siège la cinquième paire.

Elle se montre sur l'une ou l'autre de ses trois principales branches et quelquefois sur le nerf tout entier.

Lorsqu'elle occupe les nerfs maxillaire supérieur ou maxillaire inférieur, elle peut avoir pour cause le mauvais état des dents.

Lorsqu'une seule dent (ordinairement dent de sagesse) supérieure ou inférieure est coupable, l'extraction a vite raison de la névralgie ; lorsqu'il y a deux coupables, le même remède peut

[1] *Médication antinévralgique. Névrotomie du nerf dentaire inférieur*, etc.

[2] P. Grout. *De la migraine dentaire* (*Névralgie du Trifacial*) *et de son traitement par la névrotomie auriculo-temporale* (*section et cautérisation simultanées de l'hélix*). Rouen, 1887.

encore être employé. Mais lorsque l'on a affaire à un ensenble de dents cariées, sans que l'on puisse accuser d'une manière précise telle ou telle de ces dents, l'on est fort embarrassé, et l'on y regarde à deux fois, avant de faire le sacrifice de toutes les dents malades.

En pareil cas, on a souvent essayé, par un traitement convenable : dévitalisation, extraction de la pulpe, puis obturation, de guérir la névralgie tout en conservant les dents. On y a rarement réussi et le dentiste se trouve désarmé.

C'est alors que l'on est autorisé à avoir recours à l'opération préconisée par le docteur Grout.

Ce n'est point une opération nouvelle que la cautérisation actuelle pratiquée par des empiriques sur certaines parties de l'oreille : conque, pavillon, lobule, etc., opération parfois suivie de succès comme toutes les sortes de révulsion, mais suivie aussi du retour des douleurs ; ce qui est nouveau c'est la localisation de la cautérisation à la naissance de l'hélix, près de la scissure, de manière à sectionner et cautériser en même temps un filet du nerf auriculo-temporal, c'est l'explication scientifique et la preuve pratique de l'action salutaire de cette cautérisation sur la névralgie faciale.

Le pavillon de l'oreille reçoit par ses deux faces trois sortes de nerfs :

1° Par sa face interne, les expansions terminales du facial, de la deuxième branche du plexus cervical et de l'auriculo-temporal du maxillaire inférieur ;

2° Par l'externe, l'auriculo-temporal qui presque seul s'y ramifie, surtout près du bord antérieur du pavillon ;

« Or, il suffit, dit le docteur Grout, de sectionner et cautériser un de ces rameaux nerveux pour que la douleur inévitable qui en résulte soit transmise immédiatement à l'origine du tronc nerveux dont il fait partie, c'est-à-dire au milieu des noyaux ou cellules nerveuses et à l'axe gris de la moelle qui réagit. »

D'où l'action révulsive de l'opération sur l'état maladif du trifacial.

Mais quel est **le lieu d'élection** où l'on doit pratiquer l'opération? Pour le docteur Grout c'est **l'origine de l'Hélix au-dessous de l'anthélix**, point où convergent par la face interne du pavillon de l'oreille, un rameau du facial, un autre de la deuxième paire cervicale du plexus de ce nom et très directement plusieurs ramuscules du trifacial provenant de la branche ascendante du nerf auriculo-temporal.

D'après lui, on pourrait encore agir avec chances de réussite.

1° Dans la *Scissure* qui sépare le tragus de l'hélix, endroit où existe une artériole et un filet nerveux plus prononcé;

2° Sur le *Tragus* où se perdent, à la face externe, une série linéaire de filets nerveux de même provenance;

3° Dans la *Conque* même, comme le font les empiriques;

4° Sur la *région temporale* en avant de l'oreille.

Mais si, dans le choix de la scissure, dont il convient toujours de se rapprocher, on est bien plus certain de trouver un filet nerveux assez prononcé, il y a crainte aussi d'avoir une petite hémorragie.

De même si la cautérisation du tragus n'avait que le tort de laisser une cicatrice apparente, on pourrait encore choisir cet endroit, mais il y a comme contre-indication, le voisinage de l'artère très rapprochée de la base du tragus et celui de l'articulation temporo-maxillaire sous-jacente qui demandent une précision de main parfois difficile à conserver avec des malades plus ou moins indociles.

Dans la conque, il est fort difficile de tomber à coup sûr sur un filet nerveux de quelque importance, et enfin, en ce qui concerne l'un des longs filets ascendants de la région temporale il n'y faudrait songer que dans des cas très rares, à cause des nombreuses précautions dont il faut s'entourer.

Il y a donc tout avantage à **sectionner et cautériser l'hélix** à l'endroit indiqué par le docteur Grout, c'est-à-dire très **près de la Scissure qui le sépare du Tragus.**

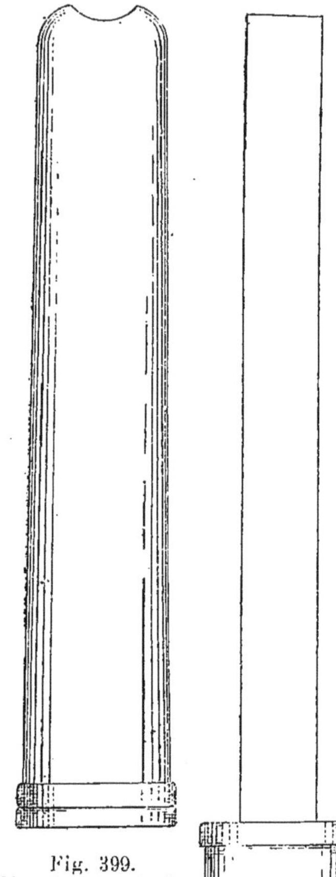

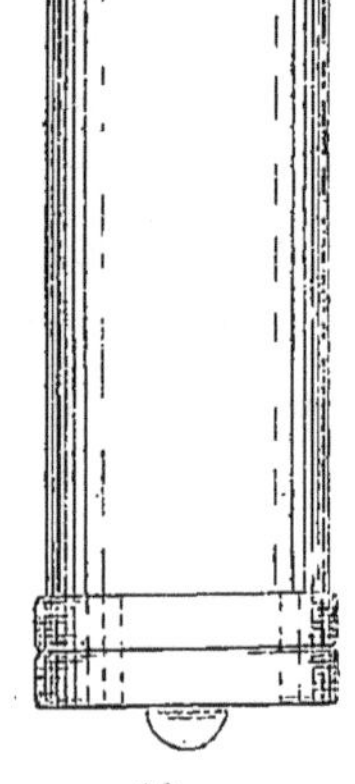

Fig. 399. Névrotome auriculo-temporal.

L'instrument (fig. 399) se compose d'une lame-cautère en fer portée par un manche de bois et d'une gaine également en bois garnie intérieurement de fer, qui sert de guide à la lame-cautère et qui peut, par sa petite extrémité échancrée embrasser complètement l'hélix.

Un pas de vis fait saillir plus ou moins le cautère hors de l'échancrure de la gaine.

La grandeur de cette saillie dépend du volume de l'hélix. Un hélix trop mince demande une saillie assez considérable afin de pouvoir atteindre le ramuscule nerveux; un hélix plus gros en nécessite une un peu moindre, quoique suffisante cependant pour que la graisse qui entoure le filet nerveux, n'empêche pas d'atteindre ce dernier.

Le docteur Grout se sert, pour chauffer à blanc l'extrémité libre de la lame-cautère, d'un petit fourneau garni de charbon de bois incandescent, et muni sur un de ses côtés d'une saillie en forme de demi-gouttière destinée à supporter le manche. Nous préférons un de ces petits fourneaux à gaz dont se servent les coiffeurs pour chauffer leurs fers et qui a l'avantage d'être plus simple et plus propre (fig. 400).

Quant au procédé opératoire il se compose de deux temps :

1° Le malade est assis, la tête appuyée contre la poitrine d'un aide, de manière à ce que le côté à opérer soit situé presque parallèlement à l'horizon ; il entoure de ses deux bras la taille de l'aide, ce qui l'empêche d'approcher ses doigts de l'endroit opéré.

Le fer étant rougi à blanc, l'opérateur applique l'échancrure

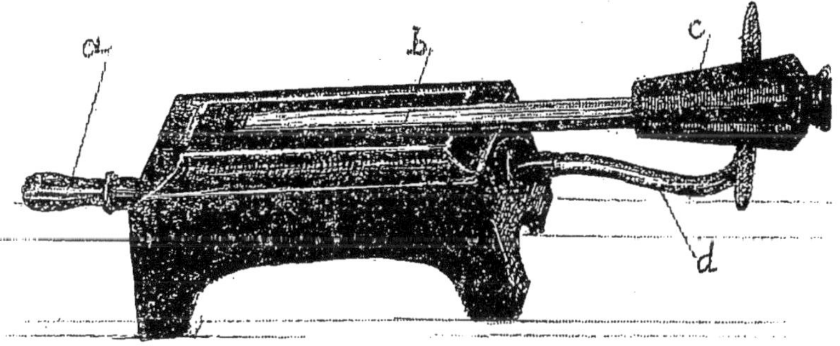

Fig. 400. — Fourneau à gaz pour chauffer le névrotome,

a. Arrivée du gaz. — *b*. Lame du cautère. — *c*. Manche du cautère. — *d*. Support du fourneau pour le cautère.

de la gaine sur l'hélix, bien *perpendiculairement* à la surface que présente le profil du malade et, pendant qu'il maintient de la main gauche la gaine dans cette position, il saisit le cautère de la main droite et en introduit avec précaution la lame dans la gorge de la gaine où il la fait pénétrer de 4 à 5 centimètres. Arrivé à une distance de 3 ou 4 centimètres de l'oreille il l'enfonce brusquement et, *d'un coup sec, atteint et divise l'hélix, son cartilage compris ;*

2° On laisse pendant une ou deux secondes, le cautère en position dans la tranchée qu'il vient de faire pour lui permettre de cautériser e plus possible les deux bouts du ramuscule nerveux divisé. C'est la partie un peu douloureuse de l'opération. On retire alors gaine et cautère, et l'opération est terminée. Elle n'a demandé en tout que 3 ou 4 secondes.

S'il se produit une petite hémorrhagie, elle n'a aucune importance et s'arrête d'elle-même [1].

La petite plaie ainsi produite demande généralement deux ou trois semaines pour se cicatriser (fig. 401).

Vers le quatrième jour l'hélix se tuméfie et devient un peu rouge, puis il se produit un suintement séreux ou séro-purulent qui se concrète en croûtes brunâtres, molles, assez grosses qui se logent sous l'anthélix.

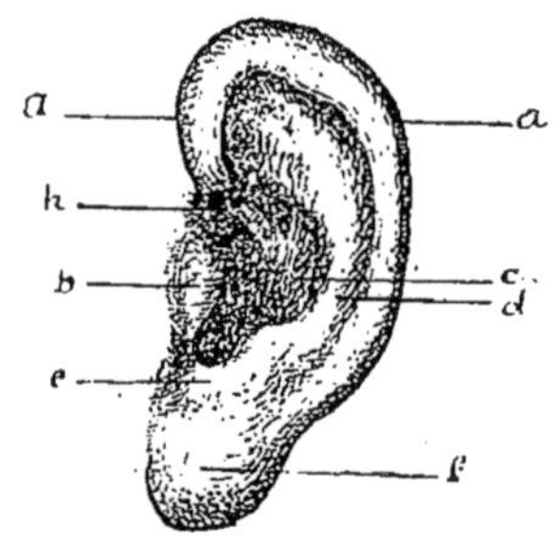

Fig. 401. — Lieu d'élection de la névrotomie auriculo-temporale.

a. Hélix. — *b*. Tragus. — *c*. Conque. — *d*. Anthélix. — *e*. Antitragus. — *f*. Lobule. — *h*. Lieu d'élection de la névrotomie.

De simples lotions avec une solution d'acide borique dans de l'eau distillée (2 p. 100) répétées plusieurs fois par jour, suffisent pour mener à bien la cicatrisation.

Les effets de l'opération sont les suivants:

Tantôt la douleur ne s'apaise que le lendemain ou au bout de deux ou trois jours ;

Tantôt la névralgie disparaît immédiatement après la cautérisation;

Tantôt, enfin, la guérison ne s'opère que graduellement, avec quelques violents accès dans la première huitaine et des accès de moins en moins douloureux dans la seconde. Trois semaines suffisent ordinairement pour l'éteindre absolument.

La cicatrice qui, d'ailleurs, est fort peu visible, s'efface presque entièrement au bout de quelques mois. Mais, comme elle

[1] Le docteur Grout conseille de faire la même opération sur les deux oreilles dans la même séance. Nous n'en voyons pas la nécessité, la névralgie n'existant presque jamais que d'un côté à la fois. On a d'ailleurs la ressource de la pratiquer de l'autre côté en cas d'insuccès.

pourrait être pour quelques personnes un ennui plus désagréable encore que la souffrance causée par la névralgie, nous pensons qu'avant de pratiquer l'opération, il est bon de les prévenir de ses suites. Nous avons vu, pour notre part, deux dames atteintes de cruelles névralgies, reculer devant l'opération, non par frayeur de la cautérisation, mais par crainte de la présence d'une cicatrice qui devait, disaient-elles, les défigurer.

CHAPITRE VI

GREFFE DENTAIRE

Pratiquée du temps d'Ambroise Paré, de Fauchard, de Bourdet, de Hunter, puis abandonnée, la **Greffe dentaire** a été reprise de nos jours par Taft en Amérique, Coleman en Angleterre, Magitot et David en France, et, grâce à leurs travaux, a pris rang dans la pratique courante de la chirurgie dentaire.

Nous ne discuterons pas ici les mérites de cette opération ; nous nous contenterons d'en indiquer le mode opératoire qui entre tout naturellement dans le cadre de ce livre. La greffe dentaire est *simple*, *prothétique* ou *thérapeutique*[1].

Dans la **Greffe simple** on remet simplement en place une dent délogée de son alvéole par suite d'un coup, d'une chute, d'une luxation accidentelle ou volontaire[2].

Dans la **Greffe prothétique** on remplace une dent que l'on vient d'extraire par une autre dent que l'on prend, soit sur le

[1] E. Andrieu. *Leçons cliniques sur les maladies des dents*, p. 216.

[2] On pourrait rattacher à la greffe simple cette opération si vantée à la 4e page des journaux sous le nom impropre de *Greffe prothétique* et qui consiste à extraire une dent cariée dont la racine est encore saine, ou une racine saine pour y ajouter et fixer une *couronne artificielle*, puis *à la réimplanter* dans son alvéole. Le véritable but de cette opération est, non de faciliter la pose d'une dent à pivot, ce qui serait louable en soi, si cela était vrai, mais de la compliquer et de la présenter au public sous une forme et un nom insolites qui permettent de demander des honoraires invraisemblables.

sujet lui-même, soit sur un autre sujet, et que l'on réimplante dans l'alvéole laissé libre par l'extraction de la première.

L'Implantation d'une dent provenant soit du sujet lui-même, soit d'un autre sujet, dans *un alvéole artificiellement creusé dans les mâchoires*, dépend de cette espèce de greffe.

Dans la **Greffe thérapeutique**, on extrait une dent malade et on la réimplante dans son alvéole (après l'avoir réséquée, préparée, obturée), dans le but de guérir une périostite alvéolo-dentaire ou un abcès alvéolaire chroniques. C'est un mode de traitement de ces maladies.

ART. I. — GREFFE SIMPLE

Lorsqu'une dent a été luxée ou chassée de son alvéole, l'alvéole a presque toujours subi en même temps quelque forte lésion; les parois ont été violemment écartées, fracturées ou broyées. Il faut alors, soit les rapprocher avec les doigts, soit enlever les fragments fracturés, puis nettoyer le fond de l'alvéole à l'aide d'eau légèrement alcoolisée ou d'injections avec une solution de sublimé corrosif à 1 p. 1000. On procède ensuite, si la dent a été tout à fait délogée et projetée hors de la bouche, à son lavage dans la même solution et à sa réimplantation. C'est ce que nous nommons la **Greffe simple.**

Le temps pendant lequel une dent ainsi séparée de son alvéole peut en rester éloignée sans perdre la faculté de reprendre ses connexions, varie de quelques minutes à 2, 3, 4 heures et même plus. Ou en a vu qui, aussi réimplantées après une demi-journée d'éloignement de la bouche, ont parfaitement rempli leur rôle physiologique pendant des années

Lorsque la luxation ou l'extraction a été volontaire, c'est-à-dire exécutée par le dentiste dans le but de ramener à la position normale une dent en rotation sur son axe, l'opération étant faite presque instantanément, il n'y a rien d'extraordinaire à ce que la consolidation s'opère sûrement. Seulement, comme la racine de la dent n'est pas régulièrement conique et se trouve plus large dans un sens que dans un autre, il est absolument nécessaire qu'à l'aide d'un mode de contention quelconque, on l'oblige à garder sa nouvelle position jusqu'à entière consolidation.

Nous avons peine à nous expliquer les soi-disant succès obtenus dans le redressement de ce genre de difformités, sans que l'on ait eu recours à l'un quelconque des procédés de contention que nous indiquerons plus loin. Il nous suffira de dire ici qu'il ne faut pas se contenter de faire subir à la dent un simple mouvement de rotation sur son axe, ce qui, dans la plupart des cas, serait impossible sans s'exposer à la briser, mais qu'il est nécessaire d'exécuter d'abord le mouvement d'extraction pour s'arrêter à un quart du chemin, puis, une fois les connexions relâchées ou même détruites, de combiner le mouvement de rotation à gauche et à droite avec celui de réintroduction de la dent dans l'alvéole, de manière à chercher à élargir celui-ci dans la mesure du possible et à donner à la dent la position que l'on désire qu'elle occupe.

Sans cette précaution la dent ne pourrait rentrer jusqu'au fond de l'alvéole, ce qui la ferait paraître plus longue, et le succès serait incomplet.

ART. II. — GREFFE PROTHÉTIQUE

La **Greffe prothétique** comporte plusieurs temps : *l'extraction*, *la préparation de la dent*, *la réimplantation* proprement dite et *la contention*.

§ 1. — Extraction.

C'est avec les soins les plus minutieux qu'il faut procéder à l'extraction, *vu la nécessité absolue d'enlever la totalité de la racine*. On commence par détacher le bord gingival avec un déchaussoir courbe, puis on pousse aussi loin que possible les mors du davier sous la gencive ainsi détachée, et l'on fait les mouvements d'extraction lentement et sans secousses, de manière à éviter toute espèce de lésions, soit de la racine, soit de l'alvéole.

Les mêmes précautions sont applicables aussi bien à la dent à réimplanter qu'à celle qui doit être remplacée. S'il s'agit d'une dent prise sur le sujet lui-même, comme par exemple, d'une cuspidée inférieure gauche située en surdent, pour remplacer une cuspidée supérieure droite détruite par la carie, il faut commencer par faire les deux extractions, comparer la grosseur, la longueur et la forme de la racine des deux dents extraites, réséquer, dans les proportions voulues, l'extrémité de la racine de la dent à réimplanter, puis, prenant cette dent avec le davier, *l'introduire telle quelle, sans forcer, dans l'alvéole qu'elle devra occuper*. C'est le seul moyen de se rendre un compte exact des modifications de largeur, de longueur et de forme qu'il faut faire subir à la couronne.

On ôte alors la dent, on la lave dans une solution tiède de sublimé au millième, et on la tient avec un linge fin imbibé de la même solution pendant tout le temps qu'on la prépare.

S'il s'agit d'une dent prise sur un autre sujet, c'est une dent de même espèce qu'il faudra trouver, un peu plus petite cependant, de manière à ne lui faire subir que le moins possible de modifications de forme.

§ 2. — Préparation de la dent.

La préparation consiste à réséquer l'extrémité de l'apex de la racine, à nettoyer le canal radiculaire par la surface de section, à l'obturer, puis à égaliser cette surface avec la lime ou la meule.

Pour faciliter cette préparation, on place la couronne de la dent enveloppée d'un linge fin imbibé de la solution de sublimé entre les mors d'un petit étau à main, la racine en haut. Celle-ci est elle-même recouverte d'un linge dans les huit dixièmes de sa hauteur ; son extrémité seule est libre. On commence par réséquer l'apex avec une pince coupante, puis, avec un foret monté sur le tour dentaire, on équarrit le canal radiculaire. On obtient ainsi un accès suffisant jusque dans la chambre pulpaire que l'on nettoie et que l'on obture avec de la pâte de Hill. Les trois quarts du canal radiculaire sont eux-mêmes remplis de la même substance, mais le dernier quart doit l'être avec un fil de plomb que l'on y fait entrer de force. *Il ne reste qu'à égaliser et polir, à la fois, la surface de section du plomb et de la racine, de manière à ce qu'il n'y reste aucune aspérité*[1].

Le point important, pendant toute cette préparation, est de *ménager le plus possible le périoste qui se trouve autour de la surface de section;* car, plus il en reste, plus il y a de chances de consolidation[2].

[1] Un autre procédé consiste, au lieu de réséquer l'extrémité de la racine, à ouvrir artificiellement la couronne de la dent en un endroit qui permette d'atteindre directement le canal radiculaire et d'agir par cette ouverture comme on le ferait par une cavité cariée, de nettoyer la chambre pulpaire et le canal radiculaire, de les obturer avec du plomb et de la gutta-percha, puis de terminer par une aurification. (Voir, plus loin, à la *Greffe thérapeutique.*)

[2] On a essayé d'éviter cette préparation dans les cas de transplantation d'une dent *bien saine* dont la forme permettait de l'introduire, sans modification de son apex, dans le nouvel alvéole. On espérait ainsi que, non seulement le périoste, mais encore le faisceau pulpaire, reprendrait ses connexions. On a même cité des cas de ce genre suivis de succès. Mais les chances d'accidents consécutifs sont telles qu'il y a intérêt à n'en pas faire l'essai. En effet, la pulpe dévitalisée, décomposée, produit des gaz qui, par le foramen, arrivent dans l'alvéole et y produisent des abcès réitérés qui conduisent en peu de temps à l'extraction forcée de la dent.

§ 3.— Réimplantation proprement dite.

Ainsi préparée, la dent est conservée dans de l'eau tiède alcoolisée pendant que l'on nettoie l'alvéole dans lequel elle doit être insérée. Pour cela on y injecte avec une poire de caoutchouc de l'eau alcoolisée et on le débarrasse ainsi des caillots qui ont pu s'y former.

On saisit alors la dent entre le pouce et l'index et on l'introduit dans l'alvéole où il ne reste plus qu'à la maintenir.

§ 4. — Contention.

Les moyens de contention varient. Tantôt on attache la dent réimplantée aux dents voisines à l'aide de ligatures en cordonnet de lin ou de fil métallique ; tantôt on se sert de gutta-percha que l'on moule, alors qu'elle est ramollie par la chaleur, sur la couronne à maintenir aussi bien que sur celle des dents voisines. C'est le moyen que nous préférons pour les cas de greffe prothétique.

§ 5. — Implantation de dents dans des alvéoles artificiels.

M. Younger (de San Francisco) a lu récemment à la Société odontologique de New-York [1] un travail sur une opération qu'il nomme *Implantation des dents et qui consiste à creuser des alvéoles artificiels dans les os maxillaires pour y fixer des dents naturelles de dimensions et forme convenables.* Nous n'avons pas à discuter ici la théorie sur laquelle il s'appuie pour légitimer cette opération ; nous dirons seulement que cette méthode

[1] Octobre 1886.

ayant donné un certain nombre de succès depuis l'année 1881, époque de la première implantation faite par ce chirurgien, nous croyons devoir en indiquer le procédé opératoire.

Il consiste à ouvrir par une incision cruciale la gencive recouvrant la portion alvéolaire de l'os où l'on veut implanter la dent, à disséquer avec soin les quatre lambeaux qui, une fois la dent en place, viendront s'appliquer sur son collet et la consolider, enfin à pratiquer dans le rebord alvéolaire, soit avec un foret et des fraises, soit avec un trépan, montés sur

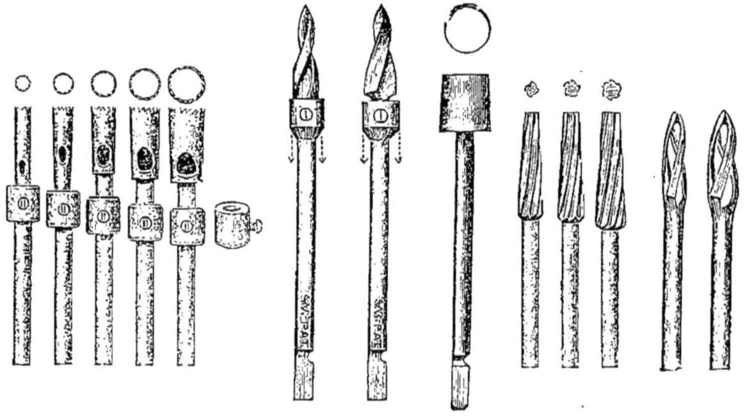

Fig. 402. — Instruments divers pour creuser des alvéoles artificiels. (S. S. W.)
Tréphines et forets.

le tour dentaire (fig. 402), une cavité artificielle assez profonde pour que le bord libre de la couronne de la dent à implanter, affleure le bord libre des dents voisines[1].

On a eu soin d'obturer préalablement le canal radiculaire et la chambre pulpaire de cette dent, en passant par le foramen de l'apex et en les remplissant pour les trois quarts coronaux,

[1] M. Younger recommande, dans le but d'éviter toute complication consécutive de l'opération, de tremper tous les instruments dont on se sert pour la pratiquer, dans une solution de bichlorure de mercure à 2 p. 1000.

de gutta-percha et pour le quart apical, d'or. Il ne reste plus qu'à la mettre en place.

Pour cela, on plonge la dent pendant environ un quart d'heure dans la solution de bichlorure de mercure chauffée à 40° C, on injecte l'alvéole artificiel avec la même solution, puis on introduit la dent et on la fixe aux voisines à l'aide de ligatures.

ART. III. — GREFFE THÉRAPEUTIQUE

Dans la **Greffe thérapeutique**, les divers temps : *extraction, préparation et réimplantation* sont les mêmes que ceux que nous avons décrits pour la greffe prothétique ; mais en ce qui concerne la **préparation** de la dent, nous avons cependant une légère modification à indiquer, et, au point de vue de **la contention**, un autre moyen à décrire qui, tout en maintenant la dent réimplantée exactement à la place qu'elle occupait avant l'extraction, la met à l'abri des chocs et ébranlements produits par les efforts de la mastication.

Au lieu de se servir, pendant cette préparation, d'un simple linge imbibé d'une solution antiseptique pour envelopper la dent dont la couronne est le plus souvent plus ou moins cariée, on peut employer avec avantage le petit manchon décrit par M. Brasseur[1] (fig. 403).

C'est une espèce de **Sac en caoutchouc** à parois minces que l'on remplit à moitié d'une solution légère de sulfate de cuivre (à 1 p. 100) ; ou mieux, suivant nous, de sublimé corrosif (à 1 p. 1000). On y introduit la dent par sa racine, la couronne restant complètement en dehors, on fixe sur son collet, à l'aide d'un lien le bord libre du caoutchouc et l'on place le tout dans un étau à mors courbes comme ceux d'un davier, de façon à ne serrer la dent qu'au collet et à ne pas meurtrir la partie

[1] *Encyclopédie internationale de Chirurgie. Chirurgie des dents et de leurs annexes*, p. 653.

vivante de la racine. Dans ces conditions, la **préparation** se fait sans aucune difficulté.

Quant à la **Contention**, voici comment nous nous y prenons pour l'effectuer :

Avant d'extraire la dent, on prend une empreinte de cette dent et des dents voisines, de manière à en obtenir un modèle en plâtre, puis en zinc (fig. 404) sur lequel on estampe une gouttière métallique (or ou platine) de dimensions suffisantes pour emboîter non seulement les dents mais aussi le rebord gingival dans une hauteur de 3 à 4 millimètres [1] (fig. 405).

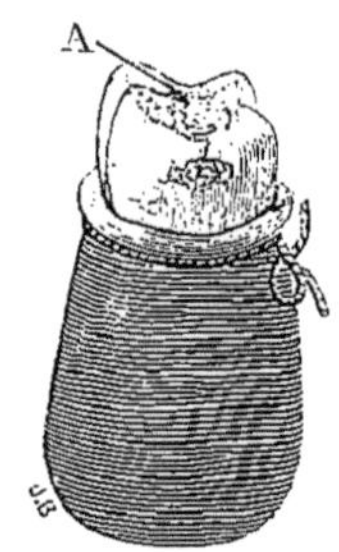

Fig. 403. Dent placée dans un bain antiseptique pendant l'opération de l'obturation. — (E. B.)

En face des interstices qui se trouvent entre la dent malade et les deux dents voisines aussi bien qu'entre celles-ci et celles

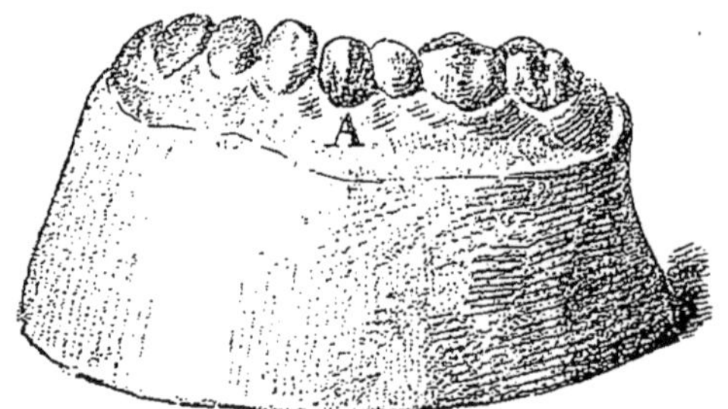

Fig. 404 — Modèle en plâtre d'un cas de greffe dentaire thérapeutique. A. Dent à extraire et à réimplanter.

qui leur sont contiguës, et au niveau du collet de ces dents, la gouttière est percée d'un trou pour le passage du fil destiné à maintenir l'appareil en place. De plus, les deux valves, dans les deux tiers environ de la hauteur des faces dentaires, buccale et linguale, entre le trou de passage du fil et la partie broyante

[1] E. Andrieu. *Traité de Prothèse buccale et de Mécanique dentaire*, p. 376.

ou incisive de l'appareil, sont percées d'une espèce de fenêtre transversale de 2 ou 3 millimètres de haut sur 2 millimètres de large, fenêtre destinée à mettre à jour les interstices voisins de la dent malade et à permettre de faire des injections détersives et antiseptiques pendant tout le temps que l'appareil reste en place.

Ce n'est qu'une fois l'appareil ainsi confectionné et essayé que l'on procède aux autres temps de l'opération. On l'applique

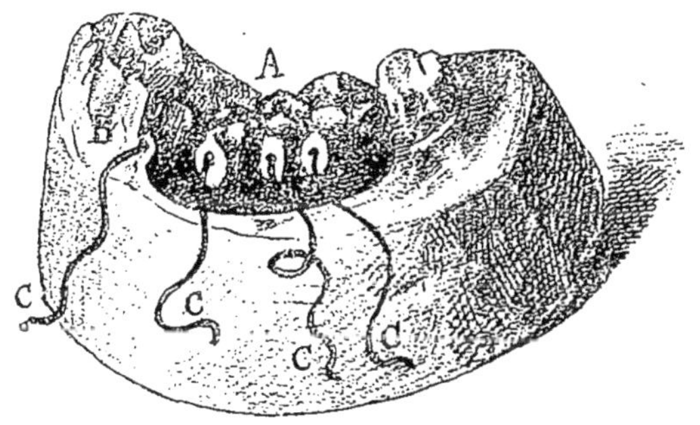

Fig. 405. — Appareil de contention pour les dents réimplantées.
A. Cuvette métallique. — B. Echancrure et trous de passage des liens de fixité. — C Liens de fixité.

alors et on le fixe à l'aide de fils métalliques très minces, chaque fil embrassant à la fois chacune des dents voisines de la dent réimplantée ainsi que la partie correspondante des valves de la gouttière.

On ferme les circuits par une torsion à la pince des deux extrémités de chaque fil et l'on aplatit contre le métal les tronçons ainsi formés.

Le temps nécessaire pour qu'une dent réimplantée dans ces conditions reprenne ses connexions est de quinze à vingt jours. Il faut donc laisser l'appareil en position pendant tout ce temps, et quelquefois davantage, pour arriver à une parfaite consolidation.

S'il survient des complications telles qu'abcès, fistules, suppuration intarissable, etc., le succès de l'opération devient alors fort problématique, et il vaut mieux, en pareil cas, sacrifier la dent que d'exposer le patient aux suites longues et désagréables d'un traitement dont l'issue ne peut être que mauvaise.

CHAPITRE VII

DENTS A PIVOT D'URGENCE

Il existe une infinité de méthodes pour poser des couronnes à pivot dans la bouche des patients ; mais comme la plupart de ces méthodes sont plutôt du ressort de la mécanique et de la prothèse dentaires, nous renvoyons pour leur description à celle que nous en avons faite dans notre traité spécial de prothèse[1]. Nous nous contenterons de reproduire ici celle du procédé que nous avons désigné sous le nom de **Dents à pivot d'urgence** parce qu'il se pratique *uniquement au fauteuil du cabinet et fait par cela même partie de la Dentisterie opératoire.*

Un client, par suite d'un choc, se casse une des dents antérieures de la bouche, il lui est pénible de rentrer chez lui avec un vide trop apparent. Il vient chez le dentiste pour se faire poser immédiatement une dent artificielle. Pour une raison quelconque, il n'a à lui que très peu de temps, et cependant il ne veut pas quitter le cabinet du chirurgien sans avoir obtenu le service qu'il est venu réclamer de son art. Il y a donc lieu d'agir immédiatement et de se rendre à son désir.

En pareil cas, voici comment nous procédons :

Nous examinons d'abord la racine, et si nous trouvons qu'elle peut, sans inconvénient, porter une couronne à pivot,

[1] E. Andrieu. *Traité de Prothèse buccale et de Mécanique dentaire*, p. 425.

nous la préparons comme de coutume[1]. Dès que l'apex de cette racine est hermétiquement obturé, nous donnons à la partie libre de son canal son diamètre définitif.

Ce travail se fait à l'aide d'une série de forets de plus en

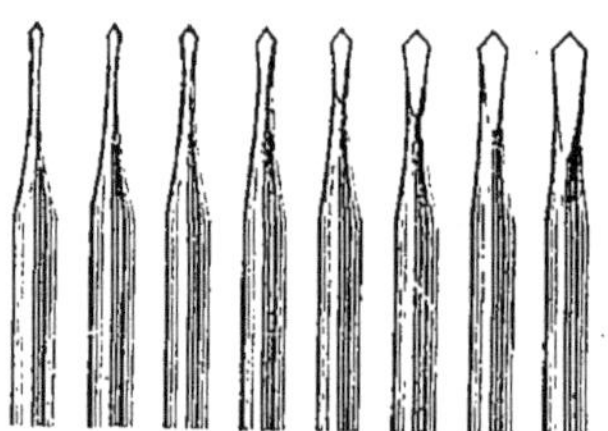

Fig. 406. — Forets pour la préparation du canal de la racine et de celui des couronnes artificielles.

plus gros (fig. 406), et enfin, avec une fraise en cône tronqué, à base tournée vers le sommet de la racine (fig. 407).

Une fois cette préparation ainsi achevée, le canal est apte à recevoir le pivot de la dent artificielle.

S'agit-il d'une dent naturelle à pivot de bois? Après avoir grossièrement ajusté à la râpe la couronne de cette dent, après l'avoir perforée dans sa longueur, sans toutefois atteindre l'émail de la face linguale, nous élargissons le trou ainsi obtenu, jusqu'à ce qu'il ait un diamètre un peu moindre que celui qui a été donné au canal de la racine. Nous introduisons dans cette racine et l'y maintenons à l'aide de quelques fibres d'ouate enroulées autour de lui, un pivot métallique provisoire, d'une grosseur telle qu'il puisse entrer assez facilement dans le trou de la couronne artificielle, sans cependant qu'il puisse trop y jouer, et nous nous servons de ce pivot

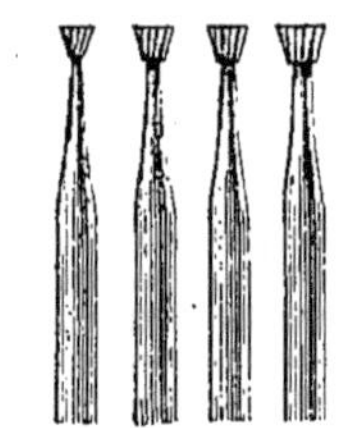

Fig. 407. Fraises pour la préparation du canal de la racine et de celui des couronnes artificielles.

[1] Nettoyage du canal jusqu'à l'apex, puis obturation de la partie apicale de ce canal avec de la gutta-percha.

comme d'un guide pour l'ajustement complet de la couronne [1]. Nous exécutons l'ajustement dans la bouche même du patient, c'est-à-dire que nous mettons du rouge sur la racine, que nous enlevons, à l'échoppe ou à la râpe, la partie de la dent marquée de rouge lors de sa mise en position, etc. ; en un mot, nous agissons comme nous le ferions sur un modèle en plâtre.

Le patient se plaint bien un peu du mauvais goût du rouge mélangé à l'huile ; mais comme il est très pressé et comprend que cette manière d'agir lui fait gagner du temps, il passe facilement sur ce léger inconvénient [2].

Lorsque la couronne est définitivement ajustée, nous équarrissons une dernière fois son canal avec *la même fraise* qui a servi à équarrir en dernier lieu le canal de la racine ; il ne s'agit plus que de remplacer le pivot métallique par le pivot définitif en bois.

Nous employons dans ce but des pivots de bois d'Hickory (d'Amérique) [3] munis à leur centre d'une tige de renforcement en platine ou en or. Les pivots uniquement en bois ont l'inconvénient, à moins qu'ils ne soient très épais, de fléchir sous l'effort de la mastication, et même, lorsque ce mouvement de flexion a été souvent renouvelé dans un sens par la mastication et, dans l'autre, par les doigts du patient lui-même, qui cherche à ramener la dent à sa place, de permettre aux parcelles alimentaires de s'infiltrer entre elle et la racine, ce qui est une cause

[1] Nous avons toujours une provision de quatre ou cinq de ces pivots provisoires préparés d'avance et de divers diamètres et longueurs.

[2] Nous regardons, du reste, cette pratique qui consiste à opérer devant le client, tout en causant avec lui, comme une excellente chose. Elle lui donne une idée des difficultés que comporte la pose d'une dent et aussi, ce qui n'est pas à dédaigner, de l'adresse que l'opérateur est capable de déployer. Il s'intéresse davantage à l'opération et vous en sait infiniment gré.

[3] On pourrait tout aussi bien se servir de pivots en noyer français ; mais on trouve chez les fournisseurs ceux d'Hickory tout préparés.

non seulement de détérioration, mais aussi de mauvaise odeur.

Pour introduire une tige métallique dans un pivot de bois, voici le moyen que nous employons:

Comme le cylindre de bois pourrait se fendre sous l'action du foret, nous introduisons l'extrémité du cylindre dans le trou d'une filière de notre invention, dont nous allons dire quelques mots, puisque c'est sur son emploi qu'est basée la fidélité de

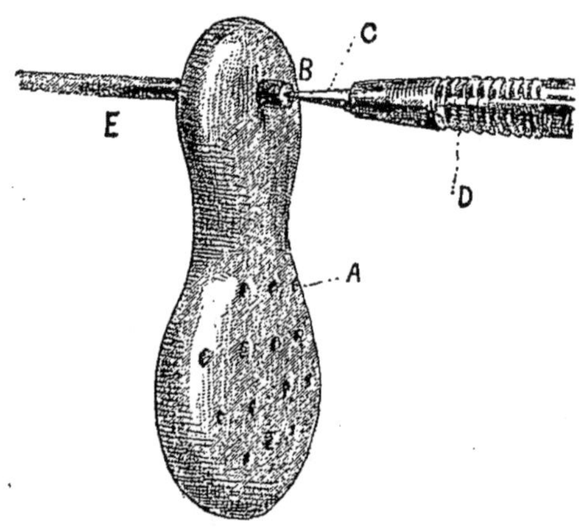

Fig. 408. — Filière en hippopotame pour la préparation des pivots de bois. E. B. Tige de bois d'Hickory. — C. Foret monté sur le tour dentaire de White D.

l'adaptation du pivot, d'une part, à la racine naturelle et, d'autre part, à la couronne artificielle.

Cette filière, formée d'une tablette en hippopotame en forme de 8 (fig. 408), est épaisse de 0m,004 à 0m,005 et percée dans sa petite portion d'un trou d'un diamètre égal à celui des tiges de bois pour pivot, que les fournisseurs nous procurent, et dans son autre portion, d'une seconde série de trous de 0m,002 de diamètre environ.

Le premier trou sert à maintenir solidement emboîtées les tiges de bois pendant que nous les perforons suivant leur axe, à l'aide du foret et aussi pendant que nous enfonçons à petits coups de marteau la tige de renforcement dans le conduit ainsi obtenu.

Les autres ne sont que temporaires, en ce sens qu'ils sont destinés à être équarris, suivant les besoins, par les forets et, en dernier lieu, par la fraise même qui a servi à la préparation définitive du canal de la racine naturelle et de la couronne artificielle.

Nous faisons entrer de force dans le trou supérieur le cylindre de bois, jusqu'à ce que son extrémité engagée affleure la face opposée de la filière ; puis, tenant la filière de la main gauche, nous plaçons au centre de cette extrémité la pointe d'un foret en fer de lance, d'un diamètre égal à celui de la tige de renforcement, et, à l'aide du moteur dentaire, nous la faisons pénétrer dans le bois, suivant son axe, jusqu'à la profondeur $0^m,010$, $0^m,012$, et plus si c'est nécessaire.

La seule chose un peu délicate dans cette opération est de bien maintenir le foret parallèlement à l'axe du cylindre de bois, ce que, d'ailleurs, avec un peu d'habitude, on arrive facilement à exécuter.

Nous faisons entrer dans le canal ainsi obtenu la tige de renforcement, nous la coupons avec une pince coupante au ras du cylindre de bois, puis, retournant la filière en sens inverse, nous frappons sur l'autre extrémité du cylindre de manière à l'obliger à pénétrer plus avant dans le trou de la filière jusqu'à ce que toute la portion, qui contient le fil métallique, y soit entrée.

Nous frappons alternativement sur les deux extrémités du cylindre jusqu'à ce qu'il glisse aisément dans la filière et puisse facilement en sortir. Il ne reste plus qu'à donner au pivot ainsi façonné son diamètre et sa longueur définitifs.

Pour cela, prenant la fraise même qui a servi à équarrir en dernier lieu le canal de la racine, nous nous en servons pour équarrir un des trous de la seconde série de la filière, puis, avec une lime douce, nous diminuons circulairement le volume du pivot jusqu'à ce qu'il puisse y pénétrer.

Il faut d'ailleurs qu'il y entre sans trop de difficulté, car une fois introduit pendant qu'il est encore sec dans la racine, s'il était trop gros, il pourrait, sous l'influence de la dilatation produite par l'humidité de la bouche, faire éclater les parois de cette racine.

Nous implantons alors l'extrémité libre du pivot dans la cou-

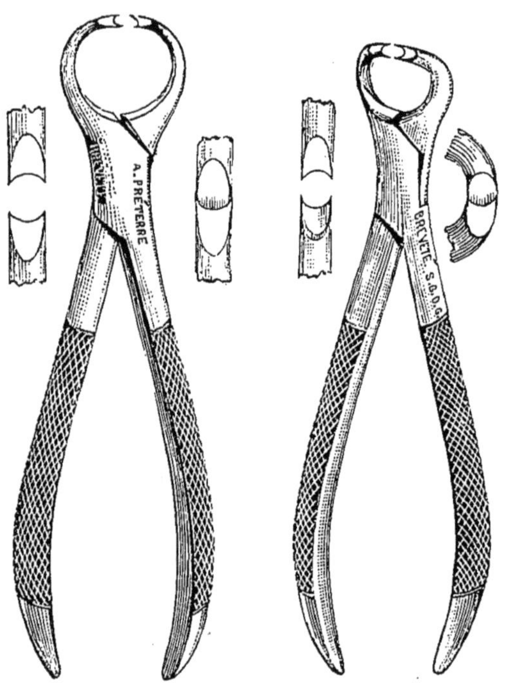

Fig. 409. — Daviers sécateurs de Preterre (droit et courbe) pour couper nettement les pivots de bois. — (A. P.)

ronne artificielle; nous mesurons, avec une sonde munie d'un curseur, la profondeur de la racine, nous coupons le pivot avec un davier sécateur (fig. 409), de la longueur indiquée par la sonde, nous arrondissons légèrement, à la lime, l'extrémité ainsi réséquée, et il ne reste plus qu'à poser la dent dans la bouche.

Nous séchons préalablement le canal de la racine avec un peu d'ouate hydrophile, fixée au bout d'une sonde, puis saisissant la couronne artificielle entre le pouce et l'index, nous lubréfions rapidement le pivot avec un peu d'acide thymique, et nous l'introduisons dans la racine en l'y poussant avec ménagement.

Au bout de quelques minutes, le bois se dilate sous l'influence de l'humidité, et la dent se trouve fixée avec une telle solidité qu'il est impossible de l'ôter avec le davier sans faire un violent effort.

Dans cette méthode le point essentiel est, sans contredit, l'emploi de la filière en hippopotame qui, en permettant d'obtenir avec la même fraise un diamètre absolument identique pour le canal de la racine et pour celui de la couronne, aussi bien que pour le pivot qui y sera inséré, donne le moyen d'arriver à une adaptation parfaite et, par conséquent, à la meilleure condition de durée et de solidité.

Pour poser une dent naturelle à pivot, par ce procédé, il nous faut une moyenne de quatre à cinq quarts d'heure. Il nous est arrivé parfois de le faire en trois quarts d'heure ; mais cela a été tout à fait exceptionnel.

Le résultat est d'ailleurs aussi bon qu'on peut le désirer ; nous en avons un grand nombre de preuves. Il nous arrive, en effet, de temps en temps de revoir des dents que nous avons posées il y a dix, douze et même quinze ans, et ce n'est pas sans une certaine satisfaction que nous les trouvons encore parfaitement conservées et aussi solides que le premier jour.

Ce système, bien qu'expéditif, a donc sa valeur et peut rendre de grands services.

S'agit-il d'une dent de porcelaine spéciale à pivot ? Le procédé ne diffère guère. Avec la même fraise qui a servi à préparer le canal de la racine, nous équarrissons un des trous de la filière en hippopotame et, en dernier lieu, le canal de la dent minérale ; mais, pour mener à bien cette dernière opération qui est assez délicate, nous nous servons, avant d'arriver à l'emploi de cette fraise, d'une série de fraises un peu plus petites, que nous mouillons et saupoudrons de grès très fin, et auxquelles nous imprimons un mouvement de rotation peu rapide.

Quant à l'ajustement de la dent, il se fait de la même manière que pour la dent naturelle ; seulement, au lieu de la râpe et de l'échoppe, on se sert des meules du tour de cabinet ou des pointes et disques de corindon du tour dentaire.

S'agit-il d'une dent de porcelaine à tube ? Le procédé diffère un peu. Après avoir préparé le canal de la racine comme précédemment ; après avoir pratiqué dans la filière un trou correspondant, nous faisons dans un pivot de bois provisoire un conduit destiné à recevoir le pivot métallique, qui devra être soudé à la dent à tube. Ce pivot de bois provisoire, qui n'a d'autre but que de maintenir le pivot métallique pendant l'ajustement de la dent, doit être dégrossi à la lime jusqu'à ce qu'il entre *sans le moindre effort* dans le canal de la racine et puisse en être facilement retiré une fois l'ajustement terminé.

Nous le coupons de la longueur indiquée par la sonde à curseur et nous l'introduisons muni de son pivot métallique dans le canal de la racine. C'est ce pivot métallique qui, émergeant de $0^{m},01$ environ, sert de guide pour les diverses phases de l'ajustement.

On conçoit d'ailleurs qu'à son point d'émergence il puisse être incliné en avant, en arrière, à gauche, à droite, suivant les exigences de position et d'ajustement de la couronne artificielle.

Dès que cet ajustement est achevé, nous soudons le pivot métallique à la dent à l'aide du soufre, nous façonnons le pivot de bois définitif de la même manière que le provisoire, mais en lui laissant le diamètre exact que lui a donné le trou pratiqué par la fraise qui a servi à préparer définitivement le canal de la racine, et nous l'introduisons, après l'avoir rapidement lubréfié avec de l'acide thymique, dans le canal bien desséché. Nous faisons alors au pivot métallique, avec une échoppe plate, un certain nombre d'échancrures à ouverture dirigée vers la couronne artificielle et, enfin, nous mettons celle-ci en place en la maintenant solidement entre le pouce et l'index.

Ce dernier procédé est certainement parmi ceux que nous avons le plus employés dans notre pratique. Il nous a toujours donné d'excellents résultats. Il est d'ailleurs applicable aussi bien aux dents plates de porcelaine et aux dents naturelles à pivot métallique qu'aux dents à tube, à la condition cependant que pour les dents plates, le pivot métallique soit monté sur une plaquette recouvrant la racine. Dans ce cas, la gaine de bois remplace parfaitement, nous disons presque avantageusement, les gaines métalliques beaucoup plus artistiques, il est vrai, mais aussi plus compliquées.

A notre avis, le système que nous venons de décrire répond d'une manière satisfaisante *aux besoins de la pratique journalière*, au point de vue des couronnes à pivot placées sur la racine des dents antérieures et même sur celle des bicuspidées inférieures.

TABLE DES MATIÈRES

DU TRAITÉ

DE

DENTISTERIE OPÉRATOIRE

PREMIÈRE PARTIE

DU CABINET D'OPÉRATIONS ET DE SON MATÉRIEL

DEUXIÈME PARTIE

OPÉRATIONS PRÉPARATOIRES

TROISIÈME PARTIE

RÉSECTION DES DENTS

QUATRIÈME PARTIE

OBTURATION DENTAIRE

CINQUIÈME PARTIE

OPÉRATIONS RELATIVES AU TRAITEMENT DES COMPLICATIONS INTRADENTAIRES ET EXTRADENTAIRES DE LA CARIE

SIXIÈME PARTIE

DE L'EXTRACTION DES DENTS

SEPTIEME PARTIE

OPÉRATIONS DIVERSES

ÉVREUX, IMPRIMERIE DE CHARLES HÉRISSEY

A LA MÊME LIBRAIRIE

www.ingramcontent.com/pod-product-compliance
Ingram Content Group UK Ltd.
Pitfield, Milton Keynes, MK11 3LW, UK
UKHW021859260726
13966UKWH00006B/63